内部障害
ビジュアルリハビリテーション

Web動画付き

Gakken

■編集

● 稲川　利光　　　令和健康科学大学 リハビリテーション学部 学部長・教授

■執筆者（執筆順，発刊時）

● 稲川　利光　　　前掲
● 福田　倫大　　　下関看護リハビリテーション学校　PT　専任教員
● 石掛　陽介　　　八千代リハビリテーション学院　PT　専任教員
● 矢坂　望美　　　元・福岡和白病院　PT
● 渡邊　まみ　　　新小文字病院　PT
● 川上　慧　　　　新小文字病院　PT　副主任
● 豊島　雄大　　　福岡和白病院　PT
● 北山　達也　　　福岡和白病院　PT　副主任
● 川﨑　亮佑　　　小倉リハビリテーション学院　PT　専任教員
● 矢野　嵩　　　　下関リハビリテーション病院　PT　リーダー
● 瀬口　亮　　　　福岡和白病院　PT
● 谷島　志季　　　元・下関リハビリテーション病院　PT（現・おだ内科循環器呼吸器クリニック）
● 森重　龍夫　　　下関リハビリテーション病院　OT　副主任
● 濵地　望　　　　令和健康科学大学 リハビリテーション学部 理学療法学科　PT　助教
● 松浦　優太　　　小倉リハビリテーション学院　PT　専任教員
● 長浜　裕基　　　武雄看護リハビリテーション学校　PT　専任教員
● 田中　秀典　　　武雄看護リハビリテーション学校　PT　専任教員
● 村田　直也　　　元・福岡新水巻病院　OT（現・九州鉄道記念病院）
● 長友　慧　　　　福岡新水巻病院　OT　副主任
● 櫛田　真平　　　香椎丘リハリハビリテーション病院　PT　リーダー
● 橋口　一広　　　福岡新水巻病院　PT　副主任
● 上田　厚志　　　香椎丘リハビリテーション病院　PT　主任
● 永井　邦明　　　令和健康科学大学 リハビリテーション学部 作業療法学科　OT　助教
● 陶山　和晃　　　令和健康科学大学 リハビリテーション学部 理学療法学科　PT　助教
● 善明　雄太　　　医療法人共仁会福岡脊椎クリニック　事務長兼医療技術部長
● 宗野　亮　　　　武雄看護リハビリテーション学校　PT　専任教員
● 山路　秀人　　　新小文字病院　PT
● 下城　聖人　　　新小文字病院　PT
● 八重倉政和　　　新行橋病院　PT　係長
● 森山　善文　　　医療法人偕行会 透析運動療法統括部 部長
● 村中　勇太　　　新行橋病院　PT　係長代行
● 吉田　拓也　　　新行橋病院　PT　主任
● 北村　匡大　　　令和健康科学大学 リハビリテーション学部 理学療法学科　PT　講師
● 久保田　靖　　　新武雄病院　PT　係長
● 鈴木　彩　　　　小倉リハビリテーション学院　PT　専任教員
● 古屋　裕貴　　　新武雄病院　PT　主任
● 小松　正弥　　　新武雄病院　PT　副主任
● 山田　英貴　　　新武雄病院　ST　主任

■動画撮影協力

● 北村　匡大　　　令和健康科学大学 リハビリテーション学部 理学療法学科　PT　講師
● 濵地　望　　　　令和健康科学大学 リハビリテーション学部 理学療法学科　PT　助教
● 上田　厚志　　　香椎丘リハビリテーション病院　PT　主任
● 北山　達也　　　福岡和白病院　PT　副主任
● 陶山　和晃　　　令和健康科学大学 リハビリテーション学部 理学療法学科　PT　助教
● 永井　邦明　　　令和健康科学大学 リハビリテーション学部 作業療法学科　OT　助教
● 豊島　雄大　　　福岡和白病院　PT
● 櫛田　真平　　　香椎丘リハリハビリテーション病院　PT　リーダー
● 森重　龍夫　　　下関リハビリテーション病院　OT　副主任
● 増山　純二　　　令和健康科学大学 看護学部 看護学科　教授
● 苑田　裕樹　　　令和健康科学大学 看護学部 看護学科　講師
● 後小路　隆　　　令和健康科学大学 看護学部 看護学科　助教
● 鈴木　彩　　　　小倉リハビリテーション学院　PT　専任教員
● 山路　秀人　　　新小文字病院　PT

シャトルウォーキングテスト（SWT）利用
登録者名：陶山和晃（令和健康科学大学）
登録番号：202501

はじめに

深い内容をビジュアルに把握！
明日からのリハビリテーションを実践する

　内部障害は世界保健機関（WHO）により提唱された国際障害分類試案の機能障害に属し，心臓，呼吸，腎尿路，消化など内部機能障害の総称と定義されています．

　今回，本書では，身体障害者福祉法が規定する内部障害の中で，「心臓機能障害」「腎臓機能障害」「呼吸器機能障害」「肝臓機能障害」について解説しました．また，これら以外に，生活習慣病，フレイル（サルコペニア），各種のがん，ウィメンズヘルス，そして，いくつもの障害が重なった重複障害などに対してのアプローチを加えました．

　内部障害を有する患者は，疾患による安静や臥床で心身の活動性が低下する傾向にあり，それがさらに症状の悪化や運動機能の低下につながるという悪循環に陥りやすいものです．その悪循環を断ち切るためには疾患に応じた積極的なリハビリテーションが必要です．人口の高齢化が進む中，内部障害へのリハビリテーションへのニードは今後ますます高まってくるものと思っています．

　ページをめくっていただければわかるように，本書は個々の疾患の病態とそこで生じる障害について詳述し，必要なリハビリテーションを解説しています．テクニカルな部分には動画を添え，より実践的なものにしています．この動画は全項目に渡っており，個々の動画にはアプローチのポイントをテロップで明示しています．動画は全体を合わせると240分（4時間）におよびます．開胸術後の超急性期から，退院に向けた生活指導に至るまで，豊富なアプローチを展開しました．

　本書の出版に当たり，企画当初はリハビリテーションのプロを目指す学生や卒後数年目のセラピストを対象としていましたが，執筆・編集を経ていく中で内容が充実し，非常に実践的なものになりました．学生はもちろんですが，これからの医療を担う医師や看護師にとってもリハビリテーションがいかに必要不可欠なものかを正しく理解していただくものになったと自負しています．明日からの臨床に役立てていただければ幸いです．

　執筆や動画撮影に関してはカマチグループの病院や令和健康科学大学のエキスパートが担当しました．編集・出版にあたって（株）Gakken の黒田周作氏，大内ゆみ氏には大変お世話になりました．心よりお礼申し上げます．

2025年2月吉日

令和健康科学大学リハビリテーション学部 学部長・教授

稲川 利光

Webで見られる付属動画の使い方（トータル約240分）
●動画でわかる内部障害リハビリテーション

お使いのブラウザに，下記のURLを入力するか，右の2次元コードを読み込むことで，メニュー画面に入ります．希望の動画を選択し，動画を再生します．または，動画が収録された手技のページにある2次元コードを読み込んでください．

https://gakken-ep.jp/rd/h1451003900/index.html

- OSのバージョン，再生環境，通信回線の状況によっては，動画が再生されないことがありますが，ご了承ください．
- 各種のパソコン・端末のOSやアプリの操作に関しては，弊社ではサポートいたしません．
- 通信費などは，ご自身でご負担ください．
- パソコンや端末の使用に関して何らかの損害が生じたとしても，自己責任でご対処ください．
- 動画の配信期間は奥付に示すとおりですが，予期しない事情により，その期間内でも配信を停止する可能性があります．
- 2次元コードリーダーの設定で，OSの標準ブラウザを選択することをお勧めします．
- 動画に関する著作権はすべてGakkenにあります．

※閲覧環境：
- パソコン（WindowsまたはMacintosh）
- Android OS搭載のスマートフォンまたはタブレット端末
- iOS搭載のiPhone/iPadなど

動画の一例

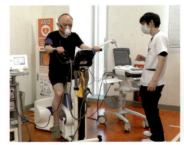
■CPX（ATの測定）

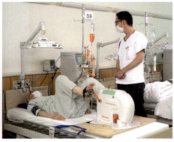
■透析中の運動療法

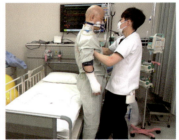
■術後早期のリハビリテーション

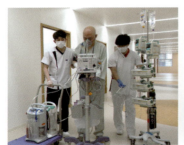
■開胸術後歩行訓練の様子

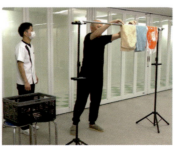
■家事動作の指導

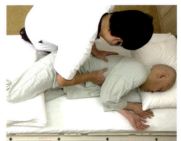
■前傾側臥位呼吸介助法

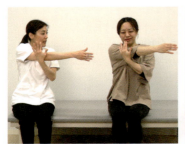
■乳がん術後のリハビリテーション

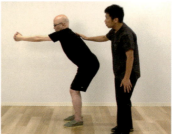
■フレイル（ストレッチ　菱形筋）

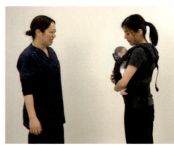
■ウィメンズヘルス（抱っこひもの装着法）

■ 動画収録タイトル一覧（約240分）

第2章 循環器疾患へのリハビリテーション
3 心不全
- エルゴメーターによるリハビリテーション
- レジスタンストレーニング：レッグプレス

5 心臓弁膜症
- 心エコードップラー法でのARとMRの評価
- 膝伸展筋力評価（μ-TAS）
- SPPB（Short Physical Performance Battery）身体機能のスクリーニングテスト　椅子立ち上がりテスト
- SPPB（Short Physical Performance Battery）身体機能のスクリーニングテスト　バランステスト
- SPPB（Short Physical Performance Battery）身体機能のスクリーニングテスト　4m歩行テスト
- 5m歩行テスト

8 循環器疾患へのリハビリテーション・総括
- 視診での評価
- 圧痕の評価，皮膚の温度・湿度の評価
- 呼吸音の聴診，心音の聴診
- 6分間歩行試験
- 心肺運動負荷試験（CPX）
- 術後リハビリテーション：アクティブサイクル呼吸法
- 術後リハビリテーション：起居動作
- 術後リハビリテーション：端座位訓練
- 術後歩行訓練
- レジスタンストレーニング：レッグプレス
- エルゴメーター
- 家事動作（洗濯）
- 家事動作（浴室清掃）
- 階段昇降

第3章 呼吸器疾患へのリハビリテーション
7 呼吸器疾患へのリハビリテーション・総括
- 運動耐用能：シャトルウォーキングテスト
- 胸郭拡張計測
- リラクセーション：安楽肢位
- リラクセーション　口すぼめ呼吸
- リラクセーション　腹式（横隔膜）呼吸
- ストレッチ・マッサージ（呼吸補助筋のマッサージ）
- 呼吸介助：仰臥位（上部，下部），前傾側臥位
- ポジショニング：前傾側臥位，腹臥位
- 排痰：自律性排痰法
- 全身持久力トレーニング：トレッドミル
- 全身持久力トレーニング：階段昇降
- 全身持久力トレーニング：踏み台昇降
- 全身持久力トレーニング：NuStep
- 全身持久力トレーニング：上肢エルゴメーター
- 自動介助運動：下肢筋
- 下肢筋力の強化（Kicking）
- Muscle setting
- 下肢筋力強化（電気刺激療法）
- 下肢伸展挙上運動（SLR）
- 股関節外転運動
- 下肢筋力の強化：膝伸展運動
- 下肢筋力の強化：起立着座
- 筋力トレーニング：ハーフスクワット
- 下肢筋力の強化：レッグプレス
- 下肢筋力の強化：レッグエクステンション

- 自動介助運動：上肢筋
- 座位でのペットボトル運動
- 重錘OKC（open kinetic chain）
- ゴムチューブ（セラバンド）を使った上肢の筋力強化
- 上肢の運動強化：ベンチプレス
- 上肢の筋力強化：チェストプレス
- 重錘負荷法
- 逆バルサルバ呼吸
- コンディショニング（胸郭可動域練習）
- コンディショニング：呼吸体操

第4章 生活習慣病へのリハビリテーション
3 糖尿病
- 足病変：末梢神経障害の評価（音叉使用）
- 足病変：腱反射

4 慢性腎臓病（CKD）・腎臓リハビリテーション
- 透析運動療法

第5章 その他のリハビリテーション
1 フレイル（サルコペニア）へのリハビリテーション
- ストレッチ：下腿三頭筋
- ストレッチ：大腿四頭筋
- ストレッチ：下腿三頭筋
- ストレッチ：菱形筋
- ストレッチ：肩甲骨周囲筋
- ストレッチ：肩甲挙筋，僧帽筋
- レジスタンス運動：下腿三頭筋
- レジスタンス運動：大腿四頭筋
- レジスタンス運動：大腿四頭筋，大殿筋
- レジスタンス運動：前脛骨筋
- レジスタンス運動：大殿筋・ハムストリングス
- レジスタンス運動：腹筋
- レジスタンス運動：中殿筋
- レジスタンス運動：股関節内転筋
- レジスタンス運動：肩外転筋
- レジスタンス運動：前腕筋群
- レジスタンス運動：肩伸展筋群
- レジスタンス運動：下肢筋群
- ロコモーショントレーニング：開眼片足立ち
- ロコモーショントレーニング：スクワット

2 がんのリハビリテーション
- 乳がん術後翌日のリハビリテーション
- 乳がん術後，ドレーン抜去後のリハビリテーション
- 乳がん術後2週間のリハビリテーション
- 食道がん術後リハ　嚥下訓練，音声訓練
- 食道がん術後リハ　口腔ケア
- 食道がん術後リハ　頸部のストレッチ
- 食道がん術後リハ　喉頭挙上訓練：シャキア訓練

3 ウィメンズヘルスへのリハビリテーション
- リラクセーション：腸腰筋・大腿四頭筋のストレッチ
- 背筋と腹筋の筋力トレーニング
- ハムストリングスのストレッチング
- 育児動作の指導：抱き抱える動作
- 抱っこひもの装着法
- しゃがみ動作
- 休息肢位の指導
- 骨盤底筋トレーニング

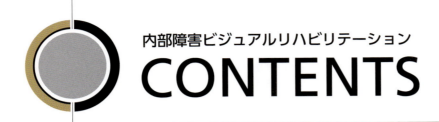

内部障害ビジュアルリハビリテーション

第1章 内部障害総論
1. 内部障害とリハビリテーション ……… 2

第2章 循環器疾患へのリハビリテーション
1. 循環器・総論 ……… 10
2. 虚血性心疾患 ……… 30
3. 心不全 ……… 36
4. 大動脈疾患（大動脈瘤，大動脈解離）……… 49
5. 心臓弁膜症 ……… 59
6. 閉塞性動脈硬化症 ……… 66
7. 深部静脈血栓症 ……… 69
8. 循環器疾患へのリハビリテーション・総括 ……… 73

第3章 呼吸器疾患へのリハビリテーション
1. 呼吸器・総論 ……… 102
2. 慢性閉塞性肺疾患（COPD）……… 116
3. 間質性肺炎 ……… 122
4. 肺炎・ARDS ……… 127
5. 気管支喘息 ……… 134
6. 開胸手術後の肺合併症 ……… 139
7. 呼吸器疾患へのリハビリテーション・総括 ……… 142

第4章 生活習慣病へのリハビリテーション

❶ 代謝・総論 ……………………………………………………………… 172

❷ 生活習慣病（メタボリックシンドローム）……………………… 180

❸ 糖尿病 ……………………………………………………………………… 185

❹ 慢性腎臓病（CKD）・腎臓リハビリテーション ……………… 203

❺ 肝疾患（脂肪肝・NAFLD［NAFL/NASH］）……………… 219

❻ 生活習慣病へのリハビリテーション・総括 …………………… 222

第5章 その他のリハビリテーション

❶ フレイル（サルコペニア）へのリハビリテーション ………… 236

❷ がんのリハビリテーション ………………………………………… 257

❸ ウィメンズヘルスへのリハビリテーション …………………… 282

❹ 重複障害へのリハビリテーション

　　　概要 …………………………………………………………………… 291

　　　症例報告　①心房細動を有する心原性脳塞栓症患者 ………… 295

　　　症例報告　②フレイルを有する慢性間質性肺炎患者 ………… 300

　　　症例報告　③視覚障害を有する誤嚥性肺炎患者 ……………… 304

COLUMN　心臓手術後のリハビリテーションの効果 ………………………… 100

　　　　　　新型コロナウイルス感染症（COVID-19）…………………… 133

　　　　　　出会いを大切に，あたたかな感情の記憶を残す！ ………… 170

　　　　　　治療が生活につながるために ………………………………… 234

　　　　　　索引 ……………………………………………………………… 309

撮影協力：令和健康科学大学，福岡和白病院　　表紙デザイン：野村里香
本文デザイン：青木隆デザイン事務所（青木隆）　　本文イラスト：青木隆デザイン事務所（青木隆，青木福子），日本グラフィックス

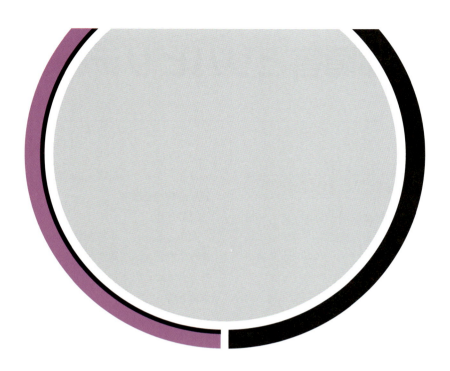

第1章

内部障害総論

第2章	循環器疾患へのリハビリテーション
第3章	呼吸器疾患へのリハビリテーション
第4章	生活習慣病へのリハビリテーション
第5章	その他のリハビリテーション

第1章 内部障害総論

内部障害とリハビリテーション

 内部障害とは

　内部障害とは，世界保健機関（WHO）により提唱された国際障害分類試案の機能障害の一つに属し，心臓，呼吸，腎尿路，消化など内部機能障害の総称と定義されている．

　わが国の身体障害者福祉法の考え方としては，内部障害は，①身体機能に一定の障害があること，②永続する障害で，回復する可能性がきわめて少ないこと，③日常生活に著しい制限を受ける程度であることの3つに合致するものを対象としている．

　現在のところ，「心臓機能障害」，「腎臓機能障害」，「呼吸機能障害」，「膀胱・直腸機能障害」，「小腸機能障害」，「ヒト免疫不全ウイルスによる免疫機能障害」，「肝臓機能障害」の7つを内部障害と規定している（図1）．

 障害像，リハビリテーションの意義・目的

　それぞれの内部障害について，その障害像やリハビリテーションの意義・目的について述べる．

■1 心臓機能障害
①基礎疾患
　疾患としては，心筋梗塞，狭心症，心弁膜症，解離性大動脈瘤，閉塞性動脈硬化症，深部静脈血栓症など多岐にわたる．
②障害像
　心機能の低下により軽い労作でも動悸や息切れを起こすため，運動困難，活動性低下などがみられる．不整脈に対しては「心臓ペースメーカ」を使用しているケースもある．
③リハビリテーションの意義・目的
　心臓リハビリテーションは，心血管疾患の再発予防のみでなく，骨格筋の血管拡張の改善，末梢循環の改善，自律神経機能の改善など，全身にその効果が及んでおり，生命予後の改善につながっている．

　運動については，運動の種類，強度，時間，頻度，期間を患者に合わせて処方する．運動強度に関してはリスク管理のうえで重要である．運動強度は，心肺運動負荷試験（CPX：cardiopulmonary exercise training）から代謝閾値（AT：anaerobic

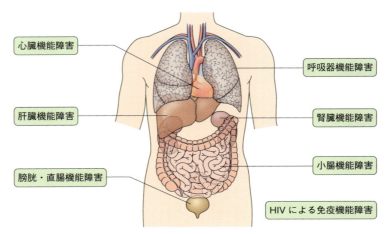

図1　身体障害者福祉法における内部障害

threshold）を求めて，個々の患者にふさわしい運動強度を設定していく方法が一般的である．

生活期では，スポーツを取り入れた生活指導や過負荷を避けるための自己管理教育が必要である．

▌2 呼吸機能障害

①基礎疾患

基礎疾患としては，肺結核後遺症，肺腫瘍とその術後，肺気腫，慢性気管支喘息，慢性閉塞性肺疾患（COPD：chronic obstructive pulmonary disease），肺線維症などである．

②障害像

肺の機能の低下により，酸素と二酸化炭素のガス交換がうまくできなくなる状態である．酸素吸入が必要となり，酸素ボンベを携帯しているケースもある．

患者はわずかな動作でも息切れが起こりやすく，重い荷物を持つことや坂や階段が上れない，横断歩道を一気に渡れないなど，活動性が低下していることが多い．また風邪にかかりやすく，さらに治りにくいといったことも特徴である．

呼吸障害があれば，呼吸にエネルギーを使うためサルコペニア（筋萎縮）を呈することが多い．呼吸機能は嚥下機能に大きく影響するため，呼吸機能の障害では誤嚥性肺炎のリスクが高くなる．

③リハビリテーションの意義・目的

呼吸リハビリテーションでは，呼吸訓練，排痰法，栄養療法を組み合わせた運動とADL訓練などを行う．

COPDの運動療法では，胸痛，動悸，疲労，めまいなどの自覚症状や，SpO_2が90％未満，あるいは年齢別最大心拍数が85％，呼吸困難感が修正Borgスケール（p79）で「7（とても強い）〜9（非常に強いの少し前）」になったら運動を中止する．

呼吸器疾患の患者の多くは運動のみでは身体機能の改善は難しく，禁煙指導や食事療法を取り入れた患者教育を徹底する必要がある．

患者によっては労作時の息切れや呼吸苦などによりうつ状態になることがあり，心理的ケアが必要となることもある．

このように，呼吸リハビリテーションや心臓リハビリテーションは運動療法のみならず，多要素的に包括的リハビリテーションとして行われる必要が

ある（詳細は後述「内部障害と包括的リハビリテーション」を参照）．

▌3 腎臓機能障害

①基礎疾患

腎不全の原因はいろいろあるが，人工透析治療を始めた患者の原因で最も多いのが糖尿病性腎症で，4割近くを占めている．その次に多いのが慢性糸球体腎炎，腎硬化症である．慢性腎不全になると，腎機能の回復は見込めず，高度な腎機能低下では多くが末期腎不全へと進行し，最終的には，腎臓移植や人工透析療法が必要となる．

②障害像

腎機能が低下することで体内の浄化機能が働かず，老廃物や水分を排泄することができなくなり，不必要な物質や有害な物質が体の中に蓄積する．尿毒症は腎機能が極度に低下して起こる全身の変化で，水分や電解質（Na，K，Cl，Ca，Pなど）の調節やホルモン（レニンやエリスロポエチンなど）の産生が障害され，血圧の変動や貧血がみられるようになり，疲労，浮腫，けいれん，呼吸困難，嘔気，食欲低下などの症状が出現する．末梢神経障害（知覚異常）がみられることも多い．

③リハビリテーションの意義・目的

腎不全透析患者に対しての運動療法は，運動耐容能の改善，低栄養・炎症・動脈硬化複合症候群（MIA症候群）の改善，タンパク質異化の抑制などをもたらす効果がある．また，保存期慢性腎臓病（CKD：chronic kidney disease）患者に運動療法を行うことで腎機能（eGFR）が改善し，さらに，透析や腎移植などの腎不全代替療法への移行を抑制する[1〜3]．

運動耐容能の低い透析患者や運動をしない透析患者では生命予後が悪いが，定期的な運動習慣のある透析患者では生命予後が良いことが明らかになっている．週当たりの運動回数が多いほど生命予後が良いこと，さらに，定期的な運動習慣をもつ透析患者の割合が多い施設ほど施設当たりの患者の死亡率が低いことも報告されている[4,5]．

▌4 膀胱・直腸機能障害

①基礎疾患

膀胱・直腸機能障害の基礎疾患には，膀胱腫瘍術後，子宮がんの膀胱尿管浸潤，水腎症，直腸腫瘍，

腸閉塞，脊髄損傷，腰部脊柱管狭窄症などがある．

②障害像

上記の疾患により排泄機能が低下，または喪失した状態となる．膀胱や直腸の症状だけでなく，運動神経や感覚神経の損傷が加わり下肢の麻痺や感覚障害を伴っていることが多い．

③リハビリテーションの意義・目的

人工肛門や人工膀胱の造設を受けている人を「オストメイト」という．

「オストメイト」に対しては周囲の理解，環境整備が非常に重要である（詳細は後述「内部障害へのサポート」を参照）．

■5 小腸機能障害

①基礎疾患

小腸機能障害は，絞扼性イレウス，腸間膜動脈血栓症，腸間膜静脈血栓症などによって広範囲に腸が切除されて消化吸収が妨げられた病態と，クローン病やアミロイドーシス，特発性仮性腸閉塞症などの小腸疾患によって，小腸の実効吸収面積が減少し，消化吸収が妨げられた病態とがある．

②障害像

小腸の機能が不十分になった状態で消化吸収がうまくできず，通常の経口摂取では栄養を維持することが困難となる．

十二指腸と上部空腸が切除されると，鉄・カルシウムの吸収や糖質の吸収が障害される．回腸末端が切除された場合は，胆汁酸やビタミンB_{12}の吸収，脂肪の吸収が障害される．また，切除される部位によって消化管ホルモンの分泌が低下し，内臓全体の働きに異常をきたす[6]．

③リハビリテーション

小腸機能障害に対するリハビリテーションでは，完全静脈栄養法または経腸栄養法による①栄養の確保，②水，電解質の補正，③欠乏する栄養素の補充などに注意しながら，必要なリハビリテーションを進めていく．

■6 HIVによる免疫機能障害

①基礎疾患

原因はHIVウイルス（human immunodeficiency virus）の感染であり，日常生活での感染はほとんどない．主な感染経路は性行為による感染，血液によ

る感染，母子感染である．

②障害像

HIVウイルスに感染すると，白血球の一種であるリンパ球（CD4陽性リンパ球）が破壊され，免疫機能が低下し，発熱・下痢・体重減少・全身倦怠感などが現れる．特定の病状が現れると後天性免疫不全症候群（AIDS：acquired immunodeficiency syndrome）の発症となり，適切な治療がなされないと重篤な全身性免疫不全により日和見感染症や悪性腫瘍の発症につながる．

③リハビリテーションの意義・目的

免疫は，日中の活動中に高まり，夜になると低下する．免疫力を高めるためには，①適度な運動（活動）と栄養とのバランスをとる，②全身を温める，③ストレスを減らす，④腸内環境を整えることが必要となる．

生活リズムを整える中でのリハビリテーションが基本である．有酸素運動や漸増性抵抗運動は安全であり，筋力，耐久性の改善に効果が得られる．

トキソプラズマ脳症は，AIDS患者の3〜40％にみられ，AIDS患者に認める中枢性疾患の原因として最も頻度が高い[7, 8]．訓練の方法は従来の中枢神経疾患に対する方法が応用できるが，急性期は全身状態が不安定であり，他の日和見感染症を合併することが多く，訓練を行うのが困難な場合も多い．廃用を最小限にとどめるように，訓練の内容や量を調整しながら継続していく．

リハビリテーションを遂行するうえで，HIVウイルス感染に関しての正しい理解を周囲に促していくことが患者の社会参加の前提として極めて重要である．

■7 肝臓機能障害

①基礎疾患

肝機能障害の基礎疾患は，ウイルス性肝炎，アルコール性肝障害，非アルコール性脂肪性肝障害（NAFLD：nonalcoholic fatty liver disease）*，自

用語解説

*非アルコール性脂肪性肝疾患（NAFLD）…2024年8月，日本消化器病学会，日本肝臓学会より，非アルコール性脂肪性肝疾患（NAFLD）は代謝機能障害関連脂肪性肝疾患（MASLD：metabolic dysfunction associated steatotic liver disease）に疾患名を変更することが発表された．

己免疫性肝炎，原発性胆汁性胆管炎，薬剤性肝障害などである．

近年，肥満や生活習慣の増加によりNAFLDが増加している[9]．肝硬変は慢性進行性肝疾患の終末像で治癒は困難であるが，肝機能は保たれている代償性肝硬変と肝性脳症，黄疸，腹水，浮腫，出血傾向などを呈する非代償性肝硬変とに分類される．

②障害像

体の毒素を取り除く機能が弱いため，体調が悪化しやすく，倦怠感，疲労感，嘔吐，痙攣，肝性脳症（意識障害）の症状が現れる．

肝疾患ではサルコペニアの合併率が高くサルコペニアの程度は肝硬変や肝細胞がん患者の予後を規定する因子となっている．

③リハビリテーションの意義・目的

代償期の肝硬変患者における有酸素運動や筋力増強訓練は筋肉量の維持・改善，運動耐用能の向上に有効とされているが，非代償性肝硬変患者においては運動療法の安全性や効果については一定の見解は得られていない．非代償性肝硬変患者においては日常生活レベルの活動性の維持と息こらえをしないような（腹圧や血圧を高めないような）自重で行える運動（筋力維持）を行うのが適切だと思われる．

代償期，非代償期それぞれに応じた食事療法と生活指導が必要である．

③ 内部障害と包括的リハビリテーション

内部障害者は長期の安静・臥床などにより廃用症候群を招き，それがさらに内部障害や運動機能障害悪化につながっていくという悪循環に陥りやすい．また近年，患者の高齢化などを背景に，内部障害は重度化・複雑化している．特に心機能障害，呼吸機能障害，腎機能障害の重複がみられ，筋萎縮や関節拘縮などの二次的障害が加わるケースが増えている．

このような悪循環を断ち，二次的障害を予防していくためには，薬物療法・食事療法・患者教育・カウンセリングのもとで積極的に運動を取り入れ，フィットネスを維持向上させていく「包括的リハビリテーション」が必要である．

内部障害のリハビリテーションでは，包括的にアプローチするための知識と技術を持ったスタッフのチームワークが欠かせない．

1 包括的リハビリテーションの目標

包括的リハビリテーションによって，以下のようなことが可能となる．

- 呼吸苦の改善・呼吸の安定化・心機能の維持を通じた運動耐用能の向上
- 冠動脈硬化の改善・心血管危険因子の是正による再発予防
- 高血圧，高脂血症，糖代謝の改善を伴う障害の重度化予防
- 骨格筋血液循環改善，筋疲労改善，筋力強化よる運動機能の維持・改善
- 栄養状態の改善，薬物療法の適正化

このような効果を得ながら，不安の軽減，生活の安定化，生命予後の改善を実現すること，そして復職・就労などの社会参加や，望む生活，生きがいにつなげていくことが包括的リハビリテーションの重要な目標である．

④ 内部障害へのサポート

1 身体障害者福祉法の適応

内部障害は，冒頭にも述べたように，身体障害者福祉法にて，心臓機能障害，腎臓機能障害，呼吸器機能障害，膀胱・直腸機能障害，小腸機能障害，ヒト免疫不全ウィルス（HIV）による免疫機能障害，肝臓機能障害の7障害に定められ，視覚障害や聴覚障害・平衡機能障害，音声・言語障害，肢体不自由とともに身体障害の中に含まれ，身体障害者手帳交付を受けることができる（表1）．

身体障害者福祉法における内部障害等級は「日常生活活動の制限」の程度により判定され，

いずれも4級までの等級である．心機能障害，腎機能障害，膀胱・直腸機能障害，小腸機能障害の4項目に関しては2級に該当する項目はない．

内部障害の身体障害者手帳保持者で一番多いのは心機能障害であり，次いで腎機能障害，膀胱・直腸障害が続いている．また，心機能障害者，腎機能障害者，呼吸機能障害者においては1級を，膀胱・直

表1　身体障害者福祉法における等級

級別	心臓，じん臓若しくは呼吸器又はぼうこう若しくは直腸，小腸，ヒト免疫不全ウイルスによる免疫若しくは肝臓の機能の障害						
	心臓機能障害	じん臓機能障害	呼吸器機能障害	ぼうこう又は直腸の機能の障害	小腸機能障害	ヒト免疫不全ウイルスによる免疫機能障害	肝臓機能障害
1級	心臓の機能の障害により自己の身辺の日常生活活動が極度に制限されるもの	じん臓の機能の障害により自己の身辺の日常生活活動が極度に制限されるもの	呼吸器の機能の障害により自己の身辺の日常生活活動が極度に制限されるもの	ぼうこう又は直腸の機能の障害により自己の身辺の日常生活活動が極度に制限されるもの	小腸の機能の障害により自己の身辺の日常生活活動が極度に制限されるもの	ヒト免疫不全ウイルスによる免疫の機能の障害により日常生活活動がほとんど不可能なもの	肝臓の機能の障害により日常生活活動がほとんど不可能なもの
2級						ヒト免疫不全ウイルスによる免疫の機能の障害により日常生活活動が極度に制限されるもの	肝臓の機能の障害により日常生活活動が極度に制限されるもの
3級	心臓の機能の障害により家庭内での日常生活活動が著しく制限されるもの	じん臓の機能の障害により家庭内での日常生活活動が著しく制限されるもの	呼吸器の機能の障害により家庭内での日常生活活動が著しく制限されるもの	ぼうこう又は直腸の機能の障害により家庭内での日常生活活動が著しく制限されるもの	小腸の機能の障害により家庭内での日常生活活動が著しく制限されるもの	ヒト免疫不全ウイルスによる免疫の機能の障害により日常生活活動が著しく制限されるもの（社会での日常生活活動が著しく制限されるものを除く．）	肝臓の機能の障害により日常生活活動が著しく制限されるもの（社会での日常生活活動が著しく制限されるものを除く．）
4級	心臓の機能の障害により社会での日常生活活動が著しく制限されるもの	じん臓の機能の障害により社会での日常生活活動が著しく制限されるもの	呼吸器の機能の障害により社会での日常生活活動が著しく制限されるもの	ぼうこう又は直腸の機能の障害により社会での日常生活活動が著しく制限されるもの	小腸の機能の障害により社会での日常生活活動が著しく制限されるもの	ヒト免疫不全ウイルスによる免疫の機能の障害により社会での日常生活活動が著しく制限されるもの	肝臓の機能の障害により社会での日常生活活動が著しく制限されるもの

(身体障害者障害程度等級表：身体障害者福祉法施行規則別表第5号より抜粋)

腸機能障害者は4級を所持している傾向がある．

　内部障害を呈する疾患は進行性のものも多く，継続的な医療と介護，リハビリテーションが必要となる．

■2 周囲の理解と対応

　内部障害者にとっては，以下のような心身の負担が日常的なものとなっている．

- 外見からわかりにくく，周りから理解されにくいため，電車やバスの優先席に座りにくいなど，心理的ストレスを受けやすい状況にある．
- 障害のある臓器だけでなく，全身状態が低下しているため，体力が低下し疲れやすく，重い荷物を持つ，長時間立っているなどといった身体的負担

を伴う行動が制限される．肝臓機能障害者ではそれが顕著に現れる．集中力や根気が続かず，トラブルになる場合もある．

- 障害者用駐車スペースが空いていても，障害が外見からわかりにくく，周りから理解されにくいため，利用できないことがある．
- 心臓機能障害で心臓ペースメーカなどを使用している場合，携帯電話から発せられる電磁波等の影響で心臓ペースメーカが誤作動する恐れがある．
- 呼吸器機能障害のある人は，タバコの煙などにより，呼吸苦や病状の悪化など大きな影響を受ける．
- 腎臓機能障害で人工透析治療を受けている場合は定期的な通院への理解と時間の配慮が必要．

表2　内部障害に対する周囲の基本的配慮

心身の負荷軽減	運動能力や体力が低下するため，過労にならないように留意する．声をかけて代わりに荷物を持つ．話をする際には椅子を用意する．動線にはエレベーターやエスカレーターを確保するなど，身体的負荷を軽減させるための配慮が必要．
障害の正しい理解	内部障害，慢性疾患の症状は多岐にわたるため，本人の障害や疾患の状態について本人からの十分な説明を受け，周囲はそれを正しく理解することが重要．その上で，必要な支援を，本人と一緒に話し合う．その際には，プライバシーの保護に留意する．
相談窓口の周知	本人が自分の困難さやつらさを周囲に言い出せずに過ごしている場合が多い．発作や体調不良などによる欠席や欠勤などが生じてから，周囲からその対応を迫られることになる．相談窓口を周知するなど，本人が日常的に支援を受けやすい環境を作る．

（東京都福祉局ハートシティ東京Webサイト：内部障害．https://www.fukushi.metro.tokyo.lg.jp/tokyoheart/shougai/naibu.htmlをもとに作成）

- 膀胱・直腸機能障害で人工肛門・人工膀胱を有する人は，専用のトイレがあると処置が簡便になる（後述）．

前述したように，内部障害は他の肢体不自由と比較して外見からは疾病の状態やその障害の程度が把握できないことが多く（いわゆる「見えない障害」），日常生活はもとより，修学や就労場面等においての活動が制限されないよう，周囲の理解と支援を促していくことが重要である（表2）．負担状況は，疾患と障害に関して個別性が高いものとなるが，多くの内部障害，慢性疾患のある人に対する周囲の基本的な接し方を以下に述べる．

①見えない障害への対策

障害のある臓器だけでなく，全身状態が低下しているため，体力がなく疲れやすい．重い荷物を持つ，長時間立っている，などの場面での制限が大きいが，外見ではわからないため，電車やバスの優先席にすわるとマナーを守らないように見られ，つらい思いをすることがある（図2）．

対策⇒「人は見た目からではわからない障害を持っていることがある」ということ，「生活上のさまざまな苦労や不便さがある」ということに関しての周知が必要．駅や車内掲示などでの情報提供，「ヘルプマーク」（後述）への理解を促す．

②オストメイトの人への配慮

ストーマ（人工肛門・人工膀胱）を造設した人を「オストメイト」という．

オストメイトは人中にいると，排泄物の臭いが周囲に及ばないかといつもハラハラして過ごされている．トイレの際には排泄物の処理や自身の清拭が必要であり，衣服が汚れた場合にはそれを洗う場所も必要となる．

対策⇒オストメイトの人の心理面に十分な配慮が大切．処置が必要な場合，オストメイト用の設備があるトイレ（図3）やなるべく広いスペースの洋式トイレに案内するなどの対応が必要．

③感染症への対策

一般的に内部障害者は，免疫力が低下している

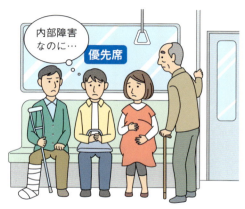

図2　見えない障害

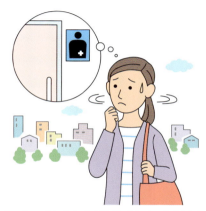

図3　オストメイトのための設備があることを示すマーク

ため，風邪などの感染症に対する不安が大きい（**図4**）．特に，災害で避難所などの集団生活を一定期間強いられる場合は注意が必要である．

対策⇒「内部障害のある人は細菌やウイルスに感染しやすい」ということへの周囲の理解が必要．風邪をひいている人はマスクをする，手をこまめに洗うなどの対策をして，うつさないようにする．

④呼吸機能障害のある人への配慮

呼吸機能障害者が酸素ボンベを携帯している場合もあるが，外見からはその病態がわからない．そのため，呼吸機能障害のある人は公園や駅のベンチなどで休んでいるときに，傍でタバコを吸うなど無配慮な人の態度に悩まされている．

対策⇒社会的なマナーとしての社会教育の徹底．公

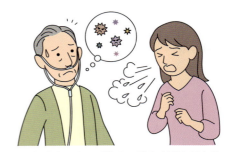

図4　内部障害の人は感染症に対する不安が大きい

共の場での禁煙化の徹底，喫煙場所の設置などの地域対策など．

⑤障害者に関するマーク

各団体等から，障害を周囲に知らせるためのマークが作成されている（**表3**）．

表3　障害者に関するマークの例

ヘルプマーク 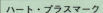	義足や人工関節を使用している人，内部障害や難病の人，または妊娠初期の人など，援助や配慮を必要としている人がそれを周囲に知らせるマーク． 携帯用カードの入手方法：1都1道2府43県（令和4年4月1日現在）の自治体で配布されている（配布場所は自治体により異なる）． 問い合わせ先：東京都福祉局障害者施策推進部企画課　社会参加推進担当
ハート・プラスマーク 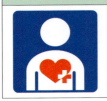	内部障害者に対する周囲の理解と協力を促す目的で作成された． （特定非営利活動法人ハート・プラスの会が製作したもので法的効力はない）． 携帯用カードの入手方法：ハート・プラスの会のWebサイト（https://h-plus-hp.normanet.ne.jp/）より自作するためのデザインがダウンロード可能．自治体で作成し配布しているところもある． 問い合わせ先：特定非営利活動法人ハート・プラスの会

引用・参考文献

1) Baria F et al：Randomized controlled trial to evaluate the impact of aerobic exercise on visceral fat in overweight chronic kidney disease patients. Nephrol Dial Transplant, 29 (4)：857-864, 2014.
2) Greenwood SA et al：Effect of exercise training on estimated GFR, vascular health, and cardiorespiratory fitness in patients with CKD：a pilot randomized controlled trial. Am J Kidney Dis, 65：425-434, 2015.
3) 上月正博：腎臓リハビリテーションの効果と実際 −運動制限から運動療法へ−．Jpn J Rehabil Med 55 (8)：682-689, 2018.
4) Tentori F et al：Physical exercise among participants in the Dialysis Outcomes and Practice Patterns Study (DOPPS)：correlates and associated outcomes. Nephrol Dial Transplant 25 (9)：3050-3062, 2010.
5) 上月正博：腎機能障害者に運動が及ぼす リスクとベネフィット．Jpn J Rehabil Med 57 (3)：202-207, 2020.
6) 倉本秋ほか：障害者リハビリテーション入門19 小腸機能障害．ノーマライゼーション障害者の福祉 15 (173)：70-74, 1995.
7) Ramsey RG et al：Neuroimaging of AIDS. I. Central nervous system toxoplasmosis. Neuroimaging Clin N Am 7 (2)：171-186, 1997.
8) 藤原浩章ほか：診断に苦慮したトキソプラズマ脳症の1例．Neuro-Oncologyの進歩 22 (1)：31-36, 2015.
9) 小木曽智美：肥満，脂質異常症，高血圧など 生活習慣病との関係．日本内科学会誌 105 (1)：31-37, 2016

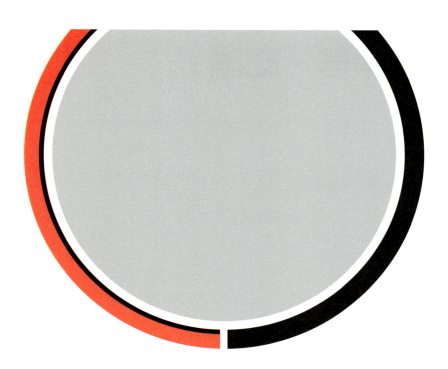

| 第1章 | 内部障害総論 |

第2章
循環器疾患への
リハビリテーション

第3章	呼吸器疾患へのリハビリテーション
第4章	生活習慣病へのリハビリテーション
第5章	その他のリハビリテーション

第2章 循環器疾患へのリハビリテーション

1 循環器・総論

① 循環器の解剖学・生理学

心臓は4つの心腔と4つの弁で構成された臓器である．主な作用は全身に血液を送るポンプ作用であり，この作用を円滑かつ効率的に行うために心臓はさまざまな機能を有している．

1 心臓の構造

心臓の3分の2は正中より左側に位置しており，逆円錐形をした臓器である．高さは第2肋間に心底部または心基部が位置し，第5肋間に心尖部が位置している．大きさは握り拳くらいであり，重さは約200～300gである．

心臓の壁は内側から心内膜・心筋層・心外膜（臓側板・臓側漿膜性心膜）の3層で構成されている．

①心膜

心膜は，心臓の周りを覆う伸縮性のある2枚の膜（漿液性心膜と線維性心膜）でできている（図1）．

漿液性心膜は臓側心膜（心外膜）と壁側心膜との2枚構造となっており，この2枚の膜で作られる袋を心嚢といい，心嚢には少量の心嚢液が満たされ，2枚の膜がスムーズに動くことにより心臓の収縮－弛緩を妨げない構造になっている．

臓側心膜，壁側心膜，心嚢の関係は図2に示すような風船をイメージすると理解しやすい．

また，心嚢は心臓の過剰運動を制御したり感染症から心臓を防御する機能を有している．

②心腔

心臓の内部には4つの心腔があり，上部2つが右房・左房，下部2つが右室・左室で構成されている．心房と心室を左右に隔てるものを中隔といい，心房を左右に隔てるものを心房中隔，心室を左右に隔てるものを心室中隔という．

それぞれの心腔の出口には弁があり，右房の出口には三尖弁，右室の出口には肺動脈弁，左房の出口には僧帽弁，左室の出口には大動脈弁がある．三尖弁と僧帽弁を房室弁といい，心房への逆流を防いでいる．肺動脈弁と大動脈弁は動脈弁または半月弁といい，心室への逆流を防いでいる．

③心臓の大血管と血液循環

心臓を出ていく大血管を動脈（大動脈・肺動脈）

図1 心膜の構造（模式図）
(山﨑正雄ほか編：循環器疾患ビジュアルブック 第2版，p242, Gakken, 2017)

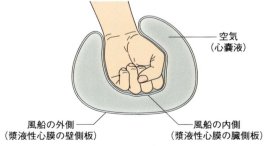

図2 心膜と心嚢の風船イメージ
(Memmler, Ruth Lundeen/ Cohen, Barbara J. Memmler's The Human Body in Health and Disease 10th. Lippincott Williams and Wilkins, p66, 2005を参考に作成)

10

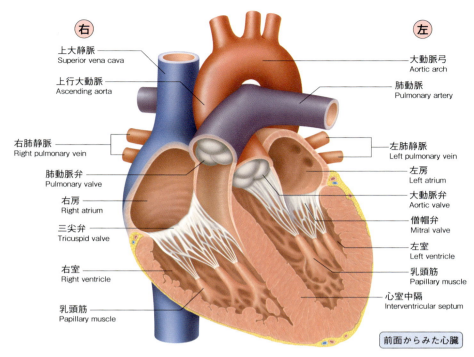

図3 心臓の内腔・弁・大血管
(山﨑正雄ほか編:循環器疾患ビジュアルブック 第2版. p6, Gakken, 2017)

といい,心臓に戻ってくる大血管を静脈(大静脈・肺静脈)という(**図3**).

また,全身を循環する血液には動脈血と静脈血がある(**図4**).動脈血は酸素や栄養を全身に運ぶ血液であり,静脈血は全身から排出される二酸化炭素などの老廃物を運ぶ血液である.大血管では大動脈と肺静脈に動脈血が流れており,大静脈と肺動脈に静脈血が流れている.

❷ 心臓の機能

▌❶ 心拍出量(CO:cardiac output)と血圧(BP:blood pressure)

①心拍出量

心臓は1分間に約70回血液を駆出し,安静時は1回の収縮で約70mL駆出されるので,毎分約5Lの血液が心臓から駆出されることになる.

心臓が1回収縮するときに駆出される血液量のことを1回拍出量(SV:stroke volume)といい,1分間に心臓から駆出される血液量のことを心拍出量という.1分間に心臓が拍動する回数を心拍数(HR:

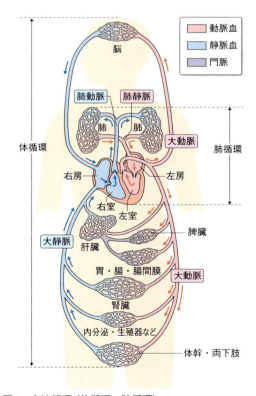

図4 血液循環(体循環・肺循環)
(山﨑正雄ほか編:循環器疾患ビジュアルブック 第2版. p9, Gakken, 2017)

heart rate) といい，1回拍出量に心拍数を乗ずると心拍出量となる．

また，1回拍出量や心拍出量は体格に依存しており個人差がある．そのため体表面積に対する心拍出量を表す心係数（CI：cardiac index）を用いて評価する．

たとえば，心疾患のない小柄な人の心臓の心拍出量が，大柄な人にとって十分な心拍出量かというとそうではない．身体が大きければその分だけ必要な血液量も多くなるため，心拍出量を体表面積で補正した心係数を用いて，心拍出量が正常であるかどうかを評価する．

心係数の正常値は約 2.6〜4.2 L/min/m^2 であり，2.2 L/min/m^2 未満を低拍出量群としている．

② 血圧

血圧は血液が流れる際に血管壁にかかる圧力を示しており，動脈の血圧を動脈圧，静脈の血圧を静脈圧という．通常，血圧は動脈圧のことをいい，収縮期血圧と拡張期血圧の2つの数値で表される．血圧は「血圧＝心拍出量×末梢血管抵抗」の関係が成り立ち，心拍出量もしくは末梢血管抵抗の変動は血圧に大きな影響を及ぼす．

たとえば，何らかの理由で心拍出量が減少した場合，血圧は低下する．また，動脈硬化が起こり末梢血管抵抗が上昇した場合も血圧は上昇する．

収縮期血圧とは心室が収縮し，大動脈を通って全身に血液が送られる際に動脈壁にかかる圧のことである．

拡張期血圧とは収縮期に膨らんだ大動脈の動脈壁が元に戻る時の圧で流れる血液の圧である．そのため，大動脈に動脈硬化がある人は収縮期に血液を動脈壁に溜め込むことができず，収縮期血圧は高くなり，拡張期血圧は低くなってしまう（図5）．

■2 体循環と肺循環

血液の循環経路には体循環と肺循環の2種類がある．

体循環は左心室→大動脈→全身→上・下大静脈→右心房の経路を通ることで，動脈血で全身に酸素や栄養を運んだのちに，二酸化炭素などの老廃物を取り込み静脈血となり心臓に戻る．

肺循環は右心室→肺動脈→肺→肺静脈→左心房の

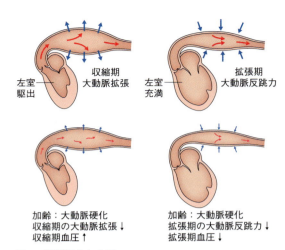

図5　動脈硬化と血圧

経路を通ることで静脈血を肺に送り，肺でガス交換を行うことで動脈血となって心臓に戻る（心拍出量を 5 L/分とした場合，4.5 L/分が体循環，0.5 L/分が肺循環である）．

■3 前負荷・後負荷と心収縮力

心室が収縮する直前には心室は拡張しており，溜まっている血液により心室筋が伸ばされている．この時たくさんの血液が心室に溜まることで心室筋が伸張された場合，その分たくさんの血液を心室は拍出しなければならないため負担が増す．心室が収縮する直前に心臓にかかる負荷のことを前負荷という．前負荷が大きいと，1回拍出量が増加する．

心室が収縮し血管へと血液が送り出された際，血管の太さや硬さは心臓の負荷の増減に影響を及ぼしている．血液を送り出す血管が細いか硬い場合，心臓の負荷は増し，血管が太いか柔らかい場合，心臓の負担は軽減する．心室が収縮した後に心臓にかかる負荷のことを後負荷という．後負荷が大きいと，1回拍出量は減少する．

心収縮力とは，心室が収縮する際の力を指し，心室から血液を押し出す能力を示す．交感神経の刺激やアドレナリンなどのカテコールアミンの投与によって，より大きな心収縮力を発揮することが可能となる．前負荷，後負荷，心収縮力の3つは心拍出量の調節要因であり，いずれか1つでも変動が生じると心拍出量に変動が生じる可能性がある（図6）．

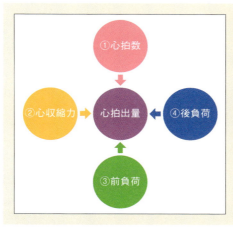

①心拍数　：発熱や外部環境，自律神経（交感神経・副交感神経）の刺激，ホルモン量の増減などにより変動する．
②心収縮力：心臓から血液を拍出するために収縮する力．
③前負荷　：主に心臓に戻る血液の量（静脈還流量）により，心室にかかる負荷のことであり，容量負荷とよばれる．拡張末期容積（EDV：end-diastolic volume）が指標の1つである．前負荷が大きいほど1回拍出量は増大する（フランク・スターリングの法則）．
④後負荷　：主に末梢血管抵抗により，心臓が収縮する際にかかる負荷のことであり，圧負荷とよばれる．血管抵抗が増すと1回拍出量は減少する．

図6　前負荷－後負荷と収縮力

（道又元裕監：ICUビジュアルナーシング 改訂第2版．p213, Gakken, 2021）

4 フランク・スターリング（Frank-Starling）の法則

収縮開始時の心筋の長さにより心筋収縮力は決まる．この法則をフランク・スターリングの法則という．心室内に流入する血液量が増加すると心筋が伸び，心筋が伸びることで心室が収縮する力が増大し，心拍出量が増加する（**図7**）．

つまり，心臓は流入する血液量に応じて心室の収縮力を調整し，心拍出量を調整する能力を有している．

3 心周期

心臓は収縮と弛緩を繰り返しており，これを心周期という．心室が収縮している間を収縮期といい，弛緩している間を弛緩期という（**表1**）．

1 収縮期

心室が収縮すると心室内圧は急激期に上昇し，大動脈と肺動脈の内圧を超えると動脈弁は開放し血液を動脈へと送る（駆出期）．駆出期より前の心室内圧が心房内圧を超えない間を等容性収縮期という．このとき房室弁である僧帽弁と三尖弁は閉鎖しており，血液の逆流を防いでいる．拍出される血液量は成人の安静時では約70mLである．

2 弛緩期

弛緩期による心室内への血液流入は，まず心房と心室の圧較差および心室の急速な拡張による吸引効果（急速充満期）によって生じ，その後心房の収縮

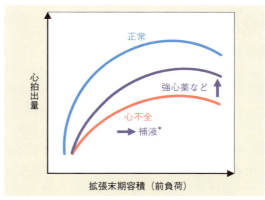

心臓の機能が正常な場合は，生理的な範囲内であれば，前負荷が増えると心拍出量は増加する．
しかし，心不全の場合は心筋の伸展性や収縮性が障害されているため，強心薬や補液により心拍出量は増加するものの，その許容範囲は狭くなる．
＊心不全では心拍出量を保つために強心薬などの投与を行うが，補液は心臓への負荷を増大させるため行わないのが原則．

図7　フランク・スターリングの法則

（道又元裕監：ICUビジュアルナーシング 改訂第2版．p213, Gakken, 2021を改変）

によって心室への血液流入（心房収縮期）が起こる．

このとき，血液は心房から心室へと流れるため，房室弁は開放しており，動脈弁は閉鎖している．心房の収縮による血液流入は若年成人では拡張末期の心室血液量の10～20％となっている．高齢者では心室拡張速度の低下により心室内へ流れ込む血液量が減少するため，心房収縮による血液充填の比率が上昇する．

表1 心周期と心臓の動き

心周期	等容性収縮期	駆出期	等容性弛緩期	充満期		
				急速充満期	緩徐充満期	心房収縮期
動脈弁	閉鎖	開放	閉鎖	閉鎖	閉鎖	閉鎖
心室	左右の心室が収縮を開始し，心室内圧が上昇する．	心室内圧が動脈圧よりも高くなった瞬間に動脈弁が開放し，血液は動脈へ拍出される．	心室内圧が動脈圧よりも低くなった直後に動脈弁が閉鎖し，心室筋の弛緩により内圧は急激に低下する．	心室は弛緩を続け，血液を心房から吸引する．	心室筋の弛緩は終わるが，心房からの血液流入が続く．	
房室弁	閉鎖	閉鎖	閉鎖	開放	開放	開放
心房	心室の収縮に押されて内圧がわずかに上昇する．	弛緩し，動脈から血液が心房内へ流入する．		心房は弛緩したままで，心室の拡張により血液は心房から心室へと流出する．		心房は収縮し，血液を心室へと拍出する．

 血管

1 動脈

　心臓から送り出される血液が通る血管を動脈という．動脈の壁は内膜・中膜・外膜の3層によって構成されており，そのなかでも中膜には平滑筋細胞があるため，最も厚くなっている．また，太い動脈と細い動脈では中膜の構造が異なっており，それに伴い血液循環にかかわる機能も異なっている（**図8**）．

　太い動脈の中膜は弾性線維と弾性線維の間に平滑筋細胞が挟まった構造であり，これが何層にもなっている．このような太い血管を弾性動脈という．弾性動脈は心室から拍出された血液を受け止めて膨らみ，拡張期に元に戻る性質を利用して血液を末梢に送り届ける．

　細い動脈は弾性動脈と比較すると弾性線維に乏しく，平滑筋細胞が弾性線維に挟まれたような構造になっている．このような細い動脈を筋性動脈という．筋性動脈は平滑筋の収縮・弛緩によって動脈の太さを調節する．

　毛細血管の直前の動脈を細動脈という．細動脈は弾性線維と平滑筋細胞が1層しかなく薄い中膜となっている．通常の血管径と比較してさらに細くなることができ，その先の血流量を減らすことができる．細動脈は血液抵抗にかかわるため，抵抗血管とも呼ばれている．

2 静脈

　静脈も動脈と同様に内膜・中膜・外膜の3層によって構成されている．静脈は内皮細胞が静脈弁を形成し，血液の逆流を防いでいる．また，中膜は薄く弾性線維や平滑筋が不規則に配置している．静脈は動脈のような分類はなく，毛細血管の直前の静脈を細静脈という．

3 毛細血管

　毛細血管は細動脈と細静脈の間にある血管であり，血液と細胞間の物質交換の役割がある．毛細血管は内皮細胞の違いにより連続型毛細血管・有窓型毛細血管・不連続型毛細血管の3種類に分類される．

　連続型毛細血管は脳や肺胞の毛細血管に存在しており，内皮細胞と内皮細胞が固くつながったタイト結合によって構成されているため，物質交換が制限されている．

　有窓型毛細血管は腸管や内分泌腺，糸球体など積極的な物質交換が必要な場所に発達している．特徴としては小孔と呼ばれる小さな穴が空いており，この穴を通して物質交換を行っている．

　不連続型毛細血管は洞様毛細血管とも呼ばれており，内皮細胞と内皮細胞の間に隙間があることで免疫細胞などの細胞も通過が可能となっている．骨髄などの造血器官で作られた血液細胞は内皮細胞の隙間を通過することで血管内に入る．内分泌臓器などにも見られることが多い．

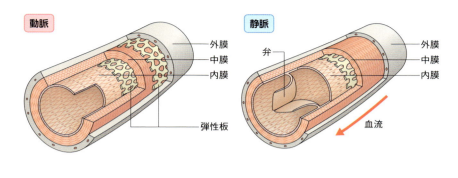

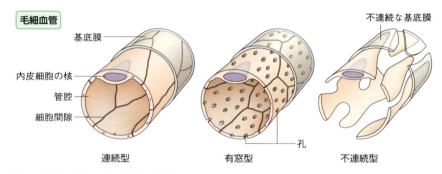

図8 動脈・毛細血管・静脈の構造

⑤ 刺激伝導系

1 特殊心筋（刺激伝導系）

　特殊心筋は自ら電気刺激を出すことができ，刺激伝導系はその特殊心筋によって構成されているため，刺激伝導系は自ら電気刺激を発生させることができる．自ら電気刺激を出す能力のことを自動能と呼び，周期的かつ自発的に電気刺激を出すことができる．

　刺激伝導系は上大静脈口のすぐ右側にある洞房結節から始まり，洞房結節からの電気刺激が心臓の拍動する回数となるため，ペースメーカーの役割を担っている．その後冠状静脈洞口のすぐ上方にある房室結節を経由し，ヒス束に伝わる．房室結節とヒス束を合わせて房室接合部という．ヒス束からは右脚と左脚に分岐し，プルキンエ線維に電気刺激が伝わる．

　また，心房と心室の間には線維輪と呼ばれる絶縁体があるため，刺激伝導系以外の経路を通って心房から心室または心室から心房に電気刺激が伝わらないようになっている（図9）．

　心臓は最もペースの早い洞房結節（60〜100拍/分）からの電気刺激によって拍動している．洞房結節に異常が生じて電気刺激を出すことができなくなれば，房室接合部もしくは心室において補充収縮が起こる．房室接合部調律は40〜60拍/分，心室調律は20〜40拍/分の頻度で自動的に電気刺激を発生させることができる．

2 固有心筋（作業心筋）

　心臓の大部分は固有心筋にて構成されている．固有心筋は血液を送り出すポンプ機能を有しているため作業心筋とも呼ばれている．心室壁の厚さは心房よりも心室のほうが厚く，さらに右室よりも左室のほうが厚くなっている．理由は心臓から血液を送り出す心室は強い収縮力が必要であり，さらに全身へ血液を送り出す左室はより強い収縮力が必要となってくるからである．そのため，左室内圧は右室内圧と比較し高くなっており，心室中隔は右室側に凸となっている．

　心筋細胞は横紋構造をしており心筋細胞間の結合はギャップ結合となっている．ギャップ結合は低電気抵抗であり電解質が通過可能なため，素早く電気信号を伝えるのに適した結合となっている（図10）．

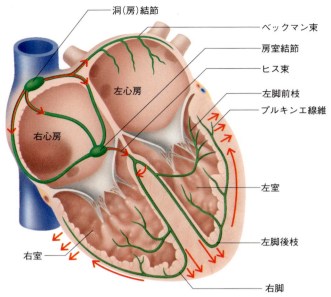

図9　刺激伝導系
洞房結節で発生した電気的興奮が，洞房結節→左右の心房筋→房室結節→ヒス束→プルキンエ線維→心室筋の順に伝わる．

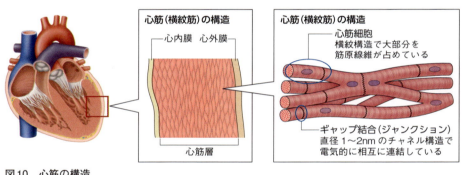

図10　心筋の構造

 冠循環

1 冠動脈

　冠動脈は心臓に栄養を送る血管であり，大動脈基部と動脈弁の間にあるバルサルバ洞から始まる．バルサルバ洞からは左冠動脈（LCA：left coronary artery）と右冠動脈（RCA：right coronary artery）の 2 本が分岐しており，それぞれの冠動脈には心室の拡張時に血液が供給されている（**図11**）．

　左冠動脈は左冠動脈主幹部（LMT：left main coronary trunk）より 2 本分岐しており前室間溝を下行し左室前壁，心室中隔前 2/3，心尖部を栄養する左前下行枝（LAD：left anterior descending branch）と，左房室間溝を下行して左室側壁，左室後壁，前乳頭筋を栄養する左回旋枝（LCX：left circumflex artery）がある（**表2**）．

　右冠動脈は房室間溝を下行し右室，左室下壁，心室中隔後 1/3，洞房結節，房室結節，後乳頭筋を栄養している．そのため右冠動脈の心筋梗塞の場合，梗塞部位によっては洞停止や徐脈などの洞不全や房室ブロックをきたす可能性がある．

　また，左前下行枝は右室と左室の前室間溝を下行後，心室中隔前部と左室自由壁前壁に分枝する．左回旋枝は心基部の房室間溝を走行し，左室自由壁の後壁側と心房に分枝する．

　冠動脈は心臓壁に血液を送る際，心外膜側から血

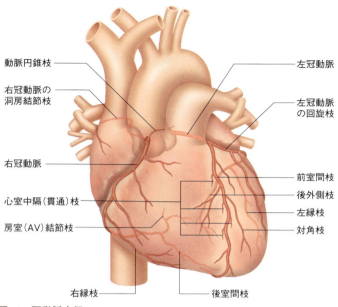

図11　冠動脈走行

表2　冠動脈灌流領域

血管		灌流領域
左冠動脈	左前下行枝	左室前壁，左室中隔前2/3，心尖部，前乳頭筋
	左回旋枝	左室側壁，左室後壁，前乳頭筋
右冠動脈		右室，左室下壁，心室中隔後1/3，洞房結節，房室結節，後乳頭筋

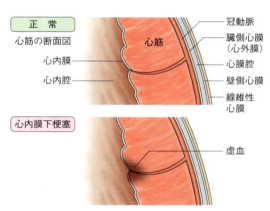

図12　心筋虚血のしくみ

液を供給している．そのため狭心症や心筋梗塞等の虚血性心疾患の場合，心内膜側から虚血に陥りやすい（**図12**）．

　冠動脈の区域はアメリカ心臓協会（AHA：American Heart Association）によって提唱されたAHA分類に基づいて表す．これは冠動脈を枝ごとに15区域に分類しており，狭窄部位を番号で把握できるようになっている（**図13**）．

2 冠静脈

　冠静脈は心筋から代謝された二酸化炭素や老廃物を運んでいる．冠静脈を通る静脈血は左室後壁にある冠静脈洞口から入り，下大静脈口のすぐ上から右心房に流入する．

循環調節

1 神経性調節

　循環中枢は生命維持中枢である延髄にあり，さまざまな感覚受容器だけでなく大脳皮質や辺縁系など上位中枢からも入力を受けているため，運動時だけでなく精神的ストレスや情動も循環動態に影響を与えている（**図14**）．

　心臓は交感神経と副交感神経（迷走神経）の二重神経支配を受けている．交感神経は洞房結節・房室結節・心臓全体に分布しているのに対して副交感神経は洞房結節・房室結節など心房への分布がメインであり，心室への分布は少なくなっている．

　自律神経からは神経伝達物質が分泌されており，交感神経からはノルアドレナリン，副交感神経から

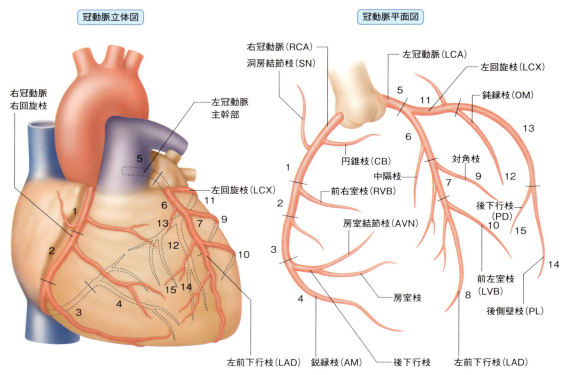

図13 冠動脈の区域分類 (AHA 分類)

(稲川利光編：リハビリテーションビジュアルブック 第2版, p191, Gakken, 2016)

はアセチルコリンが分泌されている.

心臓への自律神経の作用には, 心拍数に対する作用 (変時作用), 心筋収縮力に対する作用 (変力作用), 房室間興奮伝導時間に対する作用 (変伝導作用) がある.

交感神経には陽性変時作用 (心拍数増加), 陽性変力作用 (心筋収縮力増加), 陽性変伝導作用 (房室間興奮伝導時間短縮) があり, 副交感神経には陰性変時作用 (心拍数低下), 陰性変伝導作用 (房室間興奮伝導時間延長) がある.

血管も自律神経による支配を受けているが, 主に交感神経による支配であり, 副交感神経による支配はほとんど受けていない.

神経性調節には反射によって引き起こされるものもあり, これを反射性調節という. 反射性調節には圧受容器反射と化学受容器反射があり, 循環調節のなかでも最も早い反応を示し, 分・秒の単位で作用する.

圧受容器は頸動脈洞と大動脈弓に存在し, 血管の伸展などの機械的刺激を感知し, 化学受容器は圧受容器のそばにある頸動脈小体と大動脈小体において血中 O_2 濃度, CO_2 濃度や pH を感知している. 圧受容器と化学受容器によるモニタリングの情報は延髄に伝わり, 自律神経を介し, 心拍数, 心収縮力, 血管抵抗に作用することで循環動態が調節される.

2 液性 (ホルモン) 調節

ホルモンなどといった液性因子による循環調節のことを液性調節という. 液性調節は血液を介して循環調節を行うため, 神経性調節と比較し作用速度は遅くなっているが, 全身性かつ長期的に作用する特徴を持つ (図14, 表3).

3 局所性調節

局所性調節とは心臓や血管自体の特性により, 限局した範囲の循環を調節する機構である. 心臓ではフランク・スターリングの法則がこれに当てはまり, このほかにも心肥大や心拡大も当てはまる. 血管では自己調節や代謝性調節, 傍分泌*が当てはまる.

自己調節は血管内圧の変化に対して血管平滑筋が収縮や拡張を行うことで各臓器などへの血流量を一定に保つ働きである.

代謝性調節は運動等で代謝が亢進した場合, 組織

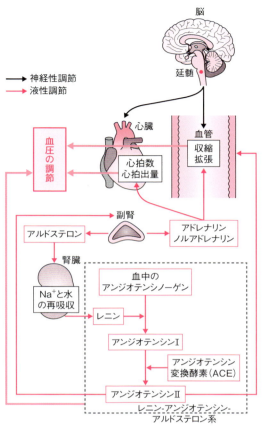

図14 血圧の調節機構
(卯野木健ほか編：ICUナースポケットブック 改訂第2版, p615, Gakken, 2016)

によっては酸素需要が増減するため，需要に合わせて血管平滑筋の収縮または拡張が起こり血流量を調節することである．

4 活動時における循環調整節（図15）

運動時には筋ポンプ作用や呼吸ポンプ作用により静脈還流量は増加する．静脈還流量が増加すると心臓に戻る血液量も増え，フランク・スターリングの法則により1回拍出量は増加する．また，交感神経を介して心拍数，1回拍出量の増加が起こる．

運動強度増加に伴い1回拍出量，心拍数，心拍出量は変化していく．まず，1回拍出量の増加が，心拍数の増加よりも先に起こる（図15①）．1回拍出量の増加については心臓の容量に限界があるため，ある程度まで増加が起こると横ばいとなる．その後，1回拍出量の増加を補うように心拍数の増加が起こる（図15②）．心拍数は対象者の予測最大心拍数まで増加する．この結果，心拍出量の増加は運動強度の増加に比例して起こる．

> **用語解説**
>
> *傍分泌（paracrine signaling，パラクリンシグナリング）…細胞間におけるシグナル伝達のひとつで，特定の細胞から分泌される物質が，血液中を通らず組織液などを介して，その細胞の周辺で局所的な作用を発揮すること．心臓においては，血管内皮で産生される血管拡張因子および収縮因子が近くの血管平滑筋に作用し局所の血流を調節している．

表3 液性調節

ホルモン	産生器官	循環器への作用
アドレナリン （α・β作用） ノルアドレナリン （$α_1$作用が強い）	副腎髄質	心臓：$β_1$受容体 ・心拍数増加（陽性変時作用） ・心収縮力増加（陽性変力作用） 血管平滑筋（皮膚，腹部，腎など多くの動脈）：$α_1$受容体 ・血管収縮 血管平滑筋（骨格筋・心臓の血管）：$β_2$受容体 ・血管拡張
アンジオテンシンⅡ	RAAS	血管収縮 アルドステロン放出刺激
アルドステロン	副腎皮質	腎のナトリウム再吸収促進（昇圧）
バソプレシン （抗利尿ホルモン）	下垂体後葉	腎の水分再吸収促進（昇圧） 血管収縮
心房性ナトリウム利尿ペプチド	心房	血管拡張 腎の水・ナトリウム利尿促進（降圧）

RAAS：レニン・アンジオテンシン・アルドステロン系

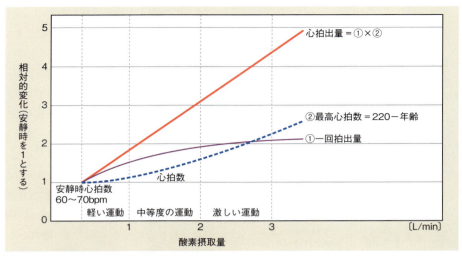

図15 運動強度の増加に伴う循環器系の反応
(前田如矢ほか編著:スポーツ内科ハンドブック.p37,中外医学社,1993を参考に作成)

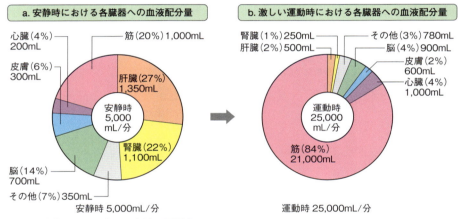

図16 運動によって生じる血液の再配分
(McArdle WD et al:Exercise Physiology:Nutrition, Energy, and Human Performance, 8th Edition. Wolters Kluwer, 2015を改変)

運動時に活動している筋の酸素需要量は増加し,多くの酸素が供給される.このとき,各臓器に送られる血液量を調節することにより,筋へより多くの血液を配分するように働いている.このように運動時には全身に必要な血液を送るために血液の再配分が行われている(図16).

8 医学的検査(心電図)

1 心電図とは

心電図は,心臓の筋肉から出る微弱な電気的変化を体表に置いた電極を通して検出し,図形として描き出したものである[1].

電気的興奮が,陽電極(+)に近づくときは心電計の針は上に振れ(陽性波),遠ざかるときには下に振れる(陰性波)原理はすべてに共通である.

2 心電図に関する用語

①洞調律

洞房結節(洞結節)から始まる正常な心臓のリズム.心拍数が60(50)〜100拍/分を正常洞調律,100拍/分以上を洞性頻脈,60(50)拍/分以下を洞性徐脈と呼ぶ.

②不整脈

洞調律以外の心収縮や調律を呈するものを総称し

て不整脈と呼ぶ．

③脱分極（興奮，放電）

心筋が収縮するときに生じる電気的活動のこと．

④再分極（回復，充電）

収縮した心筋が弛緩し，もとに戻るときに生じる心筋の電気的活動のこと．

⑤自動能

刺激伝導系（特殊心筋）が自ら興奮し刺激を生み出す能力のこと．刺激伝導系以外の心筋（固有心筋）は自動能をもたない．

洞房結節で70回/分，房室結節で40回/分，プルキンエ線維で30回/分程度．正常では，最も高頻度の自動能をもつ洞房結節から，電気刺激が伝達され受動的に興奮することによって，房室結節などの低頻度の自動能は常に抑制されている．

3 刺激伝導系

正常な心臓では，右心房の上部で「洞房結節」がペースメーカーとなって，そこから発生した電気的興奮が左右の心房筋に伝達され，右心房冠状静脈洞の近くの「房室結節」に到達する．次いで房室結節から心室中隔上の「ヒス（His）束」に入り，「左右の脚」に分岐し，心室心内膜下に多数存在する「プルキンエ（Purkinje）線維」を経て心室筋に伝播される[2]（p16 図9）．

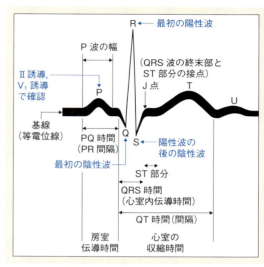

図17　心電図を構成する波形の名称

4 正常心電図

①基本波形の見方

心電図は図17のような基本波形によって構成されている．それぞれの波形のもつ意味を表4に示す．

②心電図の記録用紙（図18）

横軸は時間を表し（1秒＝25mm，0.04秒＝1mm），縦軸は電位の大きさを表す（1mV＝10mm，0.1mV＝1mm）．

③心拍数の求め方

正常洞調律で心電図は通常1秒に25mm（60秒

表4　心電図を構成する波形の名称

名称	波形の意味	正常値
P波	心房の興奮（脱分極）	幅：0.12秒未満 高さ：0.25mV未満
QRS波	心室の興奮（脱分極） 最初の陰性波をQ波，次の陽性波をR波，次の陰性波をS波と呼ぶ	幅：0.06〜0.10（0.12）秒 〔1.5〜2.5（3.0）mm（境界域）〕
T波	心室の回復（再分極）	幅：0.2〜0.3秒 高さ：1.2mV未満かつ 　　　R波の高さの10分の1以上
PQ時間 （PQ間隔）	房室伝導時間 P波の始まりからQ波の始まりまでの時間 Q波がみられない場合はPR間隔とする	幅：0.12〜0.20秒 （3.0〜5.0mm）
QT時間	心室の電気的興奮の開始から興奮終了までの時間 Q波の始まりからT波の終わりまでの時間 Q波がみられない場合はR波の始まりから	幅：0.36〜0.44秒 （9.0〜11.0mm）
ST部分	S波の終わりからT波の始まりまでの時間	基線と一致
基線	心臓の電気的活動は終了しており，振れのない直線の部分 P波の始まりから次のP波の始まりを結んだ線	—

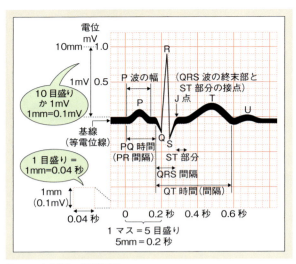

図18　心電図の記録用紙

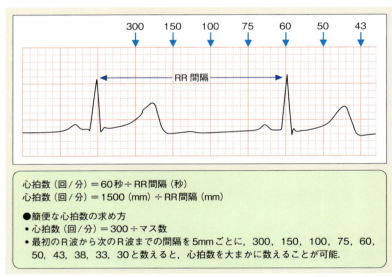

図19　心拍数の求め方

に1,500mm〔300マス〕）の速さで記録されるため，正常心電図の場合にはRR間隔を測定することで，心拍数を求めることができる（**図19**）．

④電極の装着位置について
ⅰ）12誘導心電図（図20, 21）

四肢に装着する四肢誘導と胸部に装着する胸部誘導からなる．四肢誘導では前額面上で右肩，左肩，足部など6方向から心臓を観察し，胸部誘導では水平面上で心臓を取り囲むようにして6方向から観察する．

ⅱ）モニター心電図（表5）

基本的にプラス電極，マイナス電極とアースの3点誘導である．電極の装着位置によって検出できる波形が異なるため，目的に応じた装着が必要である[2]．

リハビリテーションを行ううえでは，P波とQRS波の関係をみることが重要なので「NASA誘導」または「CM_5誘導」が適しているとされる（C：Costa；肋骨，M：Manubrium；胸骨柄，5：V_5誘導の電極）[1]．

5 代表的な不整脈

不整脈の出現によるリハビリテーション上の問題として，①心拍出量低下に伴う各臓器や骨格筋への循環不全，②動悸や胸部不快感などの自覚症状によるリハビリテーションへのモチベーション低下，

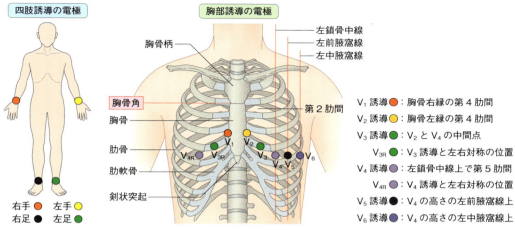

図20 12誘導心電図の電極の位置

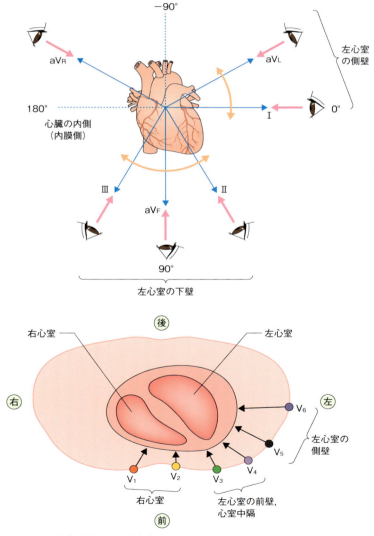

図21 12誘導心電図の観察方向

表5 モニター心電図の種類

種類	特徴・装着部位		種類	特徴・装着部位	
NASA誘導	P波の確認に適する（V_2の波形に類似） 緑（陽極）：剣状突起， 赤（陰極）：胸骨柄， 黄（アース）：左鎖骨下		II誘導	基本的な誘導 緑（陽極）：左側腹部， 赤（陰極）：右鎖骨下， 黄（アース）：左鎖骨下	
CM_5誘導	ST部分やT波の確認に適する（V_5の波形に類似） 緑（陽極）：V_5の位置， 赤（陰極）：胸骨柄， 黄（アース）：左鎖骨下		MCL_1誘導	P波の確認に適する（V_1の波形に類似） 緑（陽極）：胸骨右縁（V_1）， 赤（陰極）：左鎖骨下， 黄（アース）：右鎖骨下	

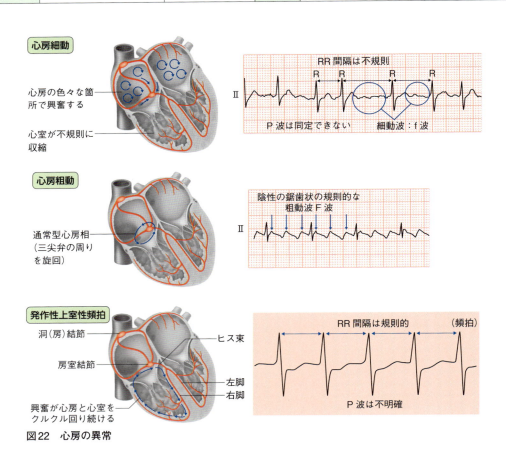

図22　心房の異常

③心停止など重症不整脈へ移行する危険性などがある．

そのため，不整脈に対する知識とその対処法の理解は不可欠である[2]．

以下に代表的な不整脈を示し，図中に波形の特徴を記す．

①心房の異常（図22）

i）心房細動（AF：atrial fibrillation）

心房のあらゆるところから電気刺激が不規則に，高頻度に発生している状態である．

ii）心房粗動（AFL：atrial flutter）

電気刺激が正しい刺激伝導系を通らず，心房内を一定のリズムで同じ経路を旋回し，そのうち何回か

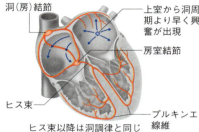
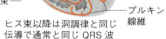
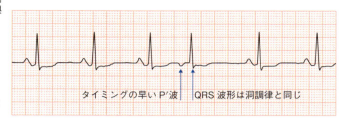
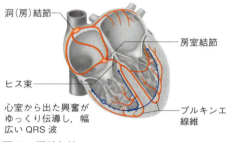
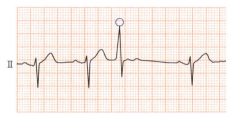

図23 期外収縮

に1回のペースで電気刺激が心室に伝わる．

iii) 発作性上室性頻拍（PSVT：paroxysmal supraventricular tachycardia）

房室結節より上部に発生した異常な電気刺激によって起こる頻拍の総称である．

②期外収縮（図23）

通常のタイミングより早いタイミングで心臓の収縮が起こる不整脈である．

i) 上室性（心房性）期外収縮
　　　（PAC：premature atrial contraction）

電気刺激が洞房結節ではなく心房あるいは房室結節から通常よりも早いタイミングで発生し，その興奮が心室に伝導して心室が収縮する．

健常者でも多くみられ，病的意義はほとんどないが，多発や連発により心房細動や上室性頻拍に移行することがあるため注意が必要である．

ii) 心室性期外収縮
　　　（PVC：premature ventricular contraction）

電気刺激が洞房結節ではなく心室から通常よりも早いタイミングで発生し，心臓が収縮する状態．基本的に単発では治療を要さない不整脈であるが，増加または連発する場合には，めまいや失神など低心拍出量の症状を引き起こしたり，重症不整脈（心室頻拍，心室細動）に移行したりする危険性があるため注意が必要である．

PVCの重症度はラウン（Lown）分類（表6）で7段階に分けられており，Ⅳb以上は運動療法中止である．※洞調律と期外収縮を交互に繰り返している状態は二段脈という．これに対し，洞調律2回に対して期外収縮1回を繰り返す状態は三段脈という．

③重症不整脈（図24）

心拍出量が低下するため，ただちに臥位にし，緊急に医師に連絡しなければならない．抗不整脈薬の投与や電気的除細動の緊急処置が必要となる．

i) 心室頻拍（VT：ventricular tachycardia）

正常な刺激伝導系を無視し，心室内から電気刺激が繰り返し連続して起こっている状態である．心室性期外収縮が3連発以上連続して起こっている頻拍をいう．連発の数が増えると，心拍出量低下に伴い脳虚血が生じ，意識低下や失神発作を起こす注意すべき不整脈である．

ⅱ）心室細動（VF：ventricular fibrillation）

心室のあらゆるところから電気刺激が発生し，心室が無秩序に興奮している状態である．心拍出量が全くない状態であり，意識消失，脈拍触知が不可能になる非常に危険な不整脈である．

表6　Lown分類

0	心室期外収縮なし	
Ⅰ	散発性	1時間29個以下
Ⅱ	頻発性	1時間30個以上
Ⅲ	多源性	
Ⅳ	a　2連発	
	b　3連発以上	
Ⅴ	R on T	

④ブロック波形（図25）

ⅰ）洞不全症候群（SSS：sick sinus syndrome）

洞房結節の刺激生成の異常と洞房伝導路の伝導異常のあるものをいう．著明な洞徐脈，洞停止，洞房ブロックを起こす．

ⅱ）房室ブロック

a）Ⅰ度房室ブロック

洞房結節から発生した電気刺激が房室接合部などを伝わるときに，著しく速度が低下し心室に伝わる．ただし，その電気刺激は必ず心室に伝わる．

b）Ⅱ度房室ブロック

・ウェンケバッハ（Wenckebach）型：洞房結節から発生した電気刺激が房室接合部を通過する際に1拍ごとに徐々に伝導速度が低下し，最終的に心室の脱分極（QRS波）が欠落する．

・モビッツⅡ（Mobitz Ⅱ）型：洞房結節から発生した電気刺激はほぼ正常に心室まで伝導するが，突然に房室接合部での伝導が途絶え，QRS波が欠落する．Ⅲ度房室ブロックの前触れであり，注意が必要である．

c）Ⅲ度（完全）房室ブロック

房室接合部での電気刺激が完全に遮断されて，房室結節からの電気刺激が心室にまったく伝わらない状態である．完全房室ブロックとも呼ぶ．心拍数は極端に低下し，危険なため基本的に運動療法は行わない．高度な徐脈の場合はペースメーカーの適応となる．

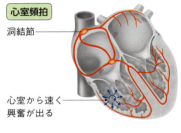

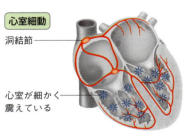

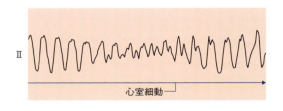

図24　重症不整脈

洞停止 | 洞(房)結節が命令を出さない

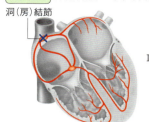
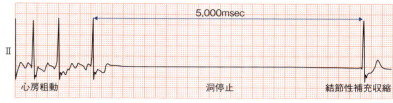

心房粗動　　洞停止　　結節性補充収縮

洞房ブロック | 経路の障害により伝導が伝わらない

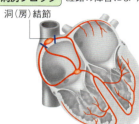
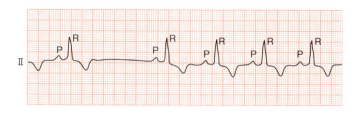

Ⅰ度房室ブロック

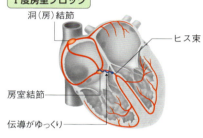
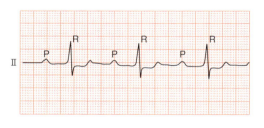

Ⅱ度房室ブロック

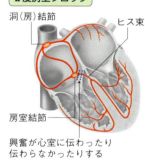

Wenckebach型

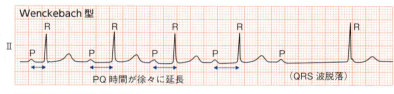

PQ時間が徐々に延長　（QRS波脱落）

MobitzⅡ型

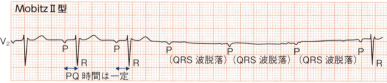

PQ時間は一定　（QRS波脱落）（QRS波脱落）（QRS波脱落）

Ⅲ度(完全)房室ブロック

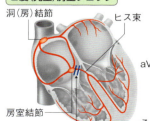
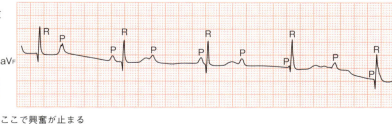

図25　ブロック波形

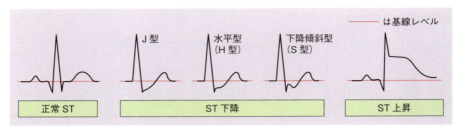

図26　ST変化のパターン

6 虚血時の心電図変化

心筋虚血を起こしている心電図では，ST部分に変化が生じる（**図26**）．特に重要なのはST部分の上昇または下降であるが，モニター心電図では電極の装着によってはST部分の変化が捉えにくく，一般的には12誘導心電図が用いられる．

①ST下降

ST部分が基線より下降しているものを指し，心内膜側の虚血を表し，狭心症発作などでみられる．STの始まりをJ点といい，0.06秒（1.5mm）にわたって判定する．0.1mV以上の水平型または下降型を異常と判定する．

STの形状には，①J型，②水平型（H型），③下降傾斜型（S型）があり，H型，S型のようにST部分が下向きになるほど虚血が高度である可能性が高い．

②ST上昇

ST部分が基線より上昇しているものを指し，心外膜側に虚血あるいは心室筋全層に及ぶ虚血を表し，心筋梗塞でみられる．

③心筋梗塞の心電図

心筋梗塞の心電図は時間経過とともにT波やST部分，Q波などに変化が生じる．心電図変化の時間経過を**図27**に示す．

④虚血部位の判読

12誘導心電図の結果から梗塞を起こした部位をある程度予測することができる．ただし，単独の誘導での異常は正常な心臓でもみられることがあるため，基本的に2つ以上の隣接した誘導（同じ冠動脈の枝を見ている誘導）で異常がみられた場合に有意な所見とする．梗塞部位と心電図変化が出現する誘導の関係を**表7**に示す．

2-1-1～7の引用・参考文献

1) 上杉雅之（堀江淳編）：PT・OT入門イラストでわかる内部障害．p87-98，医歯薬出版，2020．
2) 照井直人編著：はじめの一歩のイラスト生理学 改訂第2版．p116-128，羊土社，2016．
3) 桑名俊一編：メディカルスタッフ専門基礎科目シリーズ新版生理学．p203-233，理工図書，2019．
4) 奈良勲ほか（野村嶬編）：標準理学療法学・作業療法学 専門基礎分野 解剖学 第5版．p337-341，医学書院，2020．
5) 玉木彰ほか（解良武士編）：リハビリテーション運動生理学．p54-89，メジカルビュー社，2016．
6) 西田有正編：イメカラ（イメージするカラダのしくみ）循環器．p2-56，92-107，メディックメディア，2010．
7) 石川朗編著：理学療法テキスト内部障害理学療法学循環・代謝 第2版．p1-12，中山書店，2019．
8) 坂井建雄：系統看護学講座専門基礎分野人体の構造と機能〔1〕解剖生理学 第11版．p150-205，医学書院，2023．

2-1-8の引用・参考文献

1) 高橋哲也ほか：ビジュアルレクチャー内部障害理学療法学 第2版（高橋哲也編）．p171-186，医歯薬出版，2020．
2) 森沢知之：標準理学療法学 専門分野 内部障害理学療法学（吉尾雅治ほか編）．p32-43，医学書院，2017．
3) 山﨑正雄ほか編：循環器疾患ビジュアルブック 第2版．Gakken，2017．
4) 八重樫悠：サッとわかる！ はじめに－12誘導心電図をスッと読めるように基本を押さえよう．HEART nursing 34（6）：502-507，2021．
5) 佐藤弘明：レジデントのためのこれだけ心電図．日本医事新報社，2022．

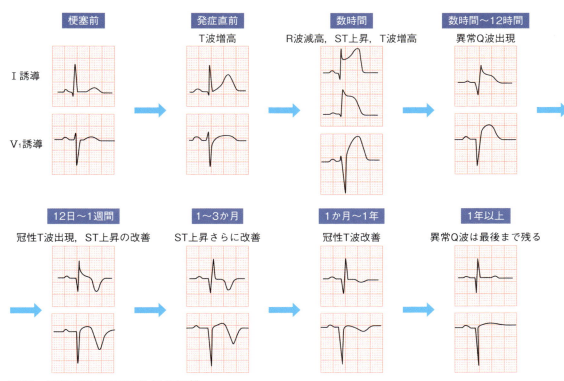

図27　心電図変化の時間経過（心筋梗塞）

T波増高：胸部誘導で1mV以上，四肢誘導で0.5mV以上，もしくはQRSの半分以上．
異常Q波：R波の高さの25％以上，一旦出現すると消失せずに残る．

(山崎正雄ほか編：循環器疾患ビジュアルブック 第2版．p156, Gakken, 2017)

表7　梗塞部位と出現誘導

	Ⅰ	Ⅱ	Ⅲ	aV_R	aV_L	aV_F	V_1	V_2	V_3	V_4	V_5	V_6	主な閉塞枝
前壁中隔							●	●	●	●			左前下行枝
広範囲前壁	●				●		●	●	●	●	●	●	左前下行枝近位部
側壁	●				●						●	●	左前下行枝 左回旋枝
下壁		●	●			●							右冠動脈

2 虚血性心疾患

1 概要

1 虚血性心疾患とは

心筋を栄養する冠動脈（図1）の器質的な狭窄や閉塞，攣縮により心筋の壊死，虚血をきたす疾患の総称を虚血性心疾患という．

虚血性心疾患は，循環器疾患のなかでも頻度の多い疾患である．心臓リハビリテーションには虚血性心疾患の長期予後改善効果があると報告されており[1]，薬物療法や再灌流療法と並ぶ治療法の1つである．

急性冠症候群（ACS：acute coronary syndrome）および陳旧性心筋梗塞（OMI：old myocardial infarction），梗塞後狭心症（PIA：post infarct angina），労作性狭心症（EAP：effort angina pectoris），無症候性心筋虚血（SMI：silent myocardial ischemia），冠攣縮性狭心症（CSA：coronary spastic angina）に大別される（表1）．

2 病態

①狭心症

ⅰ）労作性狭心症

動脈硬化によって冠動脈が75％以上の器質的狭窄を有すると，労作による心筋酸素需要増加に冠血流量が追い付かず，一過性に心筋虚血状態となり，胸痛が生じる．胸痛発作の頻度や持続時間が一定であり，一定以上の運動や動作によって引き起こされる．

狭窄が高度になると，食事や排泄，精神的興奮な

表1　虚血性心疾患の分類

①急性冠症候群（ACS：acute coronary syndrome）
 ・急性心筋梗塞（AMI：acute myocardial infarction）
 ・不安定狭心症（UAP：unstable angina pectoris）
 ・心臓性突然死（SCD：sudden cardiac death）
②陳旧性心筋梗塞（OMI：old myocardial infarction）
③梗塞後狭心症（PIA：post infarct angina）
④労作性狭心症（EAP：effort angina pectoris）
⑤無症候性心筋虚血（SMI：silent myocardial ischemia）
⑥冠攣縮性狭心症（CSA：coronary spastic angina）

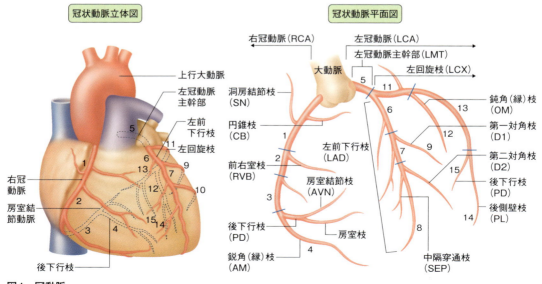

図1　冠動脈

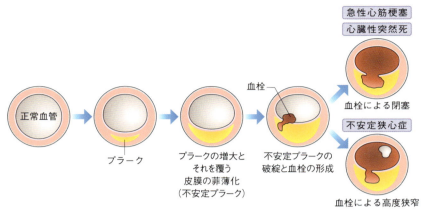

図2　急性心筋梗塞の発症機序
(森井功：冠動脈の最新ステント治療．月刊ナーシング25 (8)：99, 2005)

どの日常生活レベル以下の労作でも狭心症発作を生じることがある．

ii）不安定狭心症

　動脈硬化性プラークの破綻や冠動脈内膜のびらん部分に発生した非閉塞性血栓によって冠動脈狭窄が生じた，または閉塞後すぐに再開通した場合に心筋灌流が減少し，心筋虚血状態になる危険性が高く，心筋梗塞の前段階ともいえる状態をいう．

　動脈硬化によって引き起こされることが多く，プラークの破綻は冠攣縮，喫煙やストレス，労作などによって誘発される．

iii）無症候性心筋虚血

　心筋虚血とみなせる何らかの徴候や所見があるが，症状が認められないものをいう．

　虚血の程度や範囲が小さく痛覚閾値に達しない場合や，心臓自体の痛覚伝導路の機能障害，加齢，糖尿病により痛覚閾値が上昇した場合に生じると考えられている．

iv）冠攣縮性狭心症

　冠動脈の血管弛緩因子と収縮因子の作用バランスが崩れて冠攣縮を生じ，冠動脈内腔が一過性に狭窄・閉塞し，冠血流量の減少ないし途絶をきたすことにより心筋虚血を発症するものをいう．

　夜間から明け方の睡眠中や早朝の軽い労作で誘発されることが多く，過呼吸や飲酒により引き起こされることもある．

②心筋梗塞

　冠動脈硬化性粥腫（プラーク）の破綻や冠動脈内皮の障害と，引き続いて形成される血栓により，心臓を栄養している冠動脈内腔が急速に閉塞することによって，心筋壊死に陥り，さまざまな合併症を伴うものをいう（図2）．

　遺伝的要素もあるとされており，血縁関係に心筋梗塞の既往がある場合はリスクが高い．

　以前は，心筋梗塞を発症すると，30〜40％は死亡していたが，カテーテル等による急性期治療が発達し，最近の入院死亡は7％程度となっている．一方，病院到着前の死亡は14％程度であり，その理由は発症直後の心室粗動などの重篤な不整脈によるものである．

3　臨床所見

①狭心症

　冠動脈の異常により一過性の心筋虚血が生じた結果，安静にて速やかに改善する労作時や安静時の胸痛，胸部圧迫感，また心電図変化，心機能障害などをきたす臨床症候群である．

　所見としては，発作時の水平型または右下がりのST下降，一過性のST下降やST上昇，T波異常がみられる．

②心筋梗塞

　症状の多くは，前胸部を中心とした圧迫感，絞扼感，灼熱感を有する胸痛で，冷汗を伴うような耐え難い胸痛が10〜30分以上持続する（表2）．胸痛の部位は胸骨裏面が最も多く，左右に放散するが左側が多い．左上腕の尺側に放散することも多く，肩や首，顎などにも放散する（放散痛）．ときには心窩

表2 心筋梗塞の主な症状（胸痛と放散痛など）

胸痛	・前胸部を中心とした圧迫感，絞扼感，灼熱感を有する胸痛 ・10〜30分以上持続 ・部位は胸骨裏面が最も多い
放散痛	・左上腕の尺側，肩（特に左），頸部，顎，歯，背中など
随伴症状	・冷汗，悪心，嘔吐，心窩部不快感など

表3 キリップ分類（身体所見に基づいた重症度分類）

クラスI	ポンプ失調なし	肺野にラ音なく，Ⅲ音を聴取しない
クラスII	軽度から中等度の心不全	全肺野の50％未満の範囲でラ音聴取またはⅢ音を聴取する
クラスIII	重症心不全，肺水腫	全肺野の50％以上の範囲でラ音を聴取する
クラスIV	心原性ショック	血圧90mmHg未満，尿量減少，チアノーゼ，冷たく湿った皮膚，意識障害を伴う

部痛として感じることから胃潰瘍などの消化器疾患と間違われることがある．約半数の症例で，発症前1か月以内に狭心症症状がみられる．

聴診ではI音減弱，胸骨左縁から心尖部にかけてⅢ音・Ⅳ音が聴取される．特徴的な心電図変化と生化学検査（クレアチンキナーゼ〔CK〕，トロポニンT）での異常高値を認め，心臓超音波にて冠動脈支配領域に一致した壁運動異常が出現する．

緊急で冠動脈造影検査を施行すると，心電図と心臓超音波の所見に一致した冠動脈内に血栓閉塞や高度狭窄を認めることが多い．

4 キリップ分類[2)]

キリップ（Killip）分類は，心不全・心原性ショックの有無による心筋梗塞の重症度分類である（表3）．肺野の聴診所見と収縮期血圧・末梢循環不全によってクラスIからⅣに分ける評価であるが，その予後をよく表しており，死亡率はクラスⅣでは80％以上とされている．

2 検査

1 生化学検査

心筋が壊死に陥ると，心筋バイオマーカーが血中に流出する．心筋バイオマーカーには，CK（CK-MB），トロポニンT，心臓型脂肪酸結合蛋白（H-FABP），心筋ミオシン軽鎖Iがある．

CKは筋細胞に多く含まれる酵素で，MM（骨格筋型），BB（脳型），MB（心筋型）の3つのアイソザムがある．中でもCK-MBは心筋に多くみられ，心筋梗塞の診断で代表的な心筋バイオマーカーとして広く用いられる．3〜4時間おきに測定し，そのピーク値から心筋の壊死巣の大きさを推測することができる．

トロポニンTは，心筋収縮調節蛋白の1つであ

り，心筋細胞に特徴的に存在するため，ほかの心筋バイオマーカーよりも特異性が高い．早期心筋傷害が疑われるケースでは第一選択として用いられることが多い．トロポニンTが異常値を示すのは発症後3時間経過してからである．

H-FABPは，心筋内の細胞質に豊富に存在している小分子蛋白で，心筋が傷害を受けると即時に血中に逸脱する．

心筋ミオシン軽鎖Iは，心筋の筋原線維を構成する蛋白の1つであり，心筋壊死により即時に血中に逸脱する．

これら4つの心筋バイオマーカーは，心筋梗塞発症後から上昇までの時間がそれぞれ異なっている（図3）．心筋バイオマーカーの数値は，ほかの病態によっても上昇することがあるため，患者の症状や心電図，心エコーなどの結果を含めて診断する．

2 心エコー検査

心筋虚血時にみられる壁運動異常は，胸痛などの自覚症状や心電図でのST下降よりも早期に出現することから，虚血診断の最も重要な検査法である．狭窄した冠動脈が血流する心筋は，心筋酸素需要亢進に伴う相対的な冠血流量の低下のために心筋虚血を生じ，壁運動異常が生じる．

梗塞の発症とほぼ同時に壁運動異常が出現するので，超急性期の診断に重要な役割を果たす．また冠動脈支配領域に一致した壁運動異常所見を確認することができる．責任冠動脈病変の推測，心筋虚血範囲と程度の同定以外にも，左室機能の評価，機械的合併症の確認が可能である．

3 心電図（ホルター心電図，標準12誘導心電図）

心電図は非侵襲的に簡便かつ迅速に行うことがで

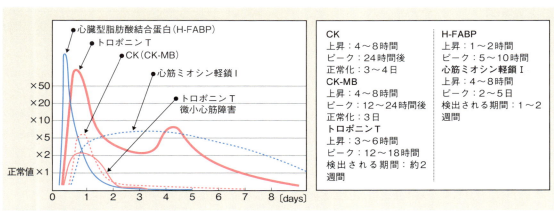

図3　血液生化学的心筋マーカー
(日本臨床検査医学会ガイドライン作成委員会編：臨床検査のガイドライン JSLM2015．p271，日本臨床検査医学会，2015)

きる基本的な検査法である．心電図は，重症度評価や治療方針の決定において中心的な役割を担っている．

AMIではT波増高，ST上昇，異常Q波（**表4**），冠性T波（T波の陰性化）などの特徴的な心電図変化を認め，経時的に心電図変化を観察する必要がある（**図4**）．

表4　異常Q波のみられる心電図の誘導

異常Q波の見られる誘導	梗塞部位	主な閉塞枝
V_1〜V_4	前壁中隔	左前下行枝
Ⅰ，aVL，V_5〜V_6	側壁	左回旋枝
Ⅱ，Ⅲ，aVF	下壁	右冠動脈

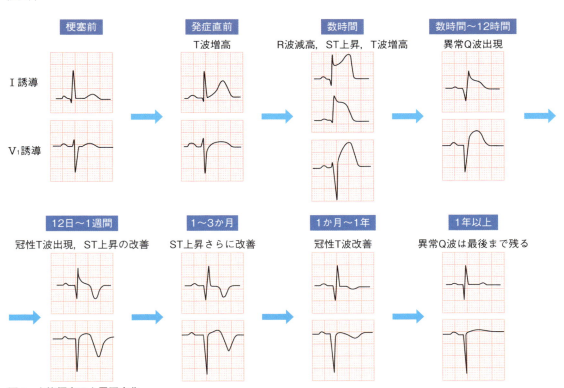

図4　心筋梗塞の心電図変化
心筋梗塞の典型的な心電図変化

(山崎正雄ほか編：循環器疾患ビジュアルブック 第2版，p156，Gakken，2017)

4 冠動脈CT

造影剤を使用した放射線検査である．冠動脈有意狭窄の検出のみでなく，冠動脈プラークの検出やその性状の評価も可能であり，冠動脈造影検査にとって代わりつつある．

典型的な狭心症症状を有しており，多数の冠危険因子を有する症例の場合ははじめから冠動脈造影検査が適応となるが，非定型性の胸痛や冠危険因子が少ない症例ではまず冠動脈CTでスクリーニングを行い，有意狭窄がある場合に次のステップへと進む．造影剤を使用するため，アナフィラキシーショックや放射線被曝の問題も考慮する必要がある．

5 冠動脈造影検査

現代の冠動脈疾患の診断においてゴールデンスタンダードとなっている検査である．拍動している冠動脈を画像として捉える方法は冠動脈造影以外にない．

鼠径部の大腿動脈，上腕動脈，橈骨動脈からカテーテルを刺入し，検査後の止血が容易であることから，安静時間の短縮により患者の負担軽減が図られている．

冠動脈の狭窄や閉塞病変の存在，範囲，程度，形態を見極め，PCIやCABGなどの冠血行再建術の適応を決定するために必要な検査である．

AMIでは心電図と心臓超音波の所見に一致した冠動脈内に血栓閉塞や高度狭窄を認めることが多い（**表5**）．

表5　冠動脈閉塞の評価（TIMI分類）

グレード0	完全閉塞（まったく造影されない）
グレード1	造影遅延があり，末梢まで造影されない
グレード2	造影遅延があるが，末梢まで造影される
グレード3	末梢まで造影遅延なく造影される

③ 治療

1 経皮的冠動脈形成術（PCI）

経皮的冠動脈形成術（PCI：percutaneous coronary intervention）は手首（橈骨動脈）もしくは肘（正中動脈），足の付け根（大腿動脈）から局所麻酔でカテーテルを挿入して，狭くなった冠動脈をバルーンと呼ばれる特殊な風船やステントという金具の筒で拡げ，心臓の筋肉への血流を再開させる治療である（**図5**）．

カテーテル治療は手術に比べ術創が数mmと小さいため，身体への負担が少ないというメリットがある．また，冠動脈造影検査（CAG：coronary angiography）からすぐに治療に移行することができるため，心筋梗塞時など早急な血行再建が必要なときに有効である．

梗塞の発症後12時間以内に再灌流できれば明らかに死亡率は低下するといわれており，梗塞巣は縮小する．

しかし，問題点として10％未満の頻度ではあるがステント内の再狭窄により再治療が必要になったりステント内に血栓を形成するリスクがある．ステントを入れた後，時間の経過とともにステントが血管内皮に覆われるため，血栓形成のリスクは徐々に低くはなるが，それまでの間は抗血小板の2剤併用療法（DAPT：dual antiplatelet therapy）を継続する必要がある．抗血小板薬の飲み忘れや自己判断での服薬中止は心筋梗塞を起こすリスクを高めるので注意が必要である．DAPTの継続期間については，出血傾向の有無や血栓リスクの有無によって決められる．

DAPT終了後は抗凝固剤単独投与となる[3]．

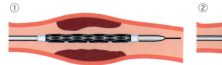 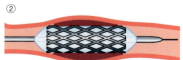 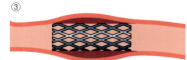

① ② ③

図5　PCIによるステント留置法
①バルーン上にある折りたたまれたステント，②病変上でバルーンを膨らませ，ステントが拡張，③カテーテルを抜去してステントを留置する．

（山﨑正雄ほか編：循環器疾患ビジュアルブック　第2版．p147, Gakken, 2017）

2 冠動脈バイパス術（CABG）

冠動脈バイパス術（CABG：coronary artery bypass grafting）は冠動脈の形態がカテーテル治療に向いていない場合や，もともと完全に詰まっていた病変，石灰化が強い病変では適応となる．

冠動脈の狭くなった部分より先の血管にメスで小さな穴をあけ，自分の体内に存在する血管を取ってきて縫い付けることで冠動脈の血流を改善させる．

バイパスに使う血管には，胸骨の裏を走る内胸動脈や前腕の橈骨動脈，脚にある大伏在静脈などを用いる．カテーテル治療に比べると体の負担は大きいが，冠動脈の病変がいくつもの枝にある症例ほど，バイパス手術のほうがカテーテル治療よりも完全な血行再建の達成という点で治療成績が優れている．

リハビリテーション

1 PCI後のリハビリテーション

PCI治療後，心血行動態が安定し，CPKやCK-MBのピークアウトが確認できたら離床を開始する．リハビリテーションを行うときは，心電図モニターを装着し，血圧，脈拍，SpO_2（経皮的動脈血酸素飽和度；パルスオキシメーターによる酸素飽和度），自覚的運動強度（RPE：rating of perceived exertion）を運動療法前後や運動中にもモニタリングし診療録に記載する．

治療を要する残枝があるなどの理由で今後もPCI治療が予定されている場合は，運動負荷により虚血症状が出現しない範囲の負荷に留めるように注意する．リハビリテーションプログラムはガイドラインを参考に各施設が作成したクリティカルパスに沿って，段階的に進められる（詳細は心筋梗塞のリハビリテーション，p80を参照）．

2 CABG後のリハビリテーション

心臓外科手術後は，速やかな身体機能の回復と各種合併症の予防を目的に，可及的早期からリハビリテーションを実施する[4]．術後早期の離床・リハビリテーションには術後合併症の減少や身体機能の改善，入院期間の短縮，睡眠状態の改善の効果が報告されている[5,6]．術後早期のリハビリテーションでは呼吸器合併症の予防と胸骨正中切開術後の胸骨保護の観点が必要となる．

また，術後のリハビリテーションプログラムは座位から立位，歩行，階段昇降や有酸素運動など徐々に運動範囲を拡大していく段階的なプログラムであるが，安全なリハビリテーションのためには，運動の開始基準，中止基準，ステップアップの基準を明確にし，適切な医学的管理のもと実施されるべきである（詳細は開心術後のリハビリテーション，p83を参照）．

引用・参考文献

1) Taylor RS et al：Exercise-based rehabilitation for patients with coronary heart disease：systematic review and meta-analysis of randomized trials. Am J Med 116 (10)：682-697, 2004.
2) Killip T 3rd et al：Treatment of myocardial infarction in a coronary care unit. A two year experience with 250 patients. Am J Cardiol 20 (4)：457-464, 1967.
3) 日本循環器学会ほか合同研究班：2020年JCSガイドラインフォーカスアップデート版冠動脈疾患患者における抗血栓療法．日本循環器学会，2020．
4) 櫻田弘治ほか：心臓血管外科術後リハビリテーション―患者の特徴や疾患特異性，術式別特徴を把握したプログラムで介入．INTENSIVIST 8 (1)：105-116, 2016.
5) Yayla A et al：Effects of early mobilization protocol performed after cardiac surgery on patient care outcomes. Int J Nurs Pract 25 (6)：e12784, 2019.
6) Ramos Dos Santos PM et al：Effects of early mobilization in patients after cardiac surgery：a systematic review. Physiotherapy 103 (1)：1-12, 2019.
7) 森井功：冠動脈の最新ステント治療．月刊ナーシング 25 (8)：99, 2005.
8) 山﨑正雄ほか編：循環器疾患ビジュアルブック 第2版．Gakken, 2017.
9) 日本臨床検査医学会ガイドライン作成委員会編：臨床検査のガイドライン JSLM2015．日本臨床検査医学会，2015．

3 心不全

① 概要

① 心不全とは

　心不全とは，「なんらかの心臓機能障害，すなわち，心臓に器質的・機能的異常が生じて心ポンプ機能の代償機転が破綻した結果，呼吸困難・倦怠感や浮腫が出現し，それに伴い運動耐容能が低下する臨床症候群[1]」と定義されている．

　心ポンプ機能が低下すると，代償機構として交感神経系，レニン・アンジオテンシン・アルドステロン系（RAA系：renin-angiotensin-aldosterone system）が亢進したり，心筋リモデリングが起こる．交感神経系やRAA系は心拍出量や末梢血管抵抗の上昇に作用し，血圧の維持に働く．また，心筋リモデリングは圧負荷の持続による心肥大（求心性肥大），容量負荷の持続による心拡大（遠心性肥大）といった心筋組織の立体構造が変化する．

　しかし，代償機構が持続・破綻すると心筋への負担が増大し，結果として心不全悪化に作用する．

② 病態

　急性心不全とは，突然に，かつ急激に発症する心不全をいう．心臓のポンプ機能の急な悪化によりさまざまな症状が出現する．

　慢性心不全とは，心臓の慢性的なポンプ作用の失調により，肺や体循環のうっ滞や低灌流が持続し，日常生活に支障をきたしている病態[1]を指す．

　心不全は原因部位により左心不全・右心不全・両心不全に分けられ，心臓が全身に血液を十分に送り出せない低心拍出によるもの（低灌流）と，送り出せない血液が溜まるうっ血により生じるものがある（図1）．

③ 臨床症状（図2）

　左心不全では労作時呼吸困難（今まで大丈夫だった距離や動作でも息切れが生じる），発作性夜間呼吸困難，起座呼吸（横になると苦しい），喘鳴などの症状を認め，重症化すると，安静時でも息切れを認める．また，心拍出量低下（低灌流）の場合には，意識レベルの低下，全身倦怠感や易疲労性，尿量減少や夜間多尿，チアノーゼ，四肢冷感，記銘力や集

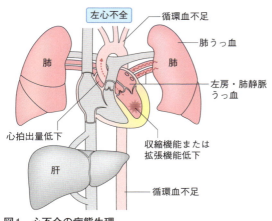
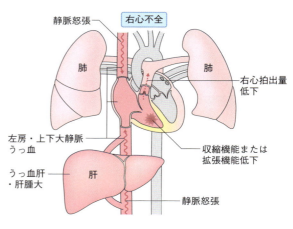

図1　心不全の病態生理

（山﨑正雄ほか編：循環器疾患ビジュアルブック 第2版，p162, Gakken, 2017）

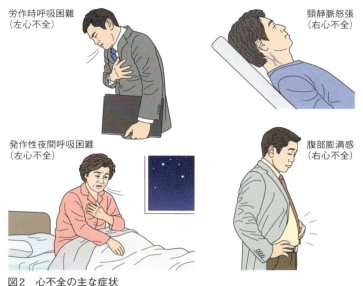

図2 心不全の主な症状
(山﨑正雄ほか編:循環器疾患ビジュアルブック 第2版. p162, Gakken, 2017)

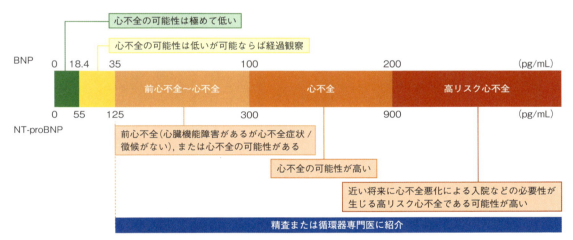

図3 BNP／NT-proBNPを用いた心不全診断や循環器専門医への紹介基準のカットオフ値
NT-proBNP：N-terminal prohormone of brain natriuretic peptide（ヒト脳性ナトリウム利尿ペプチド前駆体N端フラグメント）
(日本心不全学会:血中BNPやNT-proBNPを用いた心不全診療に関するステートメント2023年改訂版. http://www.asas.or.jp/jhfs/topics/bnp20231017.html より2024年12月19日検索)

中力の低下などを認める．

右心不全では頸静脈怒張，うっ血肝，胸水，腹水，四肢浮腫，体重増加，腹部膨満感，腹部臓器のうっ血による症状（腸管蠕動運動低下に伴う食欲不振，便秘，悪心・嘔吐）などを認める．

 検査

1 生化学検査（脳性〔B型〕ナトリウム利尿ペプチド〔BNP〕）

B型ナトリウム利尿ペプチド（BNP：brain〔B-type〕natriuretic peptide）は主として心室で合成される心臓ホルモンであり，心室の負荷により上昇する．心不全の診断，重症度判定，予後予測などに使用される（**図3**）．

表1　心エコーの評価

心筋壊死	心筋梗塞においては壊死を起こした部位に壁運動異常を生じる
壁運動異常	ポンプ失調の評価において役立つ. normal（正常）, hypokinesis（低収縮）, asyneresis（不均一収縮）, akinesis（無収縮）, dyskinesis（奇異性収縮）に分けられる. 特にakinesisやdyskinesisにおいては左室内血栓のリスクがあるため, 心エコー所見や処方薬（抗凝固療法が行われているか）をチェックする必要がある
収縮能	左室駆出率（LVEF）が指標となる. 基準値は60％, 40％未満を左室収縮機能障害という. 低いほど長期的予後不良. LVEF低下症例は直接運動療法の禁忌とはならないが, 心筋への負担が大きい. 運動により心不全徴候や不整脈が出現するリスクがあるため, 慎重にリハビリテーションを行う必要がある
弁機能の評価	弁膜症の有無
血栓の有無	もやもやエコー, 血流うっ滞, 乱流

（稲川利光編：リハビリテーションビジュアルブック. p151, Gakken, 2011）

表2　検査施行時のLVEFによる心不全の分類

定義	LVEF	説明
LVEFの低下した心不全（heart failure with reduced ejection fraction；HFrEF）	40％未満	左室収縮機能障害が主体. 現在の多くの研究では標準的心不全治療下でのLVEF低下例がHFrEFとして組み入れられている
LVEFの保たれた心不全（heart failure with preserved ejection fraction；HFpEF）	50％以上	左室拡張機能障害が主体. 診断は心不全と同様の症状をきたす他疾患の除外が必要である. 有効な治療が十分には確立されていない
LVEFが軽度低下した心不全（heart failure with midrange ejection fraction；HFmrEF）	40％以上50％未満	境界型心不全. 臨床的特徴や予後は研究が不十分であり, 治療選択は個々の病態に応じて判断する

（日本循環器学会/日本心不全学会：2021年 JCS/JHFSガイドライン フォーカスアップデート版 急性・慢性心不全診療. https://www.j-circ.or.jp/cms/wp-content/uploads/2021/03/JCS2021_Tsutsui.pdf 2024年12月閲覧）

◾2 心エコー検査

心エコー検査では心筋の状態（壊死・壁運動異常）, 弁機能の状態, 血栓の有無などを主に評価する（表1）.

そのなかでも左室駆出率（LVEF：left ventricular ejection fraction）による心不全の病態分類が使用されている. LVEFの保たれた心不全（HFpEF：heart failure with preserved ejection fraction）とLVEFの低下した心不全（HFrEF：heart failure with reduced ejection fraction）に大別される（表2）.

◾3 X線（CTR, 肺うっ血, 胸水）

①心胸郭比（CTR）

心胸郭比（CTR：cardiothoracic ratio）は, 胸郭の幅（胸郭横径）に対する心臓の幅（心横径）の比率を表した指標である. 成人での立位吸気撮影では50％以下が正常とされており, 50％を超えると心拡大と判定される（図4）.

②肺うっ血, 胸水

肺うっ血は, 主に左心不全による肺静脈圧の上昇により生じ, 血管陰影が増強する. 心不全の進行により肺水腫にいたると, カーリー線（Kerley line A・B・C）, 蝶形陰影（butterfly shadow）, 葉間胸水（vanishing tumor）が出現する. 胸水は, 主に右心不全による体静脈うっ血により生じ, 胸水により肋骨横隔膜角（CP angle：costophrenic angle）は通常鋭角であるが, 鈍角となる（図5）.

◾4 フォレスター分類

フォレスター（Forrester）分類は急性心筋梗塞における急性心不全の分類であり, 治療方針や予後予測に有用である. 臓器灌流（心係数）とうっ血（肺動脈楔入圧）によって心不全の病態評価が可能である（図6）. しかし, 肺動脈楔入圧の測定には, スワン・ガンツ（Swan-Ganz）カテーテルによる観血的測定（p87 図16, 表9を参照）が必要となり, 侵襲度が高い. そのため, 身体所見から評価可能なノーリア・スティーブンソン（Nohria-Stevenson）分類が使用されることが多い.

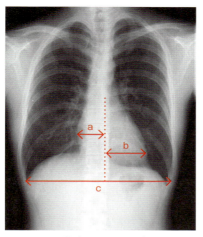 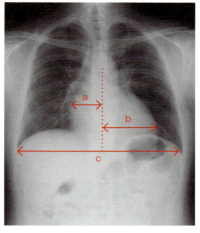

正常（CTR 50％以下）　　　　　心拡大

図4　心胸郭比（CTR）による心陰影の評価
a：胸骨中心より心陰影右縁までの最大距離，b：胸骨中心より心陰影左縁までの最大距離，c：胸郭最大横径．CTRはa＋bをcで割った数値である．

（百村伸一監：循環器ビジュアルナーシング．p70, 74, Gakken, 2014）

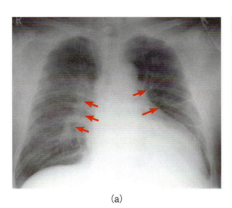 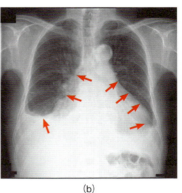

(a)　　　　　　　　　　　(b)

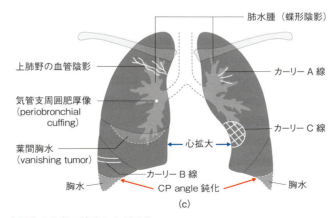

(c)

図5　心不全の胸部X線像および所見
(a)：左心不全のX線像（うっ血像）．著明な肺うっ血像を呈している．
(b)：右心不全のX線像．心拡大が顕著で，CP angleも鈍化している（→）．
(c)：心不全の胸部X線所見

（山﨑正雄ほか編：循環器疾患ビジュアルブック 第2版．p163-164, Gakken, 2017）

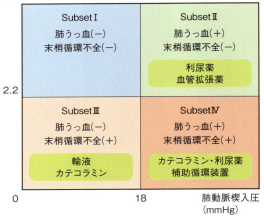

図6 フォレスター分類に基づく急性心筋梗塞後の心不全治療指針

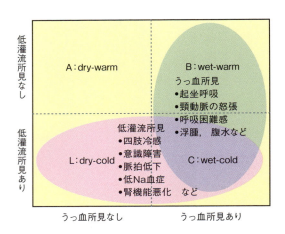

図7 ノーリア・スティーブンソン分類

表3 NYHAの心機能分類とSAS

クラス	NYHAの心機能分類	SAS
Ⅰ度	心疾患を有するが，そのために身体活動が制限されることのない患者．通常の身体活動では，疲労，動悸，呼吸困難あるいは狭心症症状をきたさない．	7METs以上の運動ができる．
Ⅱ度	心疾患を有し，そのために身体活動が軽〜中等度制限される患者．安静時は無症状であるが，通常の身体活動で疲労，動悸，呼吸困難あるいは狭心症症状をきたす．	5〜7METsの運動ができる．
Ⅲ度	心疾患を有し，そのために身体活動が高度に制限される患者．安静時は無症状であるが，通常以下の身体活動で疲労，動悸，呼吸困難あるいは狭心症症状をきたす．	2〜5METsの運動ができる．
Ⅳ度	心疾患を有し，そのために非常に軽度の身体活動でも愁訴をきたす患者．安静時においても心不全症状あるいは狭心症症状をきたす．わずかな身体活動でも愁訴が増加する．	2METs以上の運動（Ⅲ度の運動）ができない．

(稲川利光編：リハビリテーションビジュアルブック．p149, Gakken, 2011)

5 ノーリア・スティーブンソン分類

ノーリア・スティーブンソン（Nohria-Stevenson）分類は，身体所見からうっ血・低灌流（低心拍出）所見の有無を判断し，非観血的で簡便に病態の評価が可能である．うっ血所見の有無（wetまたはdry），低灌流所見の有無（coldまたはwarm）により4群に病態を分類し，心不全の重症度や治療方針の決定に有効である（図7）(p74参照)．

6 NYHA分類

ニューヨーク心臓協会（NYHA：New York Heart Association）の心機能分類は，自覚症状から心不全の程度や重症度を判断する評価法としてよく用いられている．また，身体活動能力質問票（SAS：Specific Activity Scale）は自覚症状を運動耐容能の面より質問紙によって重症度を判断する評価法である（表3）.

7 心不全のステージ分類

心不全のステージ分類は，進行度や重症度の分類として米国心臓病学会財団/米国心臓協会（ACCF/AHA：American College of Cardiology Foundation/American Heart Association）の心不全ステージ分類が用いられている（図8）．このステージ分類は適切な治療介入を行うことを目的にされており，無症候であっても高リスク群であれば早期に治療介入することが推奨されている[1]．

 治療（薬物療法）

1 治療目標

心不全の発症・進展は図8に示すようにA〜Dの

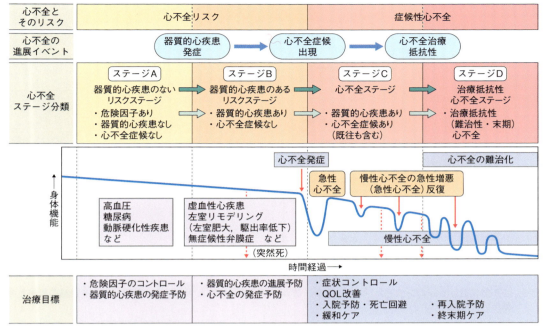

図8 心不全とそのリスクの進展ステージ
(厚生労働省脳卒中，心臓病その他の循環器病に係る診療提供体制の在り方に関する検討会：脳卒中，心臓病その他の循環器病に係る診療提供体制の在り方について（平成29年7月）．http://www.mhlw.go.jp/file/05-Shingikai-10901000-Kenkoukyoku-Soumuka/0000173149.pdfを改変)

4つのステージに分類され，ステージの進行を抑制することが各ステージの治療目標である．ステージAでは器質的心疾患の発症を予防すること，ステージBでは器質的心疾患の進展および心不全の発症を予防すること，ステージCでは心不全の進展・急性増悪を予防すること，ステージDでは再入院の予防・症状の緩和が主たる目標となる．

2 左室駆出率の低下に対する薬物療法

①HFrEFに対する薬物治療

左室駆出率（LVEF）の低下した心不全（HFrEF）の病態では交感神経系およびRAA系が賦活化され，これらの神経体液性因子に対するアプローチが治療の中心となる（図9）．HFrEF患者に対して生命予後改善効果もしくは再入院予防効果が証明された薬剤があり，それらの効能と主な副作用を表4に示す．

②HFpEFに対する薬物治療

左室駆出率の保たれた心不全（HFpEF）患者に対して十分な効果が立証された薬剤はなく，心不全の発症・進展に関与する原疾患の治療が基本である．うっ血に伴う呼吸困難や浮腫などに対しては，利尿薬を使用し症状の軽減を図る．

3 運動処方に影響を与える薬剤

心不全患者の多くは複数種の薬剤を内服している．そのなかには運動強度の設定や運動療法の適応・禁忌を判断する要素に影響を与える薬剤もあるため，運動処方を行う患者の内服状況を把握することは必須である．

①β遮断薬

交感神経活性を抑制することによる心筋収縮力の低下，心拍数の減少が予後改善に有意に関連することが報告されており[2]，有症状の患者に対する予後の改善を目的とした投与は強く推奨されている（推奨クラスⅠ，エビデンスレベルA）．

また，無症状の左室収縮機能不全患者に対する投与のエビデンスも得られている（推奨クラスⅡa，エビデンスレベルB）[1]．左室リモデリングの改善においては容量依存的に効果が大きくなるため，少量から開始し漸増させていくのが望ましい．症候性低血圧や症候性徐脈が忍容性の制御因子となることがあり，それらの症状を観察する．

【リハビリテーション実施時の注意点】

年齢と安静時心拍数を用いた運動強度の設定方式

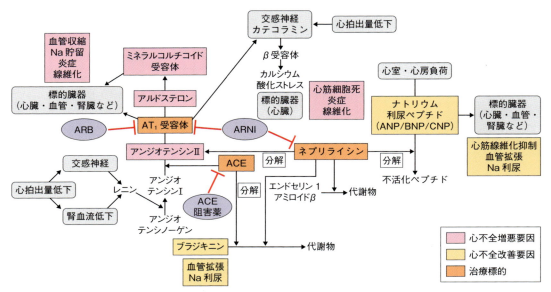

図9 心不全におけるレニン・アンジオテンシン・アルドステロン経路とナトリウム利尿ペプチド経路の概略と各薬剤の作用点

ANP：atrial natriuretic peptide, CNP：C-type natriuretic peptide, AT₁：angiotensin II type 1 receptor

(彦惣俊吾ほか：ARNIとACE阻害薬・ARB. 日本内科学会雑誌 111（2）：221-227, 2022)

表4 HFrEF患者に対する基本治療薬の効能・主な副作用

分類	薬剤	効能	副作用
β遮断薬	ビソプロロール カルベジロール	交感神経抑制による心筋収縮力低下, 徐拍化. それにより心筋の酸素消費量が減少する.	・症候性低血圧 ・症候性徐脈
ACE阻害薬	エナラプリル リシノプリル	アンジオテンシンIを基質とするACEを阻害することにより, AngIIの産生を抑制する. 心血管系の保護効果にかかわる.	・空咳 ・高K血症 ・腎機能障害 ・血管浮腫
ARB	カンデサルタン	アンジオテンシンIIが作用する受容体（AT₁受容体）を阻害し, 昇圧系を抑制する.	・高K血症 ・腎機能障害 ・血管浮腫
MRA	スピロノラクトン エプレレノン	ミネラルコルチコイド受容体を抑制することにより, 心血管系の保護効果にかかわる.	・女性化乳房 ・高K血症 ・低Na血症
ARNI	サクビトリルバルサルタン	脳性ナトリウム利尿ペプチドや心房性ナトリウム利尿ペプチドの分解を抑制することで, 心血管系の保護効果を有する.	ACE阻害薬（ARB）との併用で血管浮腫の可能性が増大する.
SGLT2阻害薬	ダパグリフロジン エンパグリフロジン	近位尿細管でのグルコース再吸収を抑制し, 尿糖排泄を促進させる糖尿病治療薬. 利尿作用, 腎保護作用等が心不全治療に対して有効.	・血管内脱水による起立性低血圧, 全身倦怠感 ・腹痛・嘔吐・吐き気
利尿薬	フロセミド トラセミド アゾセミド トリクロロメチアジド トルバプタン	前負荷を軽減し, うっ血に伴う呼吸困難, 浮腫などの症状を軽減する.	・血管内脱水 ・電解質異常
強心薬	ピモベンダン	強心作用	・心筋酵素消費量増加

ACE：アンジオテンシン変換酵素, ARB：アンジオテンシンII受容体拮抗薬, MRA：ミネラルコルチコイド受容体拮抗薬, ARNI：アンジオテンシン受容体・ネプリライシン阻害薬, SGLT2：ナトリウム・グルコース共輸送体2

表5 利尿薬の種類と特徴

	ループ利尿薬	サイアザイド系利尿薬	ミネラルコルチコイド受容体拮抗薬（MRA）	バソプレシンV_2受容体拮抗薬
薬剤名	フロセミド アゾセミド トラセミド	トリクロルメチアジド	スピロノラクトン エプレレノン	トルバプタン
利尿作用	強い	弱い	弱い	強い
血圧低下	小さい	大きい	中程度	小さい
電解質	低ナトリウム 低カリウム	低ナトリウム 低カリウム	低ナトリウム 高カリウム	高ナトリウム
腎機能悪化	あり	あり	あり	少ない

「日本循環器学会編：心不全療養指導士認定試験ガイドブック，改訂第2版，p.88，2022，南江堂」より許諾を得て転載

であるカルボーネン法は使用できない．β遮断薬内服中の患者に対しては，心肺運動負荷試験，ボルグ（Borg）スケール（11：楽である〜13：ややきつい）や簡便法（安静時心拍数＋20bpm）を用いて運動強度を設定する．

②利尿薬

うっ血に基づく労作時呼吸困難，浮腫などの症状を軽減することを目的に用いる．尿細管での再吸収を抑制することで利尿作用をもたらすが，作用点の違いから，①ループ利尿薬，②サイアザイド系利尿薬，③ミネラルコルチコイド受容体拮抗薬（MRA：mineralocorticoid receptor antagonist），④バソプレシンV_2受容体拮抗薬の4つに分類され，おのおのに特徴がある（表5）．

【リハビリテーション実施時の注意点】

過度な利尿は，電解質異常・不整脈・血管内脱水に伴う症状（血圧低下，全身倦怠感など）などが出現するおそれがある．運動療法を実施する際には，心電図モニターやバイタルサイン測定，問診などで患者の状態を確認する．また，肺うっ血の改善を目的として利尿薬を内服している患者においては，酸素化能が低下している状態であることを念頭に置く必要がある．過負荷の身体活動は腎血流量を低下させ，利尿作用の妨げとなり得るため運動強度の設定は排尿状況を確認しながら慎重に行わなければならない．呼吸困難感や浮腫の増減，IN-OUTバランス，体重増減の推移，胸部画像所見（X線，CT）で確認する．

③強心薬

静注強心薬投与中の心不全患者に対する運動療法を実施する際には，運動療法の禁忌（表6）に該当せず，血行動態的にコントロールされ安定期に達していることを確認する．つまり少なくとも過去3日間で心不全の自覚症状（呼吸困難，易疲労感など）と身体所見（浮腫，肺うっ血など）の増悪を認めず，過度の体液貯留や脱水状態でない場合のみ適応となる[3]．

しかしながら，運動耐容能の改善を目的とした筋力増強訓練や有酸素運動などの積極的な運動療法は推奨されておらず，デコンディショニング予防や筋肉量の維持等を目的とした低負荷での運動療法を考慮する．基本的な中止基準（表7）に，患者の状態に合わせて修正を加えることで，運動療法を安全に実施することができる．

ⅰ）交感神経作動薬（カテコールアミン）（表8）

a）ドパミン（イノバン®）

ドパミンは投与量により作用効果が異なる．

- 2γ*以下（低用量）：腎動脈拡張作用により利尿を促す
- 2〜10γ（中用量）：心拍数・心収縮力が増大し，心拍出量が増加する
- 10γ以上（高用量）：体血管抵抗が増し，血圧が上昇する

高用量投与時では，心拍数の過度の増加や頻脈性不整脈が出現するので注意が必要である．

【リハビリテーション実施時の注意点】

ドパミン投与下における，リハビリテーションの活動量は，ドパミンの投与量に応じて規定されている．

表6 積極的な運動療法が禁忌となる疾患・病態

絶対的禁忌
1. 不安定狭心症または閾値の低い（平地のゆっくり歩行［2 MET］で誘発される）心筋虚血
2. 過去3日以内の心不全の自覚症状（呼吸困難，易疲労感など）の増悪
3. 血行動態異常の原因となるコントロール不良の不整脈（心室細動，持続性心室頻拍）
4. 手術適応のある重症弁膜症，とくに症候性大動脈弁狭窄症
5. 閉塞性肥大型心筋症などによる重症の左室流出路狭窄
6. 急性の肺塞栓症，肺梗塞および深部静脈血栓症
7. 活動性の心筋炎，心膜炎，心内膜炎
8. 急性全身性疾患または発熱
9. 運動療法が禁忌となるその他の疾患（急性大動脈解離，中等症以上の大動脈瘤，重症高血圧[*1]，血栓性静脈炎，2週間以内の塞栓症，重篤な他臓器疾患など）
10. 安全な運動療法の実施を妨げる精神的または身体的障害

相対的禁忌
1. 重篤な合併症のリスクが高い発症2日以内の急性心筋梗塞[*2]
2. 左冠動脈主幹部の狭窄
3. 無症候性の重症大動脈弁狭窄症
4. 高度房室ブロック
5. 血行動態が保持された心拍数コントロール不良の頻脈性または徐脈性不整脈（非持続性心室頻拍，頻脈性心房細動，頻脈性心房粗動など）
6. 最近発症した脳卒中[*3]
7. 運動負荷が十分行えないような精神的または身体的障害
8. 是正できていない全身性疾患[*4]

禁忌でないもの
1. 高齢者
2. 左室駆出率低下
3. 血行動態が保持された心拍数コントロール良好な不整脈（心房細動，心房粗動など）
4. 静注強心薬投与中で血行動態が安定している患者
5. 補助人工心臓（LVAD），植込み型心臓電気デバイス（永久ペースメーカ，植込み型除細動器［ICD］，両室ペーシング機能付き植込み型除細動器［CRT-D］など）装着

＊1：原則として収縮期血圧＞200mmHg，または拡張期血圧＞110mmHg，あるいはその両方とすることが推奨されている．
＊2：貫壁性の広範囲前壁心筋梗塞，ST上昇が遷延するものなど．
＊3：一過性脳虚血発作を含む．
＊4：貧血，電解質異常，甲状腺機能異常など．

（日本循環器学会/日本心臓リハビリテーション学会：2021年改訂版 心血管疾患におけるリハビリテーションに関するガイドライン．https://www.j-circ.or.jp/cms/wp-content/uploads/2021/03/JCS2021_Makita.pdf．2024年12月閲覧）

表7 静注強心薬投与中の心不全患者に対するリハビリテーション動作の中止基準（国立循環器病研究センターの例）

1）自覚症状：息切れ・疲労感（Borg指数14以上），意識障害，めまい，ふらつき，冷汗など
2）心拍数（洞調律の場合）：50/min未満または130/min以上，または安静時より30/min以上の増加
3）収縮期血圧：70mmHg未満，または安静時より20mmHg以上の低下
4）新たな不整脈の出現
5）経皮的動脈血酸素飽和度（SpO$_2$）：90％未満
6）点滴ライントラブルの発生

（日本循環器学会/日本心臓リハビリテーション学会：2021年改訂版 心血管疾患におけるリハビリテーションに関するガイドライン．https://www.j-circ.or.jp/cms/wp-content/uploads/2021/03/JCS2021_Makita.pdf．2024年12月閲覧）

表8 カテコールアミンの投与量と効果

	投与量 （μg/kg/min）（γ）	収縮力増加	心拍数増加	血管拡張	腎血流量増加
ドパミン	～2 2～10 10～	－ ＋ ＋＋	－ ＋ ＋＋	－ 収縮 収縮	＋ ＋／－ ＋／－
ドブタミン	1～10	＋＋	－／＋／＋＋	－／＋	＋
ノルアドレナリン	0.03～0.3	＋＋＋	－	収縮	－
アドレナリン	0.03～0.3	＋＋＋	＋＋	収縮	

（村川裕二：循環器治療薬ファイル－薬物治療のセンスを身につける 第3版，P246，メディカル・サイエンス・インターナショナル，2019を抜粋して作成）

> ドパミン投与下における活動量の目安[4]
> 0.5〜2.0γ：立位・歩行開始
> 2.0〜5.0γ：ベッド上での自動運動・端座位
> 5.0〜10.0γ：ベッド上他動運動

また，運動を進める際には，前述したように高用量投与の場合は頻脈性不整脈などの副作用の出現に注意する．低用量投与で利尿効果を目的としている場合は，運動前後の尿量の変化を確認する．運動後に尿量の減少がみられた場合は，運動負荷による腎血流の阻害が考えられるため，離床の中止，運動の負荷強度の再設定などを検討する．

b）ドブタミン

β_1選択性が高く，心筋収縮力を増大させる．末梢血管や肺動脈の拡張作用があり，左室拡張期圧の低下や心筋酸素需要の増加が少ないため心不全治療に用いられることが多い．

【リハビリテーション実施時の注意点】

投与量による離床基準は明記されていないため，主治医と相談しながら運動療法を実施する．運動療法を実施する際は，低心拍出・低灌流所見，意識レベルの低下などに注意する．

c）ノルアドレナリン

α受容体に作用し，末梢血管抵抗を増加させる．平均動脈圧は増加するが，後負荷の増大や心筋酸素消費量の増加をきたし，腎，脳，内臓の血流量も減少させる．

【リハビリテーション実施時の注意点】

循環動態の改善を優先すべきであり，積極的な運動療法は控える．介入する際は，薬剤の投与量や患者の状態に応じて，主治医との相談が重要である．

ⅱ）PDE Ⅲ阻害薬

心筋および血管平滑筋でホスホジエステラーゼ（PDE：phosphodiesterase）Ⅲを選択的に阻害し，心筋収縮力の増強と血管拡張作用を有する．血管拡張作用により後負荷が軽減することで心機能を改善させる．心拍数は増加させず，心筋酸素需要はカテコールアミンと比較し少ない．

【リハビリテーション実施時の注意点】

カテコールアミン使用時と同様であり，低心拍出・低灌流所見，意識レベルの低下などに注意する．

④ リハビリテーション

1 急性心不全へのリハビリテーション

心不全は，増悪と改善を繰り返しながら徐々に機能が低下していく場合が多い（図8）．急性心不全は「急速に心ポンプ機能の代償機転が破綻し，心室拡張末期圧の上昇や主要臓器への灌流不全をきたし，それに基づく症状や徴候が急性に出現，あるいは悪化した病態」である[1]．心不全を新規に発症した状態や，慢性心不全の急性増悪期における病態は急性心不全にあたる．

2 急性心不全に対するリハビリテーションの目的

急性心不全における心臓リハビリテーションの目的は，①早期離床による過剰な安静の弊害（身体的・精神的デコンディショニング，褥瘡，肺塞栓症など）の防止，②迅速かつ安全な退院と社会復帰プランの立案・共有と実現，③運動耐容能の向上によるQOLの改善，④患者教育と疾病管理による心不

● 用語解説

＊1γ（ガンマ）
1γ＝1μg/kg/minと定義される．臨床では，以下のように単位を変換して並び替えた式を用いると計算しやすい．
minをhrに変換（1hr＝60min）→1γ＝60μg/kg/hr
μgをmgに変換（1mg＝1,000μg）→1γ＝0.06mg/kg/hr
↓
1γ＝体重（kg）×0.06mg/hr
例：体重50kgの場合
　　1γ＝50×0.06mg/hr＝3mg/hr（1γは，1時間あたり3mgの流量）
また臨床では，シリンジポンプを用いて，mg/hrをmL/hrに変換して投与することが多い．その際は薬剤の濃度に注意する必要がある．
例：体重50kgの患者に，200mL中に塩酸ドパミンが600mg配合されている薬剤を塩酸ドパミン1γで投与する場合
　　体重50kg　1γ＝3.0mg/hr
　　1γ＝3.0（mg/hr）×薬剤の濃度［200（mL）÷600（mg）］＝1（mL/hr）

全再発や再入院の防止である[1].

急性心不全に対する入院中のみの心臓リハビリテーションの長期的な効果は確立されていないが,退院後の包括的な外来リハビリテーションプログラムでは,心不全患者の再入院を防ぐ有益な効果が示されている(**表9**).そのため,急性心不全の患者に対する心臓リハビリテーションの導入は,単に早期の離床や早期の退院を目指すだけでなく,退院後の心臓リハビリテーションへの参加や継続を促進するためにも極めて重要である.

❸ 急性心不全のリハビリテーションの目標

急性心不全の治療目標は,血行動態の安定化を目指すことである.この期間の長期安静臥床は筋肉量の減少や運動耐容能の低下を招くため,可能な限り早期からの離床プログラムを導入することが望ましい.具体的な内容として,日本心臓リハビリテーション学会が提示している急性期離床プログラムを示す(**表10**).

6分間歩行テストで300m程度の歩行ができればstage 6終了となり,自覚症状の改善,運動耐容能・QOLの向上および生命予後改善を目的とした運動療法の導入を進める時期となる.また,「若年者で軽症で運動耐容能が高く,上記離床プログラムが順調に進められる場合は,血行動態が不安定にならないように注意しながらstageを飛ばして進めたり,stage 6終了の6分間歩行テストを実施せずにCPXを実施したりすることも可能[6]」とされている.

運動療法を行う際には,心不全に対する運動療法

表9　急性心不全患者に対する心臓リハビリテーションの推奨とエビデンスレベル

	推奨クラス	エビデンスレベル	Minds推奨グレード	Mindsエビデンス分類
すべての患者に再発予防・自己管理についての教育プログラムを行う.	I	C	C1	VI
血行動態の悪化に注意しながら入院期間の短縮やADL低下予防を目的とした早期離床を行う.	I	C	B	IVa
すべての心不全患者に対して病態安定後に包括的心臓リハビリテーションプログラムを考慮する.	IIa	C	C1	VI
血行動態安定後に運動療法を考慮する.	IIa	C	C1	IVb
静注強心薬投与中で血行動態の安定した心不全患者に対し,厳重な監視下での低強度レジスタンストレーニングなどのリハビリテーションを考慮してもよい.	IIb	C	C1	V

(日本循環器学会/日本心臓リハビリテーション学会:2021年改訂版 心血管疾患におけるリハビリテーションに関するガイドライン. https://www.j-circ.or.jp/cms/wp-content/uploads/2021/03/JCS2021_Makita.pdf. 2024年12月閲覧)

表10　急性期離床プログラム

	stage 1	stage 2	stage 3	stage 4	stage 5	stage 6
許可される安静度	ベッド上安静	端坐位	室内自由	トイレ歩行	棟内自由(80mまで)	棟内自由
リハ実施場所	ベッド上	ベッドサイド	ベッドサイド	病棟	病棟(リハ室)	病棟(リハ室)
目標座位時間(1日総時間)	ギャッジアップ	1時間	2時間	3時間	3時間	3時間
ステージアップ負荷試験	端座位	歩行テスト(自由速度)10m	歩行テスト(自由速度)40m	歩行テスト(自由速度)80m	歩行テスト(自由速度)80m×2〜3回	6分間歩行テスト

(日本心臓リハビリテーション学会:心不全の心臓リハビリテーション標準プログラム(2017年改訂版). p9, 2017)

表11 心不全患者に対する運動療法の禁忌

絶対的禁忌	相対的禁忌
1. 最近3から5日間で安静時，労作時の運動耐容能または息切れが進行性に増悪 2. 低強度での明らかな虚血（2METs以下，約50ワット） 3. コントロール不良の糖尿病 4. 急性全身疾患または感染症 5. 最近起こった塞栓症 6. 血栓性静脈炎 7. 活動性の心膜炎または心筋炎 8. 中等度から高度の大動脈狭窄 9. 外科治療を必要とする逆流性弁膜症 10. 3週間以内の心筋梗塞 11. 新たに発症した心房細動	1. 最近1から3日間に体重1.8kg以上増加 2. 持続的または間歇的ドブタミン治療中 3. 運動による収縮期血圧低下 4. NYHA class Ⅳ 5. 安静時または労作時に危険な不整脈の出現 6. 臥位安静時心拍数100/分以上 7. 以前より有する疾患の状態（貧血，喘息，末梢血管疾患など）

（日本心臓リハビリテーション学会編：心臓リハビリテーション必携，増補改訂版，p275，日本心臓リハビリテーション学会，2022/Giannuzzi P et al：Recommendations for exercise training in chronic heart failure patients. Working Group on Cardiac Rehabilitation & Exercice Physiology and Working Group on Heart Failure of the European Society of Cardiology. Eur Heart J 22（2）：125-135，2001を改変）

の禁忌（表11）と中止または変更を要する基準（表12）を熟知しておく必要がある．

心不全リハビリテーションの1例を示す（図10，11）．

4 安全なリハビリテーションを行うための心不全の評価

心不全患者に対するリハビリテーションは，一律的な内容ではなく患者個々の状態に合わせたプログラムを立案し，安全に実施することが重要である．リスク管理および効果判定の点からも心不全の重症度評価は必須となる．各評価の詳細は前述した「2．検査」の項（p37～40）を参照されたい．これらは入院時のものだけで判断するのではなく経時的に評価することが重要である．

表12 運動療法の中止または変更を要する基準

1. 著明な息切れまたは倦怠感（Borg scale 14以上） 2. 運動中の呼吸数40/分以上 3. Ⅲ音または肺ラ音の出現 4. 肺ラ音の増強 5. Ⅱ音肺動脈成分の増強 6. 脈圧の減少（収縮期，拡張期の差が10mmHg未満） 7. 運動中の血圧の低下（10mmHg以上） 8. 運動による上室性または心室性期外収縮増加 9. 発汗，蒼白または意識混濁

（日本心臓リハビリテーション学会編：心臓リハビリテーション必携，増補改訂版，p275，日本心臓リハビリテーション学会，2022/Giannuzzi P et al：Recommendations for exercise training in chronic heart failure patients. Working Group on Cardiac Rehabilitation & Exercice Physiology and Working Group on Heart Failure of the European Society of Cardiology. Eur Heart J 22（2）：125-135，2001を改変）

また，患者との会話の中から心不全症状の増悪・新規の出現に気づけることもある．例えば，"夜に

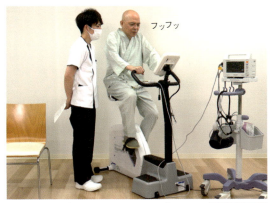

図10 エルゴメーターによるリハビリテーション

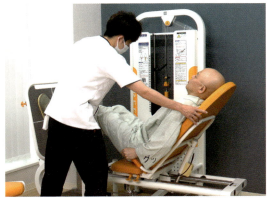

図11 レジスタンストレーニング（レッグプレス）

表13　フラミンガムの診断基準

フラミンガム大項目	・発作性夜間呼吸困難あるいは起座呼吸 ・頸静脈怒張 ・肺の断続性ラ音 ・心拡大 ・急性肺水腫を示唆するX線所見 ・中心静脈圧上昇（＞16cmH$_2$O） ・循環時間延長（≧25秒） ・肝頸静脈逆流 ・Ⅲ音
フラミンガム小項目	・下腿浮腫 ・夜間咳嗽 ・労作時呼吸困難 ・肝腫大 ・胸水貯留 ・肺活量減少 ・頻脈（120/min以上）
診断基準：大項目2つ以上もしくは大項目1つと小項目2つ以上	

なると咳が出る""寝ていると息苦しくなって目が覚める"などの訴えはフラミンガム（Framingham）の診断基準（**表13**）の大項目に該当する症状であり，うっ血性心不全の可能性が示唆される．

引用・参考文献

1) 日本循環器学会/日本心不全学会：急性・慢性心不全診療ガイドライン（2017年改訂版）．2017．
https://www.j-circ.or.jp/cms/wp-content/uploads/2017/06/JCS2017_tsutsui_h.pdf（2024年10月16日検索）
2) 日本循環器学会編：心不全療養指導士認定試験ガイドブック 改訂第2版．南江堂，2022．
3) 日本循環器学会/日本心臓リハビリテーション学会：2021年改訂版 心血管疾患におけるリハビリテーションに関するガイドライン．2021．
https://www.j-circ.or.jp/cms/wp-content/uploads/2021/03/JCS2021_Makita.pdf（2024年12月16日検索）
4) 高橋哲也：入門講座ベッドサイドでの患者評価①心疾患．理学療法ジャーナル 40（7）：1-10，2006．
5) 河野健一ほか：薬物療法中の心疾患患者に対して理学療法を行う際の注意点．愛知県理学療法学会誌 22（2）：200-205，2011．
6) 日本心臓リハビリテーション学会：心不全の心臓リハビリテーション標準プログラム（2017年改訂版）．2017．
https://www.jacr.jp/cms/wp-content/uploads/2015/04/shinfuzen2017_2.pdf（2024年12月18日検索）
7) 山﨑正雄ほか編：循環器疾患ビジュアルブック 第2版．Gakken，2017．
8) 日本心不全学会：血中BNPやNT-proBNP値を用いた心不全診療の留意点について．
http://www.asas.or.jp/jhfs/topics/bnp201300403.html（2024年12月19日検索）
9) 日本循環器学会/日本心不全学会：2021年JCS/JHFSガイドライン フォーカスアップデート版 急性・慢性心不全診療．2021．
https://www.j-circ.or.jp/cms/wp-content/uploads/2021/03/JCS2021_Tsutsui.pdf（2024年12月13日検索）
10) 百村伸一監：循環器ビジュアルナーシング．Gakken，2014．
11) 厚生労働省脳卒中，心臓病その他の循環器病に係る診療提供体制の在り方に関する検討会：脳卒中，心臓病その他の循環器病に係る診療提供体制の在り方について（平成29年7月）．
http://www.mhlw.go.jp/file/05-Shingikai-10901000-Kenkoukyoku-Soumuka/0000173149.pdf
12) 彦惣俊吾ほか：ARNIとACE阻害薬・ARB．日本内科学会雑誌 111（2）：221-226，2022．
13) 村川裕二：循環器治療薬ファイル－薬物治療のセンスを身につける 第2版．メディカル・サイエンス・インターナショナル，2014．
14) 日本心臓リハビリテーション学会：心臓リハビリテーション必携，増補改訂版．日本心臓リハビリテーション学会，2022．
15) Giannuzzi P et al：Recommendations for exercise training in chronic heart failure patients．Working Group on Cardiac Rehabilitation & Exercice Physiology and Working Group on Heart Failure of the European Society of Cardiology．Eur Heart J 22（2）：125-135，2001．

第2章 循環器疾患へのリハビリテーション

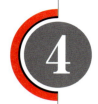

大動脈疾患（大動脈瘤，大動脈解離）

大動脈瘤

概要

1 大動脈瘤とは

大動脈は，左心室から出て全身の動脈に血液を送り出している大血管で，上行大動脈，弓部大動脈，下行大動脈，腹部大動脈に分けられる．

大動脈の正常径は，一般に胸部で30mm，腹部で20mmであるが，直径が正常径の1.5倍（胸部で45mm，腹部で30mm）を超えて拡大した場合，または大動脈壁の一部が局所的に拡張して瘤を形成する状態を大動脈瘤という．

2 大動脈瘤の分類

①発生部位による分類

動脈瘤の存在場所による分類．胸部大動脈瘤（TAA：thoracic aortic aneurysm），胸腹部大動脈瘤（TAAA：thoracoabdominal aortic aneurysm），腹部大動脈瘤（AAA：abdominal aortic aneurysm）に分けられる（図1）．

②形による分類

紡錘状（動脈全周で拡張）と囊状（大動脈の一部が拡張し，ふくろ状となっているもの）に分類される（図2）．

③形態による分類

動脈瘤の瘤壁の組織学的分類．真性（瘤壁が動脈壁成分である内膜・中膜・外膜の3層構造を保っているもの），解離性（大動脈解離により径拡大をきたして瘤を形成したもの），仮性大動脈瘤に分類．仮性大動脈瘤は，瘤壁に動脈成分がないものとされ，実際はすでに破裂している状態で，破裂しているが周囲組織により出血が抑えられているものである（図3）．

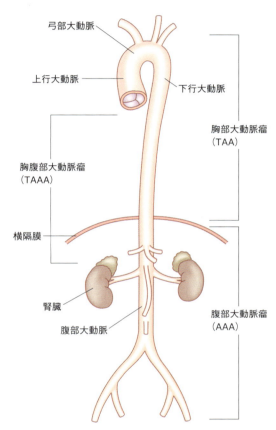

図1 大動脈瘤の部位による分類
（山﨑正雄ほか編：循環器疾患ビジュアルブック 第2版．p305, Gakken, 2017）

④原因による分類

瘤ができた原因による分類．動脈硬化性，感染性，炎症性，外傷性，先天性がある．動脈硬化性大動脈瘤が最も多く認められる．

3 症状

胸部・腹部大動脈瘤ともに無症候で経過することが多いが，瘤の拡大によってさまざまな症状が出現することがある（表1）．

49

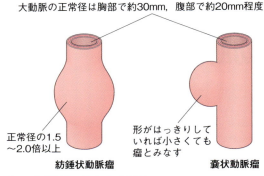

図2 大動脈瘤の形による分類
(山﨑正雄ほか編：循環器疾患ビジュアルブック 第2版. p305, Gakken, 2017)

図3 大動脈瘤の形態による分類
(山﨑正雄ほか編：循環器疾患ビジュアルブック 第2版. p305, Gakken, 2017)

表1 胸部・腹部大動脈瘤の症状

胸部大動脈瘤	①大動脈基部や上行大動脈瘤の拡大による大動脈弁閉鎖不全症，これに伴う心不全徴候 ②瘤の拡大によるさまざまな圧排症状 ・反回神経の圧排による嗄声 ・食道の圧排による嚥下障害・悪心・嘔吐 ・気管や主気管支の圧排による咳嗽・息切れ・喘鳴 ・交感神経の圧排によるホルネル症候群（眼瞼下垂，縮瞳，顔面の発汗低下） ・上大静脈の圧排による上大静脈症候群（顔面・頭頸部などのうっ血，浮腫，紫斑） ・胸腔内の周囲臓器の圧排による胸痛や背部痛
腹部大動脈瘤	①持続的または間欠的な腹部拍動感や腹痛，腹部不快感の自覚 ②腹圧迫による食事摂取時の腹満感から食欲低下 ③腸骨動脈以下に動脈硬化症や瘤内血栓の遊離による末梢循環障害が生じた場合は間欠性跛行や下肢の痺れが出現

 検査

スクリーニング検査として，最も低侵襲かつ簡便なエコー検査が実施される．診断・評価ではCT検査などの画像検査が有用で，瘤の形状，内腔構造，分枝との関係などの詳細な情報が得られる．可能な限り造影が望ましいが，腎機能低下例には注意を要する．

大動脈瘤は拡大につれて，ときに播種性血管内凝固症候群（DIC：disseminated intravascular coagulation）を併発することがある．これは，瘤の内部における壁在血栓や血液の乱流によって過凝固状態や二次線溶の亢進が原因と考えられている．このため血液検査でDICの徴候（血小板減少，FDP〔フィブリン分解産物〕・Dダイマー上昇，α_2プラスミンインヒビター・プラスミノゲン活性低下）には細心の注意が必要である．

③ 治療

❶ 内科的治療

非手術症例では降圧療法が治療の主体となる．収縮期血圧は130mmHg以下を目標に厳密な血圧コントロールを行う．喫煙は瘤の拡大，破裂の重大な危険因子であるため，徹底した禁煙指導を行う．

❷ 外科治療

①外科的治療の適応

ⅰ）大きさによる適応

胸部大動脈では55mm以上，腹部大動脈では50mm以上が手術適応である．また，瘤の大きさがCT検査上，半年で5mm以上の拡大もしくは1年で10mm以上の拡大を認めるものも手術適応となる．

ⅱ）形状による手術適応

嚢状瘤は紡錘状瘤に比べ破裂するリスクが高く，大きさにかかわらず手術適応となる．

ⅲ）形態による手術適応

　仮性大動脈瘤は破裂している状態であり手術適応．また解離性の場合，急性期から亜急性期で上行大動脈に解離が及んでいる症例では緊急手術が必要となる．

ⅳ）原因による手術適応

　感染性，炎症性，外傷性は大きさにかかわらず手術適応となる場合がある．

ⅴ）その他の手術適応

　胸痛や腹痛，または腰痛などがある場合，破裂もしくは切迫破裂の可能性があり緊急手術の適応となる．

②外科的治療の種類

ⅰ）人工血管置換術

　瘤のある部分を切除し，人工血管に置き換える手術である（図4）．

ⅱ）大動脈基部再建術

　大動脈拡張症やバルサルバ洞拡張症を伴う上行大動脈瘤では大動脈弁も一緒に置換する（図5）．

3 血管内治療

　カテーテルを用いた治療法．ステントを病変部に留置することで病変部の瘤が血栓化して縮小する（図6）．胸部大動脈瘤のステントグラフト内挿術はTEVAR（thoracic endovascular aortic repair），

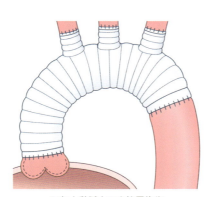
弓部大動脈人工血管置換術

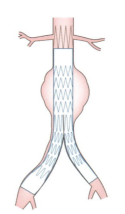
腹部大動脈瘤内ステントグラフト内挿術（Yグラフト）

図4　人工血管置換術
（山﨑正雄ほか編：循環器疾患ビジュアルブック 第2版，p221，Gakken，2017）

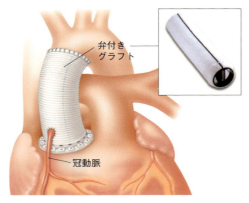

図5　大動脈基部再建術
弁付きグラフトを用いて大動脈弁の置換を行い，冠動脈は人工血管の側面に直接吻合を行う．
（山﨑正雄ほか編：循環器疾患ビジュアルブック 第2版，p306，Gakken，2017）

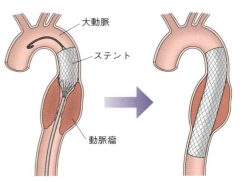

図6　血管内治療
（山﨑正雄ほか編：循環器疾患ビジュアルブック 第2版，p308，Gakken，2017）

腹部大動脈瘤のステントグラフト内挿術はEVAR（endovascular aortic repair）と呼ばれる．

 ## 4 リハビリテーション

1 術前リハビリテーション（表2）
目的は，手術に備えた全身調整と，術後予想される急性期合併症の回避である．

2 術後リハビリテーション
目的は，廃用症候群の予防，身体機能の回復，早期の社会復帰である．

①胸部大動脈瘤
ⅰ）外科手術後

術後のリハビリテーションの内容に関しては「開心術後のリハビリテーション，リスク管理」（p96）を参照することとし，以下に示す留意点に注意しつつ進める．

1) 上行・弓部大動脈置換術では脳梗塞や嚥下障害，下行・胸腹部大動脈置換術では対麻痺，呼吸障害，術後の胸水貯留や脊髄障害に注意する．
2) 下行大動脈置換術後は胸水管理や無気肺の有無に留意し，酸素化や二酸化炭素貯留に注意する．
3) 弓部大動脈置換術後や高齢者の術後では嚥下機能が低下することが多く，術後は摂食機能療法などを積極的に導入する．
4) 弓部大動脈置換術や上行大動脈置換術で冠動脈血行再建術を併施された患者では，必要に応じてリハビリテーション前後の心電図変化に注意しながら段階的な離床や運動負荷を随時行い，ADL拡大を図る．

ⅱ）TEVAR後

TEVARでは術創が鼠径部のみであり，手術翌日からADL維持のため積極的にリハビリテーションを行う．脊髄障害を合併するリスクが高い場合や，一過性に対麻痺症状が出現した場合は，血圧低下による症状誘発・悪化が懸念され，高めの目標血圧設定が必要になる．

②腹部大動脈瘤
ⅰ）外科手術後

腹部大動脈瘤の外科手術後では，腸管への影響が大きく，消化器症状がADL阻害要因となる．人工血管置換術後早期から離床・リハビリテーションを行い，腸閉塞や呼吸器合併症を予防する．

ⅱ）EVAR後

EVARの術創はTEVARと同様に鼠径部のみであり，手術翌日からADL維持のため積極的にリハビリテーションを行う．大動脈終末部が狭小化した症例や，高度石灰化を有する腸骨動脈症例では術前・術後の足関節上腕血圧比（p67参照）を比較し，間欠性跛行の出現に注意する．

表2　術前リハビリテーションプログラムの例

プログラム内容	目的・備考
運動機能やADLの評価	術前の身体機能やADL機能の把握
禁煙指導	喫煙歴を背景とする閉塞性肺疾患の合併が多く，術後呼吸器合併症の予防，再発予防
ウォーキング，エルゴメータなどの監視下運動療法	ADL・運動耐容能維持．著明な血圧の上昇を伴わない範囲（血圧130/80mmHg未満）で実施．特にAAAで推奨されている．
排痰・咳嗽訓練などの呼吸リハビリテーション	術後呼吸器合併症の予防
嚥下訓練	高齢者，フレイル症例，左反回神経麻痺合併症例においては術後に嚥下障害を合併する可能性
認知機能検査（MMSE，HDS-Rなど）	術後認知機能障害や術後せん妄，呼吸器合併症，術後自宅復帰の可否などと関連

ADL：activities of daily living，MMSE：Mini-Mental State Examination，HDS-R：Hasegawa's Dementia Scale-Revised

大動脈解離

① 概要

1 大動脈解離とは

大動脈壁は内膜，中膜，外膜の3層からなる．

大動脈解離とは大動脈壁が中膜レベルで2層に剥離し，大動脈の走行に沿って2腔になった状態である．

真の大動脈内腔である真腔と，解離により生じた新たな偽腔，これらを隔てるフラップ（真腔と偽腔の間の隔壁）により構成される．

真腔から偽腔へ血液が流入する内膜破綻部位をエントリーと称し，偽腔から真腔へ再流入する内膜破綻部位をリエントリーと称する（図7）．また偽腔には3つのタイプ（偽腔開在型，ULP：ulcer-like projection型，偽腔閉塞型）がある．動脈の分岐部にできた偽腔や真腔側に拡張する大きな偽腔では本来の血流が阻害されることがある．

大動脈解離は突然の激しい胸痛や背部痛にて発症する．動脈硬化をもつ高齢者で，既往に高血圧を有する人に多い．マルファン症候群*では若年者でも発症することがある．

胸部X線像で上縦隔陰影の拡大がみられる．確定診断として単純CTや造影CTを行い，経胸壁心エコーで大動脈弁逆流や心嚢液貯留の有無を確認する．

> **用語解説**
>
> *マルファン症候群…マルファン症候群は遺伝性疾患の一つ．マルファン症候群の患者は体内のコラーゲンを形成する遺伝子に異常があり，特定のコラーゲン線維の形成が阻害される．大動脈では中膜においてコラーゲン線維の形成ができないため動脈壁が脆く解離しやすくなる．

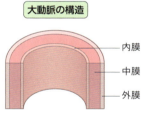

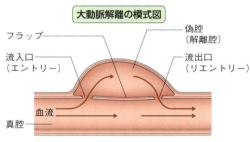

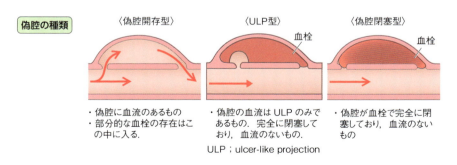

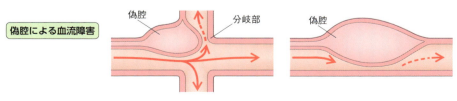

図7 大動脈解離の病態（模式図）

（山﨑正雄ほか編：循環器疾患ビジュアルブック 第2版，p310，Gakken，2017）

表3 大動脈解離の分類（スタンフォード分類とドベーキー分類）

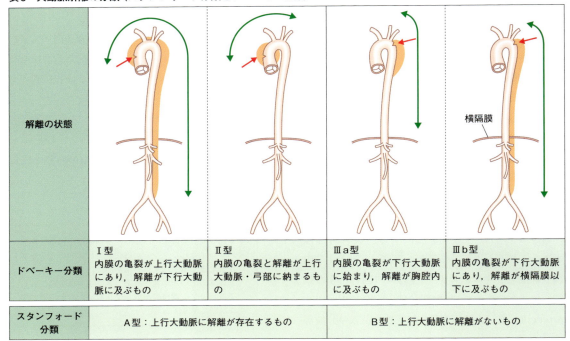

（山﨑正雄ほか編：循環器疾患ビジュアルブック 第2版．p311, Gakken, 2017）

2 分類

大動脈解離の分類は，①解離の範囲による分類，②偽腔の血流状態による分類，③病期による分類の3つに分けられる．

①解離の範囲による分類（表3）

スタンフォード（Stanford）分類では，上行大動脈に解離が及ぶ例をA型，及ばない解離をB型と定義する．上行大動脈に解離が及ぶA型の場合，心筋梗塞・心タンポナーデや大動脈弁閉鎖不全症などの致死的合併症を起こす可能性が高く緊急手術が勧められる．これに対し，上行大動脈に解離が及ばないB型の場合では保存的に加療することが可能である．

ドベーキー（DeBakey）分類は入口部（エントリー）の位置によって分類する．エントリーが上行大動脈にあり，解離が弓部大動脈より末梢に及ぶものをⅠ型，上行大動脈に解離が限局するものをⅡ型とする．エントリーが下行大動脈にあるものをⅢ型とし，腹部大動脈に解離が及ばないものをⅢa型，及ぶものをⅢb型とする．

②偽腔の血流状態による分類（図8）

ⅰ）偽腔開存型

偽腔に血流が存在する．部分的に血栓が存在する場合や大部分の偽腔が血栓化していても潰瘍様突出像（ULP）から長軸方向に広がる偽腔内血流を認める場合はこの中に入れる．

ⅱ）ULP型

偽腔の大部分に血流を認めないが，内膜の亀裂近傍に限局した偽腔内血流（ULP）を認める．

ⅲ）偽腔閉塞型

偽腔が血栓で完全に塞がっていて，偽腔内血流を認めない．

③病期による分類

ⅰ）急性期

発症後2週間以内．そのうち，発症48時間以内を超急性期とする．

ⅱ）亜急性期

発症後2週間を超えて3か月以内．

ⅲ）慢性期

発症後3か月を超えるもの．

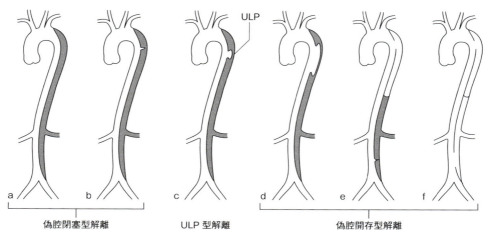

図8 偽腔の状態による大動脈解離の分類
(日本循環器学会/日本心臓血管外科学会/日本胸部外科学会/日本血管外科学会：2020年改訂版 大動脈瘤・大動脈解離診療ガイドライン．https://www.j-circ.or.jp/cms/wp-content/uploads/2020/07/JCS2020_Ogino.pdf．2024年12月閲覧)

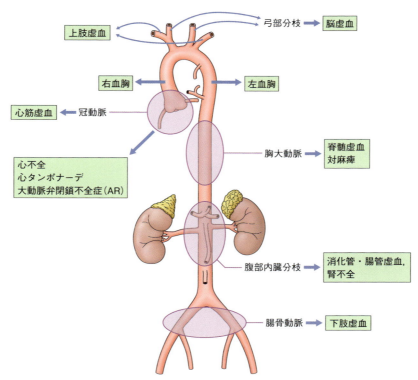

図9 大動脈解離の部位別合併症
(山崎正雄ほか編：循環器疾患ビジュアルブック 第2版．p311, Gakken, 2017を改変)

3 合併症（図9）

合併症には破裂（心タンポナーデと胸腔あるいは腹腔内への破裂）と分枝灌流障害の2つの病態がある．

①心タンポナーデ

心タンポナーデは，スタンフォードA型解離における死因として最も多く，解離が上行大動脈の心膜翻転部*まで進展した結果，心膜腔へ大動脈血流が流入して血液が貯留することで生じる．

②分枝灌流障害

　分枝灌流障害は解離によって偽腔に血流が流入し，総頸動脈や鎖骨下動脈，腎動脈，脊髄動脈などの大動脈分岐部に閉塞，狭窄，破裂などをきたすことでさまざまな臓器の虚血症状が出現する．

② 検査

　診断にはCT検査が不可欠であり，可能な限り造影が望ましいが，腎機能低下例には注意を要する．CT検査ではすべての大動脈を評価でき，解離の進展範囲，フラップの有無，偽腔の血流状態，エントリー/リエントリーの同定のほかに破裂，心タンポナーデ，分枝灌流障害などを確認できる（図10）．

　胸部X線検査では，縦隔陰影の拡大（正常でも縦隔が拡大して見えることがある），大動脈壁の内膜石灰化の内側偏位，合併する胸水や心不全所見などがみられる．

　心エコー検査は，上行大動脈の上部を除く胸部大動脈のほぼ全ての観察が可能で，偽腔やフラップの確認，合併症（心タンポナーデ，冠動脈の血流障害，大動脈弁閉鎖不全など）の有無や程度を評価できる．

③ 治療

　一般的にスタンフォードA型解離は緊急手術，スタンフォードB型解離は内科的治療（原則として降圧療法）が選択される．B型解離でも切迫破裂や臓器・下肢虚血などの合併症があれば外科的治療の適応となる．

　大動脈解離の外科的治療の原則は，エントリーを含む解離大動脈壁の切除と同部位を人工血管で置換することであり，大動脈弓部の三分枝に解離が及んだ場合は弓部大動脈人工血管置換術，解離が動脈基部に及んだ場合は大動脈基部置換術というように多様な術式が選択される（大動脈瘤の項，図5参照）．

> **用語解説**
> ＊心膜翻転部…上行大動脈領域および肺動脈の周囲と大静脈が右心房に流入する領域の2か所に存在し，2つの心膜路を形成している．

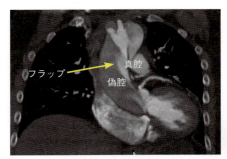

A型大動脈解離の造影CT画像

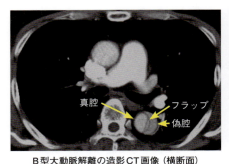

B型大動脈解離の造影CT画像（横断面）

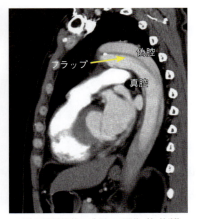

B型大動脈解離の造影CT画像（矢状断）

図10　造影CTの画像

（山﨑正雄ほか編：循環器疾患ビジュアルブック 第2版．p312, Gakken, 2017）

④ リハビリテーション

■1 手術後リハビリテーション

A型解離に対する外科手術の多くが緊急手術であること、解離が広範囲に及ぶと血流障害に伴う臓器障害が併発することなどから、術後の全身状態や離床時のリスクは症例によって大きく異なる。そのため離床の開始時期についても、治療経過や全身状態に応じて個別的に判断する。

また、A型解離術後は病変が残存（残存解離）していることが多く、日常生活と身体活動に一定の制限を設ける場合もあるため注意が必要である。術後慢性期には3〜5METsの有酸素運動を、1日30分程度（150分/週）を目安に行うことが推奨され、努責を伴った高強度の身体負荷や息が切れる程度（6METs以上）の有酸素運動、いきみを伴う排便などは避ける。

具体的な術後のリハビリテーション進行・離床に関しては「開心術後リハビリテーション」（p89）を参照。

■2 保存療法

リハビリテーションの開始にあたり、**表4**に示す開始基準を確認し血行動態や呼吸状態、意識状態が安定しているか把握する。なお、血圧管理に関しては降圧薬の投与により、収縮期血圧を100〜120mmHgにコントロールし、心拍数も60回/min未満になるように調整することが推奨されている。

当院では保存療法でのリハビリテーション進行において、短期（約11日）、2週、3週のクリニカルパスを作成し医師の指示のもと運用している。

大動脈解離合併症を起こす可能性の低い病態においては、早期から離床を開始する短期のリハビリテーションコースが推奨される（**表5、6**）。

負荷合格基準は負荷後の収縮期血圧が140mmHg以下とし、合格しなければ降圧薬を増量し、翌日に再施行とする。なお、血圧を測定する際には、血圧左右差（20mmHg以上）がある場合や、新たに血圧

の左右差が出現する場合があり、禁忌（透析シャントなど）がなければ左右の上腕で血圧を評価する。

リハビリテーション中に状態が悪化し合併症を生じた症例ではリハビリテーション進行を中止し、侵襲的治療に関し再検討が必要である。中止基準を**表7**に示す。

■3 外来リハビリテーションに関して

外来リハビリテーションの目的は入院中の安静に伴う身体機能低下の改善を図ることである。退院後1か月以内のリハビリテーションは500m以内の軽いウォーキング程度にとどめる。発症から2〜3か月後以降は、社会（職場）復帰し日常生活を行う時期であり、きめ細やかな指導が必要となる。運動指導に関しては血圧コントロールが最も重要であるため、血圧値をエンドポイントとしたトレッドミルなどの運動負荷試験により、血圧と活動範囲の評価・運動処方を行う。血圧コントロールは安静時血圧130/80mmHg未満を目標とする。

慢性期には収縮期血圧の低下効果がより高い3〜5METsの有酸素運動を、1日30分以上、週150分以上を目安として定期的に行う。努責を伴った身体負荷（ベンチプレスや強度の等尺性負荷など）は避ける。

表4 大動脈解離のリハビリテーションの開始基準

●覚醒状態	$-2 \leqq$ RASS* $\leqq 1$ 30分以内に鎮静が必要であった不穏がない
●呼吸	呼吸回数＜35回/min未満が一定時間持続 酸素飽和度（SaO$_2$）90%以上が一定時間持続 吸入酸素濃度（F$_I$O$_2$）＜0.6
●循環	血圧、心拍数のコントロールが達成されている 新たな重症不整脈の出現がない 新たな心筋虚血を示唆する心電図変化がない
●発熱	38.5℃以上の発熱がない

＊RASS：Richmond Agitation Sedation Scale

（日本集中治療医学会早期リハビリテーション検討委員会：集中治療における早期リハビリテーション〜根拠に基づくエキスパートコンセンサス〜.　日集中医誌 24：255-303, 2017より作表）

（日本循環器学会/日本心臓血管外科学会/日本胸部外科学会/日本血管外科学会：2020年改訂版 大動脈瘤・大動脈解離診療ガイドライン. https://www.j-circ.or.jp/cms/wp-content/uploads/2020/07/JCS2020_Ogino.pdf.　2024年12月閲覧）

表5　Stanford B型 umcomplicated急性大動脈解離発症後の早期リハビリテーションプログラムの例

病日	安静度	洗顔	排尿・排便	経口摂取	清潔	バイタルサインのチェック	CT検査
発症日	床上安静	ベッド上 介助あり	ベッド上 （尿道カテーテル）	なし	清拭 （介助あり）	2時間ごと	○
1	自力座位	ベッド上 介助なし	↓	介助あり	↓	↓	
2	ベッド周囲・歩行可 （トイレ歩行可）	室内洗顔	室内トイレ	↓		3時間ごと	
3	↓	↓	↓	介助なし	清拭 （介助なし）	4時間ごと	○ （症状残存, 病状悪化なら）
4	病棟内自由歩行	病棟内洗面所	病棟内トイレ				
5	病棟フロア 自由歩行	↓	↓				
6	↓						
7	院内自由歩行	↓	↓	↓	シャワー可	↓	○

(Niino T et al：Optimal clinical pathway for the patient with type B acute aortic dissection. Circ J 73：264-268, 2009 より作表)
(日本循環器学会/日本心臓リハビリテーション学会：2021年改訂版 心血管疾患におけるリハビリテーションに関するガイドライン. https://www.j-circ.or.jp/cms/wp-content/uploads/2021/03/JCS2021_Makita.pdf. 2024年12月閲覧)

表6　大動脈解離の短期リハビリテーションプログラムの適応基準

急性B型解離の症例で
- 破裂, 切迫破裂ではない
- malperfusion（分枝灌流障害）がない
- 痛みのコントロールができている
- 血圧, 心拍数のコントロールが達成されている
- 大動脈径の拡大（胸部大動脈瘤合併）がない
- DIC（播種性血管内凝固症候群）の合併がない

(日本循環器学会/日本心臓血管外科学会/日本胸部外科学会/日本血管外科学会：2020年改訂版 大動脈瘤・大動脈解離診療ガイドライン. https://www.j-circ.or.jp/cms/wp-content/uploads/2020/07/JCS2020_Ogino.pdf. 2024年12月閲覧)

表7　大動脈解離のリハビリテーションの中止基準

- 意識障害　　意識・鎮静レベルがRASS* ≦ −3
　　　　　　　鎮静薬の増量, 新規投与が必要なRASS ＞2
　　　　　　　労作時の呼吸困難, 患者の拒否
- 呼吸状態　　呼吸数が5回/min未満40回/min以上
　　　　　　　SpO$_2$が88〜90%, 4%以上の低下
- 循環動態　　運動療法下にて心拍数 ≧100/min, 収縮期血圧 ＞140mmHg
　　　　　　　新たな重症不整脈の出現
　　　　　　　新たな心筋虚血を示唆する心電図変化

＊RASS：Richmond Agitation Sedation Scale

(Adler J et al：Early mobilization in the intensive care unit：a systematic review. Cardiopulm Phys Ther J 23：5-13, 2012より作表)
(日本循環器学会/日本心臓血管外科学会/日本胸部外科学会/日本血管外科学会：2020年改訂版 大動脈瘤・大動脈解離診療ガイドライン. https://www.j-circ.or.jp/cms/wp-content/uploads/2020/07/JCS2020_Ogino.pdf. 2024年12月閲覧)

引用・参考文献

1) 山﨑正雄ほか編：循環器疾患ビジュアルブック 第2版. Gakken, 2017.
2) 日本循環器学会ほか：2020年改訂版 大動脈瘤・大動脈解離診療ガイドライン. 2020. https://www.j-circ.or.jp/cms/wp-content/uploads/2020/07/JCS2020_Ogino.pdf (2024年12月19日検索)
3) 日本循環器学会ほか：2021年改訂版 心血管疾患におけるリハビリテーションによるガイドライン. 2021. https://www.j-circ.or.jp/cms/wp-content/uploads/2021/03/JCS2021_Makita.pdf (2024年12月19日検索)
4) 山中源治ほか編：徹底ガイド 心臓血管外科 術後管理・ケア. 総合医学社, 2022.
5) 医療情報科学研究所編：病気がみえるvol.2循環器. メディックメディア, 2021.
6) 黒澤博身総監修：全部見える循環器疾患（スーパービジュアルシリーズ）. 成美堂出版, 2012.
7) 居村茂幸監：ビジュアル実践リハ 呼吸・心臓リハビリテーション 改訂第2版. 羊土社, 2015.

第2章 循環器疾患へのリハビリテーション

5 心臓弁膜症

1 概要

1 心臓弁膜症とは

心臓内にある弁（僧帽弁・大動脈弁・肺動脈弁・三尖弁）（図1）の器質的・機能的な異常が生じることにより血流障害が出現する．主には弁の可動制限により狭窄を生じ血流が阻害される場合は狭窄症，開口弁が閉鎖できずに逆流がみられる場合は閉鎖不全症とされる．

障害されている弁の狭窄・閉鎖不全により疾病分類がなされる．また，狭窄・逆流の程度により重症度を分類し治療方針が決定される．

心臓弁膜症の分類を表1に示す．

表1　心臓弁膜症の分類

- 大動脈弁狭窄症（AS：aortic stenosis）
- 大動脈弁閉鎖不全症（AR：aortic regurgitation）
- 僧帽弁狭窄症（MS：mitral stenosis）
- 僧帽弁閉鎖不全症（MR：mitral regurgitation）
- 肺動脈弁狭窄症（PS：pulmonary stenosis）
- 肺動脈弁閉鎖不全症（PR：pulmonary regurgitation）
- 三尖弁狭窄症（TS：tricuspid stenosis）
- 三尖弁閉鎖不全症（TR：tricuspid regurgitation）
- 連合弁膜症（CVD：combined valvular disease）

2 病態・要因・臨床所見

①大動脈弁

ⅰ）大動脈弁狭窄症（AS）

ASの病態は，左室流出路にある大動脈弁の狭窄に伴う慢性的な左室への圧負荷である．圧負荷により増大する左室壁応力（ストレス）を軽減するための代償機転として左室肥大が起こるが，左室肥大の進行，左室線維化の亢進などが生じる．その結果として左室機能障害を生じ，最終的には血行動態の破綻に至る．無症状のうちに次第に進行して大動脈弁尖の肥厚，線維化，石灰化が生じ，ASに至る．

ⅱ）大動脈弁閉鎖不全症（AR）

慢性ARの特徴は，「左室に対する持続的な容量負荷」である．この慢性的な容量負荷に対して，左室は①拡張末期容量を増加させる，②左室コンプライアンスを増加させる（左室充満圧を増加させ

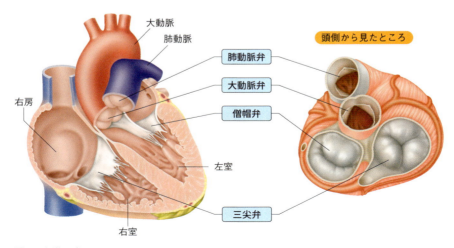

図1　心臓の弁
（左図：山崎正雄ほか編：循環器疾患ビジュアルブック 第2版，p119, Gakken, 2017/右図：吉田俊子ほか：成人看護学3［循環器］第15版，心臓の構造と機能（宮地鑑），系統看護学講座専門Ⅱ，p18, 医学書院，2019を参考に作成）

ることなく容量負荷に対応するため）ことで呼応
する．長期間ARが続くことで，後負荷・前負荷に
対する予備力が破綻し，後負荷不適合（afterload
mismatch）により初めて「症状」を自覚する患者が
多いとされている．

【症状・臨床所見】

長期間無症状で経過し非代償期となると「心不全
症状」が出現する．急性ARは頻脈を呈し，著明な
末梢血管の収縮によりチアノーゼを伴い重篤感が強
いものの，胸部X線写真で肺うっ血を認めても初期
には心拡大は必ずしも指摘できない．ASに伴う症
状は，労作時息切れなどの心不全症状，胸痛，失神
などである．具体的に問診を行い症状を確認するこ
とが必要である．

②僧帽弁

ⅰ）僧帽弁狭窄症（MS）

通常，運動，妊娠，甲状腺機能亢進症，貧血，感
染および心房細動などによる頻脈で初めて症状を認
めることが多い．高齢者では弁輪石灰化などの変性
によるMSが増加している．主病態は弁狭窄に伴う
左房から左室への血液流入障害である．左房圧が上
昇することにより肺静脈圧も上昇し，呼吸困難を主
とする症状が出現する．

ⅱ）僧帽弁閉鎖不全症（MR）

弁尖または腱索，乳頭筋の器質的異常によって生
じるMRは一次性MR（器質性MR）と呼ばれ，de-
generative（変性）MR（DMR）やリウマチ性MRな
どを含む．左室や左房の拡大または機能不全に伴っ
て生じるMRは二次性MR（機能性MR）と呼ばれる．

逆流により左房圧は上昇するが，代償されない左
室拡大は収縮期の壁ストレスを増悪させ，左室駆出
率（LVEF：left ventricular ejection fraction）は低下
し，心拍出量は低下する．左房圧の上昇から肺うっ
血，肺高血圧をきたす．一次性の僧帽弁尖異常に起
因するものではないことから，二次性MRと呼ばれる．

【症状・臨床所見】

代表的な症状は，「強い息切れ」，「起坐呼吸」，
「浮腫」と「呼吸困難」である．一方，慢性MRの場
合には「初期は症状を欠く」が，病状の進行に伴っ
て「肺うっ血による労作時息切れ」を訴える．重症
になると「発作性夜間呼吸困難」や「起坐呼吸」を呈

する．また，低心拍出量に基づく「易疲労感」など
を訴えることもある．

二次性MRは基本的には左室機能低下に起因する
逆流であるため，患者の症状は一般的な慢性心不全
症状と同様である．「息切れ」や「顔面・下腿浮腫」
などの左心不全・右心不全症状に加え，重症例では
「低血圧」や「ショック」など低心拍出に伴う症状を
呈する．

③三尖弁

ⅰ）三尖弁狭窄症（TS）

TSの原因のほとんどはリウマチ性である．単独
のTSはまれであり多くは連合弁膜症として発症す
るが，特にMSと合併することが多い．その他の原
因としては，先天性やカルチノイド症候群，薬剤性
によるものがある．

TSのほとんどは，重症度に差はあるもののTRを
合併している．また，TSにより引き起こされる病
態は，TRと同様に右室充満低下による心拍出量の
低下と静脈圧上昇による臓器うっ血である．

ⅱ）三尖弁閉鎖不全症（TR）

三尖弁尖および弁下組織自体の変化によるTRで
ある．病因としては，感染性心内膜炎（IE：infective
endocarditis），外傷性，医原性（ペースメーカ/植込
み型除細動器植込み後，右室心筋生検後など），リウ
マチ性，粘液腫変化による逸脱などが挙げられる．

右室に対する圧負荷を生じる疾患としては，左心
系心疾患に伴う肺高血圧（post-capillary PH）が最
も多く，肺動脈性肺高血圧や肺性心（pre-capillary
PH）でも生じる．高齢化に伴い心房細動の患者が
増加するなかで，心房細動による弁輪拡大が二次性
TRの重要な原因となっている．

④肺動脈弁

ⅰ）肺動脈弁狭窄症（PS）

右室流出路狭窄の病態は，狭窄の位置により，PS，
肺動脈弁下狭窄，肺動脈弁上狭窄に分類される．ほ
とんどが先天性異常によるものであり，全先天性心疾
患の8％を占め，弁性狭窄がその8〜9割を占める．

孤立性PSとして認めることが最も多いが，心房
中隔欠損症，心室中隔欠損症，あるいは動脈管開存
症などの他の先天性心疾患と合併することもしば
ばある．また，ファロー四徴症[*1]でみられる弁性

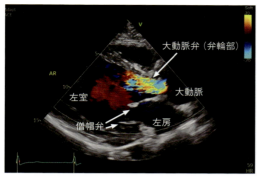
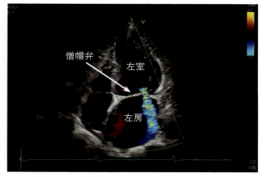

大動脈弁逆流（AR）：左室長軸断層画像　拡張期　　　僧帽弁逆流（MR）心尖部4腔断層画像　収縮期

逆流量・逆流面積・逆流ジェットの到達距離により4段階で評価する．
Ⅰ．trivial（微少）　Ⅱ．mild（軽度）　Ⅲ．moderate（中等度）　Ⅳ．severe（重度）

図2　心エコードップラー法でのAR（左）とMR（右）の評価
弁の閉鎖不全があるため，ARでは拡張期に大動脈から左室へ，MRでは収縮期に左心室から左心房へ向かう逆流として観察できる．逆流はジェット状となって弁の隙間から噴出するため乱流となり，ドップラー画像ではモザイク状になって確認できる．逆流ジェットの逆流の到達距離や逆流ジェットの面積を計算することなどで逆流の程度（弁の機能障害の程度）が評価できる．

狭窄と弁下狭窄のように，複数の狭窄病変を併せもつこともある．

ⅱ）肺動脈弁閉鎖不全症（PR）

軽度のPRは，正常な肺動脈弁においても頻繁に認められるが，高度PRはまれな弁膜症である．重症PRを生じる肺動脈弁の器質的異常では，四尖弁，二尖弁，および低形成などの先天的異常が多い．一方，ファロー四徴症では肺動脈弁形成術後にPRが頻繁に認められ，PRによる右室機能不全が予後に影響する．

❷ 検査

■❶ 心エコー検査

心エコー検査は古くはMモードエコー法単独であったのが，断層心エコー法・さまざまなドプラ法（図2）・三次元エコー法や経食道心エコー法などに変化・進化を続け，複雑になっている．

これらのようなさまざまな心エコー検査をもとに診断・治療方針を決定している．

僧帽弁逆流血液量・逆流率の算出例

僧帽弁逆流量（RV_{mv}）および逆流率（RF_{mv}）の計算を方法としては，断層エコーおよびパルスドプラ法を用いて以下のように求める．

求め方としては，逆流する血液量はパルスドプラ法により流入血液量と駆出血液量の差で算出するが，駆出血流量に関しては，僧帽弁では弁口面積に僧帽弁輪部の流入血流速度積分値を乗じて，大動脈弁では弁口面積に大動脈弁輪部の駆出血液流速積分値を乗じて，それぞれ求めることができる．

弁口面積に関しては，逆流する血流の流速と量から計算されるが，エコー上で弁輪径を測定したり，弁口の画像（静止画）をトレースすることでも求めることができる．

僧帽弁逆流量（RV_{mv}）（cm^3）＝左室流入血流量（SV_{mv}）（cm^3）－左室駆出血流量（SV_{av}）（cm^3）

SV_{mv}＝僧帽弁輪面積（CSA_{mv}）×僧帽弁輪レベル流入血流速度時間積分値（VTI_{mv}）

SV_{av}＝大動脈弁輪面積（CSA_{av}）×大動脈弁輪レベル駆出血流速度時間積分値（VTI_{av}）

●用語解説
＊1　**ファロー四徴症**…胎生期の円錐中隔の前方偏位により，右室流出路－肺動脈狭窄，心室中隔欠損，大動脈右方偏位もしくは騎乗，右室肥大の4つの異常が同時に起こる疾患．

僧帽弁逆流率（RF_{mv}）は僧帽弁逆流量（RV_{mv}）を左室流入血流量（SV_{mv}）で除すことで求められる．

$$RF_{mv}\,(\%) = RV_{mv}\,(cm^3)\,/\,SV_{mv}\,(cm^3)$$

難しい計算式であるが，医療現場では血流波形などを描出して必要な計測を行えば，その計測値をもとに心エコーの器機に内蔵されたコンピューターが瞬時に答えを算出してくれる．

逆流量30cm^{3}以下が軽症，60cm^{3}以上が重症と定義され，逆流率30％以下が軽症，50％以上は重症と評価される．

表2に，カラードプラ法による成人の大動脈弁および僧帽弁の逆流と弁狭窄の重症度分類を提示する．

心エコー検査では，心臓の各弁の状態とともに心筋の動きや血行動態の評価を行うことで，心機能の詳細な評価とリスクの把握が可能であり，リハビリテーションを行ううえでも重要な情報を得ることができる．

表2　成人心臓弁膜症重症度の心エコー分類

【大動脈弁狭窄症】

	軽症	中等症	重症
連続波ドプラ法による最高血流速度（m/s）	＜3.0	3.0〜4.0	＞4.0
平均圧較差（mmHg）	＜25	25〜40	＞40
弁口面積（cm^2）	＞1.5	1.0〜1.5	＜1.0 ＜0.75 （体格が小さい場合）

【大動脈弁逆流】

	軽症	中等症	重症
• 定性評価			
カラードプラ逆流ジェット幅とLVOT径の比率（%）	＜25	25〜65	＞65
カラードプラ逆流弁口幅（mm）	＜3	3〜6	＞6
• 定量評価			
逆流量（cm^3/beat）	＜30	30〜59	60以上
逆流率（%）	＜30	30〜49	50以上
逆流弁口面積（cm^2）	0.1	0.10〜0.29	0.30以上

LVOT：左室流出路（left ventricular outflow tract）

【僧帽弁狭窄症】

	軽症	中等症	重症
平均圧較差（mmHg）	＜5	5〜10	＞10
弁口面積（cm^2）	＞1.5	1.0〜1.5	＜1.0

【僧帽弁逆流】

	軽症	中等症	重症
• 定性評価			
カラードプラ逆流ジェット面積と左房面積との比率（%）	＜20	20〜40	＞40
カラードプラ逆流弁口幅（mm）	＜3	3〜6.9	7以上
• 定量評価			
逆流量（cm^3/beat）	＜30	30〜59	60以上
逆流率（%）	＜30	30〜49	50以上
逆流弁口面積（cm^2）	＜0.20	0.2〜0.39	0.40以上

（日本超音波医学会用語・診断基準委員会，心臓弁膜症評価のための心エコー諸指標の解説作成小委員会：成人心臓弁膜症の心エコー図診断．Jpn J Med Ultrasonics 41（3）：415-454，2014）

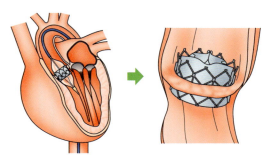

図3 経カテーテル大動脈弁留置術（TAVI）
(山﨑正雄ほか編：循環器疾患ビジュアルブック 第2版．p136, Gakken, 2017)

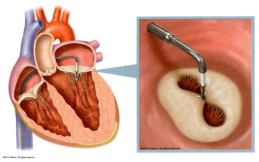

（画像提供：アボットメディカルジャパン合同会社）

図4 MitraClip®
(山﨑正雄編著：ひとりだちできる心臓カテーテル看護．p67, Gakken, 2022)

機械弁
- パイロリックカーボン製
- 耐久性は良い
- 血栓が生じやすいため，生涯にわたりワルファリン内服が必要（妊娠の可能性のある患者には不適）

僧帽弁用人工弁（機械弁）
Mastersシリーズ
SJM人工心臓弁
（写真提供：アボットメディカルジャパン合同会社）

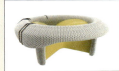

生体弁
- ウシ心嚢膜やブタの大動脈弁などを抗石灰化処理しつくられる
- 劣化は徐々に進行する

僧帽弁用人工弁（生体弁）
マイトリスRESILIA生体弁
（写真提供：エドワーズライフサイエンス合同会社）

図5 生体弁，人工弁

(山﨑正雄監：循環器科ナースポケットブックmini. p112, Gakken, 2024)

③ 治療

■1 内科的治療（カテーテル治療）

①大動脈弁狭窄症（AS）

ⅰ）経カテーテル大動脈弁留置術（TAVI：transcatheter aortic valve implantation）（図3）

　大動脈弁をカテーテルにて人工弁に置換する治療法であり，外科手術に対して高リスクと判断された場合などに用いられる．

②僧帽弁閉鎖不全症（MR）（図4）

ⅰ）MitraClip®（マイトラクリップ）

　外科手術が何らかの理由で受けられないまたは，外科手術に対して高リスクと判断された場合などに用いられる．

■2 外科的治療（図5）

　主には開心術となる．

①大動脈弁狭窄症（AS）・大動脈弁閉鎖不全症（AR）

ⅰ）大動脈弁置換術

　　（AVR：aortic valve replacement）

　大動脈弁を機械弁または生体弁に置換する治療である．

ⅱ）大動脈弁形成術（AVP：aortic valve plasty）

　自身の弁を用いて縫合により再形成する治療である．

②僧帽弁狭窄症（MS）・僧帽弁閉鎖不全症（MR）

ⅰ）僧帽弁置換術

　　（MVR：mitral valve replacement）

　僧帽弁を機械弁または生体弁に置換する治療である．

ⅱ）僧帽弁形成術（MVP：mitral valve plasty）

　自身の弁を用いて縫合により再形成する治療である．

③三尖弁閉鎖不全症（TR）

　三尖弁形成術が主な治療法で，三尖弁輪縫縮術（TAP：tricuspid annuloplasty）が主な術式である．

　症例に応じて弁輪縫縮術に加えて弁尖の拡大術や弁尖接合術などの弁形成術，または弁形成術が困難と想定される症例には人工弁置換術が選択される．

④ リハビリテーション

1 目的

カテーテル治療・外科的治療ともに術前・術後の評価が重要となる．

重症弁膜症での身体所見では，基本動作・ADLの低下，胸部症状の出現がある．現状では重症弁膜症に対しては運動療法は禁忌とされており，胸部症状がある場合はなおさら心不全を悪化させてしまう場合がある．そのため，身体症状に注意しながらの評価となってくる．

また，外科的治療に関しては，開心術が行われる場合，術前より動作指導を行い，術後早期よりリハビリテーションを開始できるように評価，準備していく必要がある．

カテーテル治療でも外科的治療でも術後早期よりアプローチしていくことが重要となり，術前の状態の把握，身体能力の確認，改善を目的にリハビリテーションを進めていく．

2 アプローチ

弁膜症へのアプローチとしては，症状の確認，身体機能評価，術後合併症の確認，病前のADLを獲得するまでのアプローチが重要である．その中でも，各評価を行うことで前後比較を行い，状態の把握に努め在宅復帰に進める．

3 評価

評価内容としては，身体機能の評価として，筋力評価（図6），SPPB（Short Physical Performance Battery）（図7～9），5m歩行テスト（図10），Katz Index[*2]などを行う．加えて認知機能検査としてミニメンタルスケール（HDS-R：Hasegawa's Dementia Scale-Revised），などの指標により心身の機能評価を行っていく．

評価は胸部症状には留意しながら進める．また，状態によっては主治医に確認し評価内容を決定していく．

4 リハビリテーションの中止

- 「強い息切れ」，「起坐呼吸」，「浮腫」と「呼吸困難」「顔面浮腫」などの心不全症状が主にみられる．
- 重症例では「低血圧やショック」など低心拍出に伴う症状を呈する．
- 実施中はバイタルサインの確認を随時行い，これらの症状がみられた場合はリハビリテーションを中止する．

5 開心術後の合併症

開心術後では，合併症に留意しながら運動負荷や疼痛コントロールを行っていく必要がある．主な合併症としては，「低心拍出量症候群」「術後出血」「周

> **用語解説**
> [*2] Katz Index（カッツインデックス）…6つの領域（入浴，更衣，トイレの使用，移動，排尿・排便，食事）のADLに関して，自立・介助の2段階で評価を行う．「自立」と判定した項目と数に応じて，A～Gの7段階で評価する．

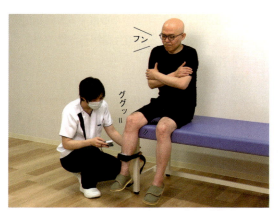

図6 筋力評価（ミュータスF-1®を使用した膝伸展筋力の評価）
膝の伸ばす力を評価する．

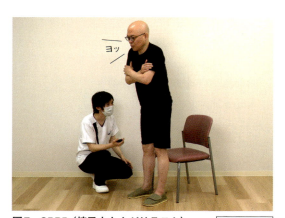

図7 SPPB（椅子立ち上がりテスト）
下肢の筋力を評価するテスト．計測の時間が長いほど下肢筋力が低下し転倒のリスクが高くなる．

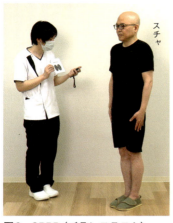 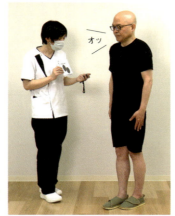 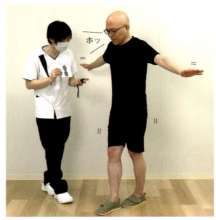

図8　SPPB（バランステスト）
両足をそろえて，片足を半分だけ前に出して，両足を一直線にそろえて，各々左右10秒間保持できるか評価する．

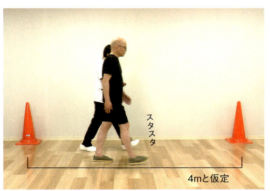

図9　SPPB（4m歩行テスト）
4mを普通に歩き，歩行距離の速さを評価する．

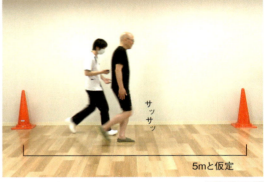

図10　5m歩行テスト
5mを最大の力で歩き，歩行距離の速さを評価する．日常的には横断歩道を横切るのには，1m/秒のスピードが必要．5m歩行では5秒以上となると横断歩道が渡りきれない．6.2秒以上になると転倒リスクが高くなる．

術期心筋梗塞（PMI：perioperative myocardial infarction）」「不整脈」「腎機能不全」「中枢神経障害」「呼吸機能障害」「感染症」「血糖異常」などが挙げられる．

引用・参考文献

1) 山﨑正雄ほか編：循環器疾患ビジュアルブック　第2版．Gakken，2017．
2) 吉田俊子ほか：成人看護学3［循環器］第15版，心臓の構造と機能（宮地鑑）．系統看護学講座専門Ⅱ，医学書院，2019．
3) 廣岡芳樹ほか：成人心臓弁膜症の心エコー図診断．Jpn J Med Ultrasonics 41（3）：415-454，2014．
4) 山﨑正雄監：循環器科ナースポケットブックmini．Gakken，2024．
5) 日本循環器学会ほか：2020年改訂版　弁膜症治療のガイドライン．2020．
https://www.j-circ.or.jp/cms/wp-content/uploads/2020/04/JCS2020_Izumi_Eishi.pdf（2024年2月15日検索）
6) 日本循環器学会ほか：2021年改訂版　循環器超音波検査の適応と判読ガイドライン．2021．
https://www.j-circ.or.jp/cms/wp-content/uploads/2021/03/JCS2021_Ohte.pdf（2024年2月15日検索）
7) 日本循環器学会ほか：2021年改訂版　心血管疾患におけるリハビリテーションに関するガイドライン．2021．
https://www.j-circ.or.jp/cms/wp-content/uploads/2021/03/JCS2021_Makita.pdf（2024年2月15日検索）

第2章 循環器疾患へのリハビリテーション

6 閉塞性動脈硬化症

1 概要

1 閉塞性動脈硬化症とは

閉塞性動脈硬化症（ASO：atherosclerosis obliterans）とは，腸骨動脈，大腿動脈，膝窩動脈，前脛骨動脈および後脛骨動脈に高度な粥状硬化性狭窄が生じ，その末梢が虚血に陥るものである．閉塞性動脈硬化は狭義には下肢動脈の閉塞を指すが，下肢に限らず，全身の末梢動脈疾患を総称し末梢動脈疾患（PAD：peripheral arterial disease）ともいう．

2 発症（誘因・原因）

不健康な食生活，喫煙，運動不足などによって起こるとされ，近年，わが国では増加傾向にある．ASO患者は50歳以上の男性に多く，高血圧，脂質異常症，糖尿病，喫煙，ストレスなどの動脈硬化危険因子が原因で発症しやすくなる．

3 自覚症状

症状は末梢の虚血症状として現れ，皮膚，神経では冷感，しびれが生じる．また，骨格筋では，歩行などの運動中に下肢筋に痛みが生じ，運動が困難になる間欠性跛行が特徴的である（図1）．

4 他覚症状

足趾は蒼白あるいは赤紫を呈し，虚血や白癬によ

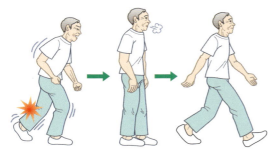

図1　間欠性跛行
少し休むと再び歩くことができる
（稲川利光編：整形外科ビジュアルリハビリテーション．p134, Gakken, 2021）

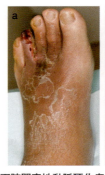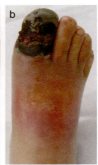

図2　下肢閉塞性動脈硬化症の局所所見
a：左第4趾に潰瘍形成と第2〜4趾のチアノーゼが認められる．
b：右第1趾の壊死と足背の発赤，腫脹が認められる．
（落合慈之監：糖尿病・内分泌疾患ビジュアルブック 第2版．p137, Gakken, 2018）

り爪の変形がみられる．四肢末梢の冷感や足背動脈などの脈拍減弱を認める．虚血が重篤な場合，虚血性潰瘍・壊死が生じる（図2）．

2 検査

1 問診・視診

虚血症状（連続歩行可能距離，安静時疼痛の出現状況，その他下肢症状），初発症状の出現時期を確認する．下肢動脈疾患進行の危険因子である喫煙習慣・糖尿病の有無などを聴取する．また，病態を間接的に増悪させる因子（貧血，多血症，心不全，不整脈，慢性肺疾患）の有無も併せて確認する．

足趾は蒼白あるいは赤紫を呈し，虚血や白癬により爪の変形がみられる．虚血性潰瘍・壊死がある場合，面積，深さ，位置，潰瘍周囲の発赤・浮腫，肉芽組織の状態などを観察する．下肢の挙上試験や下垂試験も有効な評価手段である（表1）．

2 触診

手指や足趾の皮膚の色や冷感の左右差を確認する．また，頸動脈，上腕動脈，橈骨動脈，大腿動

表1　下肢の挙上・下垂試験の評価

挙上試験	方法：患者を仰臥位とし，両下肢を挙上して30～60秒間足趾を屈伸させて足底部の色調を観察する 評価：色調の変化なし⇒正常肢 蒼白⇒虚血肢．中等度以上に虚血が進行している場合にみられる
下垂試験 ＊挙上試験に続けて実施	方法：椅子などに腰掛けて両下肢を下垂させ，足の色調が回復するまでの時間を観察する 評価：10秒前後で元の色調に戻る⇒正常肢 元の色調に戻るまで1分以上かかる⇒血管の狭窄・閉塞がある

表2　足関節上腕血圧比（ABI，ABPI）

$$ABI（ABPI）= \frac{足関節収縮期血圧（mmHg）}{上腕収縮期血圧（mmHg）}$$

評価基準（安静時）
　<0.9　動脈閉塞の疑いあり．
　<0.8　動脈閉塞の可能性が高い．
0.5～0.8　動脈閉塞が1か所以上ある．
　<0.5　動脈閉塞が複数か所ある．

表3　フォンテイン分類

Ⅰ度（軽症虚血）	無症状・冷感・しびれ感
Ⅱ度（中等度虚血）	間欠性跛行
Ⅲ度（高度虚血）	安静時疼痛
Ⅳ度（重度虚血）	潰瘍・壊死

脈，膝窩動脈，後脛骨動脈，足背動脈の脈拍の左右差，減弱を触知する．動脈拍動の強さは正常（2），減弱（1），触知しない（0），の3段階で評価する．

重篤な血管狭窄を有する患者では特に足背動脈・後脛骨動脈の触知が困難なことが多い．このような場合はドプラ聴診器を使用し，拍動を確認するとよい．

■3 聴診

血管雑音は動脈の狭窄時に聴取できる．特に頸部（頸動脈），腹部（腹部大動脈），鼠径部（大腿動脈）における血管雑音の有無と左右差を確認する．

■4 ABI

ASOの診断に向けて，非侵襲的で多用される検査に足関節上腕血圧比（ABI：ankle brachial pressure index）がある．ABIは足関節の収縮期血圧と上腕の収縮期血圧を測定し，その比率（足関節血圧÷上腕血圧）を計算した値である．

動脈硬化が起こり，血管の狭窄が進むほど足関節の収縮期血圧が低下し，ABIは低値を示す．正常値は0.9～1.4だが，0.9未満で動脈硬化，動脈狭窄が疑われる（表2）．

重症度の分類では病期分類のフォンテイン（Fontaine）分類が多用される（表3）．フォンテインⅠ，Ⅱ度では薬物療法，運動療法が適応になるが，Ⅲ度以上では外科的治療の血行再建術の適応となる．

確定診断として血管造影，超音波，MRA検査（magnetic resonance angiography）などを行う．

③ 治療

治療法は薬物療法，運動療法，血行再建術（血管内治療・外科的血行再建術）に大別され，病期に応じて治療法が選択される．

薬物療法では閉塞・狭窄した動脈そのものを改善することは難しく，主に虚血症状の緩和，動脈閉塞進行予防を目的に行われる．抗血小板薬（シロスタゾール），抗凝固薬（ヘパリン），末梢血管拡張薬（プロスタグランジン製剤）などが使用される．

間欠性跛行患者に対しては，まず歩行トレーニングを行い，薬物療法を併用して症状の改善がみられなければ血管内治療，外科的血行再建術を行う．また，下肢の血行改善や疼痛緩和には腰部交感神経節ブロックが有効な場合も多い．重症下肢虚血患者に対しては，血行再建術の適応があれば優先的に行う．

血行再建術・薬物療法・神経ブロック・物理療法などを行った後も強い疼痛が続く場合や足部の壊死，感染が改善しない場合などには切断が必要になることがある．また，動脈硬化のリスクファクターである脂質異常症，糖尿病，高血圧などの管理を徹底し，虚血性心疾患や脳血管障害の治療を併せて行うことが必要である．

④ リハビリテーション

■1 歩行トレーニング

PADの国際治療ガイドライン『TASC Ⅱ（Trans-

Atlantic Inter-Society Consensus Ⅱ)』において，間欠性跛行のあるPAD患者への運動療法は高いエビデンスが示されている．歩行が不可能な場合を除き，運動療法の中心は歩行トレーニングになる．

運動療法の方法・強度・時間は『2021年改訂版心血管疾患におけるリハビリテーションに関するガイドライン』[1]推奨の運動処方を参考にする場合が多く，監視型の歩行トレーニングが推奨されている．

運動頻度は週3回以上を基本とし，1回につき30分以上の運動が望ましい．①疼痛が中等度になった時点で歩行を中断する（跛行出現時に中断すると最適な効果は現れない）．②疼痛が消失するまで安静とする．①②を繰り返す[2]．間欠性跛行の改善に伴い，トレッドミルの歩行速度や傾斜角を増加させ，負荷強度を増大させる．

トレッドミルが設置されていない施設においては平地歩行にて実施する．その他の運動療法として側副血行路の発達を目的としたRatschowテスト（体操）[2]*1やBuerger体操[2]*2がある．

ASOに対する運動療法の効果には，①側副血行路の発達，②下肢筋における血流再分布，③筋肉内の酸素利用効率の改善，④血管内皮成長因子を介しての血管新生，⑤歩行技術における学習効率の向上[3]が考えられている．

▌2 レジスタンストレーニング
　（RT：resistance training）

高強度のRTによりさらなる虚血を引き起こす恐れがあるため，実施に際しては主治医と十分に相談したうえで検討する必要がある．RTは機器を使用する方法から重錘，ゴムチューブ，自重を用いた方法まで多様である．

RTは下腿三頭筋や大腿四頭筋を中心に行うが，下腿三頭筋は重錘やゴムチューブでの負荷がかけにくいため，自重を用いたカーフレイズ（踵上げ）を実施することが多い．軽負荷より開始し，慣れてきたら徐々に負荷量を増やしていく．

▌3 装具療法

足部に潰瘍や創傷がある場合には，創部の除圧を目的に装具療法を用いる．適切なシューズを選択したり，専用の足底板（インソール）を作成するなど，創部に機械的刺激が加わるのを防ぐ[4]．

▌4 患者教育

禁煙指導，食事療法，減塩，ストレスをなくすなど，動脈硬化危険因子の是正が重要である．ASOでは，足趾など末梢部での循環障害により皮膚が損傷しやすくなり，さらに進行すると傷が治癒しにくくなる．そのため，普段より足部を清潔に保つことや，足部に傷がないかの観察が重要である．また，そのほかにも適切な靴を使用しているかのチェックも重要である[4]．

引用・参考文献

1) 日本循環器学会ほか編：2021年改訂版 心血管疾患におけるリハビリテーションに関するガイドライン．p27-38，2021．
2) 三澤岳：循環器リハビリテーションの理論と技術 改訂第2版．p109-121，434-443，メジカルビュー社，2020．
3) 高橋哲也：ビジュアルレクチャー 内部障害理学療法学 第2版．p155-170，医歯薬出版，2017．
4) 奈良勲：標準理学療法学 専門分野 内部障害理学療法学 第2版．p62-69，医学書院，2020．
5) 稲川利光編：整形外科ビジュアルリハビリテーション．Gakken，2021
6) 落合慈之監：糖尿病・内分泌疾患ビジュアルブック 第2版．Gakken，2018
7) 日本循環器学会ほか編：2022年改訂版 末梢動脈疾患ガイドライン．p25-83，2022．
8) 日本循環器学会ほか編：肺血栓塞栓症および深部静脈血栓症の診断，治療，予防に関するガイドライン（2017年改訂版）．p52-77，2017．
9) 医療情報科学研究所編：病気がみえる vol.2 循環器 第5版．p352-353，364-367，メディックメディア，2021．
10) 細田多穂：シンプル理学療法学シリーズ 内部障害理学療法テキスト 改訂第4版．p131-163，南江堂，2022．
11) 上杉雅之：PT・OT入門 イラストでわかる内部障害．p108-109，医歯薬出版，2020．

用語解説

*1 Ratschow（ラッチョウ）テスト・運動…下肢挙上下垂テストともいう．ベッド上仰臥位で，両下肢を挙上させ，足関節を20〜30回，回旋または底背屈後，両下肢の色調の変化を観察する．主幹動脈に閉塞がある場合は閉塞側の下肢は蒼白になる．次に端坐位で下肢の下垂後，下肢の色調の変化と表在静脈の拡張を観察する．副血行路の発達が良い場合は，下垂後に蒼白であった下肢の色調（血行）が戻る．
このテストは，軽症の動脈閉塞肢に対し側副血行路の発達を目的とする運動としても実施されている．

*2 Buerger（バージャー）体操…側副血行路の形成促進のために，下肢の挙上と下垂を繰り返し，反射性充血を促す運動．

第2章　循環器疾患へのリハビリテーション

7 深部静脈血栓症

1 概要

1 深部静脈血栓症とは

深部静脈血栓症（DVT：deep vein thrombosis）とは四肢の深部静脈，特に下肢深部静脈に多く起こる血栓性閉塞のことであり，静脈の還流障害，下肢のうっ血をきたす．DVTの理学療法の基本は予防であるが，DVT発症後は約10％に肺血栓塞栓症（PTE：pulmonary thromboembolism）を合併することがあるため[1]（p140参照），厳重なリスク管理も必要となる．

2 発症（誘因・原因）

静脈血栓の形成には，静脈血管の内皮障害，血液の凝固能亢進，静脈の血流停滞の3つの成因がある（ウィルヒョウ［Virchow］の3徴，図1）．3つの成因がさまざまな程度で個々の危険因子（表1）に関与し，通常，複数の危険因子が作用して発症する．

3 症状

軽症〜中等症の場合は下肢の腫脹，緊満感，鈍痛などの症状が出現する．重症の場合，急激に進行する下肢の腫脹，緊満感が出現し，下肢の色調はうっ血のためチアノーゼを呈したり，皮膚が蒼白になることもある．深在する主幹静脈の急性閉塞では，急激に浮腫が起こり，圧痕を呈する浮腫性腫脹が特徴である．

表1　DVTの危険因子

事項	危険因子
背景	加齢 長時間座位：旅行，災害時
病態	外傷：下肢骨折，下肢麻痺，脊椎損傷 悪性腫瘍 先天性凝固亢進：凝固抑制因子欠乏症 後天性凝固亢進：手術後 心不全 炎症性腸疾患，抗リン脂質抗体症候群，血管炎 下肢静脈瘤 脱水・多血症 肥満，妊娠・産後 先天性iliac bandやweb，腸骨動脈によるiliac compression 静脈血栓塞栓症既往：静脈血栓症・肺血栓塞栓症
治療	手術：整形外科，脳外科，腹部外科 薬剤服用：女性ホルモン，止血剤，ステロイド カテーテル検査・治療 長期臥床：重症管理，術後管理，脳血管障害

（日本循環器学会：肺血栓塞栓症および深部静脈血栓症の診断，治療，予防に関するガイドライン（2009年改訂版）より引用）

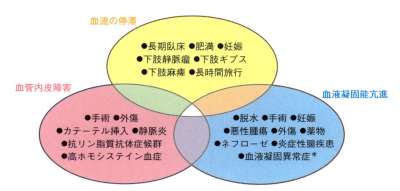

図1　DVTの3つの成因（Virchowの3徴）
（落合慈之監：整形外科疾患ビジュアルブック 第2版．p225, Gakken, 2018）

❷ 検査

■1 問診・視診

血栓症の既往，症状の始まった時期，両側性か片側性か，部位について聴取および視診を行う．下肢の腫脹，浮腫，皮膚の色調を観察する．軽症の場合は有痛性白股腫*1がみられ，血栓が広範囲に及ぶと赤色調を帯びた有痛性青股腫*2と呼ばれる色調に変化する．左右差を観察する．

■2 触診

熱感や圧痛の部位を観察する．calf tenderness（下腿背部側の圧痛）やホーマンズ（Homans）徴候（図2）が陽性の場合にはDVTが強く疑われる．

■3 周径

DVTにより患脚が腫脹すると，周径に左右差が生じる．腫脹の程度を評価するために大腿部，下腿部の周径を定期的に（急性期では毎日）測定する．

■4 下肢疼痛

疼痛部位，疼痛の種類や程度の評価を行う．痛みの多くは腓腹部に起こるが，無症状の場合も多くあるため注意が必要である．

■5 呼吸状態

PTEの合併を考え，呼吸パターンやSpO$_2$など普段の呼吸状態を把握しておく．

■6 確定診断

DVTでは診断精度の高い症状がなく，個々の病歴，症状や臨床所見のみから確定診断するのは不可能であり，出血リスクを伴う抗凝固療法の使用を決定するには，下記の検査などを行い確定診断が必要

> **用語解説**
>
> *1 **有痛性白股腫**…まれにみられるDVTの合併症で，下肢全体に乳白色の浮腫を生じ疼痛を伴う．産褥期に起こることがある．浮腫により軟部組織にかかる圧力が上昇し，毛細血管の灌流圧を超えると，虚血や壊疽を引き起こすリスクがある．
>
> *2 **有痛性青股腫**…広範囲に及ぶ腸骨大腿型のDVTにより，深部静脈や皮静脈などほとんどすべての静脈が閉塞し静脈血行が完全に遮断された状態で，DVTの最重症型とされる．高度の血行障害，虚血により下肢の皮膚は紫色を呈し，極度の疼痛を伴う．静脈還流障害や浮腫に伴う動脈血流の遮断により壊疽（静脈性壊疽）を引き起こすことがある．

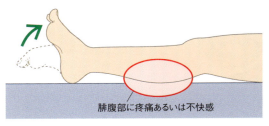

図2　ホーマンズ徴候
患者を仰臥位にして下肢を伸ばしたまま，足底を押してみる．腓腹部（ふくらはぎ）に疼痛あるいは不快感があれば陽性．
（落合慈之監：整形外科疾患ビジュアルブック 第2版．p226, Gakken, 2018）

である．

①下肢静脈超音波検査（ドプラ法）
　プローブを血栓閉塞の疑いがある静脈の直上にあて，血流音を聴取する．

②下肢静脈造影
　足背静脈より造影剤を注入し，深部静脈を造影する．

③血液検査
　FDP（フィブリノゲン分解産物）値，D-dimerの上昇は血栓症が強く疑われる．特にD-dimer値が10μg/mL以上のときは注意が必要[1]である．

❸ 治療

■1 抗凝固療法

DVTの急性期では抗凝固療法が治療の基本となる．急性期では未分画ヘパリンが静脈あるいは皮下注射で使用され，慢性期にはワルファリンが経口投与される[1]（表2）．

■2 血栓溶解療法

急性期の広範囲のDVTに対して，血栓を積極的に溶解することで，早期の静脈再還流が得られ，患者の症状を緩解することを目的としている．

■3 外科的治療

有痛性白股腫，有痛性青股腫，静脈性壊疽を引き起こすような急性（発症から10日未満）で広範なDVTに対しては，血栓徐去術や筋膜切開などが施行される．

■4 下大静脈フィルター留置

静脈撮影などで浮遊血栓が指摘されれば，血栓の

表2 DVTの治療法

■薬物療法

抗凝固療法	非経口抗凝固薬	未分画ヘパリン，低分子ヘパリン，フォンダパリヌクス
	経口抗凝固薬	ワルファリン，DOAC（直接経口抗凝固薬；エドキサバン，リバーロキサバン，アピキサバン）
血栓溶解療法		ウロキナーゼ静注

■血管内治療

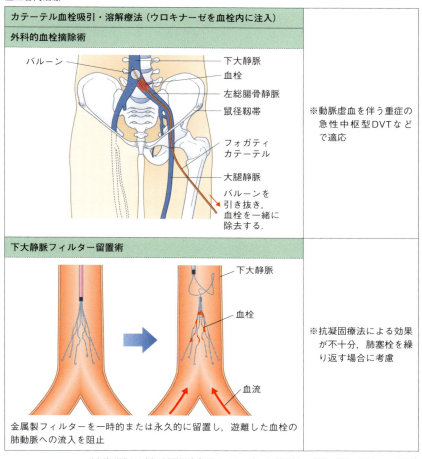

(山﨑正雄ほか編：循環器疾患ビジュアルブック 第2版．p342, 345, Gakken, 2017)

遊離を予防することを目的にフィルター留置が施行される．原則として下大静脈の腎静脈合流部より末梢に留置される．

④ リハビリテーション

1 早期離床

早期離床および早期立位・歩行を行い，下腿筋のポンプ機能を活性化し静脈還流を促進し，血流の停滞を防ぐ．可能な限り早期の離床が重要である．

2 足趾・足関節自動運動

下肢筋のポンプ機能を活性化し，静脈還流を促進する．ベッド上での下肢挙上クッションやタオルなどを用いて，下肢を挙上することで血流の停滞を予防する．

3 弾性ストッキング着用

ストッキングの圧迫により静脈還流を促進し血流の停滞を防ぐ．ストッキングは末梢から中枢に段階的に圧が調整されている（図3）．

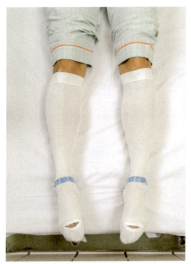

図3 弾性ストッキング
(藤田英雄監：循環器ビジュアルナーシング 改訂第2版．p246, Gakken, 2022)

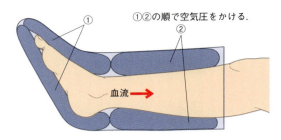

図4 間欠的空気圧迫法
(落合慈之監：整形外科疾患ビジュアルブック 第2版．p227, Gakken, 2018)

■4 間欠的空気圧迫法

下腿に巻いた間欠的空気圧迫装置が下腿を圧迫，開放することで静脈還流を促進し血流の停滞を予防する（図4）．弾性ストッキングの着用や，間欠的空気圧迫法は急性期のDVTや重度の血行障害，うっ血性心不全，皮膚移植後，重度の浮腫，壊死および壊疽，皮膚の感染症などがあれば使用を避ける．

■5 予防とリスク管理

DVTにおけるリハビリテーションは，おもに予防とリスク管理である．急性期には，抗凝固療法と歩行などの運動により血栓を遊離させてPTEが発症する危険があることから，歴史的にベッド上安静が行われてきた．

しかし，抗凝固療法を施行していれば，ベッド上安静でなく早期に歩行を行っても新たなPTE発症は増加せず，DVTの血栓進展は抑制され，疼痛も改善することが明らかになっている[2]．下肢の疼痛が強くない，巨大な浮腫血栓を伴わない，一般状態が良好などの条件が揃えば，不必要な安静を避け，早期に歩行させることにより，DVTの悪化防止と患者のQOLの向上が期待できる[2]．

カテーテル治療，外科的血栓除去術後は早期からの運動療法や弾性ストッキングが推奨[1]されている．また，PTE発症のリスクが高い場合，DVTの範囲によっては運動療法の適応とならないこともあ

るため，医師との情報交換が重要となる．慢性期では浮腫や痛みの改善，血栓症の再発予防を目的に，症例ごとの検討が推奨される．

PTEはその発生源の約90％以上が下肢，あるいは骨盤内静脈であるため，DVT症例では患者の呼吸状態に注意が必要[1]である．もしPTEが少しでも疑われる場合は，早急に医師への連絡が必要である．

引用・参考文献

1) 高橋哲也：ビジュアルレクチャー 内部障害理学療法学 第2版．p155-170, 医歯薬出版，2017．
2) 日本循環器学会ほか編：2022年改訂版 末梢動脈疾患ガイドライン．p25-83, 2022．
3) 日本循環器学会：肺血栓塞栓症および深部静脈血栓症の診断，治療，予防に関するガイドライン（2009年改訂版）．
4) 落合慈之監：整形外科疾患ビジュアルブック 第2版．Gakken, 2018．
5) 山﨑正雄ほか編：循環器疾患ビジュアルブック 第2版．Gakken, 2017．
6) 藤田英雄監：循環器ビジュアルナーシング 改訂第2版．Gakken, 2022．
7) 日本循環器学会ほか編：肺血栓塞栓症および深部静脈血栓症の診断，治療，予防に関するガイドライン（2017年改訂版）．p52-77, 2017．
8) 日本循環器学会ほか編：2021年改訂版 心血管疾患におけるリハビリテーションに関するガイドライン．p27-38, 2021．
9) 医療情報科学研究所：病気がみえる vol.2 循環器 第5版．p352-353, 364-367, メディックメディア，2021．
10) 三澤岳：循環器リハビリテーションの理論と技術 改訂第2版．p109-121, 434-443, メジカルビュー社，2020．
11) 奈良勲：標準理学療法学 専門分野 内部障害理学療法学 第2版．p62-69, 医学書院，2020．
12) 上杉雅之：PT・OT入門 イラストでわかる内部障害．p108-109, 医歯薬出版，2020．
13) 細田多穂：シンプル理学療法学シリーズ 内部障害理学療法テキスト 改訂第4版．p131-163, 南江堂，2022．

第2章 循環器疾患へのリハビリテーション

8 循環器疾患へのリハビリテーション・総括

① 評価

1 フィジカルアセスメント

　フィジカルアセスメントとは，フィジカル（身体的な）情報を意図的に収集し，分析・統合したうえで患者の状態を判断することである．日本語では「身体診察技法」と呼ばれ，問診・視診・触診・聴診・打診をとおして情報収集を行う．

　循環器疾患へのリハビリテーションは，その病態を直接目で見ることができないため，間接的な症状をより意識的に捉え，他の検査も含め総合的に判断しなければ適切なリハビリテーションを提供することができない．リスクや病態の変化を見落としてしまうことは，リハビリテーションを進めていくうえで判断を誤ることにつながりかねず，患者の生命にかかわることであるためフィジカルアセスメントのスキルは必要不可欠である．

　フィジカルアセスメントの流れとしては，初めに問診で主観的情報を集め，次に身体診察によって客観的情報をより詳しく診ていくことでスムーズに情報収集することができる．

①問診

　患者へ直接質問をし，自覚症状や既往歴，内服薬などの医学的情報や社会的情報，生活習慣など必要な情報を聴取する．問診によって得た情報により身体診察の的を絞ることができるだけでなく，患者との信頼関係を築くきっかけとなる．意思疎通が困難な患者（意識レベル，人工呼吸器，精神状態など）の場合は問診を省略せざるを得ないことはあるが，その場合には身体診察からより注意深く観察していく必要がある．

　また，意思の表出は困難だが状況理解ができている患者も多く経験するため，問診をとおして患者の心に寄り添うことを心がける．「息切れやきつさはないですか」，「胸や背中の痛みはないですか」，「身体のむくみ，手や足先の冷えはないですか」など，「はい，いいえ」で答えられる質問から行うことで，患者は返答しやすくなるため問診が円滑に進みやすい．循環器疾患専用の問診票を使用することで統一した問診を行うことができる．

②視診

　顔色，チアノーゼの有無，うっ血の所見（浮腫，頸静脈怒張，異常呼吸など），痰の色・性状・匂いなど，目で診るものだけではなく，音や匂いなどから得られる情報も視診に含まれる（**図1**）．

③触診

　直接手で触れて，身体各部の状態を確認する．皮膚の温度・湿度，浮腫は圧痕が残るか，40秒以内に消えるか（**図2-1，2-2**）などを確認する（**図3**）．

　皮膚の温度・湿度は，評価の結果から心不全の病態分類であるノーリア・スティーブンソン（Nohria-Stevenson）分類（**図4**）にあてはめてアセスメントすることができる（p40参照）．

　ノーリア・スティーブンソン分類では，心不全の病態をA，B，C，Lの4つのプロファイルに分類する．予後の予測や治療方針（リハビリテーションの運動負荷など）を決めていくのに有用である．経時的に評価し，Profile Aに分類されれば心不全が代償できているということになる．

④聴診

　聴診器を用いて患者の身体内部で発生する呼吸音や心音，血管音，腸音を聴取する（**図5-1，5-2**）．左右差や正常音との違いに特に注意する．

　心音の種類や聴取部位については，**表1，図6**に示す．

⑤打診

　指先や打診器を用いて皮膚の表面を叩き，振動により生じた音や反応から内部の状態を確認する．

＊

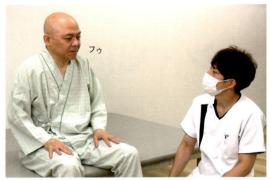

図1　視診での評価
音や匂いからも情報を得る.

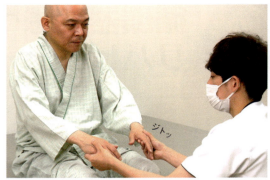

図2-1　皮膚の温度・湿度の評価
評価の結果をノーリア・スティーブンソン分類にあてはめてアセスメントする.

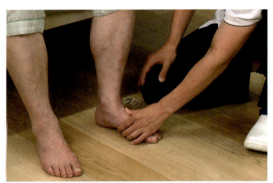

図2-2　圧痕の評価
体重の増加や下肢の浮腫は日常的な心臓の状態をみるために重要.

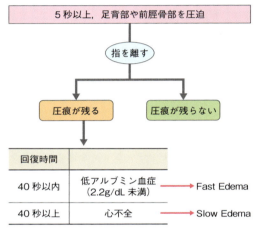

図3　浮腫の評価

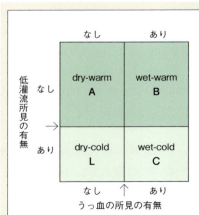

図4　Nohria-Stevenson分類
予後の予測や治療方針（リハビリテーションの運動負荷など）を決定するのに有用である．Profile Aは重症度としては軽症と判断され，心臓移植などで短期間での死亡例はProfile B, Cに多い．Profile Cは拡張型心筋症などの終末期に近い病態に相当する．

Profile A：うっ血や低灌流所見なし（dry-warm）
Profile B：うっ血はあるが低灌流所見なし（wet-warm）
Profile C：うっ血および低灌流所見を認める（wet-cold）
Profile L：低灌流所見を認めるがうっ血所見はない（dry-cold）

うっ血所見：起坐呼吸，頸静脈怒張（頸動脈の怒張），浮腫，腹水，肝頸静脈逆流が出現していないかを観察する．頸静脈の怒張の有無を確認する際は，30〜45°ベッドアップした状態で行う（仰臥位では頸静脈は怒張しているのが正常な所見なので要注意）

低灌流所見：小さい脈圧，四肢冷感，傾眠傾向，低Na血症※，腎機能悪化がないかを観察する

※低Na血症（血清Na値が153mEq/L以下）が低灌流所見に含まれる理由……心拍出量が低下すると，生体はそれを代償しようと腎臓からの排泄（尿）を制限することで循環血液量を増やそうとする．その結果，水分が多い血液となり，血清Na濃度が希釈され低値となる．

（山﨑正雄ほか編：循環器疾患ビジュアルブック 第2版, p166, Gakken, 2017）

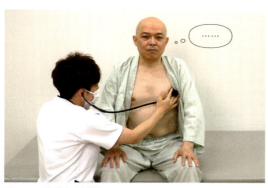

図5-1　呼吸音の聴診
左右差や正常音との違いに注意する．

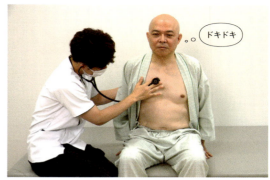

図5-2　心音の聴診
左右差や正常音との違いに注意する．

表1　心音の種類

心音：弁が閉じたときに血流がぶつかることにより起こる音，弁が閉鎖する音 　　　正常であれば，弁の解放時に雑音は聴取されない 　　　Ⅲ音，Ⅳ音は過剰心音という		
Ⅰ音	房室弁（僧帽弁，三尖弁）の閉鎖で生じる音 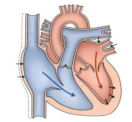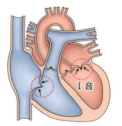 　A　心室に血液が流入　　B　房室弁が閉じる（Ⅰ音発生） 心室に血液が流入（A）し，動脈に血液を送り出す作業を始めるために，心室が収縮を始める．その後，逆流を防ぐため，心房と心室の間の房室弁（三尖弁・僧帽弁）が閉じる（B）．	・「ドッ」という音 ・左心室では大きく聴こえる（心筋量が多いため）
Ⅱ音	動脈弁（大動脈弁，肺動脈弁）の閉鎖で生じる音 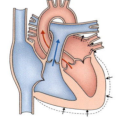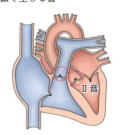 　C　心室から動脈へ血液が流出　　D　動脈弁が閉じる（Ⅱ音発生） 心室から動脈へ血液が流出（C）し，肺動脈や大動脈の圧力が高くなるために，動脈弁（肺動脈弁・大動脈弁）が押し戻されて閉じる（D）．	・「トン」という音
Ⅲ音	拡張早期の心室急速充満期（Ⅱ音）の直後に生じる	・低調で持続の短い音（ベル面で聴取） ・うっ血性心不全の徴候 ・健常若年者でも聴取することがある
Ⅳ音	心房収縮の拡張末期（Ⅲ音の後，Ⅰ音の直前）に生じる	・Ⅲ音よりもさらに低調の音（ベル面で聴取） ・健常者では小児以外は聴取されない ・心筋肥大，虚血，うっ血性心不全などで聴取される

（藤田英雄監：循環器ビジュアルナーシング 改訂第2版．p25, Gakken, 2022）

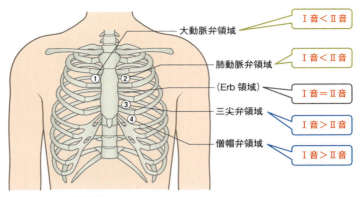

図6 心音の聴診部位
(藤田英雄監:循環器ビジュアルナーシング 改訂第2版. p26, Gakken, 2022)

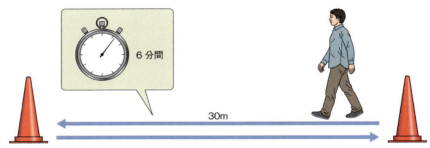

図7 6分間歩行試験の方法

　以上,フィジカルアセスメントの一通りの流れを記したが注意しなければならないことがある.それは,ある程度経験を積むことでより迅速に情報収集できるようになるが,その経験や直観から憶測で偏った仮説を立て,仮説を肯定する情報ばかりを集めてしまうことである.

　「フィジカルアセスメントは頭の先からつま先まで」という言葉があるように,全体的な情報をより円滑にかつ正確に収集することで,正しいアセスメントを行うことができ,運動療法を適切に提供することができる.

　したがって,広い視野と深い知識をもって,情報を正しく的確に捉えたうえでアセスメントを行うことが重要である.

2 6分間歩行試験

　6分間歩行試験は,患者自身のペースで6分間の間に可能な限り歩行できる距離を測定するフィールド歩行テストである.6分間歩行試験の結果は,最高酸素摂取量などと相関があり,トレッドミルやエルゴメーターなどの機器がなくても運動耐容能を簡

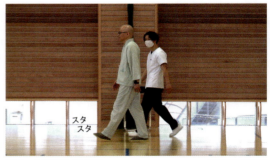

図8 6分間歩行試験
一定の負荷がかかるように声かけを行う.

便に測定することができるため,さまざまな施設で最も広く行われている運動負荷試験である.

　循環器疾患や呼吸器疾患の患者のみならず,整形外科疾患,片麻痺後遺症を有する患者,高齢者などさまざまな患者の総合的な体力測定としても実施することができる.

①方法(図7,8)

　30mの障害物のない平坦な直線を,患者にでき

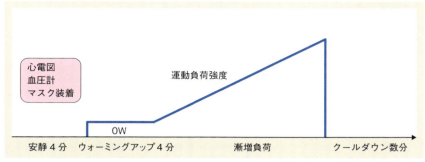

図9　CPXの流れ

るだけ速く歩くよう指示し，6分間での歩行距離を測定する．自由歩行であるため，適切な声かけにより，一定負荷となるよう心がける．歩行前後でボルグ（Borg）スケールを用いて疲労度を評価する．休憩が必要なときは壁にもたれ掛かって休む．中断した場合にはその理由，時間，距離を記載する．

*

6分間歩行試験における歩行距離の結果からおおよそ以下のように評価・解釈することができる．

- 500m以上：高齢日本人の平均的な距離
- 400m以下：外出に制限あり
- 300m以下：ほとんど外出できない
- 200m以下：生活範囲が身の回りに限定される

3 心肺運動負荷試験（CPX）（第4章 生活習慣病へのリハビリテーション，6. 生活習慣病へのリハビリテーション p220を参照）

心肺運動負荷試験（CPX：cardiopulmonary exercise testing）とは，自転車エルゴメーターにて運動負荷をかけながら呼気ガス分析を行うことで，非観血的に運動中の心臓，肺，筋肉の状態を総合的に評価することができる検査である．

検査によって得られる嫌気性代謝閾値（AT：anaerobic threshold）や最高酸素摂取量（peak $\dot{V}O_2$），は呼吸・循環・代謝の総合的運動耐容能の指標として，心不全の重症度判定，治療効果判定，運動耐容能の評価および後述する運動療法の運動処方作成などに利用される．CPXの一般的な流れについて下記に示す．

①CPXの流れ（図9, 10）

ⅰ）準備

心電図，血圧計，SpO_2モニター，呼気ガスマスクを装着し，自転車エルゴメーターに乗る．

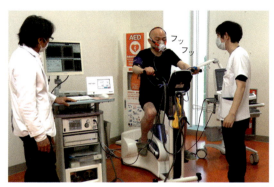

図10　CPX
試験中はモニターや患者の状態をしっかりと観察する．

ⅱ）Rest

安静時のデータを4分間確認する．

ⅲ）Warm up

自転車エルゴメーターの駆動を開始する．4分間は一定の負荷（0～20W）で駆動する．

ⅳ）Exercise

漸増負荷（Ramp負荷）が開始となり徐々にペダルが重くなる．この間に嫌気性代謝閾値（AT：anaerobic threshold）や最高酸素摂取量（peak $\dot{V}O_2$）を迎える．

ⅴ）Cool down

目標到達，もしくは運動継続困難（駆動困難，強い息切れや下肢疲労，胸痛等の症状出現）となったらペダル負荷を軽くして1～3分駆動し続ける．

ⅵ）検査終了

検査時間はおよそ60分．

②嫌気性代謝閾値（AT）

運動強度を高くすると骨格筋への酸素供給が酸素

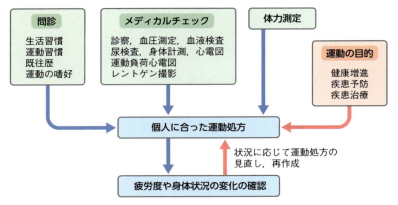

図11 運動処方の手順
（公益財団法人長寿科学振興財団「健康長寿ネット」：運動処方，2022．https://www.tyojyu.or.jp/net/kenkou-tyoju/kenkou-undou/undou-shohou.html より2023年2月27日検索を参考に作成）

需要に追い付かなくなり，無酸素的なエネルギー供給が多くなる．その結果として血中乳酸が上昇し始める境界（閾値）をATという．

有酸素運動から無酸素運動に移行するポイントを示す．無酸素性代謝は，交感神経の活発化により，血圧上昇，脈拍上昇などのリスクが伴うため，当然ながら長時間行うことは心血管系イベントを誘発する可能性が高まる．

③メッツ（METs）

メッツ（METs：metabolic equivalents）とは，運動や身体活動の強度を示す単位のことである．安静座位時を1METsとしたときに，その何倍の強さにあたる運動，身体活動かを表したもので，例えば歩行は3.0METs，速歩は4.0METs，ゆっくりとしたジョギングは6.0METsにあたる．

CPXによって得られたAT時の酸素摂取量からAT時のMETsを計算することができる．「改訂版『身体活動のメッツ（METs）表』」を参照し，AT時のMETsを超える運動や身体活動を長時間行うことは過負荷となる可能性があるため，休憩を挟む，長時間行うことを控えるなど具体的な指導を行う．

＊

以上，心肺運動負荷試験は運動療法の実施にあたり有益な情報が得られるが，運動負荷試験における禁忌や中止基準も設けられているため，その内容を理解したうえで試験中はモニターや患者の状態をしっかり観察し，変化を見落とさないことが重要である．

4 運動処方（FITT）

運動処方とは，個人にとって安全で効果的な運動内容について決定することをいう．具体的には，運動の頻度（F：Frequency），運動の強度（I：Intensity），運動の持続時間（T：Time），運動の種類（T：Type of exercise）の頭文字からなる「FITT」の原則に基づいてその内容を設定する．

運動処方は，個人の運動の目的，健康状態，生活環境，体力などが加味され，その人に最適なメニューとして作成する（図11）．不適切な内容の運動によっては，筋肉や関節の障害，心臓病の悪化などをまねくおそれもあるため，適切な運動処方を提供する必要がある．また，病態や身体機能に応じて定期的に運動処方を見直すことも重要となる．

①運動の種類（Type of exercise）

運動の種類は大きく分けて，有酸素運動と抵抗運動の2つに分けられ，患者の状態・目的に応じてメニューを組み合わせて実施する．

有酸素運動は，AT以下の運動，つまり有酸素性代謝で行われる強度の運動のことであり，歩行や自転車エルゴメーター，トレッドミルなどが実施される．それに対して抵抗運動は筋力トレーニング，レジスタンストレーニングなど骨格筋の筋力，筋持久力強化を目的とした運動である．

早期であれば臥位や座位での徒手抵抗運動，自重トレーニング，セラバンド・重錘を用いて低負荷でも可能な運動を選択する．回復期に入ると立位での筋力トレーニングやトレーニングマシンを用いた抵

表2　自覚的運動強度（RPE）とボルグスケール

RPE	自覚度	強度（%）	心拍数
6	安静時	0	60
7	非常に楽に感じる	7	
8		14	80
9	かなり楽に感じる	21	
10		29	100
11	楽に感じる	36	
12		43	120
13	ややきつい	50	
14		57	140
15	きつい	64	
16		72	160
17	かなりきつい	79	
18		86	180
19	非常にきつい	93	
20	もうだめ	100	200

■ボルグスケール

指標	自覚度	%最大酸素摂取量
6		
7	非常に楽である	40％
8		
9	かなり楽である	50％
10		
11	楽である	60％
12		
13	ややきつい	70％
14		
15	きつい	80％
16		
17	かなりきつい	90
18		
19	非常にきつい	100％
20		

抗運動など，より高強度で可能なトレーニングを時期や状態に応じて提供する．運動療法を提供・選定するにあたって，適応や禁忌事項を必ず確認する必要がある．

②運動の強度（Intensity）

FITTのなかでも特に運動強度は運動を安全かつ効果的に実施するうえで重要な項目である．

ⅰ）有酸素運動

一般的には会話をしながら一定時間運動を継続することができ，汗ばむ程度，中強度の運動が推奨される．理由として，運動が長時間可能になりエネルギー消費量の増加が容易になることや，運動耐容能が向上すること，代謝機能関連の血液生化学データの改善が期待できること，運動中の危険因子（血圧上昇など）を抑えて運動が実施できることなどが挙げられる．

有酸素運動の運動処方を決定する方法としては，CPXのほか，心拍数や自覚的運動強度を用いる方法がある．

a）CPXによる強度設定

- peak $\dot{V}O_2$（最高酸素摂取量）の40〜60％
- AT（嫌気性代謝閾値）の80〜100％
- AT時の心拍数，ATの1分前のワット数

表3　修正ボルグスケール

指標	自覚度
0	何も感じない
0.5	非常に弱い
1	かなり弱い
2	弱い
3	ちょうどいい
4	ややきつい
5	きつい
6	
7	かなりきつい
8	
9	
10	非常にきつい

b）自覚的運動強度（RPE）による強度設定

自覚的運動強度（RPE：rate of perceived exertion）とは，運動を行う患者がどの程度の疲労度を感じているかを自分の感覚で示すものであり，ボルグスケール（表2）が臨床的によく用いられている．最近では修正ボルグスケール（表3）を使用する施設も多い．

ボルグスケールで11「楽である」〜13「ややきつい」程度の自覚症状が，運動の効果が得られるかつ安全に行える運動強度であり，おおよそ13がATの

運動強度に相当する．ただし，RPEと運動強度の関係は，環境温度など，外的環境因子の影響を受けるため，必ずしも同じ運動内容がいつも同じ強度になるとは限らない．

c）心拍数による強度設定

運動時，心拍数は酸素摂取量とほぼ比例して直線的に増加することから，心拍数を用いて運動強度を表すことができる．年齢や安静時心拍数から運動強度を算出するカルボーネン（Karvonen）法が使われる．運動の目標心拍数を設定する方法であり，最も簡単かつしっかりと運動強度を設定できる．

●カルボーネン法

次の式により，目標心拍数を算出する．

> 目標心拍数＝〔（220－年齢）－安静時心拍数）〕×
> 運動強度＋安静時心拍数

例えば，80歳の患者で安静時心拍数が80bpm，運動強度40％に相当する運動の場合，目標心拍数は〔（220－80歳）－80bpm〕×40％＋80bpm＝104bpmになる．この場合，運動中に心拍数が104bpmまで上がっていれば40％強度の運動ができていることがわかる．104bpmになっていない場合は，理論上は強度を上げることができる．しかし，循環器疾患を有する患者の多くが心機能の低下やβ遮断薬の使用により心拍応答の低い患者であるため，目標心拍数から運動強度を設定する際には注意が必要である．

ⅱ）抵抗運動

粗大筋に対して1回最大反復強度（1RM*：repetition maximum）の30～60％前後の重さを用いたレジスタンストレーニングを行う．上肢であれば30～40％，下肢であれば50～60％程度の強度で実施される．

しかし，循環器疾患を有している患者は血行動態に注意が必要なため，1RMの測定が困難な患者が多い．その際は，滴定法（**表4**）を利用し，％1RMと

> #### 📕 用語解説
> ＊RM (repetition maximum)…最大運動回数を表す．ある決まった運動強度（重量）に対して，何回反復して関節運動を行うことができるかによって，自己の最大運動強度（重量）つまり筋力を判定する．1RMは1回持ち上げられる運動強度（重量），10RMは10回持ち上げられる運動強度（重量）．

表4　レジスタンストレーニング：滴定法

反復できる回数	％1RM
17回	60％
12回	70％
8回	80％
5回	90％
1回	100％

繰り返し可能な回数から運動強度を設定する．

発症早期や重症例，高齢者，意欲が低下した患者などの場合，20回程度連続でできる低強度での運動から開始することが望ましい．

患者は運動の効果について理解することが難しいため，患者が目で見てわかる形で定期的なフィードバックを行い，運動に対するモチベーションを維持し，主体的にトレーニングに取り組めるよう支援することが重要である．

③運動の頻度 (Frequency)，運動の持続時間 (Time)

ⅰ）有酸素運動

患者に応じた強度の有酸素運動を週3回以上，1週あたり150分以上実施することを目標とする．

ⅱ）抵抗運動

患者に応じた強度の抵抗運動を1～3セット，上半身・下半身の筋肉を含んだ8～10種類程度の運動（腹筋，ダンベル，腕立て伏せ，スクワットなど）を週2～3回を目安に実施する．

❷ 急性心筋梗塞のリハビリテーション

心臓リハビリテーションは大きく急性期，回復期，維持期の3相に分類される（**図12**）．

■1 急性期（第Ⅰ相）

急性期での目標は，日常生活動作を安全に行うことができるようになることと二次予防に向けた教育を開始することである．

『2021年改訂版 心血管疾患におけるリハビリテーションに関するガイドライン』においても，急性期にクリニカルパスを用いて心臓リハビリテーションを行うことは推奨クラスⅠ，エビデンスレベルAに該当する[1]．クリニカルパスを採用することにより，急性心筋梗塞の診療内容の標準化，入院期

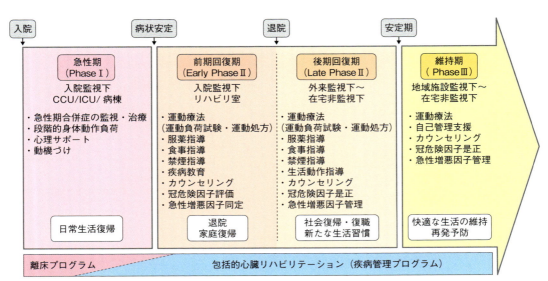

図12 心臓リハビリテーションの時期的区分

表5 福岡和白病院にて運用中の急性心筋梗塞クリニカルパス1週コース

	1日目（入院日）	2日目	3日目	4日目	5日目	6日目	7日目	8日目
リハビリ	処方	ベッド上	室内リハ 12誘導心電図	室内リハ後 200m歩行 12誘導心電図	500m歩行 12誘導心電図	エルゴメーター 10～20W× 10分2セット	エルゴメーター 10～40W× 10分2セット	運動指導に基づいて実施
負荷試験	なし	なし	トイレ歩行	200m歩行	500m歩行	入浴負荷試験（看護師サイドにて実施）	CPX	なし
安静度	ベッド上安静（TFI以外は座位可）	ベッド上座位・端座位	室内フリー 病棟トイレ可		棟内フリー	院内フリー		
飲水					フリー			
患者教育				服薬自己管理指導 発作時の対応について	禁煙指導・飲酒制限 生活リズムについて	食事・栄養指導 緊急受診の方法	退院前服薬指導	
食事	CPKピークアウト後開始							
モニター	あり	あり	あり	あり	あり	あり	OFF	
看護			バルーン抜去		シャワー浴可	入浴可（付添いあり）	入浴可（付添いなし）	

TFI：経大腿動脈インターベンション，CPK：クレアチニンホスホキナーゼ

間の効率的短縮，二次予防教育，回復期心臓リハビリテーションへの移行がスムーズになるというメリットがあることから多くの急性期施設で用いられている（表5）．

『急性冠症候群ガイドライン（2018年改訂版）』，『2021年改訂版 心血管疾患におけるリハビリテーションに関するガイドライン』より，急性心筋梗塞に対する急性期リハビリテーションにおけるステージアップの判定基準が設けられており[1,2]，負荷時の症状やバイタルサイン，不整脈の出現などには十

表6　急性心筋梗塞患者に対する心臓リハビリテーションのステージアップの判定基準

1. 胸痛，呼吸困難，動悸などの自覚症状が出現しないこと．
2. 心拍数が120/min以上にならないこと，または40/min以上増加しないこと．
3. 危険な不整脈が出現しないこと．
4. 心電図上1mm以上の虚血性ST低下，または著明なST上昇がないこと．
5. 室内トイレ使用時までは20mmHg以上の収縮期血圧上昇・低下がないこと．
（ただし2週間以上経過した場合は血圧に関する基準は設けない）

負荷試験に不合格の場合は，薬物追加などの対策を実施したのち，翌日に再度同じ負荷試験を行う．

（日本循環器学会/日本心臓リハビリテーション学会：2021年改訂版 心血管疾患におけるリハビリテーションに関するガイドライン．https://www.j-circ.or.jp/cms/wp-content/uploads/2021/03/JCS2021_Makita.pdf. 2024年12月閲覧）

表7　運動処方の方法

CPXを実施した場合の運動処方
1. AT処方（AT 1分前の負荷量）

CPX非実施の場合の運動処方
1. 心拍処方（カルボーネンの式） 目標心拍数＝（最大心拍数－安静時心拍数）×k＋安静時心拍数 k（運動強度）＝0.4～0.6 ＊文献により0.5～0.7とする場合あり
2. 自覚的運動強度による処方 ボルグスケール12～13「ややきつい」と感じるレベル　など

（日本循環器学会/日本心臓リハビリテーション学会：2021年改訂版 心血管疾患におけるリハビリテーションに関するガイドラインを参考に作成）

分注意して進めていく（**表6**）．

　心不全を合併している患者や重症不整脈が認められる患者，ステージアップの判定基準を逸脱するような患者に関してはクリニカルパスを使用せずに全身状態にも留意しつつ，状態に応じてステージアップしていく．室内歩行程度の歩行負荷試験をクリアできれば，ICUから一般病棟へ移り，回復期に移行する．患者教育に関しては疾患の理解を深めつつ，修正すべき冠危険因子や生活習慣の確認と修正を行っていく．

■2 回復期（第Ⅱ相）

　第Ⅱ相では心筋梗塞の再発および合併症の予防に努めながら職場や社会に復帰することが目標である（**図12**）．

①前期回復期

　運動負荷試験による予後およびリスクの評価，運動処方に基づく積極的な運動療法，生活習慣改善を含む二次予防教育，復職・心理カウンセリングなどを包括的・体系的に実施する．

　急性心筋梗塞に対しての運動療法の効果として，冠危険因子の改善，抗動脈硬化作用，抗虚血作用，抗血栓効果，抗炎症作用効果，血管内皮機能改善効果，骨格筋代謝改善効果，自律神経機能改善効果など，冠動脈疾患において多面的効果があり，心臓リハビリテーションは冠動脈疾患患者の運動耐容能を改善し，生活の質（QOL：quality of life）を向上させ，心血管死亡や総死亡率を低下させるなどの有益

な効果をもたらすことはすでにエビデンスとして確立されている．

　運動療法による心仕事量の増大が心機能を増悪させ，心室リモデリングを助長することが懸念されていたが，その後の研究で左室機能がむしろ改善し，リモデリングを減弱する可能性が示唆されている．自律神経系に対しても種々の影響を及ぼし，交感神経の活性低下と副交感神経（迷走神経）の活性亢進は，心室頻脈性不整脈による心臓突然死のリスクを低下させる機序の1つになると考えられている．

　これらの効果を効率的かつ安全に得るためには的確な運動処方が必要であり，この過程において運動負荷試験が重要である．トレッドミルや自転車エルゴメーターを用いた多段階漸増負荷試験が行われ，心肺運動負荷試験（CPX：cardiopulmonary exercise test）がその1つの手段である．CPXは予後評価，身体活動度の処方，内科治療や経皮的冠動脈インターベーション（PCI：percutaneous coronary intervention）の効果判定のため，退院前または退院後早期に行う．

　上記の運動療法の効果を安全かつ効率的に獲得するためにCPXにて得られる有機的代謝に無機的代謝が加わる$\dot{V}O_2$（酸素摂取量）を嫌気性代謝閾値（AT：anaerobic threshold）と呼び，AT 1分前レベルの有酸素運動が望ましいとされている（**表7**）．CPXを行わない場合には，カルボーネン（Karvonen）の式を用いた心拍処方やボルグ（Borg）スケールな

どの自覚的運動強度を用いた運動処方を行うことが多い（**表7**）.

カルボーネンの式における最大心拍数は実測値を用いるが，最大負荷試験を行わなければならない．不可能な場合には（220－年齢）を用いる．しかし，βブロッカーやジルチアゼム塩酸塩（ヘルベッサー®）などの心拍応答を低下させる薬物を服用中の患者では（220－年齢）は使ってはならない．予測心拍数（220－年齢）は実測による最大心拍数よりもはるかに高い数値を示すからである．

安定期になって最大負荷で実施でき，最大心拍数を実測できるようになれば心拍処方はかなり信頼できる．ただし，βブロッカー使用中の場合には，心拍応答は低下し心拍数の上昇が抑制されるので，運動療法中のわずかな心拍数の上昇が負荷量の大きな変更が必要となりうる点には留意する．

患者教育に関しては，回復期に栄養，生活指導，薬，カウンセリングなどの患者教育や退院後の生活指導を含めて指導することがQOLの向上に最も有効であり，そのためにはさまざまな職種が協働で患者教育を担当する必要がある．

冠動脈疾患（CAD：coronary artery disease）患者を対象にしたメタ解析では，禁煙やストレスマネジメントなどの患者教育を加えた包括的介入によって，総コレステロール，中性脂肪，収縮期血圧，喫煙率，心疾患死亡率の有意な低下と，体重，運動習慣，食習慣の有意な改善が認められており，冠危険因子の是正，生活習慣の改善が報告されている．心臓リハビリテーションにおける冠危険因子の診断と管理目標値に関しては**表8**に示す．

②後期回復期

心臓リハビリテーションにおいて特に運動療法は入院中のみならず，退院後も継続することが重要である．しかし，急性心筋梗塞患者の入院期間の短縮に伴い，前期回復期に運動療法が行われないことも多く，患者のQOLや予後にマイナスに働くほど影響は大きい．退院後の回復期リハビリテーションが特に重要であり，それに相応した安全かつ効果的な運動処方や運動指導，リスク管理が必要となる．退院後は外来通院型監視下運動療法と在宅運動療法を併用する．

退院後の急性心筋梗塞に対しての訓練内容としては，有酸素運動およびレジスタンストレーニングが推奨されている．有酸素運動の時間・頻度は，10分×2回/日から開始し20〜30分×2回/日まで徐々に増加し，安定期には30〜60分×2回/日を目指す．週3回以上，できれば毎日が望ましい．

初期には，前回の運動による疲労が残らないよう，時間・回数を少なくし，トレーニング進行とともに漸増していく．主運動の前後には準備運動と整理運動を行う．特に高齢者では準備運動時間を十分にとり，運動時の心イベント・外傷転倒予防に役立てる．

レジスタンストレーニングに関しては，ガイドライン上では「中強度持久性トレーニングを行う，筋力低下やフレイルを認める患者に低強度レジスタンストレーニングを行う」が推奨クラスⅠ，エビデンスレベルAと推奨されている．近年，レジスタンストレーニングの有用性が注目されるようになった．ST上昇型心筋梗塞（STEMI：ST elevation myocardial infarction）後でも早期のレジスタンストレーニングは安全に施行可能であり，QOL，運動耐容能，血管内皮機能の改善を認める．

運動処方は，上肢運動が1RMの30〜40％，下肢運動は50〜60％，1セット10〜15回反復できる負荷量，中等度疲労，ボルグ指数11〜13「ややきつい」を上限として，2〜3回/週で実施するとされている．退院後，運動開始1か月後，3か月後，5〜6か月後，または終了時に運動負荷試験を行って運動処方内容の修正や治療効果の評価，予後予測，栄養評価や心理評価なども行い，最終的に運動プログラムを含めた自己管理と運動習慣だけでなく是正できた生活習慣を再指導し，維持期へ移行していく．

③ 開心術後のリハビリテーション

開心術後は，麻酔や体外循環の影響，心筋への多大な侵襲に対する生体反応により血行動態が変化しやすい．そのため，術後は集中治療室にて各種臓器の機能の改善と全身管理が最優先される．しかしながら，術後の過剰な安静臥床は身体的ディコンディショニングを生じ，合併症の発症を助長するため，禁忌に該当しない限り，疾患ごとの病態，術式，重

表8　心臓リハビリテーションにおける冠危険因子の診断と管理目標値

冠危険因子	診断基準	管理目標値
高血圧	①診察室血圧≧140/90mmHg ②診察室外血圧 　家庭血圧≧135/85mmHg 　24時間血圧≧130/80mmHg 　夜間血圧≧120/70mmHg ①または②	診察室血圧 冠動脈疾患：130/80mmHg未満 心不全での収縮期血圧： 左室収縮率保持例130mmHg未満 左室収縮率低下例110～130mmHg
脂質異常症	LDL-C≧140mg/dL HDL-C＜40mg/dL TG≧150mg/dL non-HDL-C≧170mg/dL 上記のいずれか	冠動脈疾患： LDL-C＜100mg/dL，non-HDL-C＜130mg/dL HDL-C≧40mg/dL，TG＜150mg/dL 急性冠症候群の既往，家族性高コレステロール血症，糖尿病併発例ではLDL-C＜70mg/dL，non-HDL-C＜100mg/dL
糖尿病・耐糖能異常	①空腹時血糖≧126mg/dL ②随時血糖≧200mg/dL ①または②かつHbA1c≧6.5％ 耐糖能異常　空腹時110mg/dL以上または糖負荷後2時間血糖140mg/dL以上	HbA1c＜7.0％ 65歳以上の高齢者では認知機能やADLの低下，低血糖リスクを考慮して8.0～8.5％未満
肥満・メタボリックシンドローム	腹囲　男性≧85cm，女性≧90cm 上記に加え下記の2項目以上 ①空腹時TG≧150mg/dLまたはHDL-C≦40mg/dL ②収縮期血圧≧130mmHgまたは 　拡張期血圧≧85mmHg ③空腹時血糖≧110mg/dL	左記の是正 BMI＜25kg/m²
慢性腎臓病	①尿検査，画像診断，血液，病理で腎障害の存在が明らか，特に0.15g/gCr以上の蛋白尿（30mg/gCr以上のアルブミン尿） ②糸球体濾過量（GFR）60mL/min/1.73m²未満 ①②のいずれかまたは両方が3か月以上持続する状態	eGFR≧60mL/min/1.73m²
身体不活動	エネルギー消費量が1.5MET以下の座位や臥位での覚醒行動の時間が長い	
喫煙	紙巻きたばこ，葉巻，電気加熱式たばこ，電子たばこ	禁煙・受動喫煙の回避

BMI：body mass index，HDL-C：HDLコレステロール，LDL-C：LDLコレステロール，non-HDL-C：総コレステロールーHDL-C，TG：中性脂肪，推算GFR（eGFR）＝194×Cr$^{-1.094}$×年齢$^{-0.287}$×1（女性の場合は×0.739）．空腹時とは10時間以上の絶食状態での採血を指す．

（日本循環器学会/日本心臓リハビリテーション学会：2021年改訂版 心血管疾患におけるリハビリテーションに関するガイドライン．https://www.j-circ.or.jp/cms/wp-content/uploads/2021/03/JCS2021_Makita.pdf. 2024年12月閲覧）

症度，合併症などからリスクを確認し，循環動態の安定化と並行して早期に離床を開始する．

開心術後の早期離床リハビリテーションは人工呼吸器装着期間・ICU在室日数・入院日数の短縮や，身体機能・健康関連QOL・末梢骨格筋・呼吸筋力の改善において有効とされている．

■1　術後の生体反応と合併症

①水分出納異常

心臓血管術後では，手術の侵襲，人工心肺使用や輸血などによる水分出納の異常，血管透過性の亢進による間質へ水分移動などがみられる．循環血液量の減少から血圧低下や肺うっ血をきたすことがある．利尿期（侵襲後約48～72時間）を迎えると血管透過性が正常化するとともに間質の水分は血管内に戻る．

②人工呼吸器や侵襲による呼吸機能への影響

手術時・術後の人工呼吸器管理は挿管および麻酔ガスの吸入により自発呼吸抑制や，気道線毛細胞の機能低下が起こり，気道内分泌物の排出が阻害され末梢気道閉塞による肺胞換気不全や無気肺が生じやすい．また，人工呼吸器による換気血流の不均等分布は，無気肺，下側肺障害を発生させる原因となり，肺

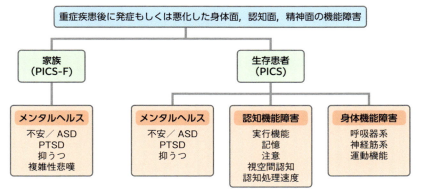

図13 集中治療後症候群（PICS）とは
ASD：急性ストレス障害，PTSD：心的外傷後ストレス障害
（道又元裕監：ICU ビジュアルナーシング 改訂第2版．p421, Gakken, 2021）

活量や機能的残気量の低下をまねくおそれがある[3]．

さらに，開心術後の患者は胸骨切開により物理的・心理的に胸郭運動が制限され，創部の痛みも加わり呼吸機能が低下する．手術後1日目の平均肺活量は手術前の約半分ほどに低下するといわれ無気肺の発生リスクが高い．

③集中治療後症候群（PICS）

集中治療後症候群（PICS：post intensive care syndrome：PICS）とは，集中治療室（ICU：intensive care unit）に入室中あるいはICU退室後に生じる身体，認知，精神の機能障害である（**図13**）．PICSの身体機能障害として，肺機能障害，神経筋障害，全般的身体機能障害などがある．特に重症疾患の罹患後に左右対称性の四肢のびまん性の筋力低下を呈する症候群を ICU-acquired weakness（ICU-AW）と呼び，ICU-AWのよる筋力低下は患者の日常生活動作（ADL：activities of daily living）や生活の質（QOL：quality of life）を低下させる．

④術後合併症

術後に起こりうる合併症の種類とモニタリング項目を**図14**に示す．

2 リハビリテーション

①開心術後の急性期リハビリテーションの目的

循環動態の安定化と並行して離床を進め呼吸器合併症・せん妄・廃用症候群を予防し，早期に術前の身体機能を再獲得することを目的とする．

②リハビリテーション実施に必要な知識

ルート，デバイスの種類や，ドレーンの挿入部位（**図15**），特にスワンガンツカテーテル，薬剤，ME機器について知識を得るようにする．

ⅰ）スワンガンツカテーテル（Swan-Ganz catheter）

心臓血管術後はスワンガンツカテーテルが留置されていることが多い（**図16**）．スワンガンツカテーテルは心拍出量，肺動脈圧，右房・右室圧，肺動脈楔入圧などの測定が可能（**表9**）であり，循環動態の評価に用いられる．また，心不全・ショック時の病態の把握，循環作動薬投与・輸液などの治療方針の決定，心臓術後の心機能評価にも用いられる（p40参照）．

ⅱ）循環管理に使用する薬剤

循環管理に伴う薬剤に関しては作用・効果を把握し，投与量を確認したうえで介入する（**表10**）．

ⅲ）リハビリテーション実施時におけるME機器，ルート類の確認事項（表11）

チューブ・ドレーン類やME機器の確認は実施前後で行い，できれば2名で確認する．

③術前リハビリテーション

待機的手術予定の患者に対しては，術後のリハビリテーションや離床を円滑に進めるために術前よりオリエンテーションを行う．オリエンテーションの内容は手術翌日からのリハビリテーション内容や目的・効果を説明しておく．患者自身が離床に対して前向きに考えることができるような教育が必要である．

術前指導として起居動作指導（術創部保護を考慮），呼吸・排痰指導（ACBTなど）を行う．その他，術前の運動機能・嚥下機能・栄養状態などを評価しておく．

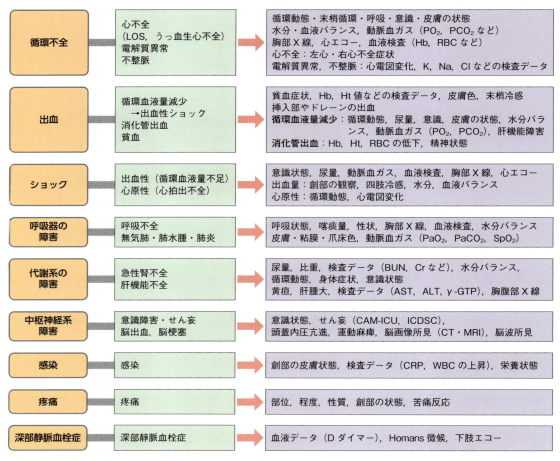

図14 術後に起こりうる合併症の種類とモニタリング項目

(妙中信之：写真と図解でマスター！ICU・CCUのベッドサイドモニタリング（和田洋子編），p15，メディカ出版，2007をもとに作成)

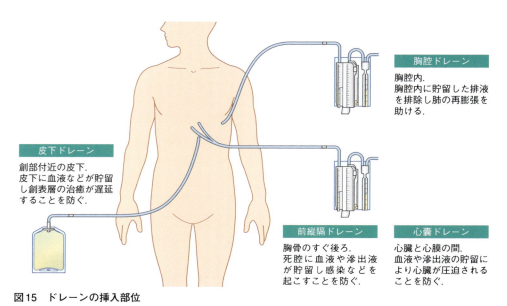

図15 ドレーンの挿入部位

(道又元裕監：ICUビジュアルナーシング 改訂第2版，p380，Gakken，2021)

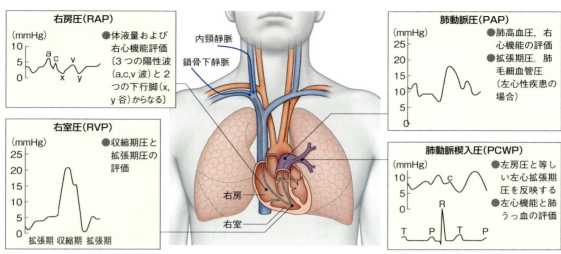

スワンガンツカテーテルの挿入部位の正常波形と値

（山﨑正雄ほか編：循環器疾患ビジュアルブック 第2版, p57, Gakken, 2017）

　バルーンの拡張と収縮が手元で遠隔的に操作できるよう，送気用ルーメンを内包している．これにより，静脈にカテーテルを挿入した後，バルーンを膨らませて，血流に乗せて経静脈的に先端を大静脈，右心，肺動脈の分枝部まで進めていくことができる．

　「スワンガンツ・サーモダイリューション・カテーテル（4ルーメン）」では，他に3本のルーメンを内包しており，そのうち2本の開孔部は先端と先端から30cmの位置にある．このカテーテルを体外のトランスデューサと接続して，複数の部位の内圧を連続的に測定することができる（表9）．

　もう1つのルーメンにはサーミスタ接続コードが内包され，サーミスタが装備された先端を肺動脈主幹部にもってくると，30cm手前の開孔部はちょうど右房付近にくる．この部位より冷却した生理食塩水などを一定量流した場合，冷水は右室で血液と混和して血液温度が低下する．その低下の度合いから，心拍出量が計測できる（熱希釈法）．

　このカテーテルは数日間の留置が可能で，急性心不全の回復過程のモニタにも有用である．

図16　スワンガンツカテーテル

表9　スワンガンツカテーテルで得られる指標

各指標	内容	参考値
右房圧（RAP）	右心室の前負荷．循環血液量の指標	2〜6mmHg
右室圧（RVP）	右心室圧を反映．右心室の後負荷，肺血管抵抗の指標	収縮期圧：15〜25mmHg 拡張期圧：0〜8mmHg
肺動脈圧（PAP）	左心室の前負荷を表し，肺血管抵抗や循環血流量の指標	収縮期圧：15〜30mmHg 拡張期圧：5〜15mmHg
肺動脈楔入圧*（PCWP）	左心房圧と左室拡張末期圧に近似 左心房の圧を反映し，左心室の前負荷の指標	5〜15mmHg
心拍出量（CO）	左心室から1分間に拍出される血液量．左心室の収縮力や循環血液量の指標	4〜6.5L/分
1回拍出量（SV）	心臓が1回の拍動で拍出する血液量	60〜100mL/beat
心係数（CI）	心拍出量を個々人の体格差を補正するために，体表面積あたりに換算した心機能を表す指標	2.5〜4.0 [L/min/m^2]
混合静脈血酸素飽和度（SvO$_2$）	肺静脈血の酸素飽和度で酸素需要の指標	60〜80％

＊バルーンを膨らませて肺動脈を塞いだときにカテーテルの先端にかかる圧で，肺の中の細かい血管を通り抜けて，その先にある左心房の圧を測定している．

表10　循環管理に使用する薬剤

分類	効果	薬剤名
アドレナリンβ受容体作動薬	心拍数増加，心収縮力増強に起因する心拍出量増加	アドレナリン，ノルアドレナリン，ドブタミン塩酸塩，ドパミン塩酸塩，イソプロテレノールなど 間接的に同様の効果を示す薬剤としてホスホジエステラーゼⅢ（PDEⅢ）阻害薬がある
血管拡張薬	後負荷の軽減による心拍出量の増加	●動脈拡張作用：カルシウム拮抗薬，アンジオテンシンⅡ受容体拮抗薬，アドレナリンα_1受容体拮抗薬，高用量のニトログリセリン（およそ$1\mu g/kg/min$以上），アドレナリンβ_2受容体刺激薬など ●冠動脈拡張作用：亜硝酸薬（ニトログリセリン，硝酸イソソルビド），ニコランジル
血管収縮薬	α_1作用にて末梢血管抵抗を高め，血圧を上昇させる	ノルアドレナリン，アドレナリン，高用量のドパミン塩酸塩，フェニレフリン塩酸塩，バソプレシンなど
抗不整脈薬	不整脈の改善・抑制	アドレナリンβ_1受容体遮断薬，ナトリウムチャネル遮断薬，カルシウム拮抗薬，カリウムチャネル遮断薬，マグネシウムなど ●洞徐脈の場合：硫酸アトロピンやアドレナリンβ_1受容体刺激薬が適応

表11　リハビリテーション実施時におけるME機器，ルート類の確認事項

ルート，持続点滴，持続注射
①カテーテルの挿入位置 【メインルート：中枢（内頸動脈・鎖骨下・鼠径部）・末梢】 ②挿入の長さ（CVカテーテルの場合のみ） ③挿入部の発赤，腫脹，熱感，出血，漏液，固定糸 ④投与薬剤（組成・流量） ⑤Aライン挿入時：刺入部位・固定性の確認

チューブ・ドレーン類
①固定の長さ，挿入部位，固定位置，固定糸の状況，マーキングの状況 ②ドレーンの三方活栓の向きやクランプの有無 ③接合部の外れ，緩み，屈曲 ④管内閉塞の有無 ⑤吸引圧，装置の誤作動防止のロック，エアリークの有無 ⑥電源の接続

硬膜外麻酔
①挿入部の位置 ②チューブの刺入部までの長さ，固定状態，皮膚の状態，漏液の有無 ③薬液の内容，流量残量

体外式ペースメーカー
①設定（rate，output，sence，A-V delay）の確認 ②ワイヤーの接続の位置（心房，心室） ③刺入部，リード断線の有無，固定・接続の緩み ④電池残量

人工呼吸器
①挿入チューブの長さ，固定位置，固定性 ②人工呼吸器の設定 ③回路・チューブの折れ，リークの有無 ④挿管チューブ内の結露の有無 ⑤アラーム設定 ※胸郭の上がりの有無や左右差，患者の表情も併せて確認

（佐野行助：Ⅱ-2　安全に実施するためのリスクアセスメントと対策．早期離床ガイドブック安心・安全・効果的なケアをめざして（宇都宮明美編著），p37，医学書院，2013を改変）

ⅰ）アクティブサイクル呼吸法（ACBT：active cycle of breathing technique）（図17，18）

【手順】

①リラックスしてゆっくりと落ち着いて呼吸する3〜4回の呼吸コントロール

②腹式呼吸を意識しながら吸気を強調する3〜4回の深呼吸

③呼吸コントロール

④1〜2回のハフィングと呼吸コントロール

というサイクルが基本．痰の喀出までサイクルを繰り返す．

ⅱ）インセンティブ スパイロメトリー

術前・術後の呼吸訓練方法としてインセンティブスパイロメトリー（IS：incentive spirometry）を使用する訓練方法がある．吸気を視覚的にフィードバックできる器具を用いて，肺の拡張効果や吸気筋持久力の向上による周術期の肺合併症予防，呼吸機能の早期回復を目指すものである．

米国呼吸療法学会（AARC：American Association for Respiratory Care）のClinical Practice Guideline 2013には，術後の気道クリアランス手技において徒手的な胸部理学療法・体位ドレナージなどを含むACT（airway clearance therapy）やISの予防的使用の推奨度は低く，確実な疼痛管理による咳嗽能力の維持と，歩行訓練を含む可動戦略が推奨されている．呼吸訓練はISの使用のみではなく，早期離床・運動療法と組み合わせて行うことが重要である．

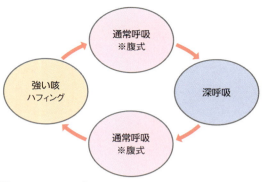

図17 アクティブサイクル呼吸法（ACBT）法

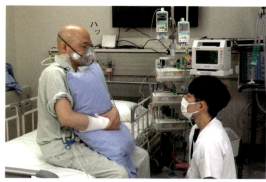

図18 アクティブサイクル呼吸法の手順
基本のサイクルを痰の喀出まで繰り返す．

④心臓手術後リハビリテーションの実際（図19）

事前にカルテより情報収集を行う．また，介入前に看護師とともに状態を把握する．

介入時間はあらかじめ看護師へ伝達しておき，必要であれば事前に疼痛コントロール（NRS〔numerical rating scale〕：3以下，CPOT〔Critical-Care Pain Observation Tool〕：2以下）を行ってもらう（**図20，表12**）．また，介入時間を伝えておくことで，看護師サイドも時間の調整がしやすくなり，リハビリテーション時の協力を得られやすい．

離床を開始する際，日本循環器学会のガイドラインの基準（**表13**）[1]や日本集中治療医学会のエキスパートコンセンサスの基準（**表14**）[4]を参考にする．なお，基準をすべて満たさなくても，離床により得られる効果が大きいと判断すれば厳重なモニタリング下に離床を図る[1]．離床・運動の前後にはウォームアップ（ストレッチ，低強度の運動），クールダウン（運動の漸減，ストレッチ）を取り入れ，急激な運動の停止による冠血流量低下，静脈還流低下・交感神経から副交感神経への移行による急激な血圧低下を予防する．

一方，病状が安定せず生命の危機に瀕している場合は，絶対安静でなければ関節可動域の維持を目的とした他動運動などは許容される．積極的運動は禁忌であり，日本集中治療医学会のエキスパートコンセンサスには，集中治療室でのリハビリテーションの禁忌が示されている（**表15**）[4]．血行動態が不安定で，安静時に症状が認められればベッド上の運動は控え[1]，病態が安定してきた時点で即時に離床が

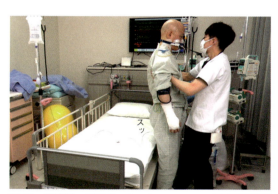

図19 術後リハビリテーション
　　　（起居動作〜端座位訓練）
離床前〜訓練終了後まで患者の状態を細やかにチェックする．

起居動作

端座位訓練

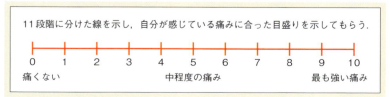

図20 数値的評価スケール（NRS）

表12　Critical-Care Pain Observation Tool（CPOT）

指標	状態	説明	点
表情	筋の緊張がまったくない	リラックスした状態	0
	しかめ面・眉が下がる・眼球の固定，まぶたや口角の筋肉が萎縮する	緊張状態	1
	上記の顔の動きに加え眼をぎゅっと固く閉じる	顔をゆがめている状態	2
身体運動	まったく動かない（必ずしも無痛を意味していない）	動きの欠如	0
	緩慢かつ慎重な運動・疼痛部位を触ったりさすったりする動作・体動時注意をはらう	保護	1
	チューブを引っ張る・起き上がろうとする・手足を動かす/ばたつく・指示に従わない・医療スタッフをたたく・ベッドから出ようとする	落ち着かない状態	2
筋緊張（上肢の他動的屈曲と伸展による評価）	他動運動に対する抵抗がない	リラックスした状態	0
	他動運動に対する抵抗がある	緊張状態・硬直状態	1
	他動運動に対する強い抵抗があり，最後まで行うことができない	極度の緊張状態または硬直状態	2
人工呼吸器の順応性（挿管患者）	アラームの作動がなく，人工呼吸器と同調した状態	人工呼吸器または運動を許容している	0
	アラームが自然に止まる	咳き込むが許容している	1
	非同調性：人工呼吸の妨げ，頻回にアラームが作動する	人工呼吸器に抵抗している	2
発声（抜管された患者）	普通の調子で話すか，無音	普通の声で話すが，無音	0
	ため息・うめき声	ため息・うめき声	1
	泣き叫ぶ・すすり泣く	泣き叫ぶ・すすり泣く	2

（Gélinas C et al：Pain assessment in the critically ill ventilated adult：validation of the Critical-Care Pain Observation Tool and physiologic indicators．The Clinical Journal of Pain 23（6）：497-505，2007）

表13　心臓手術後の離床開始基準

以下の内容が否定されれば離床を開始できる．
1. 低心拍出量症候群（low output syndrome：LOS）により
　①人工呼吸器，大動脈内バルーンパンピング装置，経皮的心肺補助装置などの生命維持装置が装着されている．
　②ノルアドレナリンなどのカテコラミン製剤が大量に投与されている．
　③カテコラミン製剤の投与下で収縮期血圧が80～90mmHg以下．
　④四肢冷感，チアノーゼを認める．
　⑤代謝性アシドーシスを認める．
　⑥尿量0.5～1.0mL/kg/h以下が2時間以上続いている．
2. スワン・ガンツカテーテルが挿入されている．
3. 安静時心拍数が120/min以上．
4. 血圧が不安定（体位交換だけで血圧が下がる）．
5. 血行動態の安定しない不整脈（新たに発生した心房細動，Lown Ⅳb以上の心室期外収縮）．
6. 安静時の呼吸困難や頻呼吸（呼吸回数30/minを超える）．
7. 術後出血傾向が続いている．

（日本循環器学会/日本心臓リハビリテーション学会：2021年改訂版 心血管疾患におけるリハビリテーションに関するガイドライン．https://www.j-circ.or.jp/cms/wp-content/uploads/2021/03/JCS2021_Makita.pdf. 2024年12月閲覧）

表14　早期離床や早期からの積極的な運動の開始基準

	指標	基準値
意識	Richmond Agitation Sedation Scale（RASS）	−2≦RASS≦1 30分以内に鎮静が必要であった不穏はない
疼痛	自己申告可能な場合numeric rating scale（NRS）もしくはvisual analogue scale（VAS）	NRS≦3もしくはVAS≦3
	自己申告不能な場合behavioral pain scale（BPS）もしくはCritical-Care Pain Observation Tool（CPOT）	BPS≦5もしくはCPOT≦2
呼吸	呼吸回数	＜35回/minが一定時間持続
	酸素飽和度（SaO_2）	≧90%が一定時間持続
	吸入酸素濃度（F_iO_2）	＜0.6
人工呼吸器	呼気終末陽圧（PEEP）	＜10cmH$_2$O
循環	心拍数（HR）	HR：≧50/minもしくは≦120/minが一定時間持続
	不整脈	新たな重症不整脈の出現がない
	虚血	新たな心筋虚血を示唆する心電図変化がない
	平均血圧（MAP）	≧65mmHgが一定時間持続
	ドパミンやノルアドレナリンの投与量	24時間以内に増量がない
その他	・ショックに対する治療が施され，病態が安定している. ・SATならびにSBTが行われている. ・出血傾向がない. ・動く時に危険となるラインがない. ・頭蓋内圧（intracranial pressure，ICP）＜20cmH$_2$O. ・患者または患者家族の同意がある.	

元の血圧を加味すること．各数字については経験論的なところもあるのでさらに議論が必要である．

（日本集中治療医学会早期リハビリテーション検討委員会：集中治療における早期リハビリテーション〜根拠に基づくエキスパートコンセンサス〜．日集中医誌 24（2）：279，2017）

RASS：リッチモンド不穏（興奮）–鎮静スケール，NRS：数値評価スケール，VAS：視覚的評価スケール，BPS：行動による疼痛スケール，COPT：クリティカルケア疼痛観察ツール

表15　ICUで早期離床や早期からの積極的な運動を原則行うべきでないと思われる場合

1. 担当医の許可がない場合
2. 過度に興奮して必要な安静や従命行為が得られない場合（RASS≧2）
3. 運動に協力の得られない重篤な覚醒障害（RASS≦−3）
4. 不安定な循環動態で，IABPなどの補助循環を必要とする場合
5. 強心昇圧薬を大量に投与しても血圧が低すぎる場合
6. 体位を変えただけで血圧が大きく変動する場合
7. 切迫破裂の危険性がある未治療の動脈瘤がある場合
8. コントロール不良の疼痛がある場合
9. コントロール不良の頭蓋内圧亢進（≧20mmHg）がある場合
10. 頭部損傷や頸部損傷の不安定期
11. 固定の悪い骨折がある場合
12. 活動性出血がある場合
13. カテーテルや点滴ラインの固定が不十分な場合や十分な長さが確保できない場合で，早期離床や早期からの積極的な運動により事故抜去が生じる可能性が高い場合
14. 離床に際し，安全性を確保するためのスタッフが揃わないとき
15. 本人または家族の同意が得られない場合

（日本集中治療医学会早期リハビリテーション検討委員会：集中治療における早期リハビリテーション〜根拠に基づくエキスパートコンセンサス〜．日集中医誌 24（2）：278，2017）

RASS：リッチモンド不穏（興奮）-鎮静スケール

行えるよう多職種で情報の共有や方向性を統一し，安全に円滑に離床を開始できるように環境を整えておく．

i）離床前のチェックポイント

- 離床の際にドレーン，ルート類の管理，バイタルサインを確認できる十分な人員の確保を行う．
- ルートの長さ，ドレーン挿入部のズレの有無
- 末梢静脈カテーテル以外のルートが鉗子で固定されているか
- モニタリング機器の配置を確認．自分がどの位置に立ちモニターをどの位置に置くと最も見やすく，効率よく動けるのかを考えながら配置を行う．
- 必要物品の準備：ピーナッツ型バランスボール，足台，靴，移動用心電図モニター，酸素ボンベ/ボンベカート，点滴台，台車（ドレナージ吸引装置の運搬に使用），歩行補助具など
- 患者の状態確認（意識レベル，適切な鎮痛・鎮静がされているか，呼吸・循環動態の確認など）

ii）離床時のチェックポイント

- 離床前後の意識レベルの変動
- 循環動態，呼吸状態の変動（離床前後のバイタルサインの変動を評価）
- ドレーンからの排液量の程度，色（**図21**）
- 身体機能・運動耐容能など

iii）ステップアップ基準

離床開始後は，『心血管疾患におけるリハビリテーションに関するガイドライン』[1]に従い，以下のステップアップ基準を確認しながら運動内容を段階的に拡大していく．

①胸痛，強い息切れ，強い疲労感（ボルグ〔Borg〕指数＞13），めまい，ふらつき，下肢痛がない．
②他覚的にチアノーゼ，顔面蒼白，冷汗が認められない．
③頻呼吸（30回/min以上）を認めない．
④運動による不整脈の増加や心房細動へのリズム変化がない．
⑤運動による虚血性心電図変化がない．
⑥運動による過度の血圧変化がない．
⑦運動で心拍数が30/min以上増加しない．
⑧運動により動脈血酸素飽和度が90％以下に低下しない．

iv）リハビリテーション終了後

ルート・ドレーンの固定位置に変化がないか確認する．

離床時バイタルサインや身体機能評価を基に病棟でのADL拡大をはかっていく．病棟看護師の理解と協力は欠かせない．

v）術式別のリハビリテーション

ポイントを**表16**[5]に示す．

vi）リハビリテーションプログラムの進行ついて

リハビリテーションプログラムの進行に関しては術翌日から立位および歩行を開始し（**図22**），術後4日目に歩行自立を目指すプログラムが標準とされている[1]．200m程度の歩行が可能となったら心肺運動負荷試験（CPX：cardiopulmonary exercise test）を行い，嫌気性代謝閾値（AT：anaerobic threshold）から運動強度，目標心拍数を決定し，トレッドミル，エルゴメーターなどを用いた有酸素運動を開始する．

vii）胸骨正中切開術後の上肢使用制限について

過度の安静は胸骨切開周囲の軟部組織の癒着をまねくため，術後24時間以内に関節可動域訓練を開始したほうがよいとされる．手術後5～8週間は上肢挙上時の負荷を2.27～3.63kg以下に制限するよう指導する．胸骨切開後の骨癒合が完成するまでの術後3か月間は過負荷の上肢のトレーニングは避けることが望ましいが，胸骨の動揺や痛み，不安定を示す徴候がなければ切開部の引きつれや軽い痛みを感じない範囲での上肢の運動は許可される．

■排液量
急激な増加→出血の可能性
急激な減少→ドレーン閉塞の可能性
■排液の性状
正常な過程：血性⇒淡血性⇒漿液性
膿性⇒感染の疑い

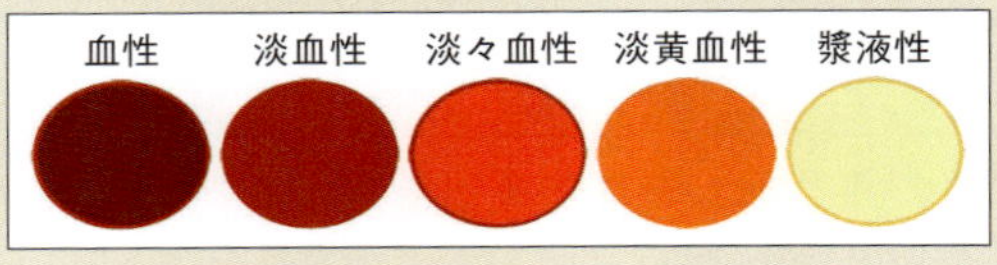

血性　淡血性　淡々血性　淡黄血性　漿液性

図21 　離床時のチェックポイント：ドレーンからの排液量の程度と色

（小西敏郎監：病棟・外来ナースポケットブックmini．p170, Gakken, 2021）

表16 術式別のリハビリテーションにかかわるポイント

術式	リハビリテーションにかかわるポイント
CABG	・術後心筋逸脱酵素のピークアウトを確認する ・運動強度増加に伴う虚血による心電図変化の有無を確認する ・off-pump CABGは出血傾向が少なく患者のアクティブな活動を促す ・off-pump CABGは脳梗塞発症のリスクが低い
僧帽弁置換・形成術	・術前ディコンディショニングの影響を受けていることが多い ・弁狭窄症・閉鎖不全症ともに，三尖弁閉鎖不全症を伴う ・狭窄症は心機能が保たれている ・閉鎖不全症は見かけ上の心機能は良好である ・閉鎖不全症は慢性的な心拡大となると心機能が低下する ・術前または術後心房細動発症のリスク ・弁形成術は弁置換と比較して心機能が保たれる ・形成術の場合は血圧制限厳守
大動脈弁置換・形成術	・術前ディコンディショニングの影響を受けていることが多い ・狭窄症は心内膜下虚血による心機能低下を伴うことがある ・閉鎖不全症は僧帽弁閉鎖不全症を伴うことがある ・房室ブロックの発症のリスク ・形成術の場合は血圧制限厳守
上行弓部人工血管置換術	・分枝（腕頭，左総頸，左鎖骨下動脈）吻合による脳梗塞のリスク ・反回神経障害による嗄声・嚥下障害のリスク
胸腹部人工血管置換術	・脊髄梗塞による対麻痺発症のリスク ・左側開胸の手術侵襲により，手術中の片肺換気による無気肺，再灌流・再膨張による急性肺障害のリスク ・左側開胸手術の創部痛による咳嗽困難
腹部人工血管置換術	・腸管イレウスの可能性 ・手術の創部痛による肺活量低下，咳嗽困難

CABG：冠動脈バイパス術

（櫻田弘治ほか：心臓血管外科術後リハビリテーション：患者の特徴や疾患特異性，術式別特徴を把握したプログラムで介入．インテンシヴィスト 8(1)：105-116，2016）

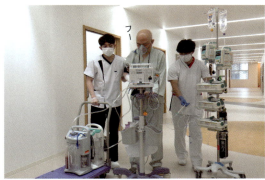

図22 術後歩行訓練の様子
手術による身体の影響を把握し訓練を開始する．

④ 回復期心臓リハビリテーションのプログラム

　回復期リハビリテーションとは，発症してから手術や治療を経て離床を開始し，社会復帰までをいう．「急性期心臓リハビリテーションのみで終了した群に比較して，包括的回復期心臓リハビリテーションも行った群では，運動耐容能の増加，冠(状)動脈硬化・冠循環の改善，冠危険因子の是正，生命予後の改善，QOLの改善などめざましい効果が示されている[3]」とされており，回復期心臓リハビリテーションの需要が高まっているのが現状である．

　以下に各心疾患の回復期リハビリテーションプログラムを示す．

1 心筋梗塞後

　『2021年改訂版 心血管疾患におけるリハビリテーションに関するガイドライン』では，ATレベ

ル，最大酸素摂取量（max$\dot{V}O_2$：maximum oxygen uptake）の40〜60％または最高心拍数の40〜60％またはBorg指数12〜13相当の運動が推奨されている[1]．

心エコーによる左室駆出率（LVEF：left ventricular ejection fraction）や左室残存機能の確認，残存狭窄の有無，血液検査や胸部X線，浮腫や体重増加による心不全の有無，不整脈の有無，運動耐容能を評価しながらプログラムを立案する．

①プログラム

運動プログラムはウォームアップ→レジスタンストレーニング・持久性運動→クールダウンの流れで行う．

ⅰ）ウォーミングアップ

運動を開始する際には，ストレッチングや低い強度（速度）の歩行などの準備体操から始め，十分なウォームアップを行う．安静から運動に向けて身体を準備することで，急激な心拍出量や心拍数の上昇を防ぎ，心負荷を減少させる．

また，運動終了時には，運動強度や速度を落とした走行・歩行やストレッチングなどの整理体操でクールダウンを行い，徐々に安静時の血圧や心拍数に戻すことにより，運動後の低血圧やめまいなどの出現を予防する．

ⅱ）レジスタンストレーニング

禁忌や適応時期に合わせて実施する．1回最大反復強度（1RM：1 repetition maximum）を評価し，負荷量を設定する．

上肢は1RMの30〜40％，下肢は1RMの50〜60％の負荷から開始することが推奨されている．耐久性の低下やリスク管理上1RMが測定できない患者の場合，8〜10回反復して実施できる負荷量を求める方法もある（10RM：10 repetition maximum）．

ⅲ）有酸素運動

歩行訓練や自転車エルゴメーターを使用し実施する．

6分間歩行試験やCPXを用いてATを評価し，負荷量や歩行距離を設定する．

ⅳ）日常生活動作指導

退院後の生活を想定し，心負荷になりうる動作を考慮しながら生活指導を行うことで再発を予防する．当院では，冠動脈バイパス術を施行し胸骨正中切開後の場合，3か月程度は両上肢の挙上や胸を開くような動作，重たいものを持つことは実施しないよう指導している．

ⅴ）冠危険因子に対する教育（食事，喫煙，運動習慣など）

管理栄養士とともに食事指導を行ったり，喫煙における冠動脈疾患のリスクを説明し禁煙指導を行ったり，病前の運動習慣の有無を確認し退院後も運動の継続ができるよう指導を行う．そのためにも入院中から自主トレーニングの定着を図ることが必要である．

②リスク管理

運動前後で血圧や脈拍などに著明な変化がないか，バイタルサインの測定（血圧，脈拍，動脈血酸素飽和度），心電図モニターによる心電図変化，息切れなどの自覚症状を適宜確認し実施していく必要がある．

■2 心不全

回復期の心不全に対する心臓リハビリテーションは，「慢性心不全の急性増悪」とされるものが多く，弁膜症や不整脈，既往にある冠動脈疾患など原因疾患の影響も考えられる．心不全の再発による入退院を繰り返す患者も多く，繰り返すたびに耐久性の低下や筋力低下が進み廃用症候群を呈している患者が多い．またフレイル，サルコペニアを呈する高齢患者も多く運動負荷に最も注意が必要である．

心エコーによるLVEFや，血液検査，胸部X線による胸水の有無や心拡大，浮腫や体重増加，尿量減少の有無，運動耐容能を評価しながらプログラムを立案する．

①プログラム

ⅰ）ウォーミングアップ

安静から運動に向けて身体を準備することで急激な心拍出量や心拍数の上昇を防ぎ，心負荷を減少させる．

ⅱ）レジスタンストレーニング（図23）

マシントレーニングや自重トレーニング，トレーニングチューブなどを用いて行う．息こらえを避けるため息を吐きながら運動を実施する．難しい場合

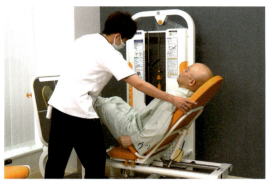

図23 レジスタンストレーニング
（レッグプレス）
息を吐きながら運動を実施する．

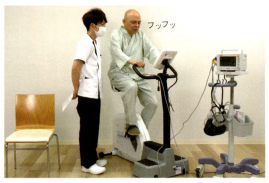

図24 エルゴメーターによる
リハビリテーション
ATを評価し負荷量や歩行距離を設定する．

は運動に合わせて数を数えながら実施するよう開始前に指導が必要である．

iii) 有酸素運動（図24）

歩行訓練や自転車エルゴメーターを使用し実施する．

6分間歩行試験やCPXを用いてATを評価し，負荷量や歩行距離を設定することが望ましい．しかし，高齢患者や耐久性が低下した患者で上記試験が難しい場合は，歩行訓練において短距離から開始し，バイタルサインの変化や心不全の増悪がないことを確認しながら徐々に距離を延長していく．

iv) 再発予防・患者教育

人口の高齢化に伴い，今後，心不全患者は急激に増加していくことが予想されている（心不全パンデミック）．

このような状況において，心不全の患者教育は重要なプログラムである．心不全を呈した患者が慢性心不全として再入院することは多く，入退院を繰り返すたびに徐々に生活レベルが低下していき最終的に死に至るケースも少なくない（図25）．このような再入院を繰り返さないためにも回復期ではリハビリテーションで実際に運動しつつ，パンフレットなどを用いて患者教育を継続する必要がある．

患者教育は「慢性心不全の急性増悪」の回避に向けた内容であり，内服や飲水量の管理，塩分の制限，運動負荷の調整，禁煙などについての理解を促していく．医師だけではなく，看護師や管理栄養士，薬剤師も含めて多職種でのアプローチが必要となる．

②リスク管理

運動前後で血圧や脈拍などに著明な変化がないか，バイタルサインの測定（血圧，脈拍，動脈血酸素飽和度），息切れや体重の増加がないかなど，尿量の減少がないか，浮腫が増強していないかを確認する．また，心不全における左室負荷の有用なバイオマーカーである脳性ナトリウム利尿ペプチド（BNP：brain natriuretic peptide）やN末端プロ脳性ナトリウム利尿ペプチド（NT-proBNP：N-terminal pro brain natriuretic peptide），胸部X線による胸水の増減や心拡大がないかなどの評価も医師と協力し定期的に実施する．

その日，その日の運動では顕著な変化はない場合でも，日を追って徐々に心不全が進行していることがあり，日々注意しながら経過をみていくことが必要である．

3 開心術後

多くの患者は術前から筋力が低下し，体力が低下している．この状態にさらに手術による侵襲や安静臥床による廃用が加わり，歩行や日常生活動作は著しく損なわれた状態となる．廃用予防・改善から心身の活動性維持・向上，そして，社会復帰に向けた包括的なリハビリテーションが必要である．

血液検査や胸部X線，浮腫や体重増加による心不全の有無，不整脈の有無，疼痛，運動耐容能を評価しながらプログラムを立案する．

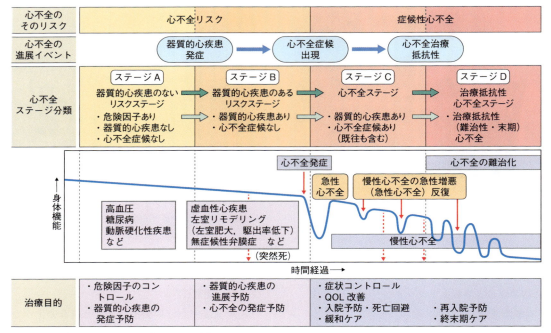

図25 心不全とそのリスクの進展ステージ
(厚生労働省：脳卒中，心臓病その他の循環器病に係る診療提供体制の在り方について．脳卒中，心臓病その他の循環器病に係る診療提供体制の在り方に関する検討会（平成29年7月）を改変　https://www.mhlw.go.jp/file/05-Shingikai-10901000-Kenkoukyoku-Soumuka/0000173149.pdf より2024年3月18日検索）

①プログラム

ⅰ）ウォーミングアップ

安静から運動に向けて身体を準備することで急激な心拍出量や心拍数の上昇，血圧の上昇を防ぎ，心負荷を減少させる．

ⅱ）レジスタンストレーニング（p95 図23）

禁忌や適応時期に合わせて実施する．

心筋梗塞後のリハビリの項（p94）でも述べたが，同様に1RMを評価し，負荷量を設定する．

上肢は1RMの30～40％，下肢は1RMの50～60％の負荷から開始する．1RMが測定できない場合は10RMを求める．

当院では，胸骨正中切開を伴う開心術後の患者の場合，創部管理の関係から上肢のレジスタンストレーニングにおいては術後3か月から開始している．また，バストバンドを使用している場合は術後3か月を目途に主治医に確認し外している．

ⅲ）有酸素運動（p95 図24）

歩行訓練や自転車エルゴメーターを使用し実施する．

6分間歩行試験やCPXを用いてATを評価し，負荷量や歩行距離を設定する．

ⅳ）日常生活動作指導

胸骨正中切開を伴う開心術後の場合，重いものを持ち上げる，肩から上への上肢挙上，胸を開くような運動は避けるよう動作を指導する．

ⅴ）冠危険因子に対する教育（食事，喫煙，運動習慣など）

心筋梗塞と同様，管理栄養士とともに食事指導を行ったり，喫煙における冠動脈疾患のリスクを説明し禁煙指導を行ったり，病前の運動習慣の有無を確認し退院後も運動の継続ができるよう指導を行う．そのためにも入院中から自主トレーニングの定着を図ることが必要である．また，血圧の管理においても退院後に自己にて実施できるよう入院中から習慣付けしていくことが大切である．

②リスク管理

運動前後で血圧や脈拍に著明な変化がないか，バイタルサインの測定（血圧，脈拍，動脈血酸素飽和度），心電図モニターによる心電図変化，息切れなどの自覚症状を適宜確認し実施していく必要がある．また，術創部の疼痛の増強に関しても確認すべきである．

⑤ ADL・IADL障害に対するアプローチ

「循環器疾患では，心臓の器質的・機能的な障害によって運動耐容能が低下し，ADL・IADLやQOLが低下する．循環器疾患患者は，重度であってもADL・IADLは『できる』ことが多いが，活動自体が過負荷となることや，塩分過多な食生活（食事の準備，買い物など）等により健康状態を悪化させることもある．そのため，単に『できる・できない』ではなく，『どの程度楽にできるか』といった質を評価することが重要である」[6]．

また，再発予防に向けた生活習慣を身に付けることができるように多職種による包括的なアプローチが大切である．

1 残存心機能に合わせたADL・IADLへのかかわり

心機能障害を有する患者が残存心機能に合わせて安全な日常生活を送れるように支援することは重要な課題である[7]．

運動耐容能として，心肺運動負荷試験（CPX：cardiopulmonary exercise testing）によって得られた嫌気性代謝閾値（AT：anaerobic threshold）の血圧や心拍数，代謝当量（METs：metabolic equivalents）を参考にする方法が好ましいが，施設環境や患者の状態によってはCPXを実施できないことも多い．

そうした場合には，簡易的な評価方法として，自覚的運動強度（RPE：rating of perceived exertion）がボルグ（Borg）スケール（p79）11（楽である）～13（ややつらい）の息切れせずに会話ができる程度の動作，心拍数が安静座位時＋20～30/min程度でかつ運動時の心拍数が120/min以下[1]の動作などは，おおむねAT範囲内と考えられ安全性が高いため，動作指導時の参考にしている．

ADL・IADLの遂行中にATを超えるような症状（ボルグスケール13以上の疲労感，息切れ，著明なバイタルサインの変動）を認めた際は，過負荷になっていることが考えられるため，休憩のタイミング，心負担軽減のための動作や道具の工夫，環境調整などによって安全に生活が送れるようにかかわっていく（図26-1～26-3）．なお，バイタルサインの指標は病状など個人によって異なるため，医師との相談が必要となる．

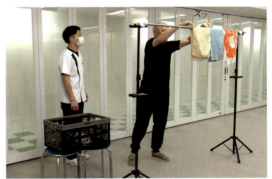

図26-1　家事動作（洗濯）
動作がしやすいように物品の位置・高さなどを工夫．

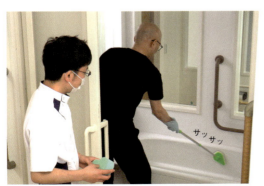

図26-2　家事動作（浴室清掃）
作業しやすい道具の工夫．

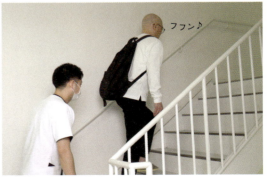

図26-3　階段昇降
荷物がある場合など，生活に即した提案を行う．

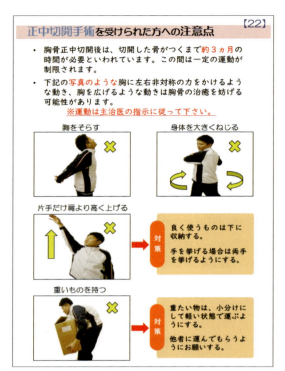

図27 胸骨正中切開後の禁忌動作を示したパンフレット内容
(下関リハビリテーション病院パンフレット内容を一部抜粋)

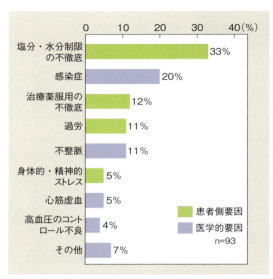

図28 心不全増悪による再入院の要因
(Tsuchihashi M, et al：Jpn Circ J 64 (12)：953-959, 2000をもとに作成)

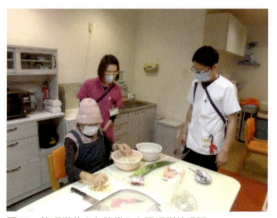

図29 管理栄養士と協働した調理訓練場面
(下関リハビリテーション病院広報紙ルーツ「カマチグループ発祥の地 Roots」)

遂行動作が患者の能力を大幅に超えている場合など，内容によっては家族の協力や介護保険サービスを活用することも大切な手段である．

2 開胸術後の動作指導

胸骨正中切開後は，切開した骨が癒合するまで約3か月の時間が必要とされている[8]．この間は一定の運動が制限されるため，資料やADL・IADLなどの実動作を通して禁忌動作が守れるように指導していく（図27）．

①術後の自動車運転について

胸骨正中切開術後はハンドル操作・後方確認時の体幹の回旋などによる創部への負担や，交通事故に巻き込まれた場合に胸骨をハンドルで打撲する危険性などから運転再開は手術後3か月からと指導している施設が多い．また，術後の認知機能や身体機能が運転再開の可否に関わる．運転再開に関しては主治医に必ず確認する．

3 再発予防に向けた生活習慣の獲得

心疾患と生活習慣は深く関係している．そのなかでも食生活が関連していることが多く，心不全増悪による再入院の要因として最も多いとされている[9]（図28）．

下関リハビリテーション病院では生活指導の一環として，管理栄養士と作業療法士による栄養指導・調理訓練を必要に応じて実施している（図29）．内容は，まず管理栄養士より栄養指導を実施，その後，患者本人に栄養指導の内容を踏まえたうえで献立を考案してもらい，管理栄養士と作業療法士同席のもと調理訓練を実施する．調理訓練時には，調味料の分量など注意点を守れているのか確認するようにしている．

できあがった料理に対しては，事前に主治医の許可を得て試食をしてもらい，最後に本人の感想を聞いてフィードバックをしている．減塩料理でも美味しくできるように管理栄養士と試行錯誤しながら取り組んでいる．

引用・参考文献

1) 日本循環器学会/日本心臓リハビリテーション学会：2021年改訂版 心血管疾患におけるリハビリテーションに関するガイドライン．2021．
https://www.j-circ.or.jp/cms/wp-content/uploads/2021/03/JCS2021_Makita.pdf（2024年12月30日検索）

2) 日本循環器学会：急性冠症候群ガイドライン（2018年改訂版）．2019．
https://www.j-circ.or.jp/cms/wp-content/uploads/2018/11/JCS2018_kimura.pdf（2024年12月30日検索）

3) 日本心臓リハビリテーション学会：指導士資格認定試験準拠　心臓リハビリテーション必携．2010．

4) 日本集中治療医学会早期リハビリテーション検討委員会：集中治療における早期リハビリテーション〜根拠に基づくエキスパートコンセンサス〜．日集中医誌 24 (2)：255-303，2017．

5) 櫻田弘治ほか：心臓血管外科術後リハビリテーション：患者の特徴や疾患特異性，術式別特徴を把握したプログラムで介入．インテンシヴィスト 8 (1)：105-116，2016．

6) 塩田繁人：特集ADL・IADLアプローチ再考－循環器疾患のADL・IADLの治療戦略．OTジャーナル 57 (7)：686，2023．

7) 伊東春樹監：心臓リハビリテーション－知っておくべきTips（ジャパンハートクラブ編）．p47，中山書店，2008．

8) 増田卓編：循環器リハビリテーションの理論と技術 改訂第2版．p351-358，メジカルビュー社，2020．

9) Tsuchihashi M, et al：Jpn Circ J 64 (12)：953-959，2000．

10) 山﨑正雄ほか編：循環器疾患ビジュアルブック 第2版．Gakken，2017．

11) 藤田英雄監：循環器ビジュアルナーシング 改訂第2版．Gakken，2022．

12) 公益財団法人長寿科学振興財団「健康長寿ネット」：運動処方．2022．
https://www.tyojyu.or.jp/net/kenkou-tyoju/kenkou-undou/undou-shohou.html（2023年2月27日検索）

13) 道又元裕監：ICUビジュアルナーシング 改訂第2版．

Gakken，2021．

14) 妙中信之：写真と図解でマスター！ ICU・CCUのベッドサイドモニタリング（和田洋子編）．メディカ出版，2007．

15) 佐野行助：II-2　安全に実施するためのリスクアセスメントと対策．早期離床ガイドブック－安心・安全・効果的なケアをめざして（宇都宮明美編著），医学書院，2013．

16) Gélinas C et al：Pain assessment in the critically ill ventilated adult：validation of the Critical-Care Pain Observation Tool and physiologicindicators．The Clinical Journal of Pain 23 (6)：497-505，2007．

17) 小西敏郎監：病棟・外来ナースポケットブックmini．p170，Gakken，2021．

18) 厚生労働省：脳卒中，心臓病その他の循環器病に係る診療提供体制の在り方について．脳卒中，心臓病その他の循環器病に係る診療提供体制の在り方に関する検討会（平成29年7月）
https://www.mhlw.go.jp/file/05-Shingikai-10901000-Kenkoukyoku-Soumuka/0000173149.pdf（2024年3月18日検索）

19) 足立仁編著：眼でみる実践心臓リハビリテーション 改訂4版．p61-83，中外医学社，2017．

20) 医療情報科学研究所編：病気がみえるvol.2循環器 第4版．メディックメディア，2017．

21) 居村茂幸監，高橋哲也ほか編：ビジュアル実践リハ　呼吸・心臓リハビリテーション－カラー写真でわかるリハの根拠と手技のコツ 改訂第2版．p12-32，219-235，羊土社，2015．

22) 上月正博編著：心臓リハビリテーション 第2版．p173-185，医歯薬出版，2019．

23) 高橋哲也ほか編：学び，身につけ，実践へ!! 心臓血管外科リハビリテーション－ゴールド・スタンダード．p134-148，ヒューマンプレス，2018．

24) 木全心一ほか編：狭心症・心筋梗塞のリハビリテーション 改訂第3版．p51-52，p161-169，p190-212，南江堂，1999．

25) 斎藤秀之ほか編：臨床思考を踏まえる理学療法プラクティス　極める循環器理学療法－循環器病を有する患者の障害像に挑む．p176-189，p209-225，文光堂，2020．

26) 日本循環器学会編：心不全療養指導士　認定試験ガイドブック．p2-4，p56，p92-93，p114-118，南江堂，2020．

27) 日本集中治療医学会：PICS集中治療後症候群．
https://www.jsicm.org/provider/pics/pics01.html（2024年1月23日検索）

心臓手術後のリハビリテーションの効果

　心臓手術後のリハビリテーションには，下表に示すように患者の身体・精神面においてさまざまな効果がある．リハビリテーションスタッフはこうした効果をよく認識するともに，患者にも理解を深めてもらえるように努めることが重要である．

表　心臓手術後のリハビリテーションの効果

リハビリテーションの効果	概要
運動能力・体力の向上	・運動療法は，冠動脈疾患の危険因子を減らす2次予防だけでなく，手術による生じた種々の問題点を改善※する．
骨格筋機能の改善・運動能力の向上	・運動療法により，筋肉量が増加，筋肉の質が向上し，動作が楽になる． ・体力が向上すると，以前と同じ動作をしても心臓にかかる負荷は軽減される．
血液の循環の改善	・運動療法により血管の拡張能が高まり，末梢循環や筋肉への栄養補給が改善する． ・結果，心疾患の症状（手足の冷感，浮腫，下肢疲労，慢性疲労など）が改善する．
自律神経の安定	・運動療法を行うことで自律神経が安定し，以下のような効果が期待できる． 　＊頻脈や動悸などの心疾患の発現を抑制 　＊心不全の病態の改善や不整脈死の回避 　＊末梢血管の矮小化による血栓や塞栓症のリスクの軽減
生活の質（QOL）の改善	・運動療法によりQOLが改善される． ・冠動脈バイパス手術後の運動療法では，8割以上の患者で仕事への満足度，家庭生活，社会生活，性生活が改善したという報告がある．
精神面の安定	・心疾患患者は精神的に不安定になりやすく，患者の30〜50%がうつ状態になるといわれている． ・運動療法には精神状態を安定させる効果がある． ・とくに，集団で行う心臓リハビリテーションは効果が高いとされる． ・精神的なストレスは冠動脈疾患患者の状態を悪化させるため，うつ状態の改善により寿命の延伸も期待できる．
冠危険因子の改善	・運動療法は，異常値を示す冠危険因子を改善させるため，冠動脈硬化症の再発予防に有効である 　冠危険因子：血圧，中性脂肪，HDLコレステロール，LDLコレステロール，総コレステロール，血糖値，体重 ・運動療法に食事療法を併用すると，さらに効果が高まる．
バイパス血管の維持改善	・運動療法を行うことによって術後のバイパス血管閉塞率が減少するとの報告がある
再入院率の低下・医療費削減	・心臓リハビリテーションにより，心臓手術後の再入院率が低下する． ・抗不安薬の使用頻度が減少する． ・これらに伴う医療費の削減が期待できる．

※弁膜症の場合，弁置換術によって心機能は改善するが，それに合わせて運動療法が必要である．運動によって血管拡張能および骨格筋などの末梢機能が改善する．筋肉量が増え，楽に身体を動かすことができるようになる．以前と同じ動作をしても心臓への負担は少なくなり，体力は向上し，生活の範囲は広がる．

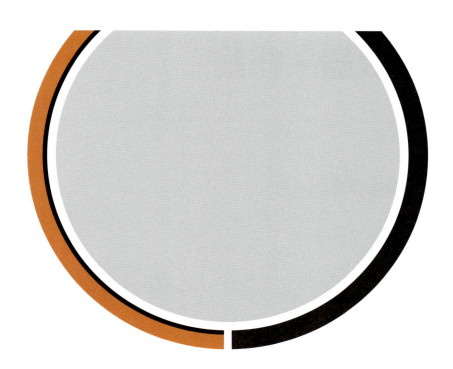

第1章	内部障害総論
第2章	循環器疾患へのリハビリテーション

第3章
呼吸器疾患への
リハビリテーション

第4章	生活習慣病へのリハビリテーション
第5章	その他のリハビリテーション

第3章 呼吸器疾患へのリハビリテーション

1 呼吸器・総論

① 呼吸器系の構造と生理

呼吸リハビリテーションを行ううえで必要な解剖学・生理学・運動学的基礎知識を解説する.

1 呼吸器系の概要

呼吸とは，外界から酸素（O_2）を取り込み，体内で代謝されて生じた二酸化炭素（CO_2）を体外に排出する過程である．呼吸は，外呼吸（肺呼吸）と内呼吸（細胞呼吸，組織呼吸）に分けられる（図1）．外呼吸とは，肺に取り込まれた酸素が肺胞と肺胞毛細血管の間で二酸化炭素と交換されることである．内呼吸とは，体内に取り込まれた酸素が循環器系により運搬され，毛細血管から組織内細胞へ酸素を取り込み，不要となった二酸化炭素を細胞外へ放出することである．

骨格筋収縮をはじめとする生命活動には，エネルギー源となるアデノシン三リン酸（ATP：adenosine triphosphate）が必要である．ATPをアデノシン二リン酸（ADP：adenosine diphosphate）に分解することで，エネルギーが放出され骨格筋の収縮が起こる．

運動を続けるためには，エネルギー供給系によりADPをATPへ再合成させる必要があるが，ミトコンドリア内の酸化的リン酸化経路では，酸素を利用することで効率よく再合成することができる．このように，酸素を用いたエネルギー供給系は有酸素系と呼ばれ，糖質と脂質が酸化され，最終的に水と二酸化炭素に分解される．

つまり生命活動を行うためには，常に体内に酸素を取り入れエネルギー源を産生する必要があり，"呼吸"をし続けなければならない．そのためには，循環器系・呼吸中枢・呼吸筋などのシステムが円滑に働くことが必要である．

2 呼吸器系の構造と生理

呼吸器系は，上気道（鼻腔・咽頭・喉頭），下気道（気管・気管支），肺で構成される（図2）．

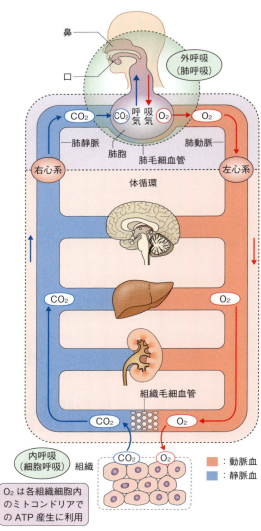

図1　内呼吸と外呼吸
(落合慈之監：呼吸器疾患ビジュアルブック. p18, Gakken, 2011を改変)

①上気道

上気道の主な機能は，異物の除去と吸気の加温・加湿である．咽頭にはワルダイエル（Waldeyer）リンパ咽頭輪が存在し，感染に対して防御関門の役割

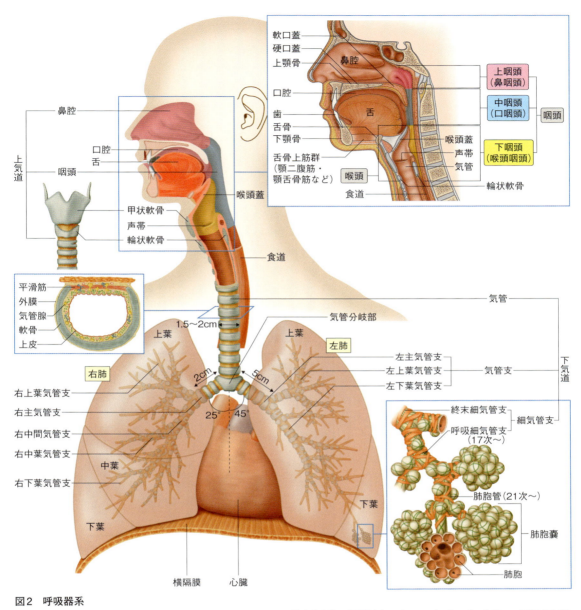

図2 呼吸器系

(落合慈之監:呼吸器疾患ビジュアルブック. p8, Gakken, 2011を改変)

を果たしている．また，咽頭は空気の通路である気道と食塊の通路である消化管の交叉部にあり，喉頭とともに嚥下機能にも強く関与している．

喉頭は，成人では第3～6頸椎に位置する長さ約5cmの管状器官である．嚥下時は喉頭全体が挙上することで喉頭蓋が反転し，喉頭の入り口を塞ぎ，食塊の喉頭への侵入を防いでいる．喉頭の挙上の際には声帯は閉じて呼吸は止まるが，食塊が飲み込まれた直後には声帯は開き「ハッ」と呼気が出ることで誤嚥が防がれている．声帯は発声のみではなく嚥下機能にも重要な働きをしている．

②下気道（図3）

下気道は，気管，気管支，葉気管支，区域気管支，細気管支，終末気管支で構成される．下気道の主な役割は，導管部としての形態維持と感染防御機能である．

気管は喉頭に続く長さ約10cm，太さ約2cmの管で，第6～7頸椎レベルから始まり第4～5胸椎レベ

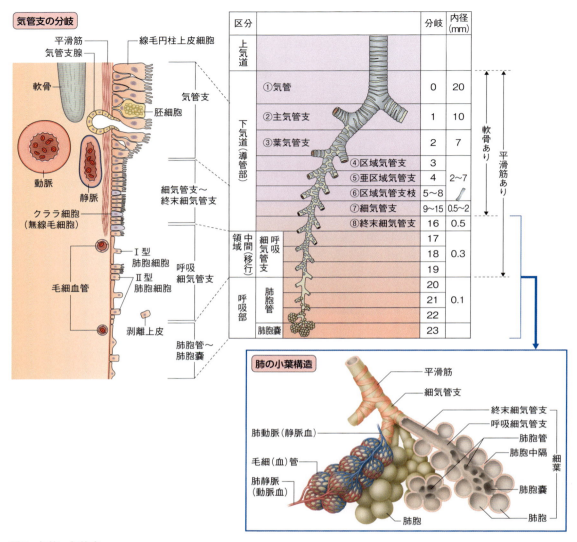

図3 気管，気管支

(落合慈之監：呼吸器疾患ビジュアルブック．p8, p11, Gakken, 2011)

ルで左右の主気管支に分かれる．食道の前面に位置する．

　気管の前壁は馬蹄状の気管軟骨が16〜20個積み重なり，気管が潰れないように支えている．後壁は軟組織性の膜の中に平滑筋（気管筋）が存在する膜性壁からなる．膜性壁の後方に食道が並走している．

　右主気管支は，左主気管支に比べて太く短く，傾斜が急（分岐角度：右25°，左45°）である．そのため，誤嚥した異物は右肺に入りやすく，特に中葉は誤嚥性肺炎を起こしやすい．

　主気管支は，右3本・左2本の葉気管支，右10区域・左8区域の区域気管支に分岐する．さらに，軟骨や気管支腺を欠く細気管支，終末細気管支，呼吸細気管支へと分岐し，最終的に気管は23回分岐を繰り返し，肺胞管，肺胞嚢，肺胞に至る．呼吸細気管支より末梢でガス交換が行われる．

　気管・気管支の内層は粘膜上皮からなる．粘膜上皮細胞は，杯細胞や気管支腺から分泌される粘液層により吸気の湿潤化や異物の侵入を防いでいる．感染などにより粘液が過剰に分泌されると痰となる．

③肺・肺葉（図4）

　右肺は上葉・中葉・下葉の3葉，左肺は上葉・下葉の2葉に分けられる．右肺は水平裂によって上葉と中葉に，斜裂によって中葉と下葉に分かれ，左肺

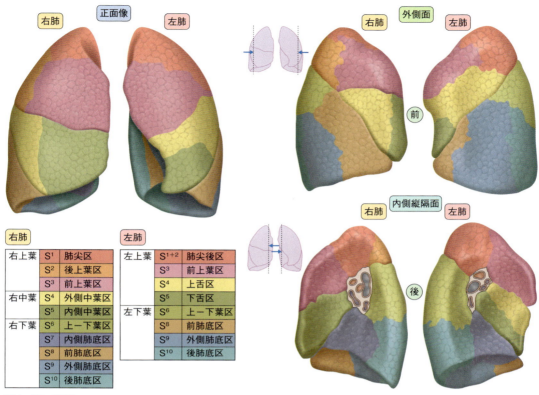

図4 肺，肺葉

（落合慈之監：呼吸器疾患ビジュアルブック．p7, Gakken, 2011）

は斜裂によって上葉と下葉に分かれている．

肺葉はさらに肺区域（セグメント）に分けられ，右肺は10区域，左肺は8区域に分けられる．肺の上端部である肺尖は鎖骨の高さより約2cm上方へ突出し，下面である肺底の下縁は，前面：第7肋軟骨～前腋窩線上：第9肋骨～背面：第10肋骨の高さに位置している．

右肺と左肺の間は縦隔と呼ばれ，心臓や気管などが存在する．肺の内側面の中央には肺門があり，主気管支，肺動脈・肺静脈，肺の栄養血管である気管支動脈・気管支静脈，神経，リンパ節が出入りする．

④肺胞（図3）

肺胞は呼吸細気管支，肺胞管，肺胞嚢に存在し，ガス交換を行う．肺胞1個の大きさは直径約250～300μm，肺胞数は3億～5億個になる．肺胞の総面積は100～140m^{2}となり，テニスコートの半面分ほどの面積となる．肺胞は肺胞腔とこれを囲む肺胞壁からなるが，肺胞壁の内面にある肺胞上皮細胞と肺胞腔を合わせて肺実質と呼び，肺実質の間を埋めている肺胞中隔を肺間質という．

肺胞上皮細胞の約95％を扁平なⅠ型肺胞上皮細胞が占め，ここでガス交換を行う．立方体のⅡ型肺胞上皮細胞は，肺胞表面活性物質であるサーファクタントを分泌し，呼気時に肺胞がつぶれるのを防いでいる．

肺胞には，隣接肺胞と交通するコーン（Kohn）孔と気管支と交通するランバート（Lambert）孔が存在し，無気肺を起こしにくくするが，感染が拡大する経路にもなっている．肺胞まで達した異物は，肺胞マクロファージによって貪食される．

3 胸郭と呼吸運動

胸郭は，胸壁と横隔膜から構成される．胸壁は，胸椎・胸骨・肋骨からなる籠状の骨格に加え，骨格の間を埋める呼吸筋とそれを覆う皮下組織・皮膚を含めたものからなる．

横隔膜は，胸骨部・肋骨部・腰椎部から腱中心に集まったドーム状の膜状の筋で，胸腔と腹腔の境界に位置する．

胸郭で囲まれた内部空間は，心臓や肺を保護しており胸腔と呼ぶ．胸腔の左右には胸膜で覆われた肺があり，中央の領域を縦隔という．

胸膜は，胸郭の内面を覆う壁側胸膜と肺の表面を覆う臓側胸膜があり，2つの胸膜は肺門で連続した袋状の膜となり，胸膜腔を形成する．胸膜腔には少量の漿液があり肺の動きを滑らかにするが，炎症などにより産生が過剰になると胸水が増加し貯留する．

呼吸運動は，横隔膜や肋間筋などの呼吸筋群（図5）により胸郭の拡大・縮小が起こり，胸腔内圧が変化することで呼息・吸息が行われる．胸郭は，胸椎を軸に肋骨が上下・左右に運動する．吸気時，上位肋骨では胸郭の前後径が増大，下位肋骨では胸郭の横径が増大する．この上位胸郭の動きをポンプの柄運動，下位胸郭の動きをバケツの柄運動と呼ぶ（図6）．

また，横隔膜の運動を主とする呼吸を横隔膜呼吸，肋骨筋の運動を主とする呼吸を胸式呼吸と呼ぶ．安静時呼吸は，横隔膜呼吸が大部分を担う．

吸気筋は，横隔膜・外肋間筋・内肋間筋前部線維（傍胸骨筋）からなる．主な吸気筋は横隔膜と外肋間筋である．ドーム状の横隔膜が収縮し平坦になろうとすると，胸腔体積の増加，胸腔内圧の低下によって陰圧が増し，肺に吸気が流入する．外肋間筋

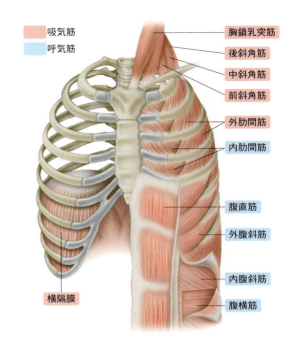

図5　呼吸筋群
(落合慈之監：呼吸器疾患ビジュアルブック．p16, Gakken, 2011)

は，上下の肋骨の間にあり，収縮すると下肋骨を引き上げて胸腔内圧を低下させる．呼吸補助筋には，斜角筋・胸鎖乳突筋・僧帽筋・大胸筋・小胸筋・腰方形筋・肋骨挙筋・肩甲挙筋があり，努力呼吸の吸気時に働く．

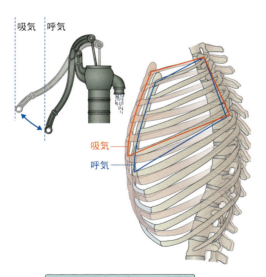

図6　ポンプの柄・バケツの柄運動

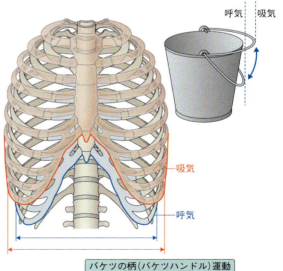

(落合慈之監：呼吸器疾患ビジュアルブック．p4, Gakken, 2011)

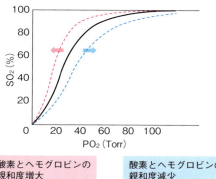

図7 酸素解離曲線と右方偏位，左方偏位
PO₂：酸素分圧，SO₂：酸素飽和度，PCO₂：二酸化炭素分圧，2,3-DPG：2,3-Bisphospho-glycerate※
※酸素解離曲線を右方移動させて酸素運搬を調整する．

(図・道又元裕監：見てできる臨床ケア図鑑 ICUビジュアルナーシング 改訂第2版．p105，Gakken，2021)

PO₂ (Torr)	SO₂ (%)
100	98
90	97
80	95
70	93
60	89
50	83
40	75
30	57
20	35
10	13

呼気筋には，内肋間筋横・後部線維がある．しかし，安静呼気は，拡張した胸郭や肺が元に戻ろうとする弾性収縮力により行われるため，呼吸筋の働きは少ない．

呼息時には，横隔膜や外肋間筋が弛緩し，横隔膜はドーム状に戻り，持ち上げられた肋骨は下がる．これにより，胸腔体積の縮小，胸腔内圧の上昇により陰圧が弱まり，受動的に呼気が起こる．努力呼吸の呼気時には，内肋間筋が収縮し上位肋骨を引き下げ，胸郭を縮小する．さらに，腹直筋・内腹斜筋・外腹斜筋・腹横筋が腹圧を高め，横隔膜を上方に押し上げ，胸腔内を狭め空気を強く排出する．

4 ガス交換とガス運搬

鼻や口から取り込まれた空気（ガス）は，気道内の水蒸気と混ざりながら肺胞に到達する．肺胞気は，肺胞に網状にからみついている毛細血管を介し，血液との間で酸素を取り込み，二酸化炭素を受け渡しガス交換を行う．

ガス交換は，濃度の高い部分から低い部分へ分子が移動する現象，すなわち拡散によって行われる．この拡散は，外呼吸だけではなく，組織と毛細血管の間での内呼吸でも行われている．

例えば，肺胞気酸素分圧（P_AO_2）は100mmHg，全身から戻ってきた静脈血の酸素分圧は40mmHgであるため，酸素は分圧の高い肺胞から分圧の低い静脈血中へ拡散し，動脈血酸素分圧（PaO_2）は95mmHgとなり肺から出ていく．一方，二酸化炭素は，肺胞気二酸化炭素分圧（P_ACO_2）は40mmHg，静脈血二酸化炭素分圧（P_VCO_2）は46mmHgと静脈血の分圧が高く，静脈血から肺胞へ拡散する．

このように，拡散は分圧差によって起こるが，その速さは二酸化炭素が酸素の約20倍速く拡散能が高い．そのため，二酸化炭素は分圧差が5～6mmHgであっても瞬時に拡散する．また，酸素および二酸化炭素の拡散速度は，分圧差に加え，血管と組織が接している面積にも依存する．

肺胞から血液中に取り込まれた酸素の98.5％は，赤血球のヘモグロビン（Hb）と結合し運搬される．酸素と結合しているHbの割合のことを酸素飽和度といい，酸素飽和度（PO_2）と酸素分圧（SO_2）の関係を表したものを酸素解離曲線という（**図7**）．この曲線は，S字型の曲線を呈しており，酸素分圧が60mmHgを切ると，酸素は急激にHbと結びつきにくくなる．これは，高い酸素分圧を維持しているときよりも酸素分圧が低下した場合に，Hbは酸素を放出しやすくなり，各組織に効率よく酸素を供給することを示している．

さらに，生体反応に合わせて，より多くの酸素

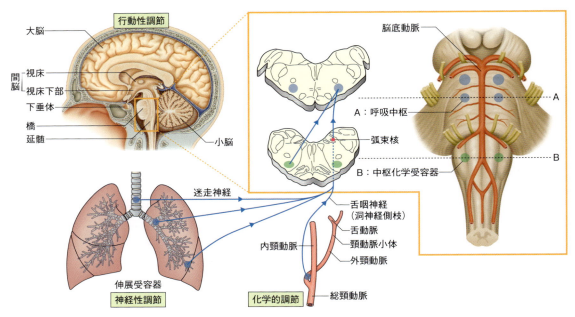

図8　呼吸中枢のメカニズム

（落合慈之監：呼吸器疾患ビジュアルブック．p17, Gakken, 2011）

が低酸素状態の組織に配られるよう，酸素解離曲線は左右に移動する．この現象をボーア（Bohr）効果という．例えば，運動に伴う二酸化炭素分圧（$PaCO_2$）の上昇やpHの低下，体温上昇などによって，酸素解離曲線は右方へ移動し，酸素を離しやすくなる．

一方，組織で生じた二酸化炭素の85％は，赤血球内で重炭酸イオン（HCO_3^-）に変換され，血液中を運搬される．そして，HCO_3^-は水素イオン（H^+）と結びつき，炭酸（H_2CO_3）を介し，水（H_2O）と二酸化炭素（CO_2）となり，二酸化炭素は呼気として体外に排出される．

5 呼吸の調節（図8）

呼吸の調節は，延髄にある呼吸中枢で行われる．呼吸中枢には，背側呼吸ニューロン群と腹側呼吸ニューロン群があり，橋にある呼吸調節中枢からの情報は背側呼吸ニューロン群に入力・統合され，腹側呼吸ニューロン群に伝えられる．

これらのニューロン群の興奮は，下位呼吸運動ニューロンを経て，横隔神経を介し横隔膜に，肋間神経を介して肋間筋に伝えられ呼吸が調節される．この呼吸調節機構は，行動性調節・化学性調節・神経性調節の3つに分けられる．

①行動性調節

呼吸は無意識に行われているが，呼吸の速度や深さは随意的に調節することができる．会話や歌，深呼吸，水泳などの行動は，大脳皮質に意識的に働きかけ，呼吸筋を調節することで呼吸を止めることも可能となる．

②化学的調節

化学的調節では，血液ガスの変化を化学受容器が感知し，呼吸中枢へ入力され呼吸が調節される．化学受容器には，中枢化学受容器と末梢化学受容器があるが，日常では中枢化学受容器が働いている．

中枢化学受容器は延髄腹側表層に存在し，$PaCO_2$の上昇に伴う脳脊髄液のpH低下に反応して興奮し，換気を促進させる．末梢化学受容器は頸動脈小体と大動脈弓に存在し，PaO_2の低下に反応し，換気を促進させる．PaO_2だけではなく，$PaCO_2$上昇やpH低下にも反応するがその作用は弱い．

③神経性調節

神経性調節では，伸展受容器，刺激受容器，筋紡錘などの物理的刺激を感知する受容器が感知し，呼吸の反射性調節が働く．吸気によって肺が伸展されると，下気道や肺に存在する伸展受容器が肺の過膨張を感知し，迷走神経を介して吸息中枢が抑制され

呼息中枢が興奮して呼気が起こる．この反射をヘーリング・ブロイエル（Hering-Breuer）反射と呼び，呼吸の頻度と深さが適正に保たれている．また，この反射によって肺の過度の伸展による肺の損傷が防げている．

6 運動時の呼吸応答

運動を行うと，骨格筋での酸素消費量増大に伴い，二酸化炭素排出量も増大する．排出された二酸化炭素はH$^+$とHCO$_3^-$に分解され血液中を移動する．CO$_2$分圧の上昇やpHの低下は末梢化学受容器を刺激し，呼吸中枢を介して呼吸が促進され，1回換気量（V$_T$）や呼吸数が増加する．

安静時のV$_T$は約500mL，呼吸数は8～12/minであるが，V$_T$は中強度までに約1,000mL，呼吸数は最大運動時には50/minまで増加する．換気量が増加すると，指数関数的に呼吸筋での酸素消費量も増大する．高強度の運動では，横隔膜に強い収縮力を要し，収縮時間が延長すれば，呼吸筋に強い負荷がかかり呼吸筋疲労が起こる．

末梢筋でのエネルギー代謝を高めるためには，ガス交換が十分に行われ酸素を組織に供給する必要がある．運動に伴い肺循環血液量が増加すると，肺尖部への血流が増加し，ガス交換にかかわる肺胞表面積が増加するためガス交換の効率が高まる．しかし，肺内の血流速度が増し，肺胞と赤血球が接する時間が短くなるため，酸素化できないヘモグロビンが増える．したがって，拡散障害を認めるケースでは，運動時に低酸素血症を呈する可能性がある．

2 検査

1 呼吸機能検査

呼吸の機能は主に換気とガス交換に分けて考えるが，ここでは主に換気機能の検査について説明する．

①スパイロメトリー

スパイロメーターを用いて，肺の容量（肺気量）の変化を測定する検査である（図9）．これによりさまざまな肺気量を測定することが可能である．なお，スパイロメーターは被検者の口元での空気の移動を計測しているため，残気量と機能的残気量の測定はできない．

i）1回換気量（TV，V$_T$：tidal volume）

安静にしている状態での肺気量の変化のこと．体格にもよるが，正常ではおよそ500mL前後とされている．

ii）肺活量（VC：vital capacity）

最大吸気位から最大呼気位までゆっくりと呼出した際の肺容量の変化のこと．肺活量の予測値は性別，年齢，身長から求めることが可能である．日本呼吸器学会（JRS：Japanese Respiratory Society）肺生理専門委員会の式（18歳以上）（2001）で求められる[1]．

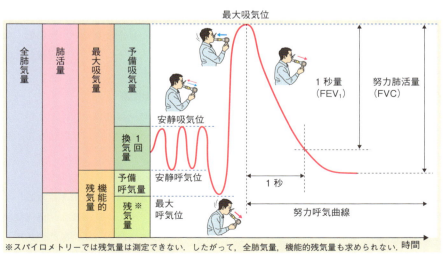

図9　スパイログラムと肺気量分画

（落合慈之監：呼吸器疾患ビジュアルブック．p44, Gakken, 2011）

［男性］
VC（L）＝0.045×身長（cm）－0.023×年齢－2.258
［女性］
VC（L）＝0.032×身長（cm）－0.018×年齢－1.178

iii）対標準肺活量（％VC）

肺活量の予測値に対する実測した肺活量の割合のことで，下記の式で求められる．

％VC（％）＝VC／予測VC×100（％）

80％未満で拘束性換気障害と判定される．

iv）努力肺活量（FVC：forced vital capacity）

最大吸気位から最大呼気位まで最大努力下で呼出した際の肺容量の変化のこと．通常はVCとほぼ同じ容量だが，閉塞性換気障害がある場合にはVCよりFVCのほうが低値となる．

v）1秒量（FEV_1：forced expiratory volume in one second）

最大吸気位から最大努力下で呼出した際の，最初の1秒間における肺容量の変化のこと．閉塞性換気障害がある場合に低値となる．

vi）1秒率（FEV_1％）

FVCに対するFEV_1の割合のことで，下記の式で求められる．

FEV_1％＝FEV_1／FVC×100（％）

70％未満で閉塞性換気障害と判定される．慢性閉塞性肺疾患（COPD：chronic obstructive pulmonary disease）が進行するとFEV_1のみならずFVCも低下するため，病期が進行しても1秒率には反映されにくい．COPDの病期分類には後述の対標準1秒量を用いる．

vii）対標準1秒量（％FEV_1）

予測1秒量に対する1秒量の割合のことで，下記の式で求められる．

％FEV_1＝FEV_1／予測FEV_1×100（％）

COPDの病期分類に用いられる．

②フローボリューム曲線

スパイロメトリーで努力呼気曲線を記録する際に得られたデータのうち，肺気量（ボリューム）を横

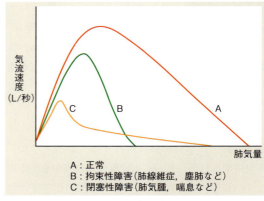

図10　フローボリューム曲線のパターン
（稲川利光編：リハビリテーションビジュアルブック 第2版，p177，Gakken，2016）

軸に，各肺気量での呼気気流速度（フロー）を縦軸に表示したもの．曲線の形態から気道閉塞の状態などについて判断が可能である．典型的な曲線のパターンを図10に示す．

i）正常

最大吸気位から努力呼出を行うと，直後に呼気気流速度が鋭く上昇しピークに達し，下行脚は最大呼気位までほぼ直線的に低下していく．曲線の幅は努力肺活量を示す（図10A）．

ii）肺気腫

気道閉塞によりピークフローが著しく低くなり，下行脚が肺気量軸に向かって下に凹む曲線となる（図10B）．

iii）肺線維症

肺活量が低下するため，幅の狭い曲線となる．ピークフローは正常よりいくぶん低くなるが，気道閉塞はないため下行脚はほぼ直線的に低下していく（図10C）．

iv）末梢気道閉塞

ピークフローはほぼ正常であるが，下行脚が肺気量軸に向かってやや凹む曲線となる．高齢者や喫煙者でみられる．

v）上気道閉塞

上気道に強い気道抵抗があるため，ピークフローが著しく低下する．その後も，気流制限が続くためプラトーがみられるのが特徴的である．

■2 胸部X線画像

多くの胸部疾患の診断のために最初に行われる．

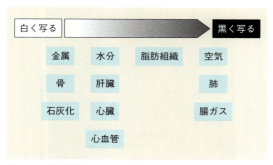

図11 X線透過度による画像のコントラスト
(渕本雅昭編：画像の見方・読み方アセスメントとケアナースポケットブック mini, p9, Gakken, 2022)

リハビリテーションスタッフにとっては，患者の状態を把握するために画像の読影は重要である．

①X線コントラスト

胸部X線画像における白と黒の変化は**図11**のようになっている．画像の読影にあたっては，まずは正常像を理解しなければ異常に気付くことはできない．正常な胸部X線画像と描出される正常解剖を**図12**に示す．疾患ごとの画像の特徴は各論で説明する．

②読影の順序

i ）撮影条件

撮影された条件によって画像に変化が生じるため，最初に確認が必要である．

通常，X線診療室にて立位で撮影する場合，画像には「立位」「P-A」と表示がある．ポータブルX線撮影装置を使用して，ベッドサイドにて臥位あるいは座位で撮影する場合，画像には「臥位」あるいは「座位」，「A-P」といった表示がある．「A」はanterior（胸部），「P」はposterior（背部）のことであり，X線を背部から胸部に向けて照射した場合「P-A」，胸部から背部に向けて照射した場合「A-P」と表示される．臥位は立位よりも，また「A-P」は「P-A」よりも拡大された心陰影となる（**図13**）．

心胸郭比（CTR：cardiothoracic ratio）50％以上が心拡大とされるが，ベッドサイドで撮影された臥位A-P画像では心陰影の拡大が起きていることを考慮する必要がある．また，臥位では横隔膜にかかる腹圧の影響で横隔膜が上昇する．

正面から撮影された画像であるかの確認も最初に行う．左右の鎖骨内側端と椎体棘突起との距離が等しければ正面から撮影されている（**図14**）．正面から撮影された画像でない場合，気管の偏位が読めない，心胸郭比の測定ができないというデメリットが生じる．

ii ）軟部組織の評価

毛髪にはヨード成分が含まれ陰影として現れるため，異常所見と間違えないようにしなければならない．また，乳房の有無によっても肺野の透過性が大きく異なる．

iii ）上部縦隔の評価

気管の偏位がないか確認する．無気肺では対側の肺が過膨張するため気管は病変側へ偏位し，気胸では気胸側が拡大するため反対側へ偏位する．

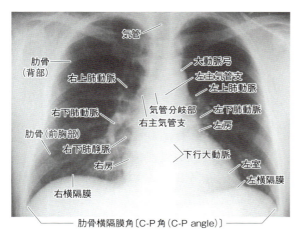
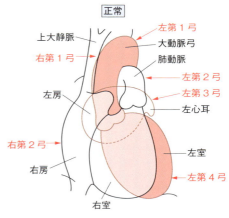

図12　胸部X線画像における正常解剖
(友池仁暢ほか監：循環器疾患．NursIng Selection 3, p246, Gakken, 2003を改変)

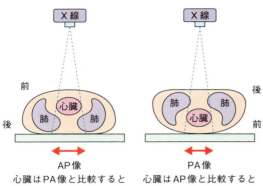

図13　AP像とPA像の見え方の違い

(道又元裕監：見てできる臨床ケア図鑑　ICUビジュアルナーシング 改訂第2版．p100, Gakken, 2021)

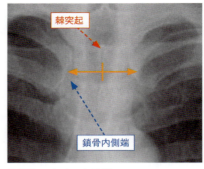

図14　正面像であるかの確認

棘突起が，左右の鎖骨内側端の真ん中に位置する画像であれば，撮影体位は正面で撮影されている．

(道又元裕監：見てできる臨床ケア図鑑　ICUビジュアルナーシング 改訂第2版．p100, Gakken, 2021)

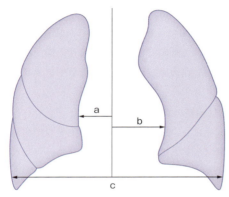

図15　心胸郭比の測定

心胸郭比＝（a＋b）÷c×100
a：正中から心右縁までの最大横径，b：正中から心左縁までの最大横径，c：胸郭の最大横径

(山﨑正雄ほか編：循環器疾患ビジュアルブック 第2版．p33, Gakken, 2017)

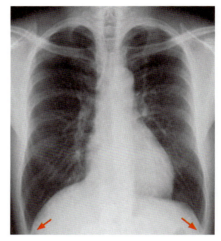

図16　肋骨横隔膜角の正常例

(畑田みゆき編：呼吸器科ナースポケットブック．p55, Gakken, 2020)

iv）心陰影の評価

心胸郭比を測定し，心拡大の有無を評価する（図15）（p36，第2章3心不全）．

v）横隔膜の評価

正常では横隔膜の右側が後方第10肋間にみられる．つまり，後方の第11肋骨が肺野に見えれば横隔膜低位，第10肋骨が見えなければ横隔膜挙上といえる．また，肝臓の影響により横隔膜は右側が左側より高い．しかし，右側が左側より半椎体以上高い場合や，右横隔膜が左横隔膜より低い場合は異常である．

肋骨と横隔膜により形成される角を肋骨横隔膜角〔C-P角（C-P angle）〕といい，正常では鋭角である（図16）．胸腔内に過剰な胸水が貯留すると角が鈍くなる．

vi）肺野の評価

肺野でみられる異常陰影はさまざまなものがある．医師の診断をベースに病変の状況や変化を把握することである．

3 血液ガス検査

血液ガスとは血液中に溶存しているガス（酸素，二酸化炭素など）のことである．血液ガス検査では動脈血を採取し，酸素と二酸化炭素が血液中にどれだけ溶けているかを調べる．ほかにも，pH，重炭酸イオン濃度（HCO_3^-），動脈血酸素飽和度（SaO_2）などを求め，患者の心肺系の状態把握，呼吸器疾患の重

表1　血液ガスの主な基準値

PaO₂（動脈血酸素分圧）	80～100Torr
SaO₂（動脈血酸素飽和度）	96±2%
PaCO₂（動脈血二酸化炭素分圧）	40±5Torr
HCO₃⁻（重炭酸イオン）	24mEq/L±2mEq/L
pH（水素イオン濃度指数）	7.40±0.05
BE[※]（ベースエクセス）	0±2mEq/L

※BE：base excess　血液中に存在する塩基の量の過不足を指す．正の数の場合は塩基過剰，負の場合は不足を示す．

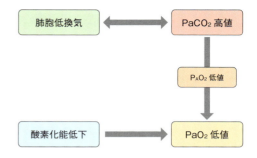

図17　肺胞低換気・酸素化能低下とPaCO₂・PaO₂の関係

症度判定，呼吸機能の把握，治療方針の判断を行う．
　血液ガスでは主に換気能，動脈血酸素化能，酸塩基平衡の状態を評価する．主な基準値を**表1**に示す．

①換気能の評価

　$PaCO_2$は分時肺胞換気量に反比例する．つまり，$PaCO_2$が35～45Torrであれば正常換気状態，45Torrを超える場合は肺胞低換気，35Torr未満の場合は過換気を意味する（**図17**）．

②動脈血酸素化能の評価

　ガス交換とは，肺胞で酸素が血液中に取り込まれ，二酸化炭素が血液中から肺胞へ移動することである．前者を酸素化という．酸素化能が低下するとPaO_2は低値をとりやすいが，PaO_2を見るだけでは酸素化能の判断はできない．なぜなら，PaO_2は吸入気酸素濃度（F_IO_2：fraction of inspiratory oxygen）や$PaCO_2$の影響を大きく受けるためである．
　PaO_2の低値には酸素化能の低下だけでなく，肺胞低換気が影響している可能性がある（**図17**）．また，PaO_2が基準値内であっても，酸素療法や人工呼吸器によりF_IO_2が上昇している可能性もある．酸素化能の評価として，肺胞気-動脈血酸素分圧較差（A-aDO₂），P/F比がある．

ⅰ）P/F比

　通常，酸素療法などによりF_IO_2が上昇するとP_AO_2が上昇するためPaO_2も上昇していく．F_IO_2に対するPaO_2の割合をP/F比といい，PaO_2/F_IO_2で計算される．これは，吸入気酸素濃度に対してPaO_2が適正かどうかを見ているといえる．試算したものを**表2**に示す．
　急性呼吸窮迫症候群（ARDS：acute respiratory distress syndrome）に関するベルリン定義（2012年）では，**表3**のようにARDSを3つの重症度に区分している．
　$PaCO_2$が高値の場合，酸素化能に障害がない場合でもPaO_2が低値となる（**図17**）ため，P/F比が低値となってしまう．すなわち，酸素化能を過小評価してしまう．よって，P/F比は$PaCO_2$に問題がない場合に用いられるべきである．

ⅱ）肺胞気-動脈血酸素分圧較差（A-aDO₂）

　酸素化に問題がなければPaO_2はP_AO_2に近い値となる（**図18A**）．酸素化に問題があるとPaO_2はP_AO_2に対して低い値をとる（**図18B**）．この肺胞気酸素分圧（P_AO_2）と動脈血酸素分圧（PaO_2）の差（$P_AO_2-PaO_2$）から酸素化能を評価したものが，肺胞気-動脈血酸素分圧較差である．この評価では$PaCO_2$の上昇によるP_AO_2の低値が反映されるため，$PaCO_2$に問題がある場合であっても酸素化能を正しく評価することができる（**図18C**）．

表2　P/F比の試算

	PaO₂	F_IO₂	P/F比
基準値	100	0.21	476
基準値下限	80	0.21	381
呼吸不全	60	0.21	286

表3　ARDSの重症度（いずれもPEEP＞5cmH₂O）

重症度	P/F比
軽症	200＜P/F≦300
中等症	100＜P/F≦200
重症	P/F≦100

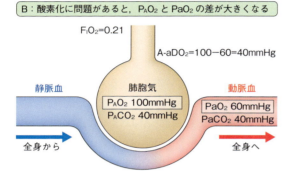
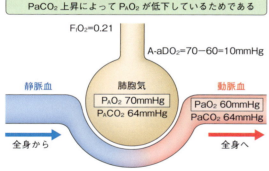

図18 $PaCO_2$の変化によるP_AO_2の変化
PaO_2が低値であるが、P_AO_2低値が原因であるとわかる。

室内空気（F_IO_2 0.21）における正常値は20mmHg未満、純酸素（F_IO_2 1.0）吸入時では150mmHg未満と差があるため、異なる時点におけるA-aDO2を比較する場合は、F_IO_2も見落とさずに確認すべきである。

③酸塩基平衡の評価

前述のとおり、$PaCO_2$の高値は肺胞低換気、低値は過換気を示す。ただし、その換気の変化を生じた原因が呼吸器にあるのか、ほかにあるのかを判断するためには、pHやHCO_3^-の変化を評価する必要

がある。

i）pHが＜7.35の場合はアシデミア（酸血症）、＞7.45の場合はアルカレミア（アルカリ血症）である。基準値内（7.35～7.45）であっても、代償により正常化している可能性があるため、7.40より高値か低値かを確認しておく。

ii）pHの変化を起こしたのが$PaCO_2$、HCO_3^-いずれであるかを確認する。原因が$PaCO_2$であれば呼吸性アシドーシスあるいは呼吸性アルカローシス、HCO_3^-であれば代謝性アシドーシスあるいは代謝性アルカローシスである。

iii）代償作用が生じているかを確認する。$PaCO_2$かHCO_3^-の一方が基準値外をとり、他方は変化がなければ「代償は生じていない」といえる。$PaCO_2$かHCO_3^-の一方が基準値外をとり、他方がpHを正常化させるような変化をとっていれば「代償が生じている」といえる。

【例】pH 7.25/$PaCO_2$ 55mmHg/HCO_3^- 25mEq/L

CO_2の上昇により血液が酸性に傾いているため、呼吸性アシドーシスである。HCO_3^-は正常値であり、代償はまだ生じていない（**表1**の血液ガスの主な基準値参照）。

4 呼吸不全（図19）

呼吸不全とは、室内空気呼吸時に動脈血中の酸素分圧（PaO_2）が60mmHg以下になることと定義されている。二酸化炭素分圧（$PaCO_2$）の増加を伴わない場合（PaO_2 45mmHg以下）をI型呼吸不全、増加を伴う場合（PaO_2 45mmHgを超える）をII型呼吸不全と呼ぶ。

I型呼吸不全は酸素化不全の状態である。肺胞でのガス交換（外呼吸）に障害が生じ、PaO_2の低下、肺胞気-動脈血酸素分圧較差（A-aDO2）の開大を示す。A-aDO2の開大を引き起こす原因として、①拡散障害、②換気血流比不均等分布、③右→左シャントなどがある。重症肺炎、ARDS、間質性肺炎などの肺実質の疾患で生じる。

II型呼吸不全は換気不全の状態である。肺胞換気量の低下によりCO_2が排出されず、$PaCO_2$が高値を示す。$PaCO_2$上昇は肺胞気酸素分圧（P_AO_2）の低下を引き起こすためPaO_2も低下するが、この場合はA-aDO2の開大を認めない。しかし、II型呼吸不

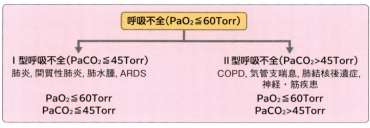

図19　呼吸不全の分類

慢性呼吸不全：呼吸不全の状態が1か月間持続／急性呼吸不全：呼吸不全の状態が1か月間未満
急性呼吸不全は慢性呼吸不全の急性憎悪を表すものではない．慢性呼吸不全と急性呼吸不全は病態が異なるため，治療方針は異なる．

全においても換気不全に酸素化不全を伴うとPaO_2はさらに低下し，$A-aDO_2$の開大が生じる．

このような呼吸不全が1か月以上続く状態を慢性呼吸不全という．慢性呼吸不全を引き起こす肺の病気には，慢性閉塞性肺疾患（COPD），肺結核後遺症，間質性肺炎，肺がんなどがある．肺疾患だけではなく，筋萎縮性側索硬化症や筋ジストロフィーなどの神経筋疾患でも呼吸不全となることがある．

呼吸不全のうち，比較的短い期間で急速に生じたものを急性呼吸不全という．急性呼吸不全の原因疾患として代表的なのは，肺炎やARDS，急性肺血栓塞栓症，自然気胸などである．また，慢性呼吸不全の患者が，感染や心不全などの合併を契機に急性増悪することもある．

引用・参考文献

1) 日本呼吸器学会肺生理専門委員会：日本呼吸器学会肺生理専門委員会報告 日本人のスパイログラムと動脈血液ガス分圧基準値．日本呼吸器学会，2001．
https://www.jrs.or.jp/activities/guidelines/file/039050000j.pdf（2024年10月17日検索）
2) 落合慈之監：呼吸器疾患ビジュアルブック．Gakken，2011．
3) 道又元裕監：見てできる臨床ケア図鑑 ICUビジュアルナーシング 改訂第2版．Gakken，2021．
4) 稲田利光編：リハビリテーションビジュアルブック 第2版．Gakken，2016．
5) 渕本雅昭編：画像の見方・読み方アセスメントとケアナースポケットブックmini．Gakken，2022．
6) 友池仁暢ほか監：循環器疾患．Nurslng Selection 3，p246，Gakken，2003．
7) 山﨑正雄ほか編：循環器疾患ビジュアルブック 第2版．Gakken，2017．
8) 畑田みゆき編：呼吸器科ナースポケットブック．p55，Gakken，2020．
9) 諏訪邦夫：シャント．臨床呼吸機能検査 第6版（日本呼吸器学会肺生理専門委員会編），p78-81，メディカルレビュー社，2004．
10) 志村二三夫ほか：解剖生理学－人体の構造と機能．栄養科学イラストレイテッド 第3版（志村二三夫編），p111-122，羊土社，2020．
11) 上杉雅之ほか：PT・OT入門 イラストで分かる内部障害（上杉雅之監），p5-17，医歯薬出版，2021．
12) 医療情報科学研究所編：病気がみえる vol.4 呼吸器．p2-24，メディックメディア，2012．
13) 高橋仁美ほか：動画でわかる呼吸リハビリテーション 第4版（高橋仁美編），p40-47，中山書店，2016．
14) 玉木彰監：リハビリテーション運動生理学．p18-53，メジカルビュー社，2023．
15) 古川順光編：内部障害に対する運動療法－基礎から臨床実践まで．p48-53，メジカルビュー社，2018．
16) 石川朗ほか編：15レクチャーシリーズ理学療法テキスト 内部障害理学療法学 呼吸 第3版．p11-22，中山書店，2022．

第3章 呼吸器疾患へのリハビリテーション

2 慢性閉塞性肺疾患（COPD）

1 概要

1 慢性閉塞性肺疾患とは

　慢性閉塞性肺疾患（COPD：chronic obstructive pulmonary disease）は有毒なガスや粒子（たばこ煙が最大の危険因子）を長期的に曝露・吸入することで生じる肺の炎症性疾患である．徐々に進行する労作時の呼吸困難や，増大する慢性の咳・痰などを症状とする．診断は喫煙歴と呼吸機能検査（スパイロメトリー）にて1秒量や1秒率を確認する（詳細はp117〜118 図4を参照）．

　COPDでは呼吸困難により体動が減少し，それによって廃用症候群（筋力，持久力低下）を呈し，それがさらに呼吸困難を招くという負のスパイラルを生じていく．また，肺に留まらず，全身に炎症が及ぶため，全身性炎症性疾患として捉えられている．

2 危険因子（図1）

　COPDの原因は有毒なガスや粒子（最大の危険因子は喫煙）の長期の曝露であるが，発症するのは喫煙者の一部であることから，喫煙感受性を規定する遺伝素因の存在が考えられている．

　遺伝素因として肺の防御因子であるα_1-アンチトリプシン欠乏症があり，喫煙の関与が指摘されている（わが国ではα_1-アンチトリプシン欠乏症の有病率はきわめて低く，1,000万人当たり2人程度である）．

3 病態

　COPDの発生機序として，プロテアーゼ・アンチプロテアーゼ不均衡説，オキシダント・アンチオキシダント不均衡説が提唱されている．

　呼吸生理学的には，気流制限（1秒量低下）や肺過膨張が認められ，進行すると換気血流比不均等分布によって低酸素血症を起こし，さらに進行すると肺胞低換気が加わる．

　COPDの肺合併症には，肺がん，肺炎，気管支喘息，肺線維症などがある．また，COPDに起こり

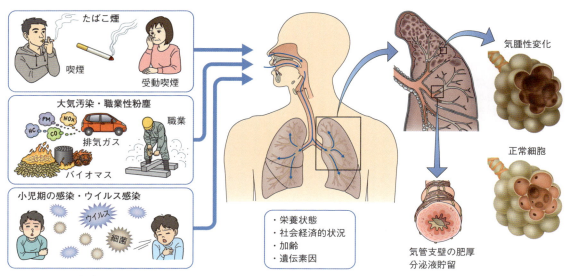

図1　COPDの危険因子

（落合慈之監：呼吸器疾患ビジュアルブック．p174, Gakken, 2011）

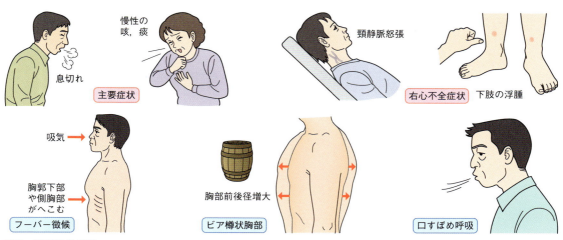

図2　COPDの症状

(落合慈之監：呼吸器疾患ビジュアルブック．p175, Gakken, 2011)

やすい全身疾患（全身併存症）には，多臓器のがん，動脈硬化，心筋梗塞，脳卒中があり，サルコペニア，フレイル，骨粗鬆症につながるケースも多い．

4 臨床所見（図2）

主な症状は，徐々に進行する呼吸困難（息切れ），慢性の咳・痰，喘鳴である．喘鳴がみられる場合，喘息との鑑別を行う．診断に至る契機には，感昌罹患時の喘鳴や咳や痰の遷延などがある．

進行例では，吸気時に胸部が内側に凹み，腹部が膨らむシーソー呼吸，吸気時に胸郭下部や側胸部が内側にへこむフーバー（Hoover）徴候，呼気時の気道の閉塞を防ぐために口をすぼめて長く息を吐く呼吸法である口すぼめ呼吸などがみられる．

COPDの増悪時には，心不全徴候であるチアノーゼや頸静脈怒張，肝腫大，下腿浮腫などがみられることがある．胸部聴診所見として，肺胞呼吸音の減弱と呼吸音の呼気延長などがある．

2 検査

1 X線・CT

画像検査には胸部単純X線検査や高分解能CT（HRCT：high-resolution computed tomography）がある（図3）．

胸部単純X線検査では，COPDに特徴的な所見は症状が進行しなければみられないが，他疾患を除外するためにも重要である．

HRCTは，気腫性病変の描出に有用とされ，気腫性病変は低吸収領域（黒く見える部位）として，気道病変は気道壁の肥厚・内腔の狭小化として描出される．

ただし，気腫性変化の広がりは呼吸機能を示す1秒量（FEV_1）や1秒率と相関しない場合があるため，胸部CTはCOPDの診断や病期分類には用いない．

2 血液ガス・パルスオキシメーター

動脈血液ガス分析とパルスオキシメーターは，ガス交換障害の程度や低酸素血症に関連する病態を評価する目的で行われる．COPD患者の経過をみるためにはパルスオキシメーターは有用な測定器具ではあるが，二酸化炭素分圧は測定できないので注意を要す．パルスオキシメーターでは正常値であっても定期的な動脈血ガス検査の施行によって，換気状態やCO_2ナルコーシス*のリスク評価が可能となる．

> **用語解説**
>
> *CO_2ナルコーシス…呼吸の自動調節機構の異常により肺胞低換気を来すことで，二酸化炭素（CO_2）が体内に貯留し重度の呼吸性アシドーシスから意識障害を呈する状態．COPDなど慢性的にCO_2が蓄積している病態では，中枢化学受容野のCO_2への反応が低下し，主に低酸素を感知して呼吸が促進される．そのため，高濃度の酸素を投与すると血中の酸素が上昇し呼吸が抑制され，さらにCO_2が上昇する．症状改善には，強制換気（バックバルブ換気や気管挿管下呼吸器管理）によるCO_2の排出が試みられる．

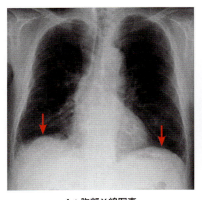

A：胸部X線写真　　B：胸部CT画像

図3　慢性閉塞性肺疾患（COPD）
A：肺野の過膨張，横隔膜の平低化を認める（→）．滴状心は，はっきりしない．
B：肺野にびまん性に気腫性病変（LAA：low-attenuation area）を認める．

（畑田みゆき編：呼吸器科ナースポケットブック．p268, Gakken, 2020）

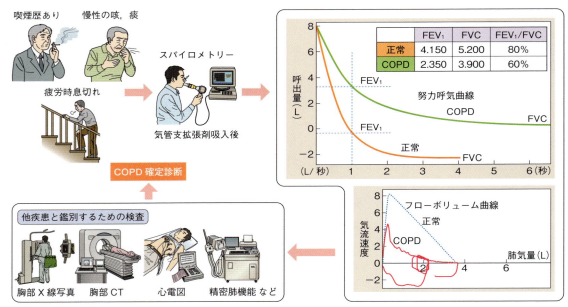

図4　COPDの診断

（落合慈之監：呼吸器疾患ビジュアルブック．p176, Gakken, 2011）

COPDではガス交換障害が進行すると高二酸化炭素血症となり，長期化・重症化すれば，II型呼吸不全に移行することもある．

3 呼吸機能検査（1秒率，フローボリューム曲線）

呼吸機能検査はCOPDの診断に必須の検査である．COPDの診断は，長期の喫煙歴などの曝露因子があり，気管支拡張剤吸入後のスパイロメトリーでFEV₁/努力性肺活量（FVC）が70％未満であること，他の気流閉塞をきたしうる疾患（気管支喘息，びまん性汎細気管支炎，閉塞性細気管支炎，リンパ脈管筋腫症）の除外が要件となる[1]（図4）．

フローボリューム曲線では，曲線の下行脚が下に凸の形状を示し，全肺気量・残気率の上昇・肺拡散能力の低下がみられる．

実測1秒量の予測1秒量に対する比率を対標準1秒量（％FEV₁）というが，対標準1秒量の気流閉塞の程度に基づき病期分類（表1）を行う．

表1　COPDの病期分類

病期		特徴
Ⅰ期	軽度の気流閉塞	%FEV$_1$≧80%
Ⅱ期	中等度の気流閉塞	50%≦%FEV$_1$<80%
Ⅲ期	高度の気流閉塞	30%≦%FEV$_1$<50%
Ⅳ期	きわめて高度の気流閉塞	%FEV$_1$<30%

気管支拡張薬投与後のFEV$_1$/FVC 70%未満が必須条件

(日本呼吸器学会COPDガイドライン第6版作成員会編：COPD診断と治療のためのガイドライン 第6版. p53, メディカルレビュー社, 2022)

■４ 重症度の判定

重症度は，COPD病期，息切れの強度，増悪歴の有無に加え，FEV$_1$，運動耐容能，身体活動性などで総合的に評価する．

予後予測には，BODEインデックス（**図5**）がよく用いられている．BODEインデックスとは，栄養状態（body mass index），気流閉塞の程度（degree of air flow obstruction），息切れの程度（dyspnea），運動能（exercise capacity）の評価項目からなり，それぞれのスコアの合計点数が大きいほど予後不良とされる．運動能は6分間歩行試験で評価する．

③ 治療

日本呼吸器学会のガイドラインに記載されている安定期COPDの重症度に応じた管理[1]を**図6**に示す．基本方針としてすべての患者に共通するものは原因物質曝露からの回避，インフルエンザワクチン接種，薬物療法および非薬物療法を組み合わせる．

そのなかでも呼吸リハビリテーションは標準的治療とされており，薬物療法や酸素療法など他の治療に加えて呼吸リハビリテーションを実施すると上乗せ効果が得られる．このように呼吸リハビリテーションはCOPDの各病期における治療戦略の重要なアプローチとして位置づけられている．

④ リハビリテーション

■１ 目的

COPDに対する呼吸リハビリテーションは，包括的なプログラムを含むことが理想的であり，構成

Body Mass Index：栄養状態
Degree of **A**irflow **O**bstruction：気流閉塞の程度
Dyspnea：息切れの程度
Exercise Capacity：運動能

	BODEインデックスの点数			
	0	1	2	3
%FEV$_1$	≧65	50〜64	36〜49	≦35
6分間歩行距離(m)	≧350	250〜349	150〜249	≦149
MRC息切れスケール※	0〜1	2	3	4
BMI(体重/身長^2)	>21	≦21		

7点以上の2年生存率は約70%，3年生存率は約55%，4年生存率は約30%

※MRC息切れスケール：p147（呼吸器疾患へのリハビリテーション）参照

図5　BODEインデックス

(Celli BR et al：The body-mass index, airflow obstruction, dyspnea, and exercise capacity index in chronic obstructive pulmonary disease. N Engl J Med 350, 1005, 2004/落合慈之監：呼吸器疾患ビジュアルブック. p177, Gakken, 2011)

要素は精神的サポートを土台に，患者教育，薬物療法，栄養指導，酸素療法，理学療法（運動療法），作業療法，そして身体活動である（**図7**）．そのなかで理学療法（運動療法）がいわゆる呼吸理学療法にあたるが，リラクセーション，排痰法，呼吸練習，呼吸筋トレーニング，胸郭可動域トレーニング，運動療法（筋力・持久力トレーニング），ADLトレーニングなどがある（**図8**）．

呼吸・循環機能，筋力，筋持久力を含めた全身の身体運動能力を改善することで，ADL能力の向上を図り，さらには社会生活へ適応させることを目指している．したがって運動療法の目的は，呼吸不全患者の呼吸困難感の軽減，運動耐容能の改善，ADL能力や健康関連QOLの改善などである[2]．

■２ 運動処方の視点

運動処方を行う場合に，①運動に対する恐怖感や不安感を解消させる，②個別性を重視する，③日常生活上のニーズを把握した運動処方とする，④下肢運動による全身持久力トレーニングを中心としたプログラムを立案する，⑤FITT（**表2**）を明らかにするなどが重要である[2]．

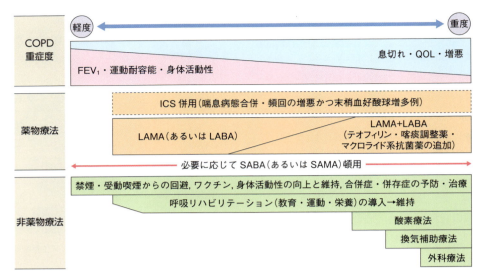

図6 安定期COPDの重症度に応じた管理

ICS：吸入ステロイド薬，LAMA：長時間作用性抗コリン薬，LABA：長時間作用性β_2刺激薬，SABA：短時間作用性β_2刺激薬，SAMA：短時間作用性抗コリン薬

(日本呼吸器学会COPDガイドライン第6版作成委員会編：COPD診断と治療のためのガイドライン 第6版．p4，メディカルレビュー社，2022)

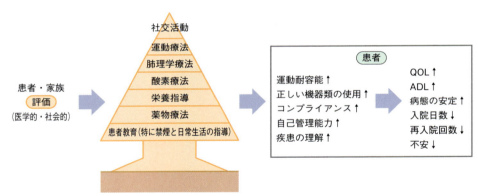

図7 包括的呼吸リハビリテーション

(木田厚瑞：包括的呼吸リハビリテーション－チーム医療のためのマニュアル．p23，メディカルレビュー社，1998)

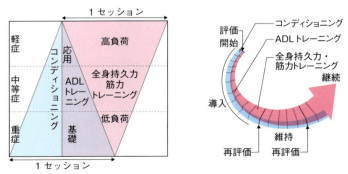

図8 症状に応じた呼吸理学療法の種類と流れ

(日本呼吸ケア・リハビリテーション学会ほか編：呼吸リハビリテーションマニュアル－運動療法－第2版．p4，照林社，2012)

表2　運動療法におけるFITTの原則

F（頻度：Frequency）	1週間または1日に運動する回数
I（強度：Intensity）	自覚症状，心拍数などに合わせて調節する運動の強さ
T（時間：Time）	症状や体調に合わせて調節する運動の時間
T（種類：Type）	全身持久力，筋力，柔軟性トレーニングなど，運動の種類

表3　高負荷運動と低負荷運動の特徴

運動負荷	高負荷	低負荷
定義	• 患者個々の$\dot{V}O_2$peakの60〜80％	• 患者個々の$\dot{V}O_2$peakの40〜60％
利点	• 同一運動刺激に対して高い運動能力の改善がみられ，生理学的効果は高い	• 在宅で継続しやすい • 抑うつや不安感の改善効果は大きい • リスクが少ない • アドヒアランスが維持されやすい
欠点	• すべての患者に施行は困難（特に重症例） • リスクが高いため，付添いや監視が必要 • 患者のアドヒアランス低下	• 運動能力の改善が少ない • 運動効果の発現に長時間を要す
適応	• モチベーションが高い症例 • 肺性心，重症不整脈，器質的心疾患なし • 運動時SpO_2が90％以上である	• 高度な呼吸困難症例 • 肺性心合併例 • 後期高齢者

表4　運動療法

上肢	• ADLと関連が大きい筋群（肩周囲・肘）を主な対象とする • ADL上，息切れをきたす動作に近い運動を取り入れる
下肢	• 自重，重錘，ゴムバンドなどによる負荷を行う • 下肢は歩行に関与する筋群（大腿四頭筋，下腿三頭筋）を対象とする

表5　薬物療法のCQと推奨，エビデンスの確実性

CQ02：安定期COPDに対して，LAMAによる治療を推奨するか？	
CQ02の推奨	安定期COPDに対して，LAMAによる治療を行うことを強く推奨する
エビデンスの確実性	A．強い

LAMA：long-acting muscarinic antagonist（長時間作用性抗コリン薬）

（日本呼吸器学会COPDガイドライン第6版作成員会編：COPD診断と治療のためのガイドライン 第6版．p181，メディカルレビュー社，2022をもとに作成）

■3　運動療法（負荷量）の実際（表3，4）

　低負荷運動は，個々の筋に疲労感が得られるまで実施すると筋同化作用が高くなるとの報告があり，最近のレビューにおいても，運動療法を統一した条件下の高負荷運動と同等の筋肥大効果が得られるとされている[3]．

■4　薬物療法

　治療戦略にも記載したとおり，薬物療法に加え運動療法を実施することにより上乗せ効果が得られるため，薬物治療は必須となる（表5）．

　→COPDには薬物療法と運動療法のどちらも欠かせない．薬物療法と運動療法が両輪となる疾患の1つであるということを認識する必要がある．

引用・参考文献

1) 日本呼吸器学会COPDガイドライン第6版作成員会編：COPD診断と治療のためのガイドライン 第6版．メディカルレビュー社，2022.
2) 石川朗ほか編：15レクチャーシリーズ理学療法テキスト 内部障害理学療法学 呼吸 第3版．中山書店，2022.
3) 川越厚良：慢性呼吸器疾患患者の機能障害に対する臨床思考の進め方のポイント．理学療法 40（8）：692-699，2023.
4) 落合慈之監：呼吸器疾患ビジュアルブック．Gakken，2011.
5) 日本呼吸ケア・リハビリテーション学会ほか編：呼吸リハビリテーションマニュアル—運動療法 第2版．p48，照林社，2012.
6) 木田厚瑞：包括的呼吸リハビリテーション—チーム医療のためのマニュアル．p23，メディカルレビュー社，1998.

3 間質性肺炎

① 概要

1 間質性肺炎とは

　間質性肺炎はびまん性肺疾患のなかに位置づけられる疾患であり(**図1**)，基本的には肺間質を炎症や線維化病変の場とする疾患群であり，拘束性換気障害を呈する疾患の1つである(**図2**)．原因が判明しているものと不明なものに大別され，このなかで原因を特定できない疾患群は特発性間質性肺炎(IIP：idiopathic interstitial pneumonia)と呼ばれている．特発性間質性肺炎は「難病の患者に対する医療等に関する法律」（難病法）の指定難病であり，医療費助成の対象疾患になっている．

　特発性間質性肺炎は胸部X線写真や胸部CT画像にて，両側肺野にびまん性の陰影を認める．特発性間質性肺炎は病態の異なる6つの病型があるが，そのなかで最も多いのは特発性肺線維症であり，男性に多く，喫煙者に多い．特発性肺線維症は進行性の経過をたどり，予後不良であり，呼吸困難と呼吸機能が進行性に悪化することが特徴である．

　現状においては特発性肺線維症を治癒に導く確立された治療法がなく，治療目標は悪化を防ぐことである．

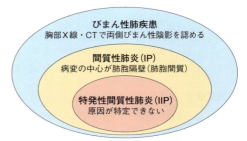

図1　間質性肺炎の位置づけ
(畑田みゆき編：見てできる臨床ケア図鑑 呼吸器ビジュアルナーシング．p274, Gakken, 2016)

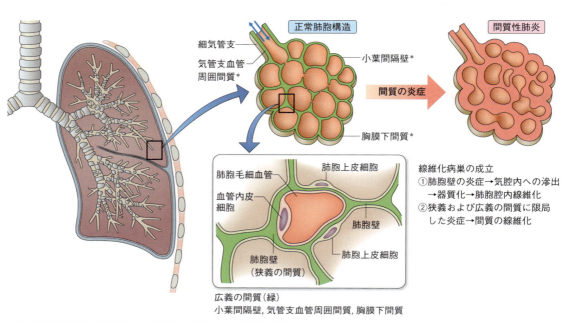

図2　間質性肺炎の病変の場と線維化の成立（＊：広義の間質）
(落合慈之監：呼吸器疾患ビジュアルブック．p191, Gakken, 2011)

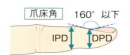
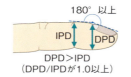
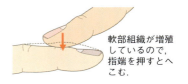
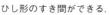
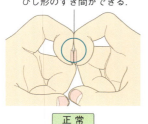
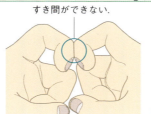
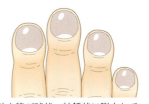

ばち指とは，手・足の指の先端が広くなり，爪の付け根が隆起し，凹みがなくなった状態で，その肥厚した指が太鼓のばちに似ていることが名前の由来．ばち指の原因はわかっていないが，病理では毛細血管の密度が増加しており，他には毛細血管拡張・浮腫・線維芽細胞や血管平滑筋の増生が見られ，これらをふまえた病態で最も有力なのが血管新生異常説．

図3 肺疾患とばち指

（落合慈之監：呼吸器疾患ビジュアルブック．p34，Gakken，2011を改変）

2 病態

間質性肺炎は間質の病変による炎症性疾患として考えられている．また，特発性間質性肺炎は炎症もしくは線維化からなる種々の病理パターンによって肺実質（肺胞壁・肺胞腔を含む肺胞領域）が障害される多様な疾患の集まりと捉えられている[1]．どの病理パターンにおいても一義的な病変は肺胞壁間質に存在するが，しばしば気腔*や末梢気道，血管をおかす病態と定義されている[1]．

3 臨床所見

特発性間質性肺炎の主な症状は乾性咳嗽と労作時呼吸困難である．呼吸困難は進行性で日常生活動作（ADL：activities of daily living）の阻害因子や生活の質（QOL：quality of life）の低下につながっていく．

聴診所見では吸気後半に捻髪音が聴取され，特発性肺線維症の早期診断にも有用とされる．疾患が進行し，病変が広がるにつれて捻髪音が聞かれる領域は肺底部から上方へと広がっていくことが多い．また，ばち指（図3）を認めることもある．末期の患者

ではチアノーゼ，肺性心，体重減少などを認め，疲労感を訴えることもある．

> **用語解説**
> *気腔…呼吸細気管支，肺胞道，肺胞の各内腔を気腔といい，これに肺胞上皮細胞を加えたものを肺実質という．

2 検査

1 X線，CT

間質性肺炎の診断に用いられる画像診断の手法には胸部X線写真と高分解能CT（HRCT：high-resolution computed tomography）である．胸部X線写真はスクリーニングに利用されることが多く，血管陰影や横隔膜陰影の不鮮明化などの所見が有用である[2]．

胸部X線写真では網状陰影を認め，胸部CTでは蜂巣肺を伴うすりガラス陰影を認める（図4）．

2 呼吸機能検査（％VC，フローボリューム曲線）

拘束性換気障害については％VCを指標としており，肺拡散能評価が間質性肺炎の病態を把握するために重要である．

呼吸機能検査において特発性間質性肺炎は通常，拘束性換気障害（努力肺活量［FVC：forced vital capacity］あるいは肺活量［VC：vital capacity］の減少，全肺気量［TLC：total lung capacity］の減少），肺拡散能障害（DLcoの低下）を認める[3〜6]．特発性肺線維症ではFVCやVCは信頼できる予後予

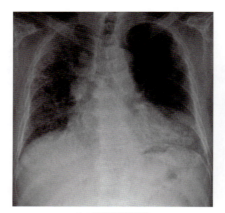
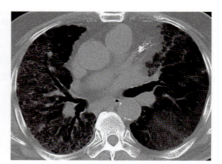

A：胸部X線写真　　　　　　　　B：胸部CT画像（肺野条件）

図4　間質性肺炎の胸部X線写真とCT画像
A：右肺野全体，左下肺野を中心に間質性の陰影を認める．
B：肺野条件では，背側を中心に蜂の巣状に認める（右＞左）．

（畑田みゆき編：呼吸器科ナースポケットブック．p293, Gakken, 2020）

測因子である[4, 7〜10]．

　フローボリューム曲線では細気管支が拡張し，末梢の気流速度の低下はあるがゆるやかであり，上に凸の曲線となる（**図5-b**）．また，肺気量が減少しているため，曲線の幅は狭くなる．

■3 血液検査，動脈血ガス検査

　特発性間質性肺炎において，CRP（C反応性タンパク）の上昇や間質性肺炎マーカー（KL-6，SP-A，SP-D）が高い陽性率を示しこれらの値が上昇する．

　動脈血ガス検査では低酸素血症が認められ，主な原因は拡散障害や換気血流のミスマッチによるものである．特発性間質性肺炎の早期では安静時の低酸素血症はないか軽度であるが，労作時低酸素血症は早期から認められる．

　厚生労働省の診断基準では，以下に示す呼吸機能項目①〜③のうち，2項目以上を満たすことを条件としている．
①拘束性換気障害（％VC80％未満）
②拡散障害（％DLco80％未満）
③低酸素血症（以下のうち1項目以上：安静時PaO_2 80Torr未満，安静時$A-aDO_2$ 20Torr以上，6分間歩行時SpO_2 90％以下）[11]

③ 治療

　間質性肺炎の原因が明らかなものは，その除去ま

a 正常
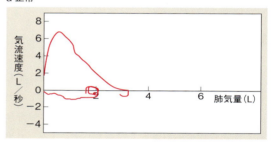

b 拘束性障害（間質性肺炎）
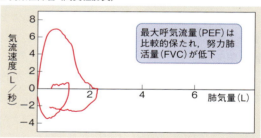

c 閉塞性障害（COPD II 期）
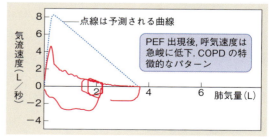

図5　フローボリューム曲線
障害の違いにより，それぞれ特有のパターンを描く．
（落合慈之監：呼吸器疾患ビジュアルブック．p46-47, Gakken, 2011）

たは中止（薬剤性肺炎など）をする．特発性間質性肺炎の薬物療法では副腎皮質ステロイド，免疫抑制薬が疾患や活動性に応じて用いられるが，特発性肺線維症では明確に予後を改善する薬物療法は確立されていない．ただし，特発性肺線維症にはニンテダニブやピルフェニドンが抗線維化薬として条件に応じて推奨されている．

リハビリテーション

■1 目的

ADLの維持改善やQOLの向上に向けて，間質性肺炎による症状や障害を総合的にアプローチしていくことが，呼吸リハビリテーションの目指すところである．

一般に呼吸理学療法は息切れの改善や運動耐容能の改善を目的に実施するが，進行性疾患の場合はそれらの改善よりも維持することを目標とする場合が多い．間質性肺炎は進行性疾患で予後不良であることから，多くの場合，呼吸理学療法の目的は可能な限りの症状の軽減，運動耐容能の維持または改善，ADLおよびQOLの維持または改善とする．

■2 概略

多くの間質性肺炎患者は労作時の換気制限を呈することや体重および筋力の減少，コンディショニング不良などが認められることから，理学療法としてはコンディショニング，全身持久力トレーニング，ADLトレーニング，筋力トレーニング（特に下肢筋力群），栄養指導を含めた患者教育などを実施する．

■3 注意点

間質性肺炎は病態が変化しやすく進行が早い疾患であるため，基本的に薬物療法や酸素療法などにより病態が安定している必要がある．急性増悪をきたした患者で，全身状態が悪く，高度な低酸素血症が認められる場合はリスクが高く効果も不明瞭であるため，呼吸理学療法の適応にならないと考えられる[11]．

前項p120 図8は運動開始時に推奨される運動療法のプログラム構成を模式的に表している．軽症者ほど全身持久力・筋力トレーニングの比重が高くなっている．一方で，重症者はコンディショニングやADLトレーニングの比重が高い．

■4 評価

間質性肺炎特有の理学療法評価はないが，胸部における局所的な評価に加え，主症状である呼吸困難の程度，全身持久力および全身筋力（特に下肢）の評価，生活背景の聴取は重要である．

呼吸困難については間接的評価ではSpO_2の把握や修正MRC（modified Medical Research Council）息切れスケール（p147）などを用いる．修正MRC息切れスケールは息切れの程度を評価する際には便利で臨床的にも有効性は高いが，評価者によって結果が異なるなど再現性の限界があるために，リハビリテーションの効果判定にはあまり適さない．

また，直接的評価では修正ボルグ（Borg）スケールを用い，安静時と労作時に分けて直接患者が呼吸困難感の評価を行う方法があり，運動負荷試験あるいは運動療法における呼吸困難感の評価に有用である．同スケールは症例間の比較に適さないが，同一症例においては再現性が高く，アプローチ前後の症例ごとの比較や経過の追跡には有効である．

全身持久力の評価には本来ならば最大酸素摂取量を指標とする負荷試験が望ましい．臨床では6分間歩行試験（6MWD：6-minute walk distance）やシャトルウォーキングテストが簡便である．また，6MWDは死亡予測因子との関連も報告されている．

下肢の筋力は呼吸不全患者の歩行能力や活動能力を決定する重要な因子の1つであり，特に大腿四頭筋の筋力については可能な限り器具を用いて定量評価をすべきである[12]（p64 図6）．特発性間質性肺炎患者における大腿四頭筋の筋力は運動耐容能を決定する重要な因子と指摘されている．

■5 アプローチのポイント

①運動療法

運動耐容能の向上には嫌気性代謝閾値レベル付近を設定することが望ましく，最大酸素摂取量60％付近を目安に運動強度を設定する．しかし，呼吸器疾患の患者では運動制限があることが多く，その場合，嫌気性代謝閾値は測定されにくく，嫌気性代謝閾値が測定できた場合も多くは最大強度に近いレベルに位置する[6]ことを考慮する必要がある．

強い強度での運動負荷は患者に強い苦痛を伴うため，通常は徐々に運動強度を上げていくことやイン

ターバルトレーニングを推奨する．また，強い運動強度の設定が困難な場合は最大酸素摂取量40％前後を目標とする．苦痛が少なく安全に実施できることで患者の運動に対する意欲向上にもつながる．

運動強度の設定において，6分間歩行試験から得られた平均歩行速度の80〜90％程度に歩行速度を設定するのもよい[6]．運動方法は平地での歩行，トレッドミル，自転車エルゴメーターなどから選択する．運動持続時間は15〜30分，運動頻度は週3〜5回を目標とする．

適切な栄養管理のもと，筋力トレーニングでは下肢を中心とした筋力トレーニングが重要である．運動負荷は自重や重錘などを用い，1回が限界の負荷量の40〜60％程度で10〜15回を1〜数セットずつ患者の状態に合わせて設定する．

持久力トレーニングや筋力トレーニングは積極的に実施していくが，間質性肺炎患者は安静時に比べ労作時に著明な酸素飽和度の低下を示し，回復には多くの時間を要することを考慮すべきである．そのため，運動療法を実施する際にはパルスオキシメーターによる酸素飽和度のモニターが必須であり，急激な低酸素血症に陥らないように酸素流量などにも注意を払う．

②ADLトレーニング，患者教育

間質性肺炎患者は呼吸困難感がなくても低酸素血症の場合があるため，歩行，階段昇降および入浴などの日常における動作でのパルスオキシメーター値の把握が重要である．各ADL場面における環境下で最も運動効率のよい動作方法の提案，スピード，呼吸法の指導，休息用の椅子配置などの生活環境の調整が必要である．

どの程度の歩行や動作で休息が必要になるか，どのような方法やスピードが身体に負担が少ないかなど具体的な指導を行う．まずは，身の回り動作などが安心してできるようになることで，患者自身の自己効力感が向上し活動範囲も徐々に増え，日中の活動も活発になりやすくなる．

患者教育では情報提供や病状についての共通認識，医療スタッフや患者・家族との目標設定などを計画していくことで，患者の行動変容を促す手段となる．

引用・参考文献

1) American Thoracic Society et al：American Thoracic Society/European Respiratory Society international multidisciplinary consensus classification of the idiopathic interstital pneumonias．Am J Respir Crit Care Med 165 (2)：277-304，2002．

2) 日本呼吸器学会・びまん性肺疾患診断・治療ガイドライン作成委員会：特発性間質性肺炎　診断と治療の手引き2022 改訂第4版．南江堂，2022．

3) O'Donnell D：Physiology of interstitial Lung disease．Schwarz M et al (eds)，Interstitial Lung Disease，p51-70，Marcel Dekker，Hamilton，1998．

4) Martinez FJ et al：Pulmonary function testing in idiopathic interstitial pneumonias．Proc Am Thorac Soc 3 (4)：315-321，2006．

5) Raghu G et al：An official ATS/ERS/JRS/ALAT statement：idiopathic pulmonary fibrosis：evidence-based guidelines for diagnosis and management．Am J Respir Crit Care Med 183 (6)：788-824，2011．

6) Travis WD et al：An official American Thoracic Society/European Respiratory Society statement：update of the international multidisciplinary classification of the idiopathic interstitial pneumonias．Am J Respir Crit Care Med 188 (6)：733-748，2013．

7) du Bois RM et al：Forced vital capacity in patients with idiopathic pulmonary fibrosis：test properties and minimal clinically important difference．Am J Respir Crit Care Med 184 (12)：1382-1389，2011．

8) Natsuizaka M et al：Epidemiologic survey of Japanese patients with idiopathic pulmonary fibrosis and investigation of ethnic differences．Am J Respir Crit Care Med 190 (7)：773-739，2014．

9) Plantier L et al：Physiology of the lung in idiopathic pulmonary fibrosis．Eur Respir Rev 27 (147)：170062，2018．

10) Jo HE et al：Implications of the diagnostic criteria of idiopathic pulmonary fibrosis in clinical practice：Analysis from the Australian Idiopathic Pulumonary Fibrosis Registry．Respirology 24 (4)：361-368，2019．

11) 石川朗ほか編：15レクチャーシリーズ理学療法テキスト　内部障害理学療法学　呼吸 第3版．p145，中山書店，2022．

12) 3学会合同呼吸療法認定士認定委員会テキスト編集委員会：第23回3学会合同呼吸療法認定士認定講習テキスト．p222，3学会合同呼吸療法認定士認定委員会事務局，2018．

13) 畑田みゆき編：見てできる臨床ケア図鑑 呼吸器ビジュアルナーシング．Gakken，2016．

14) 落合慈之監：呼吸器疾患ビジュアルブック．Gakken，2011．

15) 畑田みゆき編：呼吸器科ナースポケットブック．Gakken，2020．

第3章 呼吸器疾患へのリハビリテーション

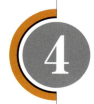

4 肺炎・ARDS

肺炎

概要

1 肺炎とは

肺炎は細菌やウイルスなどの病原微生物の感染により，急性の炎症が肺胞や間質に生じることである．「肺炎」という名がつく病気には「間質性肺炎」，「薬剤性肺炎」などがあるが，これらは感染が原因ではない．肺結核も感染症ではあるが，発病までに数か月を要し，急性ではないため肺炎には含まれない．

なお，かぜはウイルスや細菌などの病原微生物により引き起こされた上気道（鼻や喉）の炎症で，肺炎の発症につながりやすい．

2 病態

肺炎は細菌やウイルスが上気道を通過し，肺胞に侵入することで発症する．

炎症が起こる原因のほとんどは病原微生物によるものであり，原因菌の観点から細菌性肺炎，非定型肺炎，ウイルス性肺炎に大別される（表1）．また，発症した場所により，市中肺炎，院内肺炎，医療・介護関連肺炎に分類される（図1）．体力が低下して免疫力が落ちているときに感染しやすく，高齢者では特に誤嚥性肺炎が多い．

3 臨床所見

呼吸器症状では湿性咳嗽の増強，膿性痰，呼吸に伴う胸痛，呼吸困難がある．全身症状では高熱，悪寒，頭痛，関節痛，高齢者では意識障害，脱水，食欲不振もみられる．膿性痰を伴う咳嗽は細菌性肺炎に多い．

一般細菌による肺炎と異なり，非定型肺炎ではいくつかの臨床上の特徴がみられる（表2）．

表1 市中肺炎の主な原因微生物

一般細菌	・肺炎球菌 ・インフルエンザ桿菌 ・モラクセラ・カタラーリス ・黄色ブドウ球菌 ・A群連鎖球菌 ・好気性グラム陰性桿菌（肺炎桿菌など） ・嫌気性菌（誤嚥に伴う）
異型（非定型）肺炎の原因となる細菌	・レジオネラ菌 ・マイコプラズマ菌 ・肺炎クラミジア ・オウム病クラミジア
呼吸器ウイルス	・インフルエンザウイルス ・ライノウイルス ・パラインフルエンザウイルス ・アデノウイルス ・RSウイルス ・ヒトメタニューモウイルス

(日本感染症学会ほか：呼吸器感染症 WG JAID/JSC 感染症治療ガイドライン—呼吸器感染症．感染症学会誌 88：1-109, 2014を参考に作成)

検査

臨床所見，身体所見，一般検査所見，胸部画像所見などから総合的に診断される．

1 血液検査

炎症所見とされるCRP（C反応性タンパク），赤沈，LDH（乳酸脱水素酵素）などが上昇する．細菌感染ではこれに加えて白血球が増加し，非定型肺炎では白血球増加がみられにくい．

2 胸部画像

細菌性肺炎は浸潤影を認める（図2）．肺葉全体が浸潤影を呈する大葉性肺炎と気管支周囲に浸潤影を認める気管支肺炎に分類される．胸膜に炎症が波及すれば胸水を伴うこともある．非定型肺炎では間質と肺実質両方の陰影がみられる（図3）．

3 その他

原因菌の同定のための検査として，喀痰やその他の体液のグラム染色，培養検査，抗原検査，抗体検査などがある．

127

図1 発症場所による分類

発症場所による肺炎の分類

市中肺炎
- 肺炎と臨床診断した中から、以下の肺炎・病態を除外
  1. 病院内で発症した肺炎
  2. 肺結核
  3. 重篤な免疫抑制状態
  4. 大量誤嚥による肺炎
  5. 高齢者施設と長期療養施設で発症した肺炎
  6. 慢性下気道感染症の急性増悪

院内肺炎
- 入院48時間以降に新しく出現した肺炎

医療・介護関連肺炎
- 以下の項目を満たす人に発症した肺炎
  1. 発症前90日以内に2日以上の入院歴
  2. 長期滞在型療養施設またはナーシングホーム居住
  3. 30日以内に注射による抗菌薬、抗がん薬治療、創傷に対する治療歴のいずれかがある.
  4. 30日以内の維持透析
  5. 家族に多剤耐性菌感染者

(落合慈之監:呼吸器疾患ビジュアルブック. p96, Gakken, 2011)

表2 細菌性肺炎と非定型肺炎の臨床的特徴

	原因	特徴
細菌性肺炎	肺炎球菌, インフルエンザ桿菌, モラキセラ	発熱, 膿性痰, 胸痛, A-DROPスコア
非定型肺炎	マイコプラズマ, クラミドフィラ・ニューモニエ, レジオネラ菌	喀痰を伴わない頑固な咳嗽, A-DROPスコア*

*成人市中肺炎のガイドラインに記載のある重症度スコア

(畑田みゆき編:見てできる臨床ケア図鑑 呼吸器ビジュアルナーシング. p26, Gakken, 2016より抜粋)

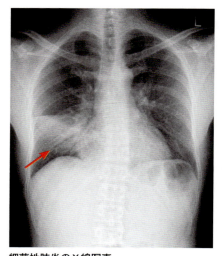

図2 細菌性肺炎のX線写真
気管支透亮像(→)を伴う浸潤影と葉間胸水がみられる.
(畑田みゆき編:見てできる臨床ケア図鑑 呼吸器ビジュアルナーシング. p27, Gakken, 2016)

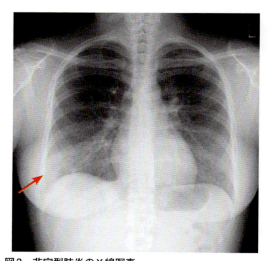

図3 非定型肺炎のX線写真
肺容量減少を伴わない、均一な濃度の浸潤影(→).
(畑田みゆき編:見てできる臨床ケア図鑑 呼吸器ビジュアルナーシング. p27, Gakken, 2016)

表3　市中肺炎のエンピリック治療薬

外来患者群	一般病棟入院患者群	ICU入院患者群
内服薬 ▶細菌性肺炎が疑われる場合 　• アモキシシリン・クラブラン酸[*1]またはスルタミシリン[*1] 　• セフジトレン ピボキシル高用量[*2] 　• レスピラトリーキノロン[*3, *4] ▶非定型肺炎が疑われる場合 　• ミノサイクリン 　• クラリスロマイシンまたはアジスロマイシン 　• レスピラトリーキノロン[*3, *4] ▶細菌性肺炎と非定型肺炎の鑑別困難，レジオネラ肺炎が疑われる，または慢性呼吸器疾患がある場合 　• レスピラトリーキノロン[*3, *4] **注射薬** ▶細菌性肺炎が疑われる場合 　• セフトリアキソンまたはラスクフロキサシン[*4] ▶非定型肺炎が疑われる場合 　• ラスクフロキサシン[*4] 　• アジスロマイシン	**注射薬** ▶細菌性肺炎が疑われる場合 　• スルバクタム・アンピシリン 　• セフトリアキソンまたはセフォタキシム 　• ラスクフロキサシン[*4] ▶非定型肺炎が疑われる場合 　• ミノサイクリン 　• アジスロマイシン 　• ラスクフロキサシン[*4] ▶細菌性肺炎と非定型肺炎の鑑別困難な場合 　• ラスクフロキサシン[*4] 　• レボフロキサシン[*4] ▶レジオネラ肺炎が疑われる場合 　• レボフロキサシン[*4]またはラスクフロキサシン[*4] 　• アジスロマイシン	**注射薬** A法（緑膿菌を考慮しない場合） 　• スルバクタム・アンピシリン 　• セフトリアキソンまたはセフォタキシム B法（緑膿菌を考慮する場合） 　• タゾバクタム・ピペラシリン 　• カルバペネム系薬[*5] C法 　• A法またはB法＋アジスロマイシン D法 　• A法またはB法＋ラスクフロキサシン[*4, *6] E法 　• A法またはB法またはC法またはD法＋抗MRSA薬[*7]

＊1：高用量が望ましく具体的な投与量は巻末「参考資料：代表的な抗菌薬名と用法・用量」（p.228）を参照
＊2：インフルエンザ菌BLNARを考慮する必要がある場合
＊3：ラスクフロキサシン，ガレノキサシン，モキシフロキサシン，シタフロキサシン，トスフロキサシン，レボフロキサシン
＊4：結核に対する抗菌力を有しており，使用に際しては結核の有無を慎重に診断する（トスフロキサシンを除く）
＊5：メロペネム，ドリペネム，ビアペネム，イミペネム・シラスタチン
＊6：代替薬：レボフロキサシン[*4]またはシプロフロキサシン[*4]またはパズフロキサシン[*4]
＊7：MRSA肺炎のリスクが高い患者で選択する：リネゾリド，バンコマイシン，テイコプラニン，アルベカシン
（日本呼吸器学会成人肺炎診療ガイドライン2024作成委員会：成人肺炎診療ガイドライン2024，p35，メディカルレビュー社，2024）

③ 治療

　原因菌に対して最も抗菌活性が高い薬剤の選択が必要になるが，現実的には治療開始前に原因菌を証明できない場合が多く，経験的治療（エンピリック治療）が必要となる.

　抗菌薬には，ペニシリン系，セフェム系，カルバペネム系，アミノグリコシド系などがある. 副作用として，過敏反応，消化器障害，中枢神経障害，血液障害，肝機能障害，腎機能障害などがある. 過敏反応の最も重篤なものはショックである.

　成人市中肺炎に対するエンピリック治療薬を**表3**に示す.

④ リハビリテーション

　石川らによれば，「肺炎に対する呼吸理学療法は，病態を直接改善させることは困難であるが，肺炎による症状の緩和（喀痰に対する排痰や，呼吸困難に対するリラクセーションや呼吸介助など）や臥床による廃用症候群の予防などが可能である」とある[1]. 早期離床は最も重要なプログラムの1つである. 炎症症状が強い場合や呼吸循環動態が不安定な場合を除き，積極的に離床を行う.

　早期離床の進め方は以下の内容で行う.

①リラクセーション
②四肢の他動運動，自動運動，抵抗運動
③ヘッドアップ座位
④端坐位
⑤立位または車椅子移乗
⑥歩行

1 早期離床のリスク管理

• **呼吸**：酸素化は保たれているか.
• **循環**：新たな不整脈は出現していないか，血圧などの変化はないかなど.

2 リラクセーションの必要性

　呼吸不全患者は，安静時でも呼吸困難などによっ

て過剰な呼吸努力を行っていることが多く，労作時にはさらにその傾向が強くなる．そのため，呼吸補助筋である頸部・肩甲骨周囲筋・体幹筋の緊張が高まり，痛みを伴うこともある．緊張した筋はリラックスした筋よりも多くの酸素を消費する．

リラクセーションにより呼吸補助筋の過剰な活動を抑制することで呼吸困難を軽減し，早期離床を効率よく行える状態にする．

急性呼吸窮迫症候群（ARDS）

概要

1 急性呼吸窮迫症候群とは

急性呼吸窮迫症候群（ARDS：acute respiratory distress syndrome）とは，先行する原因疾患により肺胞隔壁が急激に破壊されて毛細血管透過性が亢進し，大量の液体成分が間質や肺胞に滲出して急性呼吸不全を呈する非心原性肺水腫を中心とした状態である．

2 病態

ARDSは，種々の原因や基礎疾患に続発して急性に発症する低酸素血症で，胸部X線写真上では両側性に肺浸潤影を認め，かつ心不全，腎不全，血管内水分過剰などによる静水圧性肺水腫が否定できるものと定義されている．

基礎疾病は直接損傷と間接損傷の2つに分類され，直接損傷では肺炎や誤嚥による場合が，間接損傷では敗血症や外傷，熱傷による場合が多い．

透過性亢進による肺水腫（急性期），炎症と肺の器質化による肺コンプライアンス低下（亜急性期），広範囲の間質の線維化（慢性期）という経過をたどる（図4）．

ARDSの診断基準は，2011年にベルリン定義が発表され，現在もこの基準が用いられることが多い（表4）．

3 臨床所見

主要な症状として，呼吸困難，咳，喀痰，発熱，胸痛などがある．肺胞虚脱とシャント効果により，低酸素血症に至り，呼吸困難を呈する．基礎疾患の先行後，12～48時間経過して発症することが多い．多臓器不全を呈した場合には，各臓器の障害を反映した臨床所見を呈する（図5）．

図4　病期と肺傷害
急性期では肺水腫が主であり，亜急性期から慢性期にかけて肺胞の線維化・気腫化が進行する．
（笹沼直樹：7-9　急性呼吸窮迫症候群（ARDS），臨床アプローチ 急性期呼吸理学療法（高橋仁美ほか編），p258，メジカルビュー社，2010）

表4　ARDSのベルリン定義

	軽症	中等症	重症
時期	既知の損傷または呼吸器症状の新たな発生もしくは増悪から1週間以内の発症		
酸素化	PEEP*またはCPAP*≧5cmH₂O 200mmHg＜PaO₂/FiO₂≦300mmHg	PEEP≧5cmH₂O 100mmHg＜PaO₂/FiO₂≦200mmHg	PEEP≧5cmH₂O PaO₂/FiO₂≦100mmHg
肺水腫の原因	心不全または体液過剰では完全に説明できない呼吸不全		
画像検査	両側の透過性低下（胸水，肺葉もしくは肺の虚脱，または結節では完全に説明できないもの）		

* PEEP（positive end expiratory pressure，呼気終末陽圧）：人工呼吸管理において，患者の呼気終了時に気道内圧が0cmH₂Oにならないように（肺胞が虚脱しないように）一定の陽圧をかける補助機能
* CPAP（continuous positive airway pressure，持続陽圧呼吸法）：機械で圧力を加えた空気を鼻から気道に送り込み，気道を広げて睡眠中の無呼吸を防止する方法

（Ranieri VM et al：Acute respiratory distress syndrome：the Berlin Definition ARDS Definition. JAMA 307（23）：2526-2533，2012を参考に作成）

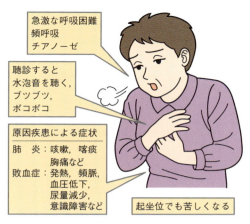

図5 ALI/ARDSの臨床症状

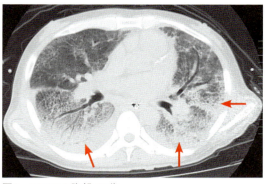

図6 ARDSの胸部CT像
両側肺に不規則な浸潤影がみられる（→）．
（畑田みゆき編：見てできる臨床ケア図鑑 呼吸器ビジュアルナーシング．p313, Gakken, 2016）

② 検査

胸部画像

両側のびまん性すりガラス陰影を認めるが，陰影は不均等に分布することもある（**図6**）．

2 動脈血ガス分析

PaO_2（動脈血酸素分圧：正常値は100～80mmHg）が低下し，$A-aDO_2$（肺胞気-動脈血酸素分圧較差）は上昇する．正常のP/F ratio（PaO_2をF_IO_2*で除した値）は500mmHg程度であり，200mmHg以下であれば酸素化は高度に障害されている．P/F ratioが300mmHg以下で急性肺障害（ALI：acute lung injury），200mmHg以下でARDSと診断する（AECC定義，1994）．

3 血液検査

全身の炎症反応として，白血球増加やCRP上昇，血沈の亢進が起こる．

③ 治療

根本的な治療法がない難治性の呼吸器疾患のため，呼吸管理療法（肺保護戦略）や薬物療法による呼吸改善や合併症の予防を行う（**表5**）．予後が悪く，致死率は40～50％である．播種性血管内凝固症候群（DIC：disseminated intravascular coagulation），感染症などを合併して死亡することが多い．

④ リハビリテーション

ARDS患者に対するリハビリテーションは，急性期から回復期，そして退院後から社会復帰まで長期にわたってアプローチすることが必要である．

急性期

人工呼吸管理下にて体位管理や排痰援助などにより人工呼吸器からの早期離脱を目指す．呼吸理学療法では，気道分泌物の除去，末梢気道の開存，肺胞換気の改善，酸素化の改善などである．また，可能なかぎり早期離床を進めて，身体機能・精神機能・認知機能低下を予防することも重要である．

日本救急医学会によれば重度なARDSに対しては人工呼吸器装着早期から腹臥位呼吸療法を行う．腹臥位呼吸療法の効果機序として「背側障害肺に多く分布した血流が健常肺へ再分配され換気血流比が改善すること，closing volumeの減少，横隔膜運動の変化，心臓により圧排される左肺下葉換気の改善，体位ドレナージによる気道分泌物の排出の改善など」とある[2]．腹臥位管理を行うことで生命予後が改善するという報告がある．腹臥位呼吸療法の禁忌を**表6**に示す．

> **用語解説**
> *F_IO_2（fraction inspiration oxgen：吸入酸素濃度）…吸入ガスに含まれる酸素の濃度を指す．通常の空気はF_IO_2 = 0.21（21％）である．F_IO_2 = 0.5は吸入ガスの50％に酸素が含まれている．

表5　ARDSの治療

■肺保護戦略

- 低容量換気：低容量（6～8mL/kg程度），高頻度換気.
- 容認される高二酸化炭素血症（PHC）：VALIの抑制.
- open lung戦略：リクルートメント手技（RM）や高PEEPなどで一時的に高い気道内圧をかけ，肺胞や末梢気道の再開放を促進.
- 自発呼吸温存療法：open lung戦略と併用し，強制換気をできるだけ回避.

■ARDSの換気設定の概念

低容量換気	・1回換気量は10mL/kgPBW（予想体重）以下になるように，吸気終末のプラトー圧が30cmH$_2$O以下になるように設定する. 予想体重（PBW）は次のように算出する. 男性（kg）：50.0＋0.91〔身長（cm）－152.4〕 女性（kg）：45.5＋0.91〔身長（cm）－152.4〕 ・高い気道圧は残存する正常肺胞の過伸展を起こす.
吸入気酸素濃度（F$_I$O$_2$）と呼気終末陽圧（PEEP）の設定	・F$_I$O$_2$は1.0から開始する. ・動脈血酸素分圧（PaO$_2$）＞60mmHgを保つかぎり，F$_I$O$_2$を状況に応じて低下させる. ・調節換気時のPaO$_2$は平均気道内圧に相関するため，PaO$_2$が低下している場合にはPEEPを3～5cmH$_2$Oずつ上昇させる. ただし，上限は20cmH$_2$Oとし，循環抑制や脳圧上昇が問題となる場合には，上限を低く設定する.
酸素化を保持する換気	・高頻度パーカッション換気（HFPV），高頻度振動換気（HFOV），体外生命補助（ECLS）などは，酸素化を保つうえで有用とされている.

PHC：permissive hypercapnia（高二酸化炭素血症），VALI：ventilator-associated lung injury（人工呼吸器関連肺傷害），RM：recruitment maneuver（リクルートメント手技），PEEP：positive end expiratory pressure（呼気終末陽圧），PBW：predicted body weight（予想体重），HFPV：high frequency percussive ventilation（高頻度パーカッション換気），HFOV：high frequency oscillatory ventilation（高頻度振動換気），ECLS：extracorporeal life support（体外生命補助）

（落合慈之監：呼吸器疾患ビジュアルブック．p341，Gakken，2011）

表6　腹臥位呼吸療法の禁忌

- 頭蓋内圧亢進（≧30mmHg），もしくは脳灌流量低下（＜60mmHg）
- 侵襲処置が必要な大量出血
- 15日以内の気管・胸部手術
- 15日以内の顔面の外傷・外科手術・深部静脈血栓症もしくは2日以内の肺塞栓治療
- 2日以内の心臓ペースメーカー植え込み術
- 四肢・胸部・骨盤の骨折・脱臼
- 心血管作動薬を使用しても平均動脈圧が70mmHg以下
- 前面1本の胸腔ドレーンで管理する気胸

（居村茂幸監：呼吸・心臓リハビリテーション－カラー写真でわかるリハの根拠と手技のコツ 改訂第2版．p117，羊土社，2015を参考に作成）

■2 回復期

　一般病棟へ移ってからは，ICU管理下に低下した精神機能・身体機能の改善を図り，退院に向けたADLの向上・安定を目指す.

■3 退院後

　種々の活動を広げるなかで心身機能をさらに高め，復職や就労に向けたアプローチを進める. 多職種連携による包括的な長期的サポート体制が必要である.

引用・参考文献

1) 石川朗編：理学療法テキスト 呼吸，内部障害理学療法 第3版．p45，中山書店，2022.
2) 日本救急医学会：医学用語解説集－腹臥位呼吸療法. https://www.jaam.jp/dictionary/dictionary/word/0310.html（2023年11月15日検索）
3) 日本感染症学会ほか：呼吸器感染症 WG JAID/JSC 感染症治療ガイドライン－呼吸器感染症. 感染症学会誌 88：1-109，2014.
4) 落合慈之監：呼吸器疾患ビジュアルブック．Gakken，2011.
5) 畑田みゆき編：見てできる臨床ケア図鑑 呼吸器ビジュアルナーシング．p26，Gakken，2016.
6) 日本呼吸器学会成人肺炎診療ガイドライン2024作成委員会：成人肺炎診療ガイドライン2024．メディカルレビュー社，2024.
7) 高橋仁美編：臨床アプローチ 急性期呼吸理学療法．メジカルビュー社，2010
8) Ranieri VM et al：Acute respiratory distress syndrome：the Berlin Definition ARDS Definition. JAMA 307 (23)：2526-2533，2012.
9) 居村茂幸監：呼吸・心臓リハビリテーション－カラー写真でわかる リハの根拠と手技のコツ 改訂第2版．羊土社，2015.
10) 藤谷順子：新型コロナウイルス感染症者への治療とリハビリテーション．OTジャーナル 56 (14)：12-18，2022.
11) 佐々木英忠編：よくわかる肺炎のすべて．永井書店，2003.

COLUMN 新型コロナウイルス感染症（COVID-19）

新型コロナウイルス感染症（COVID-19：coronavirus disease 2019）は，新型コロナウイルス（SARS-CoV-2：severe acute respiratory syndrome coronavirus 2）による感染症である．2019年に中国で報告され，日本では2023年5月までに約3,380万人（人口の約26％）が新型コロナウイルス感染症と診断され，約75,000人が死亡した．

厚生労働省は感染症法上2類相当に位置付けていたが，2023年5月からは5類感染症に移行した．

表　重症化リスク因子

- 高齢（65歳以上）
- 男性
- 呼吸器疾患
- 心血管疾患
- 糖尿病
- 重度慢性腎臓疾患
- 重症肝疾患
- 喫煙
- 免疫低下者

（厚生労働省：新型コロナウイルス感染症 診療の手引き 第10.0版を参考に作成）

高齢が最も重要な重症化リスク因子であり，基礎疾患のある患者もリスクが大きい．男性は女性に比べて重症化や死亡のリスクが高いことが明らかにされている（**表**）．

急性期リハビリテーションが適応となるのは，①重症症例に対するリハビリテーション，②中等症例に対する呼吸リハビリテーション，③重症度にかかわらず，発症前からフレイル障害や高齢の廃用症候群のリスクを有する症例が適応症例である[1]．COVID-19肺炎重症患者は，急性呼吸窮迫症候群（ARDS：acute respiratory distress syndrome）を反映したびまん性肺胞傷害の所見が特徴的とされており，挿管・人工呼吸器管理や体外式膜型人工心肺（ECMO：extracorporeal membrane oxygenation）管理が必要になる場合がある．

感染対策として，標準予防策（スタンダードプリコーション），手指衛生，個人用防護具（personal protective equipment：PPE）の選択，感染経路別予防策が重要となる．

[1] 藤谷順子：新型コロナウイルス感染症者への治療とリハビリテーション．OTジャーナル 56（14）：12-18，2022．

第3章 呼吸器疾患へのリハビリテーション

5 気管支喘息

① 概要

■1 気管支喘息とは

気管支喘息は，気道の慢性炎症に基づき，気道狭窄と気道過敏性の亢進を認め，繰り返し起こる咳，喘鳴，呼吸困難などの症状を呈する閉塞性呼吸器疾患である．

■2 病態

①気道炎症

好酸球やT細胞などの炎症細胞と粘膜上皮・平滑筋などの気道を構成する細胞から分泌されるサイトカインなどによって生じる．この炎症により，気道平滑筋の収縮，粘膜上皮の剥離，粘膜，粘膜下組織の浮腫，気管支腺からの粘液分泌亢進などの喘息反応が生じる．

②気道過敏性

平滑筋はさまざまな刺激物質に反応しやすい．気道炎症による粘膜上皮の剥離，破壊が進むとより刺激に過敏となる．

③リモデリング

持続する気道炎症や平滑筋の収縮による気道への物理的刺激の慢性化は，気道既存構造の変化（リモデリング）を引き起こし，不可逆性の気流制限をもたらすことがある（図1）．

■3 臨床所見

呼吸困難，喘鳴，咳，それに伴うADL・QOLの低下がみられる．症状は夜間，早朝に出現することが多い．

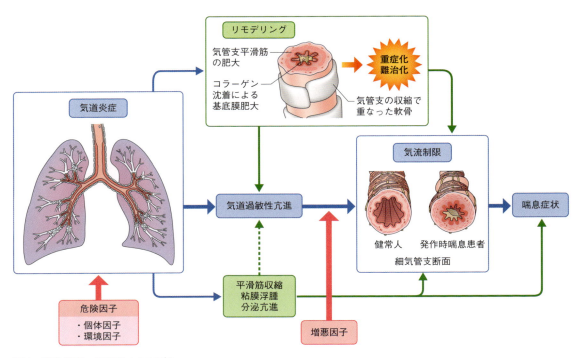

図1 喘息発症・増悪のメカニズム

(落合慈之監：呼吸器疾患ビジュアルブック．p152, Gakken, 2011)

② 検査

1 肺機能検査

肺気量分画（図2）では，肺活量の減少，残気量・機能的残気量の低下がみられる．努力性呼気曲線では，1秒量の低下，air-trappingがみられる（図3）．可逆性検査では1秒量が12％以上かつ200mL以上改善した場合に陽性と判断する．

2 気道過敏性検査

気道過敏物質の吸入により気道収縮を誘発し，1秒量が20％低下する物質の濃度，薬剤の累積濃度を測定する．

3 ピークフローメーター

ピークフローメーター（図4）で測定されるピークフローは1秒量とよく相関するため気管支喘息の

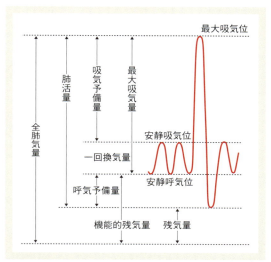

図2 肺気量分画

（稲川利光編：リハビリテーションビジュアルブック．p177, Gakken, 2011）

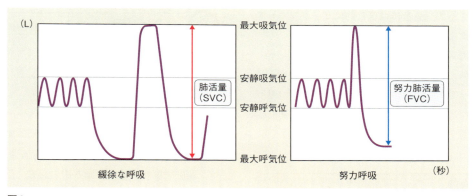

図3 air-trapping

健常者では努力性肺活量（FVC）と肺活量（SVC）は等しいが，気管支喘息やCOPDなどの閉塞性肺疾患では，FVCがSVCよりも小さくなる場合がある．これは，気管支部位よりも末梢の肺胞の空気が閉じ込められることで，ゆっくりとした呼吸では起きないような強い気道閉塞が生じているためだと考えられている．この現象を空気の捉えこみ現象（air-trapping）という．

（愛知県臨床検査標準化協議会：愛知県臨床検査標準化ガイドライン 呼吸機能検査における手引書 第2版．p16, 2024）

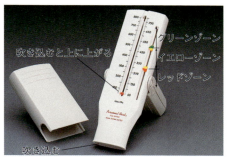

％PEFを以下の3段階に分類する．

グリーンゾーン
80％以上，安定

イエローゾーン
50〜80％，コントロール不十分で治療のステップアップを考慮

レッドゾーン
50％以下，コントロール不良で医師診察も考慮

図4 ピークフローメーター

PEF値の予測値あるいは自己最良値に対する％（％PEF）を自分で記載して，自己管理の指針とする．

（落合慈之監：呼吸器疾患ビジュアルブック．p155, Gakken, 2011）

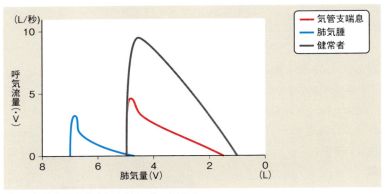

図5 気管支喘息患者におけるピークフロー
(日本呼吸器学会肺生理専門委員会編：臨床評価−異常値を呈する疾患の鑑別−．呼吸機能検査ガイドライン−スパイロメトリー，フローボリューム曲線，肺拡散能力−，p48，メディカルレビュー社，2004をもとに作成)

診断に使用される（図5）．喘息の自覚症状がなくてもピークフローが低い場合は，喘息の状態が悪いことを示しており，日内変動が少なくなれば安定していることを示す．患者には日常的にピークフローモニタリングを行うことが望ましい．

4 血液ガス検査

非発作時には基準値内の値を示す．気道狭窄が増悪すると，PaO_2（動脈血酸素分圧）・$PaCO_2$（動脈血二酸化炭素分圧）の低下，重症度が進むと$PaCO_2$は上昇する．

③ 治療

気管支喘息の治療は薬物療法，環境整備，運動療法，患者教育が中心となる．

薬物療法では重症度を4段階の治療ステップに分け，段階的に投与薬物を決める（表1）．薬物治療中であれば，コントロール状態の評価に基づき，コントロール良好ならば現治療を継続し，良好な状態が3～6か月間持続していればステップダウン（治療ステップを下げる）を考慮する．コントロール不十分な場合には，現行の治療ステップを1段階アップ，コントロール不良なら2段階アップする（表2）．

気管支喘息の増悪因子であるハウスダスト，ダニ，ペット，たばこの煙などを生活環境からなくすよう，掃除，環境を工夫する．患者教育では喘息教室などを通じて，患者の病気に対する知識，理解を深める．

④ リハビリテーション

運動療法では，上下肢のレジスタンストレーニング，有酸素運動などにより運動耐容能や身体活動量の向上を目指す．

運動前後にピークフローの測定を行い，運動が喘息症状にどの程度影響しているかを把握する必要がある．ピークフローが著しく低下するようであれば，運動強度の調整，運動方法の変更，休息時間の延長などを考慮する．運動は喘息の誘発・増悪因子であるため，症状の変化に注意する．喘息症状が強い場合やコントロール状態が不良の場合は，プログラムをコンディショニング中心とし，運動療法の比率を減らす．

呼吸練習は，口すぼめ呼吸を利用しながら，呼気延長により呼吸数を減少させ，1回換気量も減少させた呼吸の反復を促す．

気管支喘息の呼吸リハビリテーションの重要な目標は，患者の自己管理能力が向上することにある．患者と周囲の援助者が運動方法や生活の在り方などを習得することはもちろんだが，呼吸困難時やパニック時の具体的な対処・援助法を理解し，適切な対処ができるようにしておく必要がある（表3）．

表1 喘息治療ステップの内容

		治療ステップ1	治療ステップ2	治療ステップ3	治療ステップ4
		ICS（低用量）	ICS（低〜中用量）	ICS（中〜高用量）	ICS（高用量）
長期管理薬	基本治療	上記が使用できない場合，以下のいずれかを用いる LTRA テオフィリン徐放製剤 ※症状が稀なら必要なし	上記で不十分な場合に以下のいずれか1剤を併用 LABA （配合剤使用可[*5]） LAMA LTRA テオフィリン徐放製剤	上記に下記のいずれか1剤，あるいは複数を併用 LABA （配合剤使用可[*6]） LAMA （配合剤使用可[*7]） LTRA テオフィリン徐放製剤 抗IL-4Rα鎖抗体[*8,9] 抗TSLP抗体[*8,9]	上記に下記の複数を併用 LABA （配合剤使用可） LAMA （配合剤使用可[*7]） LTRA テオフィリン徐放製剤 抗IgE抗体[*3,8] 抗IL-5抗体[*8] 抗IL-5Rα鎖抗体[*8] 抗IL-4Rα鎖抗体[*8] 経口ステロイド薬[*4,8]
	追加治療[*1]	アレルゲン免疫療法[*2]			
増悪治療[*5]		SABA	SABA[*6]	SABA[*6]	SABA

ICS：吸入ステロイド薬，LABA：長時間作用性β2刺激薬，LAMA：長時間作用性抗コリン薬，LTRA：ロイコトリエン受容体拮抗薬，SABA：短時間作用性吸入β2刺激薬，抗IL-5Rα鎖抗体：抗IL-5受容体α鎖抗体，抗IL-4Rα鎖抗体：抗IL-4受容体α鎖抗体

* 1：喘息に保険適用を有するLTRA以外の抗アレルギー薬を用いることができる.
* 2：ダニアレルギー，特にアレルギー性鼻炎合併例で安定期%FEV1≧70%の場合にはアレルゲン免疫療法を考慮する.
* 3：通年性吸入アレルゲンに対して陽性かつ血清総IgE値が30〜1,500IU/mLの場合に適用となる.
* 4：経口ステロイド薬は短期間の間欠的投与を原則とする. 短期間の間欠投与でもコントロールが得られない場合は必要最小量を維持量として生物学的製剤の使用を考慮する.
* 5：軽度増悪までの対応を示し，それ以上の増悪については「急性増悪（発作）への対応（成人）」の項を参照.
* 6：ブデソニド/ホルモテロール配合剤で長期管理を行っている場合は同剤を増悪治療にも用いることができる.
* 7：ICS/LABA/LAMAの配合剤（トリプル製剤）
* 8：LABA，LTRAなどをICSに加えてもコントロール不良の場合に用いる.
* 9：中用量ICSとの併用は医師によりICSを高用量への増量が副作用などにより困難であると判断された場合に限る.

（日本アレルギー学会喘息予防管理ガイドライン2024WG監：喘息予防・管理ガイドライン2024，p124，協和企画，2024）

表2 喘息コントロール状態の評価

	コントロール良好 （すべての項目が該当）	コントロール不十分 （いずれかの項目が該当）	コントロール不良
喘息症状（日中および夜間）	なし	週1回以上	
増悪治療薬の使用	なし	週1回以上	
運動を含む活動制限	なし	あり	コントロール不十分の項目が3つ以上当てはまる
呼吸機能（FEV1およびPEF）	予測値あるいは 自己最良値の80%以上	予測値あるいは 自己最良値の80%未満	
PEFの日（週）内変動	20%未満[*1]	20%以上	
増悪（予定外受診，救急受診，入院）	なし	年に1回以上	週に1回以上[*2]

* 1：1日2回測定による日内変動の正常上限は8%である.
* 2：増悪が月に1回以上あれば，他の項目が該当しなくてもコントロール不良と評価する.

（日本アレルギー学会喘息予防管理ガイドライン2024WG監：喘息予防・管理ガイドライン2024，p122，協和企画，2024）

表3 喘息発作時の対応

増悪強度	喘鳴胸苦しい	軽度（小発作）	中等度（中発作）	高度（大発作）	重篤
呼吸困難の程度	急ぐと苦しい動くと苦しい	苦しいが横になれる	苦しくて横になれない	苦しくて動けない	呼吸減弱チアノーゼ呼吸停止
対処の目安	・短時間作用性β₂刺激薬の吸入など医師から指示されている対処を行う ・改善がみられない場合は医師に連絡，もしくは救急外来の受診 ・改善がみられる場合は医師による指導のもとで自宅治療可		・短時間作用性β₂刺激薬の吸入など医師から指示されている対処を行う ・医師に連絡，もしくは救急外来の受診（治療効果がみられない場合，入院治療）		・医師に緊急連絡，もしくは救急搬送（入院・ICU管理）

増悪強度は主に呼吸困難の程度で判定
- 喘息の発作時には短時間作用性β₂刺激薬を中心とした対応を行うが，ふだんから，発作が起きたときの対処法（使う薬，薬の使い方，受診のタイミングなど）を医師と相談し，いつでも対処できるようにしておくことが必要

（日本アレルギー学会喘息予防管理ガイドライン2024WG監：喘息予防・管理ガイドライン 2024．協和企画，2024を参考に作成）

引用・参考文献

1) 落合慈之監：呼吸器疾患ビジュアルブック．Gakken，2011．
2) 愛知県臨床検査標準化協議会：愛知県臨床検査標準化ガイドライン 呼吸機能検査における手引書 第2版．p16，2024．
3) 日本呼吸器学会肺生理専門委員会編：臨床評価－異常値を呈する疾患の鑑別－．呼吸機能検査ガイドライン－スパイロメトリー，フローボリューム曲線，肺拡散能力－，p48，メディカルレビュー社，2004．
4) 日本アレルギー学会喘息予防管理ガイドライン2024WG監：喘息予防・管理ガイドライン 2024．協和企画，2024．

第3章 呼吸器疾患へのリハビリテーション

 開胸手術後の肺合併症

 概要

術後肺合併症は，開胸・開腹術後の発生頻度が高く，術後の死亡率増加や入院日数延長との関連が多く報告されている．術後だけではなく，術前からの生活管理や呼吸機能・運動耐容能の向上を目的としたリハビリテーションの開始が重要となる．

1 開胸術対象疾患

肺がんや胸壁腫瘍，心臓・大血管疾患，食道がんなどの上部消化管疾患は開胸術の対象となる．開胸術後は他部位の手術後に比べ疼痛が強く，長期間持続する傾向にある．また，呼吸により胸郭は常に動いているため，術後の安静を保ちにくい．

術後疼痛は深呼吸や咳嗽を抑制し，肺胞低換気や気道内分泌物の貯留を引き起こす．肺胞低換気は低酸素血症や高二酸化炭素血症を生じ，気道内分泌物の貯留は無気肺や肺炎などの重篤な術後肺合併症を引き起こす原因となる．

2 術後肺合併症の要因

術後肺合併症の要因は主に，換気障害，ガス交換障害，循環障害がある．

①換気障害

換気障害の主な原因は，呼吸中枢の抑制，呼吸筋の運動抑制，術後における上部気道の狭窄や閉塞である．換気障害が生じると，肺胞低換気により低酸素血症や高二酸化炭素血症を引き起こす可能性がある．

ⅰ）呼吸中枢の抑制

麻酔や鎮静薬，鎮痛薬などの影響で1回換気量の低下を引き起こす．

ⅱ）呼吸筋の運動抑制

術後疼痛や胸帯・腹帯の締め付けによる胸腹部の運動制限，術中の神経切断や過伸展による横隔神経麻痺，脊髄くも膜下麻酔による呼吸筋麻痺などが原因で起こる．

ⅲ）上部気道の狭窄・閉塞

気道内分泌物の貯留や舌根沈下が原因となり，緊急の対応が求められる．気道内分泌物の貯留は，分泌亢進，咳嗽反射低下，喀出能低下，横隔神経麻痺などが原因として考えられる．

②ガス交換障害

肺炎，無気肺などが術後のガス交換障害の原因として挙げられる．

ⅰ）肺炎

術後肺炎は致命的な合併症であり，開胸・開腹術後で特に発生しやすい．術後は疼痛や麻酔の影響により気道内分泌物がうまく排出できず，口腔内の細菌が気道内に感染し肺炎に移行しやすい．また，意識レベル低下や嚥下反射の低下により，唾液や吐物などを誤嚥しやすいため，誤嚥性肺炎も起こしやすい．

患部の換気血流比不均等分布により低酸素血症が生じ，重症化すると高二酸化炭素血症を伴う．誤嚥による肺炎は長期化すると急性呼吸窮迫症候群（ARDS，p130）に進展し，重篤化する傾向がある．

ⅱ）無気肺

無気肺は，術後合併症としては発生頻度が高く，術後48時間以内の発生が多い．無気肺を放置すると肺炎に移行し，重症化するため発生の予防と発見後の早急な処置が必要となる．

原因として最も多いのは気道内分泌物貯留による気管支閉塞である．分泌物貯留の最大の原因は呼吸抑制や咳嗽力低下，喀出困難であり，特に喀痰の粘稠度が高いときや，分泌量が多いときに起こりやすい．その他，気胸・胸水・腹部膨満など肺への周囲からの圧迫，深呼吸の不足なども原因となる．

③循環障害

心拍出量の低下や術中の出血に伴う高度貧血などが循環障害の原因となる．特に肺血栓塞栓症は，術後の

139

突然死の原因となる最も注意が必要な合併症である．

ⅰ）肺血栓塞栓症

深部静脈血栓症（p69参照），外傷，手術侵襲などが原因となり，血栓や塞栓が飛んで肺動脈が閉塞し，急激な肺循環障害を引き起こす病態である．肺動脈の閉塞で血流が途絶え，ガス交換障害が生じ，低酸素血症を引き起こす．初期では代償的に過換気になり，低二酸化炭素血症がみられるが，過換気がなくなれば高二酸化炭素血症がみられるようになる．大きな閉塞領域では，低酸素血症に加えて肺動脈圧上昇や右心不全が発生し，術後の突然死の原因となる．

症状には呼吸困難，チアノーゼ，胸痛，冷汗などがあり，重症例では意識喪失や心停止が生じる．発症は術後数日以内に起こることが多い．

肺血栓塞栓症の予防には，深部静脈血栓症の予防を目的に，術中・術後の弾性ストッキングの着用，下肢筋肉の周期的圧迫などがあるが，最も有効な予防策は早期離床・早期歩行である．

検査

1 X線（肺炎・無気肺）

①肺炎

肺の含気減少により，X線写真は透過性が低下し白く写る．肺炎の基本陰影は粒状で，各粒は1つまたは複数の肺胞腔に相当し，これらが多数重なると斑状陰影や浸潤陰影となる．

②無気肺

無気肺のX線写真では，肺野透過性が低下し，病変部の容積が減少する．気管支の閉塞により，閉塞性無気肺が形成され，肺門部に頂点を置く均一な不透過性陰影が特徴となる．

同側の肺葉は代償性に過膨張し，透過性の亢進が認められる．無気肺は肺亜区域，肺区域，肺葉単位で発生し，病変は閉塞起点より末梢に広がる．

2 血液ガス

血液ガス分析にて測定する動脈血酸素分圧（PaO_2）は，正常では100～80Torr（mmHg）である．手術後の呼吸抑制や無気肺などにより，80～60mmHgほどにまで低下することがある．この低酸素状態は手術部位・侵襲の程度によって異なり，下腹部手術よりも上腹部手術でより顕著である．

肺や心臓手術は循環および換気臓器に直接侵襲が加わるため，空気吸入のみでは低酸素症となることが多い．術後3～4日では気管支分泌物や無気肺によりPaO_2の低下がみられるが，代償性の過換気により1週間～10日後には通常の値に回復する．

3 治療・予防（管理）

1 術前リハビリテーション

術前に患者情報を収集し，呼吸筋力や咳嗽能力などを評価する．評価結果を基に，リラクセーション法や呼吸法を術前から指導する．

術後は疼痛で呼吸が浅くなり，筋緊張が高まり呼吸困難感が生じやすい．したがって，リラクセーション法や腹式呼吸の指導が重要となる．咳嗽やハフィング（huffing）の指導も十分に行い，術後に自己喀痰が可能な状態を目指す．

2 術後リハビリテーション

切開部位・手術時間・麻酔時間・麻酔の種類・出血・輸液・尿量・ドレーン部位などを確認する．また，パルスオキシメーター*による酸素飽和度（SpO_2）や体温・血圧などバイタルサイン，投薬内容なども確認し，呼吸機能の早期改善と肺合併症予防を目的に術後リハビリテーションを開始する．

術後，開腹の影響により横隔膜機能が低下しやすく，頸部や肩甲帯筋群を使用した努力性の呼吸が見られる．そのため，頸部や肩甲帯筋群などのストレッチマッサージを行い，努力呼吸を可能な限り軽減させる（図1）．

創部や疼痛の影響により腹式呼吸が困難な場合，

用語解説

＊パルスオキシメーター…パルスオキシメーターは皮膚を通して簡便に患者の呼吸状態（酸素飽和度：SpO_2）を測定できる医療機器である．動脈血の中を流れている赤血球に含まれるヘモグロビンの何％に酸素が結合しているかを拍動する動脈の血流を検知して，光の吸収値からSpO_2を算出する．一般的には$SpO_2＝99～96％$が標準的な値とされ，90％以下は呼吸不全と判定される．$SpO_2＝90％$がちょうど酸素分圧60mmHg程度に相当するため，呼吸不全の判断の目安にしやすい．

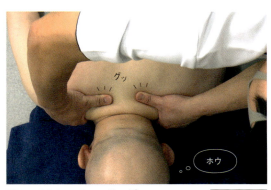

図1 ストレッチマッサージ
過緊張している筋を指腹で圧迫する.
(第3章 呼吸器疾患へのリハビリテーション,
ストレッチ・マッサージ・呼吸補助筋のマッサージ, p150参照)

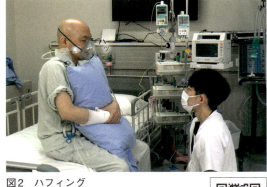

図2 ハフィング
創部を固定してから行う.
(第2章 循環器疾患へのリハビリテーション,
術後リハ:アクティブリサイクル呼吸法, p89参照)

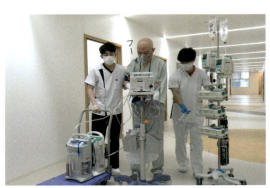

図3 病棟内歩行の様子
バイタルサインが安定していることを確認する.
(第2章 循環器疾患へのリハビリテーション,
術後歩行訓練, p93参照)

患者に手を組ませ,両上肢の挙上,下降を介助する.このとき挙上時に吸気,下降時に呼気を行わせるシルベスター(Silvester)法を行い,自発的な深呼吸の促通や,下部胸式呼吸の促通を行う.さらに含気不良区域へのスクイージング(squeezing)を行い,肺の再拡張やスムーズな排痰を促す.

排痰の際,咳嗽に伴い創部痛が増悪しやすいため,枕やバスタオル,患者自身の手などで創部を覆い,固定してからハフィングや咳嗽介助を行う(図2).全身状態が安定しているようであれば,できる限り早期に離床へと進める.

離床はバイタルサインを確認しながら,ベッド上座位から開始し,端座位,立位へと進め,各姿勢においてゆっくりとした呼吸の練習を行う.立位でバイタルサインが安定してきたら,病室内歩行,病棟内歩行へと進めていく(図3).

引用・参考文献

1) 住友伸一:術後疼痛管理の実際-私はこうしている.臨床外科 48 (8):1019-1024, 1993.
2) 荒井他嘉司ほか:開胸・開腹手術後の肺合併症 第21回3学会合同呼吸療法認定士認定講習会テキスト(3学会合同呼吸療法認定士認定委員会テキスト編集委員会編). p369-383, 3学会合同呼吸療法認定士認定委員会事務局, 2016.
3) 吉竹毅ほか:術後管理-血液ガスと患者管理. medicina12 (2):192-193, 1975.
4) 百島祐貴:肺炎・無気肺 ゼッタイわかる胸部写真の読み方 改訂第3版. p15-32, 医学教育出版社, 2005.
5) 玉木彰ほか:胸部・腹部手術前後の呼吸理学療法-食道癌症例を中心に 呼吸運動療法の理論と技術(田中一正編). p225-236, メジカルビュー社, 2003.

第3章 呼吸器疾患へのリハビリテーション

7 呼吸器疾患へのリハビリテーション・総括

① 評価

■1 フィジカルアセスメント

①視診

ⅰ) 目的

呼吸状態を把握するために，呼吸パターン（呼吸数，リズム，サイクル），胸郭の可動性，呼吸筋の緊張や障害の有無を確認する．

ⅱ) 方法

①可能であれば原則として座位で行う．座位が難しい場合は臥位にて評価する．

②必ず1分間観察し呼吸数を測定する．

③正面，側方，後方から呼吸時の各部位（上葉，中葉，下葉）の動き，呼吸パターン，胸郭の可動性の観察をする．

④皮膚，呼吸筋の状態を観察する．

⑤呼吸障害に関連した徴候の有無を観察する．

ⅲ) 正常所見

- 呼吸数：正常な安静時の呼吸数は12～20回/分である．1回換気量は，400～500mL程度である．
- 呼吸リズム：一定の間隔で吸気・呼気が行え，リズムに不整がない状態である．
- 呼吸サイクル：吸気と呼気の比は1:1.5～2で，吸気と呼気の間には，休止期がある．
- 皮膚・筋：皮膚は，適度に湿潤し，皮下脂肪が適量である．筋は，萎縮や筋緊張異常がない．
- 呼吸障害に関連した徴候：手足・口唇のチアノーゼ，四肢の末梢の浮腫，姿勢や胸郭の変形がない．

ⅳ) 異常所見（表1）

- 呼吸数：成人の場合，24回/分以上は頻呼吸，11回/分以下は徐呼吸とされる．新生児の場合，正常な呼吸数は30～50回/分である．頻呼吸は60回/分以上，徐呼吸は20回/分以下である．

- 異常呼吸：①呼吸リズム異常でみられるクスマウル呼吸，チェーン・ストークス呼吸，ビオー呼吸，②呼吸状態異常でみられる努力呼吸，起坐呼吸，奇異呼吸（吸気時に上部胸郭が陥没，上腹部が膨隆する呼吸：シーソー呼吸）などがある．
- その他：皮膚の張り・乾燥度・色，ばち指，頸静脈怒張，頸部の皮下気腫，胸郭と脊椎の形状，姿勢と体格など全身状態の異常を視診する必要がある．

②触診

ⅰ) 目的

呼吸運動時（各肺野）の胸郭可動性・柔軟性の程度や左右対称性，横隔膜の動き，呼吸筋の筋緊張，胸郭の変形の有無を把握する．

ⅱ) 方法（図1）

①全身・呼吸筋の緊張を高めないように，触診する前に手を温めておく．

②安静時と深呼吸時の上肺野・中肺野・下肺野の胸郭の可動性，胸郭の動き・タイミング・左右対称性や横隔膜の動きを触診する．

③呼気時に断続的な圧縮を加え，その柔軟性をみるとともに，吸気時に抵抗を加え拡張の強さをみる．検査者の感じる可動範囲と抵抗感を「非常に硬い，やや硬い，平均的，やや軟らかい，非常に軟らかい」の5段階で評価する．

④気道分泌物の貯留に伴う振動の胸壁への伝達（rattling）の有無を確認する．

⑤呼吸補助筋を触診しながら皮膚の状態，筋緊張，圧痛，腫瘤の有無，呼吸運動に伴う収縮パターンを確認する．

⑥脊椎の変形（側弯，亀背）や胸郭変形（陥没）の有無を確認する．

ⅲ) 正常所見

- 呼吸運動がスムーズに規則的に繰り返されている．

表1 呼吸の型，数，リズムの異常

項目		状態	呼吸の型	症状出現時の状況・代表疾患
正常		成人：12～20回/分，1回換気量400～500mL程度，規則的 小児：20～30回/分，新生児：30～50回/分		
呼吸数と深さの異常	頻呼吸	深さは変わらないが呼吸数が増加する（成人24回/分以上，新生児：60回/分以上）．		発熱，肺炎，呼吸不全，代償性呼吸性アルカローシスなど
	徐呼吸	深さは変わらないが呼吸数が減少する（成人11回/分以下，新生児：20回/分以下）．		頭蓋内圧亢進，麻酔・睡眠薬投与時など
	多呼吸	呼吸数・深さともに増加する．		過換気症候群，肺塞栓など
	少呼吸	呼吸数・深さともに減少する．		死亡直前，麻痺
	過呼吸	呼吸数は変わらないが深さが増加する．		神経症，過換気症候群
	無呼吸	安静呼気位で呼吸が一時的に停止した状態		睡眠時無呼吸症候群
リズム異常	チェーン・ストークス呼吸	呼吸の深さが周期的に変化する．数秒～数十秒の無呼吸のあと，徐々に呼吸が深くなり，過呼吸からまた浅い呼吸を経て無呼吸へというサイクルを繰り返す．		脳出血，脳腫瘍，尿毒症，重症心不全
	ビオー呼吸	深く速い呼吸が突然中断して無呼吸となったり，またもとの呼吸に戻ったりする．周期性はなく不規則である．		脳腫瘍，髄膜炎，脳外傷
	クスマウル呼吸	深くゆっくりとした規則的な呼吸が発作性にみられる．		糖尿病性ケトアシドーシス
努力呼吸	鼻翼呼吸	気道を少しでも広げようと鼻翼が張って鼻孔が大となり，喉頭を下に大きく動かすように呼吸する．		重篤な呼吸不全
	下顎呼吸	口や下顎をパクパクして必死に気道を広げ，空気を体内に取り入れようと呼吸する．		死亡直前，重篤な呼吸不全
	陥没呼吸	胸郭内が強い陰圧になるため，吸気時に胸壁（肋間腔・胸骨部など）がへこむ．胸壁が未完成な新生児や未熟児の呼吸障害を示す．		特発性呼吸窮迫症候群（IRDS）

(藤崎郁：フィジカルアセスメント完全ガイド．p60, Gakken, 2010)

- 呼吸運動時の各肺野での拡張の左右差，時間的ズレなど異常を認めない．
- rattlingを触知しない．
- 呼気時の胸壁圧縮は抵抗なく柔軟である．

iv）異常所見

- 拡張異常，気管の偏移，気管短縮（2横指以下），皮下気腫，rattlingが触知される．

v）その他

病変があれば，その部分の動きは減少し，病変の程度が小さければ，タイミングの遅れを触診できる．中枢気道に起因して聴取されるいびき音のある部位は振動を感じることができるが，末梢気道に起因するラ音は振動を感じることはできない．

③打診

i）目的

打診は，胸郭の水と空気含有量を打診音や抵抗感により推測できる．目的は，体表からではわからない，肺・胸郭の密度や臓器の境界や肺および病変部位の広がりを推測することである．

ii）方法（図2）

直接法と間接法があり，間接法が一般的である．

①左中指の近位指節間関節から遠位部を肋骨に平行に肋間にしっかり密着させる．

②右中指の指先を用いて左中指遠位指節間関節上

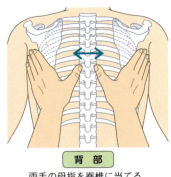
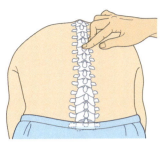

胸郭の可動性の観察
深呼吸してもらい，検者の手の動きで胸郭の可動性を観察する．
母指間の距離は，吸気時には開き，呼気時は狭くなる．

背部
両手の母指を脊椎に当てる．

脊椎の走行の観察
前屈姿勢をとってもらい，脊椎の走行・変形，圧痛点を視診・触診する．

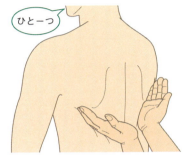
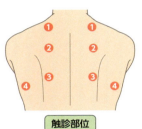

触診部位
振盪音は，一般的に数字の順に強い．

声音振盪（音声伝導）
①患者の背部に手掌または尺骨側を密着させる．
②患者に低い声で「ひとーつ」と繰り返してもらう．
③触診部位を変えながら，手に響く振盪音の強さや左右差を確認する．

図1 胸郭の触診

(落合慈之監：呼吸器疾患ビジュアルブック．p37, Gakken, 2011)

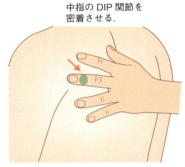
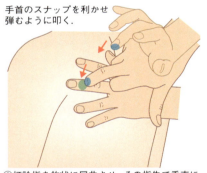

中指のDIP関節を密着させる．
①打診部位に打診板の遠位指節間(DIP)関節を密着させ，それ以外の指は胸壁に接触しないようにする．

手首のスナップを利かせ弾むように叩く．
②打診指を鈎状に屈曲させ，その指先で垂直に軽く短く打診板のDIP関節を叩く．振動が減衰しないよう，叩打後は打診指をすぐ離す．

図2 打診の仕方

(落合慈之監：呼吸器疾患ビジュアルブック．p39, Gakken, 2011)

をすばやく1〜2回叩き，各肋間を左右対称に交互に打診する．この際に右前腕を固定し，スナップを利かせて指が跳ねるように叩くのがコツである．
③打診音の種類や高さの違いや指先に伝わる抵抗感からその密度を推測する．
④最大吸気および最大呼気時に息を止め，背側での打診音の変化で境界線を決める．吸気時と呼気時のときの肺と他臓器の境界線の距離は横隔膜の可動範囲（可動域）となる．

iii）正常所見

- **清音**：明瞭で長く低音の打診音である．正常に空気を多く含んだ肺野でみられる．
- 肺野は清音であり，肺と肝臓の境界は右胸骨中線上，第6肋間に存在する．また横隔膜の可動域は，男性で5〜6cm，女性で3〜4cmである．

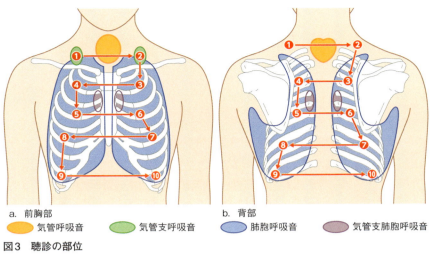

a. 前胸部　　b. 背部
🟡 気管呼吸音　🟢 気管支呼吸音　🟦 肺胞呼吸音　🟪 気管支肺胞呼吸音

図3　聴診の部位

(稲川利光編：リハビリテーションビジュアルブック 第2版．p176, Gakken, 2016)

iv）異常所見
- 肺野における濁音・鼓音は異常を意味する．
- 濁音：短い高音で，鈍いこもった打診音．指での抵抗感が増加したように感じる．心臓や肝臓上で呈するほか，無気肺・胸水・血胸などで肺の含気量低下，体液貯留など下側肺障害が示唆する．
- 鼓音：高音かつ明瞭で比較的長く響いた打診音．左上腹部の空気が充満した胃の上のほか，肺気腫，巨大気腫性肺囊胞（巨大ブラ），気胸が示唆する．

④聴診

i）目的

聴診器を使用し，呼吸時の気管・気管支・肺胞の音などを評価する．呼吸音は，正常呼吸音と副雑音に分類される．副雑音については，音調・部位・呼吸相との関係を評価する必要がある．

ii）方法（図3）
① 聴診器使用し，しっかりと胸壁に密着させる．
② 頸部→前胸部→側部→背部の順に左右対称に聴診する．

iii）正常所見（図4）
- 気管（呼吸）音：頸部気管上で聴取され，呼気時に強く長い呼吸音である．
- 気管支（呼吸）音：傍胸骨部および背部の肩甲骨間において聴取され，呼気時に中等度，風が吹くような呼吸音である．
- 肺胞（呼吸）音：肺野で聴取され，静かな微風の

ような呼吸音である．呼気では聴取されない．

iv）異常所見（図4）
- 正常呼吸音の異常
① 気管支音の伝達：本来肺胞音が聴取されるべき部位で気管支音が聴取される状態．萎縮肺，無気肺，下側肺障害，巨大空洞などで聴取．伝達音や気管支音化ともいう．
② 肺胞音の減弱・消失：肺胞音は気胸，巨大ブラ，大量胸水，肺気腫などで減弱または消失．

- 副雑音
① 断続性雑音（断続性ラ音）：ボコボコといった粗く低調性で比較的大きな水泡音とプツプツといった細かく高調性の小さな捻髪音に分類．
② 連続性雑音（連続性ラ音）
a) 低調性連続性ラ音：グーグーといった200Hz以下の低調性の連続音．発生部位は比較的中枢の気管支，慢性閉塞性肺疾患（COPD：chronic obstructive pulmonary disease），気管支拡張症などで粘稠な分泌物貯留，腫瘍や異物などによる気管・気管支狭窄で聴取．
b) 高調性連続性ラ音：ヒューヒューといった400Hz以上の高調性の連続音．発生部位は末梢の気管支，気管支喘息で聴取．基本的には，呼気時に聴取されるが，吸気時に聴取される喘鳴は重篤な気道攣縮の徴候で，喘鳴の消失は狭窄の増悪を示唆する．

■肺音の分類

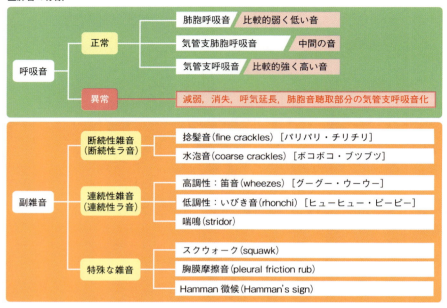

■正常呼吸音の特徴

分類	聴取部位	タイミング	特徴		異常が生じる疾患・状況
肺胞（呼吸）音	末梢肺野両肺野の大部分	吸気相と，呼気相の最初の1/3で聴取	低弱音．呼気時は初期のみ小さく聴取される（3：1）．		減弱：胸水貯留，肺気腫，無気肺，気胸，胸膜肥厚
気管支肺胞（呼吸）音気管支（呼吸）音	胸骨上部や肩甲骨間	吸気相と呼気相	呼気・吸気で音の高さと長さがほぼ同程度（1：1）		この部位以外で聴取された場合は異常が示唆される．
気管（呼吸）音	頸部気管周囲	吸気相と呼気相	高強音．呼気で吸気より高く長い（2：3）		

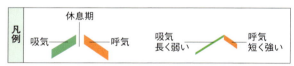

図4　呼吸音の分類

（落合慈之監：呼吸器疾患ビジュアルブック．p40-41, Gakken, 2011）

2 運動耐容能

運動負荷試験とは定量的な運動負荷により運動能力の把握と呼吸・循環系の反応を評価することで，運動耐容能・運動中のリスク管理，運動負荷の決定と運動処方，自宅での運動指導やADL指導に利用する．運動負荷試験は，漸増運動負荷試験と時間歩行テストに大別することができる．

①漸増運動負荷試験

トレッドミルや自転車エルゴメーターを用いて，負荷量を漸増し，呼吸困難〔視覚的評価スケール（VAS：visual analogue scale）やボルグ（Borg）スケール〕，筋疲労，運動負荷量，換気諸量や酸素摂取量，心循環系反応を評価する．

②時間歩行テスト

一定の時間・速さによる歩行運動を負荷とし，運動耐容能を評価する．6分間歩行試験（p76），シャトルウォーキングテスト（図5）などがある．

6分間歩行テストは，直線距離の30mを6分間できるだけ速く往復歩行しその歩行距離を測定する．日本人高齢者の平均歩行距離は500〜550mであ

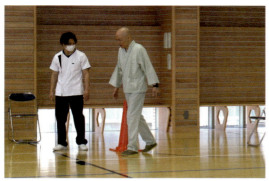

図5　シャトルウォーキングテスト

シャトルウォーキングテスト（SWT）利用
登録者名：陶山和晃（令和健康科学大学）
登録番号：202501

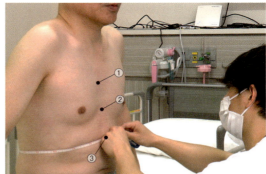

図6　胸郭拡張差計測
①腋窩高，②剣状突起高，③第10肋骨高
メジャーが緩んで背部で斜めにならないように注意．特に最大呼気位の計測で注意する．

り，400m以下の場合は外出が制限され，200m以下の場合は生活範囲がきわめて身のまわりに制限される．

　シャトルウォーキングテストは，10m間の直線距離の往復歩行を時速1.8kmの低速度から開始し毎分速度を上げていき，最終的に時速8.5kmとなる．時間内に次のコーンに到達できなかったところで終了し，歩行距離を測定する．6分間歩行テストは30mの距離が必要なため，シャトルウォーキングのほうが多くの場所で実施が可能である．

3 胸郭拡張差の計測

　可能であれば座位にて行う．メジャーを用いて，腋窩高，剣状突起高，第10肋骨高の最大吸気時と最大呼気時の差を測定する（図6）．健常の高齢者の場合，男性3〜5cm，女性2〜3cm程度である．腋窩高が2.5〜3.0cm，剣状突起高が3.0〜4.0cm，第10肋骨高が3.0〜5.0cmである．

4 筋力（骨格筋・呼吸筋）

　呼吸筋：口腔内圧計を用いて，最大吸気時および最大呼気時に発生する圧を測定する．最大吸気圧（PI_{max}）が吸気筋力に相当し，最大呼気圧（PE_{max}）が呼気筋力に相当する．正常値は，およそPI_{max} 75〜100cmH_2O，PE_{max} 150cmH_2O程度である．

5 息切れ

　息切れ（呼吸困難感）の分類は，日常生活における息切れの状態を問診などで行う間接的評価と患者自身が息切れの程度を主観的に判断する直接的評価がある．間接的評価には，修正MRC（mMRC：

表2　修正MRC（mMRC）息切れスケール

Grade 0	激しい運動をしたときだけ息切れがある
Grade 1	平坦な道を足早で歩く，あるいは穏やかな上り坂を歩くときに息切れがある
Grade 2	息切れがあるので同年齢の人より平坦な道を歩くのが遅い，あるいは平坦な道を自分のペースで歩いているとき，息切れのために立ち止まることがある
Grade 3	平坦な道を100m，あるいは数分歩くと息切れのために立ち止まる
Grade 4	息切れがひどく家から出られない，あるいは衣服の着替えをするときにも息切れがある

＊なお評価リハビリテーションの保険適用における息切れスケールは，＋1を加算して評価する．
（3学会合同呼吸療法認定士認定委員会テキスト編集委員会（門倉光隆ほか）：［第23回3学会合同呼吸療法認定士］認定講習会テキスト．p214，3学会合同呼吸療法認定士認定委員会，2018をもとに作成）

modified Medical Research Council dyspnea scale）息切れスケール（表2）やフレッチャー（Fletcher）の息切れ分類（表3）などがある．直接的評価には，修正ボルグスケール（表4）やVAS（図7）などがある．

6 咳嗽

　咳嗽とは，吸入された異物を喀出する防御反射であり，常に異常を意味する．急性と慢性，湿性（痰を伴う）と乾性（痰を伴わない）に分けて，その程度を評価する．どのようなときに，どのようなきっかけで起こるのか，発作性の有無，喀痰を伴うか，ADLを制限するのか，咳嗽の多い時間帯，咳嗽に伴う疲労の有無などを聴取する．咳の力が強いか弱いか，深いか浅いか，随意的に可能かを評価する．

表3 フレッチャーの息切れ分類

Ⅰ度	同年齢の健常人と同様の労作ができ，歩行，階段の昇降も健常人なみにできる
Ⅱ度	同年齢の健常人と同様に歩行できるが，坂，階段は健常人なみにできない
Ⅲ度	平地でさえ健常人なみに歩けないが，自分のペースでなら，1.6km以上歩ける
Ⅳ度	休みながらでなければ45m以上歩けない
Ⅴ度	会話，着物の着脱にも息切れがする，息切れのため外出できない

(3学会合同呼吸療法認定士認定委員会テキスト編集委員会（門倉光隆ほか）：［第23回3学会合同呼吸療法認定士］認定講習会テキスト．p214，3学会合同呼吸療法認定士認定委員会，2018をもとに作成)

表4 修正ボルグスケール（modified Borg scale）

スコア	最大酸素摂取量（$\dot{V}O_{2max}$）	%
10	非常に強い（very very strong）	90
9		
8		80
7	とても強い（very strong）	
6		70
5	強い（strong）	
4	多少強い（some what strong）	60
3		
2	弱い（weak）	50
1	やや弱い（very weak）	
0.5	非常に弱い（very very weak）	40
0	感じない（nothing at all）	

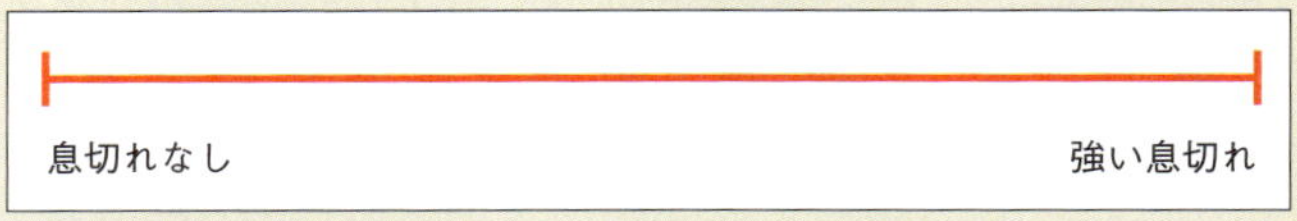

100mmの線を示し，自分が感じている息切れに合った位置に印を付けてもらう．左端から計測した値を100分の何mmかで評価する．

図7 視覚的アナログスケール（VAS）

息切れなし　　　　　　強い息切れ

② コンディショニング

排痰のための体位ドレナージや頸部の呼吸筋のマッサージ，肋間筋のストレッチなどを行い，運動を始める前の心身の準備調整をいう（p163 **表17**参照）．運動療法を効率的に行うために，呼吸や身体の状態を整え，運動へのアドヒアランス*を高めるアプローチである．

特に慢性の呼吸疾患では，胸郭を含む全身の筋肉や関節の柔軟性の低下，筋力低下を伴う身体機能の失調・低下をきたし，運動療法の効率が低下するため，時間をかけてコンディショニングを行うことが望ましい[1]．

一方，身体的なアプローチのみにとどまらず，運動に対する不安感の解消，モチベーションやアドヒアランスの向上を目的としたメンタル面のアプローチ，呼吸困難感の軽減を目的とした服薬アドヒアラ

用語解説

＊アドヒアランス…患者が積極的に治療方針の決定に参加し，その決定に従って治療を受けること．

ンスの向上，運動前の短時間作用型気管支拡張薬の吸入などの指導も含まれる[2]．

①コンディショニング，②ADLトレーニング，③全身筋力・持久力トレーニングの3つのカテゴリーを1セッションとし，重症度によって開始時における各カテゴリーの割合を決定する．軽症であれば①，②，③を等分ずつ行い，重症度が上がるにつれて，②，③を減じて①のみを行うようにする．

臨床経過に合わせて，徐々にプログラム内容を変更する．コンディショニングの考え方を**表5**に示す．

1 リラクセーション

努力性呼吸を伴う慢性呼吸器疾患により増大する呼吸仕事量の軽減を目的に適用される手技である[3]．

方法としては，①安楽肢位，②呼吸法，③ストレッチ・マッサージ，④呼吸介助などが用いられる．

①安楽肢位

楽な姿勢は個々で異なるため，あらかじめ確認を行っておく必要がある．安楽肢位の例を示す（**図8**）．

表5 新しいコンディショニングの考え方

1	身体的な介入
2	メンタル面の介入 ・モチベーションの向上 ・アドヒアランスの向上 ・運動に対する不安感の軽減　など
3	薬物療法による介入 ・呼吸機能の改善（定期服用，適切な吸入手技） ・必要例における運動療法前のSABA※吸入　など

※SABA：short acting beta2-agonst（短時間作用性β₂刺激薬）
身体的介入では基礎的なADL訓練や低負荷での全身持久力訓練・筋力訓練を行い，身体的介入のみでなく，運動に対する不安感の解消やモチベーション・アドヒアランスの向上を図る目的でメンタル面の介入も行う．運動による呼吸困難の軽減目的に短時間作用型気管支拡張薬の吸入指導等の薬物療法による介入も行う．
（日本呼吸ケア・リハビリテーション学会呼吸リハビリテーション委員会ワーキンググループほか：呼吸リハビリテーションマニュアル－運動療法－ 第2版．p36，照林社，2012）

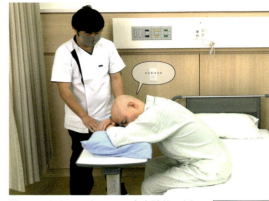

図8　リラクセーション：安楽肢位の例
患者にとって楽な姿勢を確認しておく．

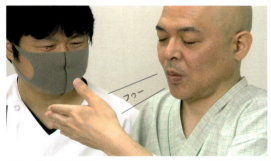

図9　口すぼめ呼吸
唇と頬を膨らませないように注意する．

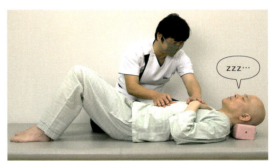

図10　腹式（横隔膜）呼吸
腹部の動きを意識するように促す．

②呼吸法

呼吸法は，呼吸パターンを意識的に変化させることによって，呼吸仕事量の軽減を行う方法で，口すぼめ呼吸や腹式（横隔膜）呼吸が挙げられる[3]．

ⅰ）口すぼめ呼吸（図9）

【方法】

鼻から吸い口から吐くことを伝える．
①口唇の隙間から少しずつ，ゆっくりと息を吐く．唇を膨らませない．頬を膨らまさない．
②口元から20〜30cm離したところに手掌を置き呼出を確認する．

【効果】[2]
・呼気時間が延長する．
・呼吸困難が軽減する．
・呼吸数が減少，1回換気量が増加する．
・分時換気量，機能的残気量が減少する．
・酸素飽和度が増加する．
・呼気流速，非弾性抵抗が減少し，呼吸仕事量が減少する．

ⅱ）腹式（横隔膜）呼吸（図10）

【方法】

鼻から吸い口から吐くことを伝える．
①手を前胸部と上腹部に置く．
②呼気のタイミングで上腹部を圧迫し，呼出を促す．
③吸気は上腹部の圧迫を解放し，腹部が自然に持ち上がるようにする．
④介助する場合は患者の手の上に介助者の手も合わせて置く．

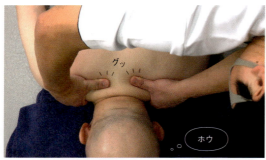

図11 呼吸補助筋のマッサージ
過緊張している筋を指腹で圧迫する．
（僧帽筋のマッサージの例）

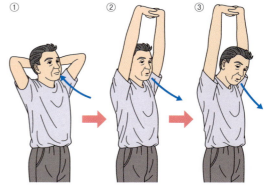

図12 呼吸筋ストレッチ体操
①両手を頭の後ろで組む．息をゆっくりと吸う．
②ゆっくりと息を吐きながら，腕を伸ばしながら背を伸ばす．
③首を前傾し，腕を後ろへ引いて息を吐く．息を吐ききったらもとに戻す．

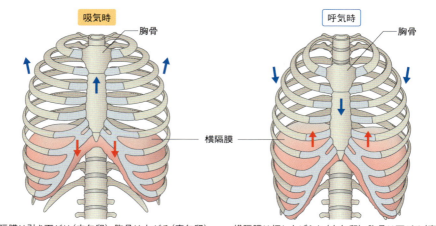

横隔膜は引き下がり（赤矢印），胸骨は上がる（青矢印）　　横隔膜は押し上げられ（赤矢印），胸骨は下がる（青矢印）

図13 胸郭の呼吸運動

（落合慈之監：呼吸器疾患ビジュアルブック．p3, Gakken, 2011）

【効果】[2]
- 呼吸補助筋（p106参照）の活動（上胸部の動き）が抑制され，横隔膜の活動（腹部の動き）が増加する．
- 呼吸困難が軽減する．
- 1回換気量が増大し呼吸数が減少する．
- 分時換気量が減少し，換気効率が改善する．
- ガス交換が改善する．

③ストレッチ・マッサージ

呼吸補助筋のマッサージ（図11）やストレッチングは，簡便な方法として有効である[2]．呼吸筋ストレッチ体操（図12）では呼吸とストレッチのタイミングを合わせることで，呼吸困難が軽減する．

【効果】[3]
- 安静時の呼吸困難軽減
- 呼吸数減少
- 呼吸パターン改善
- 胸郭拡張差改善

④呼吸介助

徒手的に胸郭運動を他動的に介助すること．患者の胸郭に手掌面を当てて，呼気に合わせて胸郭を生理的な運動方向（図13）に合わせて圧迫し，吸気時には圧迫を解放することを繰り返す（図14～16）．

【方法】
①患者の胸郭に手掌の全面を接触する．
②呼気に合わせて胸郭を生理学的な運動方向に合わ

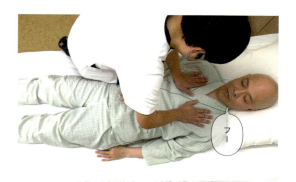

図14　仰臥位（上部）呼吸介助法
患者の呼気に合わせて胸郭を生理学的な運動方向に圧迫．

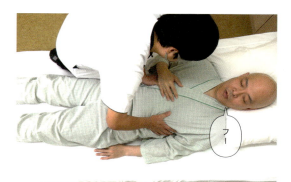

図15　仰臥位（下部）呼吸介助法
患者の呼気に合わせて胸郭を生理学的な運動方向に圧迫．

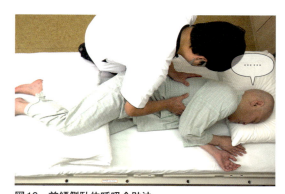

図16　前傾側臥位呼吸介助法
患者の呼気に合わせて胸郭を生理学的な運動方向に圧迫．

せて他動的にゆっくりと圧迫する．安静呼気を超えて胸郭の動きが止まるところまで行う．
③吸気に移行すると同時に圧迫を解放する．

【効果】[4]
- 換気（量）の改善
- 気道分泌物の移動
- 呼吸仕事量の軽減
- 呼吸困難の軽減

2 ポジショニング（図17）

急性期では予防的な観点からも積極的に体位交換を行う[5]．後述する排痰法と併用することも多い．

【効果】[5]
- 肺容量増加による酸素化の改善
- 換気‐血流比の改善
- 換気仕事量の軽減
- ドレナージ
- 良肢位保持

3 早期離床

超急性期を脱したら，安静臥床に伴う廃用症候群や各種合併症の予防として，体位管理と並行して，四肢の他動・自動運動，受動座位，端坐位，立位，歩行などを患者の状態に合わせて積極的に実施していく．早期から理学療法を行うことが重要であり，その効果としてICU退室後や退院時，さらにはICU退室6か月後の身体機能が有意に改善する[1]．一例を図18に示す．

【効果】
- 廃用症候群，各種合併症の予防
- 肺コンプライアンスおよび酸素化の改善
- 排痰の促進
- 無気肺の回復促進
- 人工呼吸器関連肺炎の予防
- 運動耐容能改善
- 健康関連QOLの改善

など，さまざまな効果が得られる．

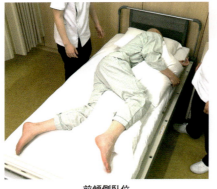
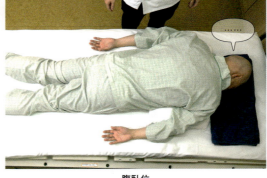

前傾側臥位　　　　　　　　　　　　　　　　　　腹臥位

図17　前傾側臥位，腹臥位でのポジショニング
ベッドからの転落に注意し，安全に配慮しながら行う．姿勢を保つために，クッションや枕などを活用する．

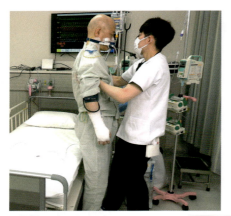

図18　早期モビライゼーション
患者の状態に注意しながら離床を進める．
（第2章　循環器疾患へのリハビリテーション，p89参照）

4 排痰

気道内分泌物の移動，排出を促す各種の排痰手技を**表6**，**図19**，**20**に示す．

呼吸状態や咳嗽力，分泌物の貯留部位等を評価し手技を選択する．重力の利用や粘液線毛輸送系の補助，局所気流の十分な確保など複数の手技を組み合わせて実施する．排痰法は，1日あたりの喀痰量が30mL以上，あるいは喀出困難な場合が適応となる[2]．

口腔内や気道内の分泌物を自己にて排出できない場合には，吸引カテーテルを口腔（**図21**），鼻腔（**図22**），あるいは人工気道（気管切開孔など）（**図23**）から挿入し，分泌物を直接除去する．

呼吸リハビリテーションにおける吸引の目的としては，気道内分泌物を除去することによる気道抵抗の正常化や窒息の予防，無気肺・肺炎の予防，呼吸困難の軽減などがある．吸引によって起こりうる合併症（**表7**）もあるため，吸引行為の正しい知識と手技を身につける必要がある．

【吸引に必要な物品】（**図24**）

吸引器，吸引用接続チューブ，口腔・鼻腔用吸引カテーテル（成人：12〜14Fr），水，アルコール綿，聴診器，パルスオキシメーター，個人防護具〔ゴーグル（フェイスシールド），手袋，ビニールエプロン，マスク〕を用意する．

【手順】

①手指衛生，個人防護具の装着を行う．
②吸引圧を調整する．
- 気管・人工気道：−10.7〜−20kPa[6]
- 口腔・鼻腔：−13.3〜−26.6kPa[6]

③カテーテルを無菌操作で取り出し，吸引チューブと接続する．
④カテーテルの先端5cm程度のところを利き手で把持する．
⑤水を吸引し，吸引圧の確認を行う．
⑥吸引することを患者に伝える．
⑦吸引カテーテルの接続部を折り曲げ，吸引圧をかけずに挿入する．
- 挿入の目安：口腔内7〜10cm，鼻腔内15cm[3]

⑧吸引圧をかけ，カテーテルを母指と示指でよじ

表6 排痰法/気道クリアランス法

手技	内容
①咳嗽	気道内の異物や分泌物を排出するための防御反応．閉鎖した声門を急激に開放することで生じる強い呼出で，気道クリアランスでは最終的に中枢気道から分泌物などを排出するために用いる．
②強制呼出手技/ハフィング	気道分泌物の移動を目的として，声門を開いたまま強制的に呼出を行う．
③咳嗽介助	咳嗽の効果を高めるために，咳嗽に合わせて胸部または腹部を徒手的に固定あるいは圧迫する．
④体位ドレナージ/体位排痰法（図19）	気道分泌物が貯留した末梢肺領域が高い位置に，中枢気道が低い位置となるような体位を利用し，重力の作用によって貯留物の誘導排出を図る手段．
⑤軽打法/手技	カップ状にした手掌で胸壁上をリズミカルに叩くこと．体位ドレナージに併用され，分泌物貯留部位に相当する胸壁上に手技を加える．
⑥振動法/手技	胸壁上に振動の少ない細かな振動を原則として呼気時に加える．
⑦揺すり法/手技	胸壁上に振動の大きなゆっくりとした振動を原則として呼気時に加える．
⑧気管圧迫法/咳嗽誘発法	胸骨上切痕部の直上に触知できる気管に母指などで瞬間的に圧迫を加えて咳嗽反射を誘発する．
⑨ガーグリング	含嗽．咽頭と声門を軽く閉鎖し「がーっ」と「痰を切る」ように呼出すること．
⑩アクティブサイクル法（ACBT）	呼吸コントロール，胸郭拡張練習，強制呼出手技のサイクルから構成される．
⑪自律性排痰法（図20）	低肺気量位から中そして高肺気量位へと肺容量を増加させながら呼吸を繰り返し，気道分泌物の移動と排出を試みる．

（千住秀明ほか：呼吸理学療法標準手技（石川朗編），p40-57，医学書院，2008より抜粋して作成）

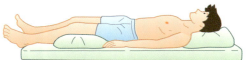

a．背臥位：肺尖区，前上葉区，前肺底区

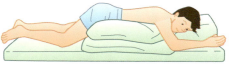

d．前傾側臥位：後上葉区，腹臥位の代用

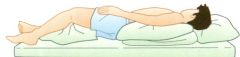

b．後傾側臥位：中葉・舌区

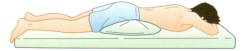

e．腹臥位：上下葉区，後肺底区

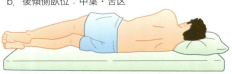

c．側臥位：外側肺底区，患側上の肺野

図19 修正排痰体位

（稲川利光編：リハビリテーションビジュアルブック 第2版，p187，Gakken，2016）

ように吸引する．吸引時間は10秒以内とする．
⑨カテーテルの外側に付着する分泌物をアルコール綿で拭き取る．
⑩水を吸引し，カテーテルの内側を洗浄する．
⑪カテーテルを吸引チューブから外し，カテーテルを片手にまとめ，手袋で包み込むように外す．
⑫吸引器を停止させる．
⑬個人防護具を外し，手指衛生を行う．
⑭患者の表情やバイタルサインで状態確認を行う．

5 リスク管理

呼吸リハビリテーションの運動療法適応基準は，①症状のある慢性呼吸器疾患，②標準的治療により病状が安定している，③呼吸器疾患により機能制限がある，④呼吸リハビリテーションの施行を妨げる因子や不安定な合併症がない，⑤年齢制限や肺機能の数値による基準を定めない[2]，とされている．

運動療法の禁忌を表8に示す．このような禁忌となる病態が隠れていないか，医師主導で確認する必

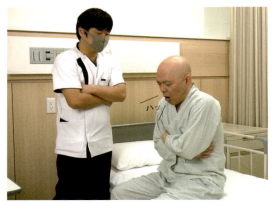

図20 自律性排痰法
両腕を胸の前で組んで胸をしぼるようにして長く深い呼気ができるように促しながら，短く深い呼気に切りかえて痰を喀出する．

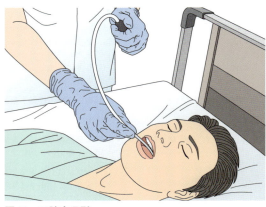

図21 口腔内吸引

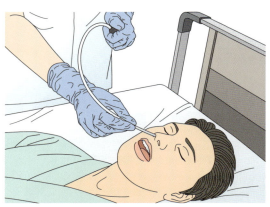

図22 鼻腔内吸引

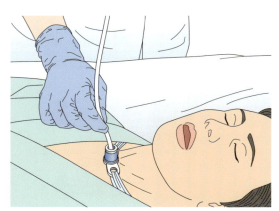

図23 気管内吸引

表7 吸引により起こりうる合併症

合併症	原因
低酸素血症	・高い吸引圧，長時間の吸引，不十分な換気
肺胞虚脱，無気肺	・不十分な吸引による分泌物の貯留 ・高すぎる吸引圧による肺の内圧低下
気道粘膜損傷	・高すぎる吸引圧，同一部位の吸引，高すぎるカフ圧
呼吸器感染症	・気管内吸引時の不十分な無菌操作 ・カフ圧が低いなどの管理不足による分泌物の気管内への垂れ込み
徐脈，不整脈	・迷走神経反射* ・長時間の吸引による低酸素状態
異常血圧	・吸引カテーテル挿入に伴う咳嗽反射による血圧上昇 ・用手的換気の際の陽圧のかけすぎによる低血圧
吐物による誤嚥，窒息	・吸引カテーテル挿入時の口蓋垂刺激による嘔吐反射 ・嘔吐の際の吐物の誤嚥
頭蓋内圧亢進	・頭蓋内圧亢進状態下の吸引に伴う動脈血二酸化炭素分圧の上昇によるさらなる内圧亢進

*迷走神経反射：気管チューブの刺激が副交感神経に伝わり，迷走神経反射が生じ，徐脈や血圧低下，めまいなどが誘発されることがある．特に挿管中の吸引や気管切開口からの吸引では，血圧，心拍数，SpO$_2$値などを観察し，変化があれば速やかに医師に連絡する．

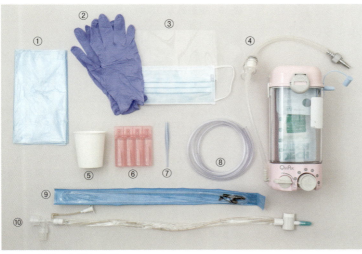

図24 吸引に必要な物品

①ビニールエプロン
②未滅菌手袋
③(ゴーグル付き)マスク
④吸引器
⑤水道水および水道水を入れておく容器
⑥付属の専用生理食塩水
⑦コネクタ
⑧接続用チューブ
⑨吸引カテーテル
⑩閉鎖式吸引カテーテル

(畑田みゆき編:呼吸器ビジュアルナーシング. p193, Gakken, 2016)

表8 運動療法の禁忌

1) 不安定狭心症,発症から間もない心筋梗塞,非代償性うっ血性心不全,急性肺性心,コントロール不良の不整脈,重篤な大動脈弁狭窄症,活動性の心筋炎,心膜炎などの心疾患の合併
2) コントロール不良の高血圧症
3) 急性全身性疾患または発熱
4) 最近の肺塞栓症,急性肺性心,重篤な肺高血圧症の合併
5) 重篤な肝,腎機能障害の合併
6) 運動を妨げる重篤な整形外科的疾患の合併
7) 高度の認知症,重度の精神疾患の合併
8) 他の代謝異常(急性甲状腺炎など)

(日本呼吸ケア・リハビリテーション学会呼吸リハビリテーション委員会ワーキンググループほか:呼吸リハビリテーションマニュアル-運動療法- 第2版, p25-26, 照林社, 2012より抜粋して作成)

表9 運動療法の中止基準

呼吸困難	Borg CR-10スケール7~9
その他の自覚症状	胸痛,動悸,疲労,めまい,ふらつき,チアノーゼなど
心拍数	年齢別最大心拍数の85%に達したとき(肺性心を伴うCOPDでは65~70%) 不変ないし減少したとき
呼吸数	毎分30回以上
血圧	高度に収縮期血圧が下降したり,拡張期血圧が上昇したとき
SpO_2	90%未満になったとき

(日本呼吸ケア・リハビリテーション学会呼吸リハビリテーション委員会ワーキンググループほか:呼吸リハビリテーションマニュアル-運動療法- 第2版, p55, 照林社, 2012)

要がある.

運動療法開始後の運動中止基準を表9に示す.胸痛や動悸などの自覚症状の出現や呼吸数の著明な増加,SpO_2の90%未満などが示されている.

リハビリテーションの適応,禁忌,中止基準を十分に理解したうえで実施することが必要である.

③ 運動療法,ADL

▍1 回復期・維持期(生活期)におけるリハビリテーション

呼吸リハビリテーションとは,「呼吸器に関連した病気をもつ患者が,可能な限り疾患の進行を予防あるいは健康状態を回復・維持するため,医療者と協働的なパートナーシップのもとに疾患を自身で管理して自立できるよう生涯にわたり継続して支援していくための個別化された包括的介入である[1]」とされている.さまざまな運動療法や薬物療法,酸素療法,食事療法,患者教育など多方面からのアプローチが必要である.

①運動療法

運動療法は,呼吸困難の軽減,運動耐容能の改善,健康関連における生活の質(QOL:quality of life)および日常生活動作(ADL:activities of daily living)の改善を目的とし,呼吸リハビリテーションの中核をなす.

回復期では，急性期のリハビリテーションを引き継ぎ，廃用症候群からの回復やADLの再獲得を図っていく．

維持期（生活期）では，回復期までに獲得した能力を損なわず，さらなる呼吸困難の軽減から運動耐容能の向上を図り，健康寿命の延伸につなげることが目的である．

終末期では，呼吸困難や咳嗽，痰の貯留などの呼吸器症状の緩和，心身の苦痛の軽減，でき得る限りのADL維持，廃用症候群の改善と予防などが目的となる．

運動処方を行う場合は，事前に身体機能評価を行い，FITTを明確にすること，また，筋力トレーニングにおいては，過負荷の原則や特異性の原則が重要である（**表10**）．運動を行う際は，動作と呼吸を同調させること．筋力トレーニングでは逆バルサルバ呼吸（p163参照）を実践し，持久力トレーニングでは，リズム比を設定し，一定のリズムで運動を行うようにする．

運動療法のプログラムは，患者の重症度（呼吸困難，運動耐容能）により異なる．軽症者（社会的自立レベル）は，全身持久力トレーニング，筋力トレーニングをメインに行い，重症者（ベッド・車椅子レベル）は，コンディショニング（呼吸練習，柔

表10　運動処方の原則

FITT	Frequency：運動の頻度
	Intensity：運動の強度
	Time：運動の時間
	Type：運動の種類
過負荷の原則	筋力増強を得るためには，ある一定以上の負荷，収縮時間，頻度の運動が必要である．
特異性の原則	最大筋力の向上を目的とした場合は，負荷量を大きくして回数を少なくする運動が，筋持久力の向上を目的とした場合は，負荷量を小さくして回数を多くする運動が適している．

軟性運動，基礎ADL，低負荷持久力・筋力，メンタル指導）を重視する（**表11**）．呼吸困難のある患者は，運動に対する不安感や恐怖心がある場合が多いため，個別性を重視し，まずは運動に慣れてもらい安心感が得られるような導入を心掛ける．

運動療法を行う場合は，必ず適応と禁忌（**表12**），中止基準を理解したうえで実施すること，また，運動中や運動後の状態を観察し，体調変化の有無を確認することが重要である．

ウォームアップ＆クールダウンは，筋肉系のトラブルを予防するだけでなく，緩やかに換気量を増減させることで血液循環をコントロールし，バイタルの安定を図ることができる．呼吸器疾患のある患者

表11　呼吸リハビリテーションの運動療法

全身持久力トレーニング	平地歩行，自転車エルゴメータ，トレッドミル，階段昇降と踏み台昇降，NuStep®，上肢エルゴメータと上肢挙上運動
筋力トレーニング	下肢：大腿四頭筋や下腿三頭筋などの抗重力筋 上肢：肩関節周囲筋や肘関節筋群などのADLに関与する筋群 頸部，体幹：呼吸に関与し，筋力低下を認める部位
ウォームアップ＆クールダウン	3～10分程度の各種体操やストレッチ，低速度の歩行，無負荷での自転車エルゴメータなど
コンディショニング	呼吸練習（口すぼめ呼吸，横隔膜呼吸など），リラクセーション，胸郭可動域練習，ストレッチと呼吸体操，排痰法など
ADLトレーニング	ADL（日常生活動作）：整容，排泄，入浴，更衣など APDL（日常生活関連動作）：家事動作，買い物動作など

表12　運動療法の適応と禁忌

運動療法の適応
• 症状のある慢性呼吸器疾患 • 標準的治療により病状が安定している • 呼吸器疾患により機能制限がある • 施行の妨げとなる因子や不安定な合併症，依存症がない • 年齢制限や肺機能の数値のみによる基準は定めない

運動療法の禁忌
• 不安定狭心症，発症から間もない心筋梗塞，非代償性うっ血性心不全，急性肺性心，コントロール不良の不整脈，重篤な大動脈弁狭窄症，活動性の心筋炎，心膜炎などの心疾患の合併 • コントロール不良の高血圧症 • 急性全身性疾患または発熱 • 最近の肺塞栓症，急性肺性心，重度の肺高血圧症の合併 • 重篤な肝，腎機能障害の合併 • 運動を妨げる重篤な整形外科的疾患の合併 • 高度の認知障害，重度の精神疾患の合併 • 他の代謝異常（急性甲状腺炎など）

（日本呼吸ケア・リハビリテーション学会ほか編：呼吸リハビリテーションマニュアルー運動療法ー 第2版．p25，照林社，2012より抜粋して作成）

にとっては，重要なリスク管理となる．

自己管理能力として，（生活動作も含めた）運動時にパルスオキシメータでSpO_2や脈拍などを自己チェックし，呼吸法を実践する習慣をつけてもらうことは呼吸リハビリテーションの要となる重要な目標である．

i）全身持久力トレーニング

全身トレーニングの概要を**表13**に，種類を**表14**に示す．

呼吸不全患者に対する全身持久力トレーニングは，呼吸困難を軽減し，運動中の酸素摂取量や換気量を減少させ，乳酸値の上昇を抑制する効果がある．

下肢を用いた持久力運動は，最も推奨されるトレーニングである．

運動負荷は，運動負荷試験で得られた最高酸素摂取量（$\dot{V}O_2peak$）より求めることが望ましいが，専用の装置が必要であるため，回復期や生活期においては難しいのが現状である．運動負荷試験の際に，修正ボルグスケールなどを用いて呼吸困難の程度を定量的に測定し，運動負荷を決定する方法は有効である．併せて客観的評価としてSpO_2や呼吸数，脈

表13　全身持久力トレーニングの概要

効果・目的	呼吸困難の軽減，酸素摂取量や換気量の減少，乳酸値上昇の抑制
種類	平地歩行，自転車エルゴメータ，トレッドミル，階段や踏み台昇降，NuStep®
運動負荷	$\dot{V}O_2$ peakの40〜60％（低強度）・修正ボルグスケール3〜4
時間	20分以上
頻度	週3回以上
期間	6〜8週間
リスク管理	【中止基準】 ・感冒，気管支炎，肺炎など，急性呼吸器感染症を認める場合 ・安静時から呼吸困難が高度な場合，修正ボルグスケールが7〜9になった場合 ・胸痛，動悸，疲労，めまい，ふらつき，チアノーゼなどが認められた場合 ・酸素吸入下でもSpO_2が90％以下となった場合 ・安静時で心拍数が120拍／分以上，運動中に年齢別予測心拍数の85％に達した場合 　※肺性心を伴うCOPDの場合は，予測心拍数の65〜70％ ・高度に収縮期血圧が低下した場合や拡張期血圧が上昇した場合 ・患者本人が運動を拒否し，実施できない場合

（塩谷隆信編：：リハ実践テクニック 呼吸ケア 第3版．p139，メジカルビュー社，2013を参考に作成）

表14　全身持久力トレーニングの種類

平地歩行	・最もシンプルで実行しやすく，生活期における患者も取り入れやすいため，継続性が高い運動である． ・正確な運動負荷の設定が難しい．
自転車エルゴメータ	・機器により正確な運動負荷の設定が行いやすい． ・負荷設定により下肢の筋力トレーニングの要素も加わる． ・在宅では難しく，通所サービスなど設備が整った場所へ通う必要がある． ・座位が不安定な場合でもリカンベント式（背もたれあり）など利用できるタイプはあるが，乗降時の転倒転落には注意が必要である．
トレッドミル（図25）	・平地歩行に比べて正確な運動負荷の設定が行いやすく，室内で実施できる． ・使用自体にある程度の習熟を要する．転倒防止のため，安全装置を確実に装着するよう指導することが重要である． ・使用直後に浮遊感を感じてバランスを崩す人もいるため，使用後は，しばらく椅子に腰かけてもらうなど配慮を要する．
階段昇降（図26） 踏み台昇降（図27）	・下肢の筋力トレーニングの要素も加わり，比較的強い運動負荷となる． ・腰部や下肢の関節負担を考慮する． ・連続的な昇降動作の中でつまずきやふらつきによる転倒も懸念されるため，手すりなどの支持物を配置しておくことが望ましい．
NuStep®（図28）	・上下肢を用いて持久力トレーニングと筋力トレーニングが併せて行える． ・回復期病院などでは，導入している施設も多い． ・自転車エルゴメータ同様に乗降時の転倒・転落に注意する．
上肢エルゴメータ（図29） 上肢の挙上運動	・上肢で小型エルゴメータを駆動する方法もある．自転車式と同様に正確な運動負荷の設定が行いやすいが，日常的動作に汎化されにくい． ・一定のリズムで連続的に上肢の挙上運動を行う方法もある．正確な運動負荷の設定は難しいが，日常的動作に汎化されやすい．

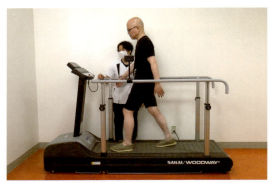

図25　全身持久力トレーニング
　　　（トレッドミル）

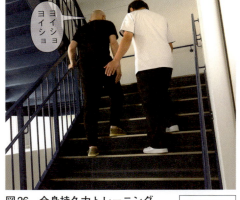

図26　全身持久力トレーニング
　　　（階段昇降）
途中で休憩を入れながら，しっかりと息を吸いこんだ後，吐きながら昇降する．

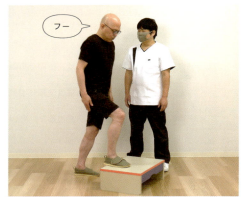

図27　全身持久力トレーニング
　　　（踏み台昇降）
しっかりと息を吸いこんだ後，吐きながら行う．

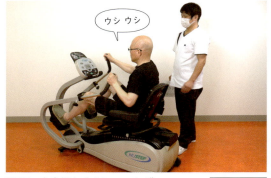

図28　全身持久力トレーニング
　　　（NuStep®）
リズムよく，上半身と下半身を交互にしっかりと動かす．

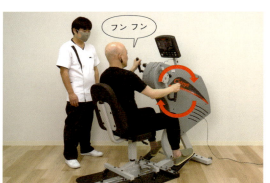

図29　全身持久力トレーニング
　　　（上肢エルゴメータ）
呼吸を整えながら行い，息こらえを防ぐ．

拍の変化を踏まえて決定するとよい．

　非監視下の運動では，安全性を考慮して修正ボルグスケール3〜4（多少強い）で行うよう指導する．

　有酸素運動として持久力トレーニングは，1日20分以上，少なくとも週3回以上行うことが望ましい．

　低酸素血症に注意し，酸素療法を併用しつつ，SpO_2が90％以下とならないように実施する．

ⅱ）筋力トレーニング

　筋力トレーニングの概要を表15に，種類を表16に示す．

　筋力トレーニングには，筋量の増大，筋線維の肥大，筋力および筋持久力の向上，酸化酵素活性の改善，有酸素能力の向上などの効果がある．

　四肢の筋力低下は，患者のADL能力を低下させる

表15 筋力トレーニングの概要

目的	筋力と筋持久力の増大，筋断面積の拡大，筋肉内酸化酵素活性の増加
適応	筋力，筋持久力の低下が関与し，日常生活動作の機能が低下している者 上肢を用いた生活動作で呼吸困難が強い者
種類	上肢：肩関節周囲筋，肘関節筋群 下肢：抗重力筋（大腿四頭筋，下腿三頭筋，大・中殿筋など） 呼吸：主に吸気筋
運動負荷	1RMに対して筋力：60〜80％，筋持久力：40〜60％ 修正ボルグスケール：4（多少強い）〜7（とても強い）
運動時間	40％：40回×1　50％：20〜30回×1　60％：15〜20回×1 70％：12〜15回×1　80％：8〜10回×1
頻度	2〜3回/週
期間	4週間以上
リスク管理	逆バルサルバ呼吸（動作時に呼気，戻す時に吸気）を指導し，息こらえ運動を予防する． 既往の関節疾患を事前評価し，関節負担を考慮する． 栄養状態を考慮し，負荷量を調整すること．また，筋力トレーニング後の補助栄養の導入も検討する．

（塩谷隆信編：リハ実践テクニック 呼吸ケア 第3版．p139，メジカルビュー社，2013を参考に作成）

表16 筋力トレーニングの種類

下肢筋	自動介助運動（図30）
	Kicking（図31）
	Muscle setting（図32）
	電気刺激療法（図33）
	下肢伸展挙上運動（SLR：straight leg raise）（図34），股関節外転運動（図35），膝伸展運動（図36）
	起立着座運動（図37），ハーフスクワット（図38），レッグプレス（図39），レッグエクステンション（図40）
上肢筋	自動介助運動（図41）
	座位でのペットボトル（図42），重錘OKC（OKC：open kinetic chain）（図43）
	ゴムチューブ：前方運動，側方運動，上下運動（図44）
	ベンチプレス（図45），チェストプレス（図46）
呼吸筋	吸気抵抗負荷法（スレショルド）
	腹部重錘負荷法（図47）など

重要な因子であり，積極的にトレーニングを行うことが求められる．特に下肢の筋力は，抗重力活動である立位作業を行ううえで重要である．上肢の筋力を向上させることは，上肢挙上時の酸素消費量を低下させ，ADLに伴う呼吸困難を軽減させる働きがある．

筋力増強および筋肥大を目的とするならば1RMの60〜80％（多少きつい〜かなりきつい）に相当する運動負荷が求められる．筋力維持あるいは運動に不安がある患者への導入としては，40％程度（ややきつい）から開始するとよい．在宅など何らかの理由によって1RMが測定できない場合は，修正ボルグスケールを代用する．

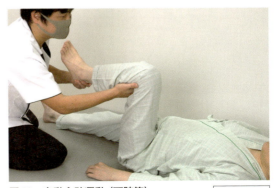

図30　自動介助運動（下肢筋）
自身で下肢を挙上できない患者に対し介助．

（図41と同じ）

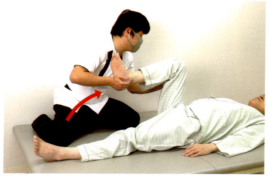

図31　Kicking
足で力強く蹴る運動．施術者は踵をしっかりと支える．

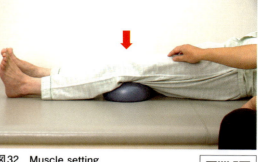

図32　Muscle setting
大腿四頭筋に力を入れ，膝下のボールを押しつぶす．

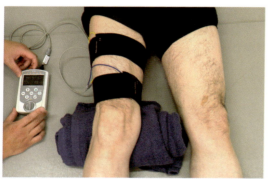

図33　電気刺激療法
電気刺激のタイミングで，膝下のタオルを押しつぶす運動を行う．

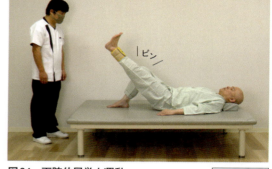

図34　下肢伸展挙上運動
　　　（SLR：straight leg raise）
膝を曲げずまっすぐな状態で挙上する．

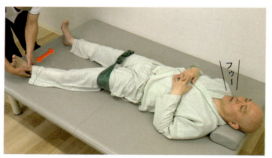

図35　股関節外転運動
下肢が浮かないように，ベッド上を這うように動かす．

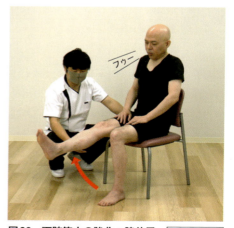

図36　下肢筋力の強化：膝伸展運動
膝を伸展した後は，しっかりとつま先を返す．

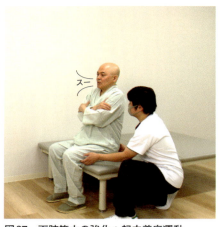 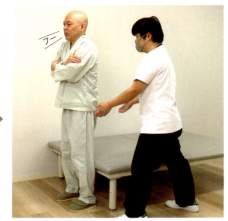

図37 下肢筋力の強化：起立着座運動
身体をゆっくりと前に倒すように立ち上がる．

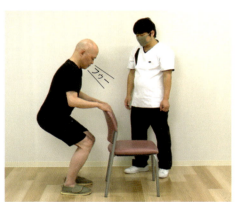 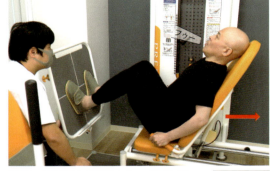

図38 筋力トレーニング：ハーフスクワット
膝頭がつま先より出ないように注意．

図39 下肢筋力の強化：レッグプレス
息を吐きながら力を入れる．

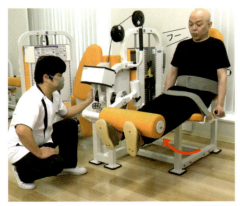 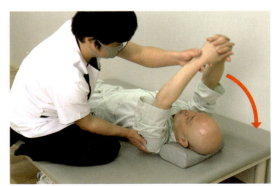

図40 下肢筋力の強化：レッグエクステンション
膝を伸展した後は，しっかりとつま先を返す．

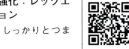

図41 自動介助運動（上肢筋）
自身で上肢を挙上できない患者に対し介助．

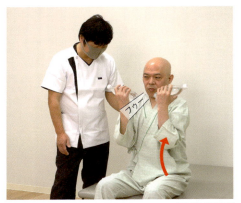

図42　座位でのペットボトル運動
背筋が曲がらないように注意.

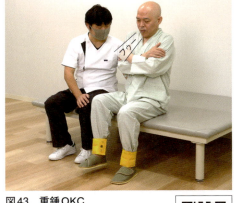

図43　重錘OKC
背筋が曲がらないように注意.

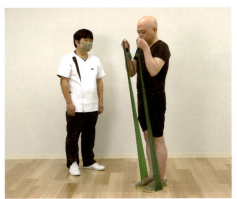

図44　ゴムチューブ
息を吐きながらバンドを伸ばす.

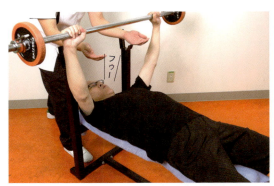

図45　上肢の筋力強化：ベンチプレス
評価をしながらバーベルの重さや実施回数を決める.

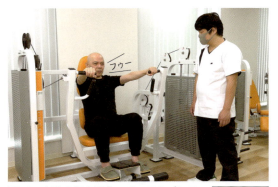

図46　上肢の筋力強化：チェストプレス
息を吐きながら力を入れる.

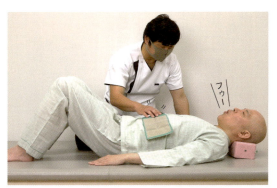

図47　腹部重錘負荷法
重錘に抵抗するように腹式呼吸を行う.

筋力トレーニングは，息こらえ運動になりやすいため，過負荷の場合は呼吸循環器系への悪影響が懸念される．事前に逆バルサルバ呼吸（動作時に呼気，戻すときに吸気）の習得（図48），あるいはカウントを数える習慣などを身につけられるように指導しておくことが重要である．

下肢伸展挙上運動（SLR：straight leg raise）（p160 図34）では，対側の下肢を曲げ，膝関節屈曲位とすることで過度な腰椎前弯を防ぎ，腰痛予防となる．

いわゆる「立ち上がり運動」である起立着座運動（p161 図37）は，膝関節や足関節の下肢筋を合理的に強化できる．カウント（1，2，3，4で起立・5，6，7，8でゆっくり着座）を守りながら運動することでより効果的なものとなる．また，手すりの高さや使い方，椅子の高さ設定で運動負荷を調整することもできる．

呼吸筋トレーニングは，呼吸筋に適度な負荷刺激を加えることで強化を図る方法であり，筋力と筋持久力両方の要素をもつトレーニングである．主に吸気筋に対して行い，吸気抵抗負荷法としてスレショルド（圧閾値弁を用いて吸気流速に依存せず一定の圧負荷が可能）という器具（図49）が使用されることが多い．

iii）コンディショニング（p148参照）

コンディショニングとは，ディコンディショニング（何らかの原因によって，身体機能の低下や体調不良が生じた状態）を改善し，運動療法を効率的に行うために身体の状態を整えることである（表17）．重症者が運動を行ううえで欠かせない要素である．また，生活期に向けて獲得しておきたいセルフマネジメント能力といった視点からも，自主トレーニングとしてのストレッチングや呼吸体操は，身につけておきたいものである．

ストレッチングや呼吸体操（図51）は，呼吸運動の補助や呼吸と動作の協調性改善，胸郭の柔軟性改善，慢性閉塞性肺疾患（COPD：chronic obstructive pulmonary disease）患者における肺過膨張の軽減効果がある．

口すぼめ呼吸（口をすぼめて「f」（フー）あるいは「s」（スー）という音をさせながら息を吐き，吸気：呼気の比は1：3～5程度で吐く）は，気道内圧の上昇により末梢気道の虚脱を防ぐことで呼気時間の延長や呼吸困難の減少，呼吸数の減少，1回換気量の増加を図ることができる．横隔膜呼吸（腹式呼吸）は，横隔膜が平坦化し，可動範囲が乏しい場合は，有効でないことがあるため，注意を要する．

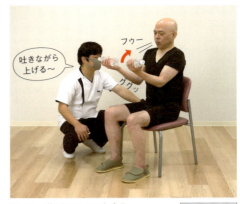

図48 逆バルサルバ呼吸
運動時の基本となる呼吸法を習得することが重要．

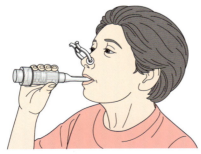

図49 スレショルド
スレショルドは呼吸筋の強化と耐久性向上のためのトレーニング器具である．バネ付き調整弁により，一定の負荷をかけることができる．

【使用方法】
マウスピースを口に含み，可能な限り長く息を吐いた後，力強く息を吸い込む．
まずは低負荷（張力調整ノブを一番下に下げた状態）から始め，1日2回30呼吸に慣れたらノブを半回転か1回転上に上げて呼吸への負荷を増やしていく．

表17 コンディショニングの種類

呼吸練習	口すぼめ呼吸, 横隔膜呼吸など
リラクセーション	安楽な体位, 呼吸補助筋のマッサージ, 呼吸介助法, ストレッチ
胸郭可動域練習（図50）	呼吸介助法, 徒手胸郭伸張法, 関節モビライゼーション, ストレッチ
呼吸体操	呼吸運動と主に上肢体幹の身体運動を合わせたストレッチ体操
排痰法	咳嗽, ハフィング, アクティブサイクル呼吸法, 体位ドレナージ, 軽打法, 振動法, スクイージング, 振動呼気陽圧療法

p148〜155も参照

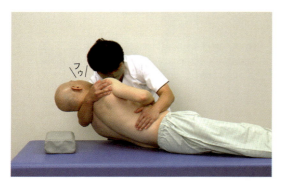

図50 胸郭可動域練習
息を吐きながら上体をひねる.

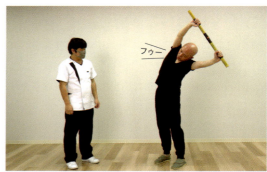

図51 コンディショニング：呼吸体操
息を吐きながら身体を動かす.

②酸素療法・人工呼吸療法中患者のリハビリテーション

　酸素療法とは，低酸素症の患者に対して室内の空気よりも高い濃度の酸素を投与することである．酸素療法を自宅で実施することを在宅酸素療法（HOT：home oxygen therapy）という．

　HOTは，呼吸困難などの症状を改善し，運動耐容能を向上させることでQOLの改善や睡眠と精神障害の改善，入院回数や増悪の頻度の減少によって生命予後も改善する．自宅では，据え置き型の酸素濃縮装置からカニューレを通して酸素吸入を行い，外出時は携帯用酸素ボンベを使用する．

　慢性呼吸不全患者のうち，低酸素血症に加えて慢性的に二酸化炭素の蓄積を伴ったⅡ型呼吸不全では，継続的な補助換気が必要となる場合がある．非侵襲的陽圧換気療法（NPPV：non-invasive positive pressure ventilation）は，気管切開することなくマスクを介して換気を行うことができる人工呼吸療法であり，近年では在宅でも導入されている．

　これらの機器を用いることで，具体的にはSpO_2

表18 HOTやNPPVを実施する際の日常生活上の注意点

- 火気厳禁（たばこ，調理器具，ストーブなど）
- チューブの折れ曲がりや切断，引っかかりによる転倒
- 洗顔や洗髪，入浴行為による鼻カニューレへの水浸入
- 酸素流量設定の変更（安静時，睡眠時，動作時）
- パルスオキシメータによるSpO_2の自己チェック
- 災害時の電力確保，避難方法の確認

を90％以上に保ち，呼吸困難を軽減することで運動時や生活動作における低酸素血症を予防する．人工呼吸器装着患者には，屋外活動レベルから看取りレベルまでさまざまなレベルが存在するため，個別のニーズに応じたリハビリテーションプログラムを立案することが重要である．

　酸素濃縮装置で生成される酸素濃度は約88〜95％程度であるため，入院病室と同じ設定でも実際に投与されている酸素濃度が異なる点に関しては，留意する必要がある．

　HOTやNPPVを実施する際の日常生活上の注意点を**表18**に示す．

④ 包括的リハビリテーション

1 包括的アプローチ

呼吸リハビリテーションは，患者の呼吸器疾患に対し，多くの支援者（医療従事者，家族，ボランティアなど）とともにあらゆる側面から包括的にアプローチすることが重要である．

①禁煙

喫煙は，肺がんやCOPDといった呼吸器疾患だけでなく，多くの疾患の原因となっている．医療従事者は，患者に禁煙が必要であると明確に伝えることが重要である．また，禁煙のきっかけとなる動機付けを支援し，禁煙ができれば称賛し，再喫煙に至った場合でも見捨てず，患者とともに具体策を考える関わりをもつことが重要である．

②栄養

呼吸器疾患の患者は，低栄養状態であることが多い．栄養サポートチーム（NST：nutrition support team）などの他職種と連携し，患者の栄養状態を把握する．

筋肉のタンパク質分解が高度に進行する異化期においては，医師の安静指示に応じた運動に留める必要がある．筋肉のタンパク質を増やすことができる同化期においては，積極的な筋力トレーニングを行い，栄養補助食品を併用することで筋肉の同化を促すことができる．

呼吸器疾患の中でもCOPDは全身性疾患であり，その栄養状態は，症状や障害，予後の重要な決定因子である．体重の減少は病態の進行，増悪を示す重要な所見である．

生活期でも継続した栄養補給療法が必要な場合，在宅でも継続できるよう個別の課題に応じた栄養指導を行っておく必要がある．例えば食事摂取において，換気不全による高CO_2血症を伴うCOPD患者の場合は，呼吸商が低い脂質（0.7）の割合を多くするとよい．

％標準体重が90％未満の体重減少および進行性の体重減少が認められれば栄養障害が示唆され，80％未満は栄養補給療法を考慮する．

③服薬

COPDの場合，薬物療法の中心は吸入薬である．

吸入薬には，喘息治療の第一選択で抗炎症効果のある吸入ステロイド薬，気管支拡張効果のある長時間作用性β_2刺激薬（LABA：long-acting β_2-agonists），短時間作用性β_2刺激薬（SABA：short-acting β_2-agonists），同じく気管支拡張効果があり，COPDの第一選択である長時間作用性抗コリン薬（LAMA：long-acting muscarinic antagonist）がある．それぞれ併用されることもあり，運動前に気管支拡張薬を吸入することで運動療法の効果を高めることができる．

回復期以降では，急性期で行われていた薬剤の種類や投与量の変更，投与方法の変更も考えられるため，日々の状態観察を怠らないよう注意する．

吸入薬の効果は，患者が行う吸入手技によって大きく異なる．生活期においては，在宅でも確実に継続性をもって実行できているかチェックしていくことが重要である．

禁煙治療で適用される禁煙補助薬もあり，ニコチン貼付製剤や$\alpha_4\beta_2$ニコチン受容体部分作動薬がある．

④患者教育

呼吸器疾患の患者が入院生活を終え，在宅生活に戻る生活期では，増悪予防が重要なテーマとなる．セルフマネジメント能力を獲得できるような患者教育を行い，支援していく．

患者や家族に在宅生活で活かせるような実践的な情報を伝えること，患者自らが具体的な行動計画を立て，実践していくような行動変容につなげることが重要である．

患者会などを通じて患者同士の交流を促し，互いに心理的サポートが得られるような関係（ピアサポート）をつくることも有効な手段である．

2 ADL・IADL障害に対するアプローチ

①動作時に呼吸困難を伴う呼吸器疾患患者へのアプローチ

呼吸器疾患によりADL・IADLが障害される場合，その理由は呼吸困難であることが多い．日常生活のなかで行うさまざまな動作で呼吸困難が発生すれば，活動量や生活範囲の狭小化につながるため，呼吸困難感を軽減するための支援を行う意義は大きい．ここでは，呼吸困難を引き起こしやすい条件とその具体的な対処方法について述べる．

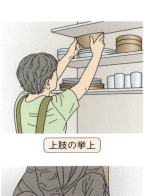
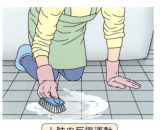
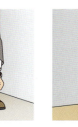
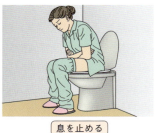
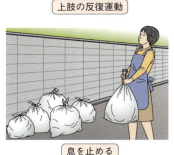

図52　呼吸困難になりやすい場面

家事動作（洗濯）
（第2章　8循環器疾患への
リハビリテーション・総括，
p97参照）

ⅰ）呼吸困難が発生する条件とその対処方法

呼吸器疾患患者は，①上肢の挙上，②上肢の反復運動，③腹部の圧迫，④息を止める，という4つの条件下で呼吸困難になりやすい[7]．そのため，日常生活の観察を行い，上記の動作が行われている場面を特定する必要がある．

例として，キッチンやトイレの吊り戸棚から物品を出し入れする場面（上肢の挙上），手洗いや風呂の掃除をしたり，洗車を行う場面（上肢の反復運動），玄関で屈みながら靴を自分の足元まで引き寄せたり，上がり框（がまち）に腰掛けて靴を履く場面（腹部の圧迫），排便でいきむ場面や，重たいゴミ袋をゴミ置き場まで運ぶ場面（息を止める）などが挙げられる（図52）．

呼吸器疾患におけるADL・IADLへのアプローチとしては，①動作速度を遅くすること，②活動の途中で休憩をはさむこと，③呼吸困難感を誘発する動作を避け，効率的な動作に修正すること，④息を止めないように呼吸に合わせながら動作を行うこと，⑤動作の簡略化を図ること，⑥環境を調整することなど，が挙げられる[8]．

これらの対処を実生活に反映させるためには，その生活行為のどの工程でどのような問題が生じているかを整理し，介助者を含めた支援チームで効果的にアプローチする必要がある．生活行為は工程を分析することで，わかりやすく整理することができる[9]．以下に風呂の掃除をする場面を取り上げ，例示的に工程を整理したうえで，各工程ごとの具体的な課題およびアプローチ案を示す（表19）．

このように工程分析を行うことで対象者の現状を視覚化できるため，どの工程にどのような問題が生じているかが整理しやすくなるとともに実際の介助にあたる他職種や家族との情報共有も行いやすくなる．また，問題のある工程と問題のない工程を識別することで，問題のない工程まで介助が行われないようになり，対象者の自立度の低下を防ぐことにもつながる．

②呼吸器疾患患者の就労場面や趣味活動に対する環境調整

呼吸器疾患患者は呼吸困難から活動量が低下し生活範囲が狭小化する傾向にある．ADL・IADLへの介入は当事者が生活をしていくうえで欠かせないものとなるが，QOLを維持・改善するにあたっては，仕事のような生産的生活行為のみでなく，趣味や娯楽といった余暇活動に対するアプローチも重要となる．これらは，他者とともに行われることが多く，

表19 K氏が風呂を掃除する工程

工程	課題および介入案
①洗面台下の収納スペースから浴室用洗剤，スポンジ，ブラシを取る	下方に収納された道具をとる際に前屈みになり，腹部が圧迫されて息苦しさの訴えあり．収納場所を変更できない場合は，腹部が圧迫されないように息を吐きながら，片膝を床について真っすぐ腰を落とし，道具をとる動作指導を行う
②ドアを開けて浴室に入る	動作時の問題はみられない
③浴室用洗剤をスポンジに吹きかけて浴槽を洗う	浴槽の中でしゃがみ込みながら磨くため，腹部が圧迫されて息苦しさの訴えあり．浴槽の外から直立した状態でも磨けるようにスポンジを長柄がついたものへ変更することを提案する
④シャワーで浴槽を洗い流した後，スポンジを洗う	動作時の問題はみられない
⑤浴室用洗剤を浴室の床に吹きかけて，ブラシで磨く	強い力で休まず床を磨く．動作も早く，上肢の反復運動で息切れがみられる．動作時の負担を軽減するため，長柄のついたブラシを導入するとともに動作速度を遅くし，適時安楽な座位姿勢で休憩が行えるように高めの椅子の設置を提案する
⑥シャワーで床を洗い流した後，ブラシを洗う	風呂掃除の終盤になると（作業時間が長くなると）息切れする回数が増えるため，浴槽と床を続けて磨き，その後に浴槽，床，スポンジ，ブラシについた洗剤を同時に洗い流すという形で作業工程を簡略化する
⑦浴室用洗剤，スポンジ，ブラシを持つ	動作時の問題はみられない
⑧ドアを開けて浴室を出る	動作時の問題はみられない
⑨道具を洗面台下の収納スペースに戻す	①の課題および介入案と同様

第2章 8循環器疾患へのリハビリテーション・総括，p97も参照．
循環器疾患のみならず呼吸器疾患においても重要である．

家事動作
（浴室清掃）

周囲の人達への理解と協力とその場の環境調整は欠かせない．

i) 就労場面における支援

専門職は対象者の希望を踏まえて，その業務を遂行するための支援を行う．しかし，気管支喘息患者では事務職よりも営業職や技術職において離職する傾向が強いとする報告[10]もあり，呼吸器疾患の症状や対象者の心身機能の状態によって，業務に向き不向きがあることは否定できない．

対象者の中には罹患を機に転職を希望する者もいるため，状況によっては対象者が実施しやすい業務について助言する機会もあるため，専門職は，医学的知識に加えて各業務を行うために必要な能力や環境調整の知識を備えておくことが必要である．就労場面の支援は，対象者が従事する業務によって異なるが，ここでは遂行しやすい業務の1つと考えられるデスクワークに焦点を当てて支援方法の例を示す．

デスクワークでは，肘を机についた状態で安楽に作業でき，可能な限り上肢の挙上や前傾姿勢による腹部の圧迫を避ける必要がある．高さを調整できる机や，背もたれの角度および座面の高さを調整できる椅子を導入するとよい．

また，デスクワークでは，カレンダーを用いたスケジュールの確認や，調べもの，文書の作成といった複数の作業を同時に行うことがある．パソコンを操作する際，1つのモニターでは複数の作業を同時に行えず，書類の確認などで移動や動作が発生しやすい．そのため，追加のモニターやタブレット機器，マグネットボードなどを適切な位置に配置し，余分な移動や作業が発生しないように注意する．

また，通勤や移動の際に使用する携帯用酸素ボンベは，安全確保のため火気から離れ，人と接触する恐れのない場所に設置・保管できるように配慮する．オフィスで物品などを持って移動する際は，酸素ボンベと一緒に必要な物品を運べるカートを使用すると動作時の負担が軽減できる（図53）．

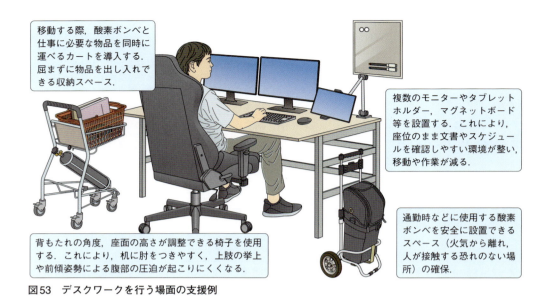

図53 デスクワークを行う場面の支援例

・作業中に息を止めることがないよう軽量で扱いやすい道具や材料を選定する．
・前傾姿勢や道具・机との接触により腹部が圧迫されないように配慮する．

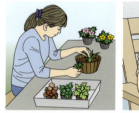
園芸活動

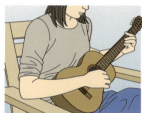
楽器の演奏

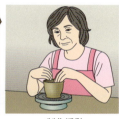
制作活動

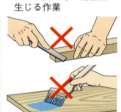
揮発性（油性）塗料の使用

ヤスリ掛け等の飛散物が生じる作業

・空間での上肢操作を避けるため，肘をついたまま作業が行えるように適切な椅子や机を選定する．
・上肢の素早い運動や大きな反復運動を避け，ゆっくりとした手関節・手指の運動を中心とする動作指導や工夫（曲や作業種目の提案）を行う．

図54 趣味活動を行う場面の支援例

ⅱ）趣味活動における支援

趣味活動も仕事と同様に対象者の症状や作業内容に応じた支援が必要となる．ここでは作業療法や福祉施設のアクティビティで用いられている園芸活動，楽器の演奏，制作活動を例に支援方法を例示する（図54）．

園芸活動で大きな鉢植えを移動させたり，音楽活動で大きなギターを持ちながら操作する作業は負担が大きい．作業中に重い物品を操作して息を止めることがないよう軽量で扱いやすい道具や材料を選定する．加えて，空間での上肢操作を避けるため，肘をついたまま安楽に作業が行えるよう適切な椅子や机を選定する．

園芸活動では高さの調整ができるガーデニングテーブルを，音楽活動では演奏する際に肘を置くことができる椅子などを活用するとよい．音楽の曲調や手工芸の種目をうまく選定することで，上肢の素早い運動や大きな反復運動を避け，手関節や手指を中心とした運動に切り替えることができる．

また，前傾姿勢や道具・机との接触により腹部が圧迫されないように配慮する必要がある．特に絵画制作や手工芸で細かな作業をするときは，前のめりになることが多いので注意を要する．

なお，制作活動では，木工におけるヤスリ掛けな

どの飛散物が生じる作業や，揮発性（油性）塗料を用いた塗装などの作業を行うと症状が誘発されることがあるため，これらの作業は適さないことが多い[11]．

引用・参考文献

1) 植木純ほか：呼吸リハビリテーションに関するステートメント．日本呼吸ケア・リハビリテーション学会誌 27 (2)：95-114，2018．

2) 日本呼吸ケア・リハビリテーション学会呼吸リハビリテーション委員会ワーキンググループほか：呼吸リハビリテーションマニュアル－運動療法－ 第2版．照林社，2012．

3) 塩谷隆信ほか：リハ実践テクニック 呼吸ケア－病期別呼吸リハビリテーションとケア・サポートの技術 第4版．メジカルビュー社，2021．

4) 千住秀明ほか：呼吸理学療法標準手技（石川朗編）．p40-57，医学書院，2008．

5) 佐野裕子ほか：誤嚥性肺炎に対する呼吸リハビリテーション．総合リハビリテーション 43 (2)：99-104，2015．

6) 高橋仁美ほか：動画でわかる呼吸リハビリテーション 第3版．p36，中山書店，2012．

7) 野崎忠幸：第4章 呼吸器疾患－障害評価と作業療法プログラム，PT・OT入門 イラストでわかる内部障害（上杉雅之監）．p73-86，医歯薬出版，2021．

8) 遠原真一ほか：6 呼吸器疾患－ 1 疾患・機能障害の概要，PT・OTビジュアルテキスト ADL（柴喜崇ほか編）．p243-251，羊土社，2019．

9) Thomas H：Chapter 4 Step 3：Determine the Sequence and Timing．Occupation-Based Activity Analysis, Second ed (Thomas H)，p57-68，Slack Incorporated，2015．

10) 名部誠：呼吸機能障害者の社会（職業）復帰の現状と支援の試み．日本職業・災害医学会誌 53 (4)：187-194，

2005．

11) 長尾徹：2 木工．つくる・あそぶを治療にいかす作業活動実習マニュアル 第2版（古川宏監）．p52-57，医歯薬出版，2023．

12) 藤崎郁：フィジカルアセスメント完全ガイド．Gakken，2010．

13) 落合慈之監：呼吸器疾患ビジュアルブック．Gakken，2011．

14) 稲川利光編：リハビリテーションビジュアルブック 第2版．Gakken，2016．

15) 3学会合同呼吸療法認定士認定委員会テキスト編集委員会（門倉光隆ほか）：[第23回3学会合同呼吸療法認定士]認定講習会テキスト．3学会合同呼吸療法認定士認定委員会，2018．

16) 畑田みゆき編：呼吸器ビジュアルナーシング．Gakken，2016．

17) 玉木彰ほか：リハ実践テクニック 呼吸ケア 第3版（塩谷隆信編）．メジカルビュー社，2013．

18) 内山靖編：標準理学療法学 専門分野 理学療法評価学 第2版．医学書院，2004．

19) 内山靖：理学療法MOOK 4呼吸理学療法（宮川哲夫ほか編）．三輪書店，1999．

20) 奈良勲ほか編：図解理学療法検査・測定ガイド．文光堂，2009．

21) 医療情報科学研究所編：病気がみえるvol.4呼吸器．メディックメディア，2007．

22) 日本集中治療医学会早期リハビリテーション検討委員会：集中治療における早期リハビリテーション～根拠に基づくエキスパートコンセンサス～．日本集中治療医学会雑誌 24 (2)：255-303，2017．

23) 玉木彰ほか：運動療法学（市橋則明編）．p374-379，文光堂，2009．

24) 福地義之助：GOLD Report2011日本語版－慢性閉塞性肺疾患の診断，治療，予防に関するグローバルストラテジー．2012．
https://goldcopd.org/wp-content/uploads/2016/04/GOLDReport2011_Japanese.pdf (2023年12月23日検索)

出会いを大切に，あたたかな感情の記憶を残す！

　歳をとると人は若いときに比べて記銘力が低下します．つい先ほどのことなのに，何だったか，つい忘れてしまうことが多くなります．

　しかし，記銘力が低下しても，それに反比例するかのように，感情の記憶は高まってきます．

　良い出会いがあれば…いつ，どこでは忘れても，あの時「優しくしてくれた」「嬉しかった」「楽しかった」という感情が心に残ります．

　何かを注意されたとき…何でそう言われたのかは忘れても，「悲しかった」「寂しかった」という感情が心に残ります．

　心の中に良い感情がたくさん残れば人は元気になります．逆に，辛い感情がたくさん残れば人は元気をなくします．弱った身体に溜る辛い感情は，生きる気力さえなくすことになりかねません．

　私たちの声かけやちょっとした気配りでお年寄りの心が和めば，その分だけ私たちの心も和みます．ですから，お年寄りを大切にすることは，私たちの人生を豊かにしていくことに繋がるのだと思うのです．

　お年寄りも若者も共に良い出会いを願い，そしてあたたかな感情の記憶をたくさん残していければと思います．

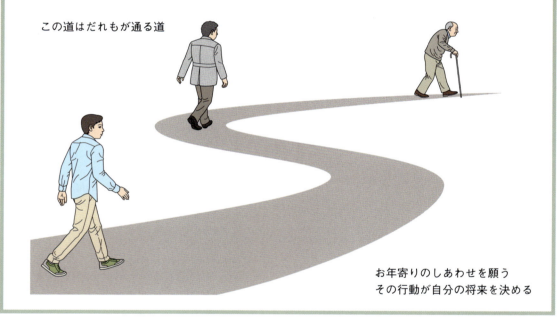

この道はだれもが通る道

お年寄りのしあわせを願う
その行動が自分の将来を決める

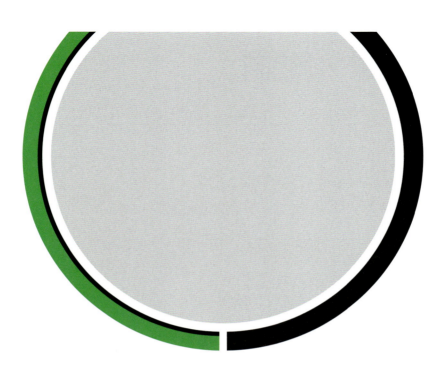

第1章	内部障害総論
第2章	循環器疾患へのリハビリテーション
第3章	呼吸器疾患へのリハビリテーション

第4章
生活習慣病への
リハビリテーション

| 第5章 | その他のリハビリテーション |

第4章 生活習慣病へのリハビリテーション

1 代謝・総論

代謝について述べる前に消化器についての概要に触れておく．

1 消化器の構造

1 消化管と消化器

消化管は口から，口腔，食道，胃，小腸（十二指腸，空腸，回腸），大腸（盲腸，上行結腸，横行結腸，下行結腸，S状結腸，直腸），肛門までひと続きにつながっている管状の器官である．そして，消化管に付属している器官（唾液腺，肝臓，胆嚢，脾臓，膵臓）を含めて消化器と呼んでいる（図1）．口と肛門で周囲の皮膚と連続しているため，消化管の内腔は体外であり，体外にある食物を消化吸収して体内に取り込み，不要なものは便として体外に排泄する．

食道は咽頭と胃をつなぐ臓器で，左右の肺に囲まれた部分（縦隔）の中，気管の後ろ側を下行し，横隔膜を抜けて胃につながる．小腸は最も長い臓器で6mを超える．その小腸の外側を大腸が囲み，上行結腸〜横行結腸〜下行結腸〜S状結腸と腹部を一回りして直腸，肛門につながっている．

2 消化器に分布する主要な動脈（図2）

消化器系は，腹部大動脈から分枝した腹腔動脈，上腸間膜動脈，下腸間膜動脈の3つの動脈より血液が供給されている．以下に臓器ごとに示す．

- 胃，十二指腸：主に腹腔動脈
- 空腸，回腸，盲腸，上行結腸，横行結腸：主に上腸間膜動脈
- 下行結腸，S状結腸，直腸上部：主に下腸間膜動脈
- 直腸下部：主に内腸骨動脈
- 肝臓，胆嚢，脾臓：主に腹腔動脈
- 膵臓：腹腔動脈，上腸間膜動脈

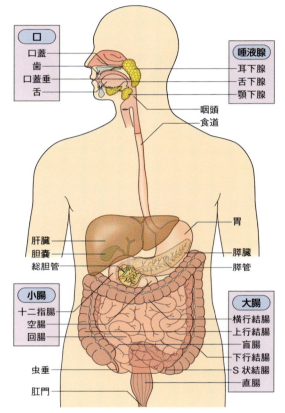

図1　消化器の構造
消化管：口腔〜食道〜胃〜小腸〜大腸〜肛門
消化器：消化管＋（唾液腺・肝臓・胆嚢・脾臓・膵臓）

消化管や膵臓，脾臓に流入した動脈血は各臓器で毛細血管につながり，門脈となって肝臓に流入する．肝臓に流入した血液は肝静脈から送り出され，下大静脈へ流入する．

3 腹部大動脈の分枝と門脈系静脈

腹部大動脈は，腹腔動脈→上腸間膜動脈→腎動脈→下腸間膜動脈に分枝し，第4腰椎付近で左右1対の総腸骨動脈に分かれる．腹腔動脈は総肝動脈と脾動脈に分かれ，総肝動脈は固有肝動脈，右胃大網動脈などに分枝する．

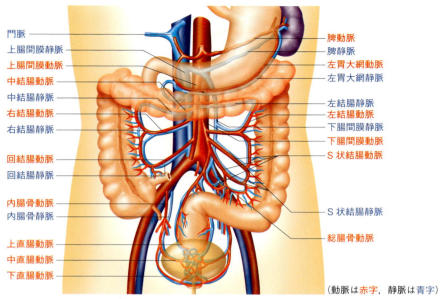

図2　消化器に分布する主要な動脈
腹部大動脈から腹腔動脈・上腸間膜動脈・下腸間膜動脈が分岐して各臓器に分布する．

（落合慈之監：消化器疾患ビジュアルブック 第2版．p131, Gakken, 2014）

　上腸間膜動脈の分枝は，空腸動脈，回腸動脈，回結腸動脈，右結腸動脈，中結腸動脈，下腸間膜動脈の分枝は左結腸動脈，S状結腸動脈，上直腸動脈であり，これらの動脈の枝分かれは個人差が大きい．

　消化器から流れて集まった静脈血は，上腸間膜静脈と脾静脈が合流して形成された門脈から肝臓へ流入する．

4 外分泌（消化酵素と吸収について）

　膵臓には外分泌[*1]に関与する組織と内分泌[*2]に関与する組織が混在し，約90％以上を外分泌部が占める．外分泌腺は，円錐形の腺腔をつくる腺房細胞とその内側の腺房中心細胞で構成される．これが導管の上皮細胞に移行して膵管となり，膵頭部で総胆管と一緒に十二指腸乳頭へ開口する（図3）．

　膵液は種々の消化酵素を含み，1日に1〜2.5L分泌される．成分はタンパク質，電解質などであり，

> **用語解説**
> *1 外分泌…分泌された物質が作用するところまで導管で運ばれる（汗，唾液，母乳，その他消化管からの分泌物など）．
> *2 内分泌…導管がなく，腺から直接血中に運ばれる（脳下垂体，甲状腺，膵臓，心臓，腎臓，生殖腺などのホルモン）．

タンパク質の大部分は消化酵素が占めている．消化酵素には，タンパク質分解酵素のトリプシン，キモトリプシン，カルボキシペプチダーゼ，ロイシンアミノペプチダーゼ，エラスターゼ，脂肪分解酵素のリパーゼ，ホスホリパーゼ，糖質分解酵素のα-アミラーゼ，リボヌクレアーゼ，コラゲナーゼ，デオキシリボヌクレアーゼなどがある．

　腸液は1日の分泌量が2〜3Lで，アミノペプチダーゼ，マルターゼ，ラクターゼなどの消化酵素を含む．

　消化管では消化管ホルモンが作用し，消化液の分泌や消化管の動きに関与している．胃前庭部のガストリン（G）細胞から分泌されるガストリンは，胃酸分泌を促進する．ヒスタミンは消化管ホルモンではないが，胃酸分泌に重要な働きをしている（図4）．

5 内分泌（インスリン・グルカゴンについて）

　内分泌に関与する組織はランゲルハンス（Langerhans）島といい，膵臓組織の中に散在している．ランゲルハンス島は，全体で約100万個ある．ランゲルハンス島には，グルカゴンを分泌するα（アルファ）細胞，インスリンを分泌するβ（ベータ）細胞，ソマトスタチンを分泌するδ（デルタ）細胞，膵ポリペプチドを分泌するPP細胞がある．

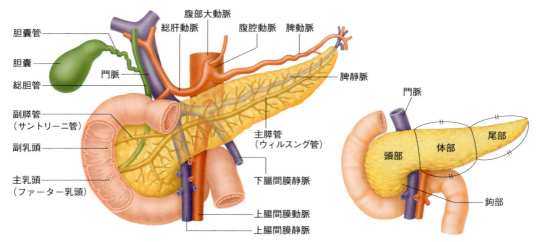

図3 膵臓の構造

(落合慈之監:消化器疾患ビジュアルブック 第2版. p317, Gakken, 2014)

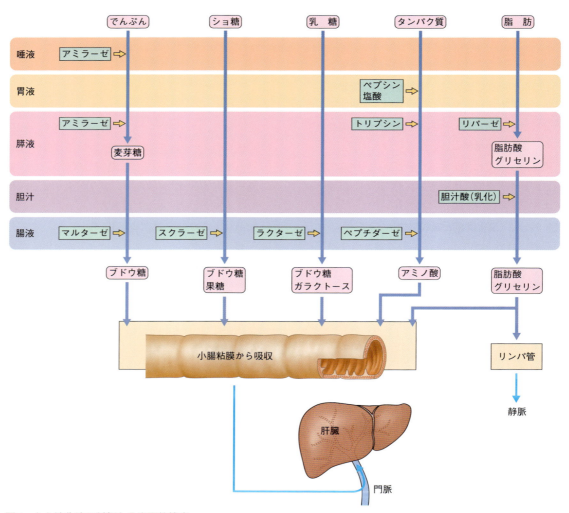

図4 主な消化液の種類と分泌調節機序

(落合慈之監:消化器疾患ビジュアルブック 第2版. p9, Gakken, 2014)

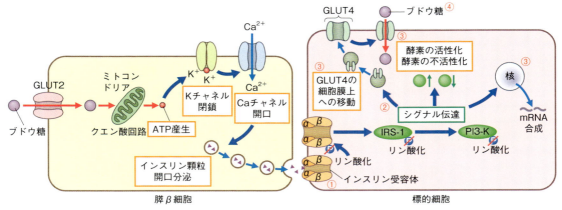

図5　インスリン作用による骨格筋でのグルコース取り込み
①インスリンが標的細胞膜上でαサブユニットに結合すると，βサブユニットの自己リン酸化が起こる．
②細胞内の別のタンパク質のリン酸化が順次起こる（シグナル伝達のカスケード）．
③GLUT4が細胞膜上へ移動し，代謝酵素活性化・不活性化・遺伝子発現などが起こる．
④結果として，筋・脂肪細胞内への糖取り込みやグリコーゲン・脂肪・タンパク質合成は促進され，肝での糖新生や脂肪・タンパク質分解は抑制される．

（落合慈之監：糖尿病・内分泌疾患ビジュアルブック 第2版．p15, Gakken, 2018を改変）

インスリンは血糖を下げる作用があるが，多くの組織において血液から細胞内へのグルコースの取り込みを促進する．また，肝臓においてはグルコースからグリコーゲン合成を促進する．肝臓および脂肪組織においてグルコースから脂肪への変換を促進し，骨格筋および脂肪組織においてタンパク質合成を促進し，同化反応を促進する．

インスリン分泌は，食事により上昇した血糖がランゲルハンス島のβ細胞を直接刺激することによって促進される．膵臓支配の副交感神経（迷走神経）によってもインスリンの分泌は促進される．糖尿病になるとインスリンの作用が低下する．

血中の血糖値が上昇するとインスリンが分泌され，細胞膜のインスリン受容体に結合していく．細胞内で情報が伝達され，グルコース輸送体4（GLUT4）が細胞膜へ移動する．血中のグルコースがGLUT4と結合し，細胞内に取り込まれることにより血糖値が下がる（**図5**）．

グルカゴンは肝臓のグリコーゲン分解，糖新生を促し，血糖値を増加させる．脂肪分解を促進し，血中の遊離脂肪酸濃度を上昇させる．グルカゴン分泌は，空腹時などの低血糖が，ランゲルハンス島のα細胞が低血糖により直接刺激されて増加する．また，膵臓支配の交感神経と副交感神経（迷走神経）によってグルカゴンの分泌は促進される．

代謝とは

代謝（metabolism）とは，生体内で生じるすべての化学変化とエネルギー変換のことをいう．

代謝の化学反応の過程で，生命を維持するための生体物質や活動のためのエネルギーを産生し，前者を物質代謝，後者をエネルギー代謝という．エネルギー代謝には基礎代謝・活動代謝・食事誘導性熱代謝の3種類がある（**表1**）．

1 3大栄養素と代謝

3大栄養素，それぞれの代謝は以下のとおりである．

①タンパク質

タンパク質は細胞の主要な構成成分であり，ほとんどの生体機能に関与している．酵素，ホルモン，受容体，筋収縮タンパク，免疫サイトカイン，血漿タンパクなどとして働いている．また，グルコースの供給が不足するとタンパク質はエネルギー源となる．

1日に必要なタンパク質摂取量をタンパク質必要量という．成人のタンパク質必要量は約1g/kg/日程度である．

表1 代謝の種類

物質代謝	異化 (catabolism)	還元状態にある栄養素（ブドウ糖・脂肪酸・アミノ酸など）を単純な物質に酸化・分解して，結合エネルギーをアデノシン3リン酸（ATP：adenosine triphosphate）に変換して生命維持・活動（筋収縮）に必要なエネルギーを得る
	同化 (anabolism)	異化と反対に，より小さい分子から，より大きい分子をつくり出す合成作用（グルコースからグリコーゲンに，アミノ酸からタンパク質に合成するなど）．異化によって生じたエネルギーなどを用いて，生体に必要な分子を合成する
エネルギー代謝	基礎代謝	呼吸・循環・体温・蠕動運動・筋の収縮など，生体の基礎的な機能維持に必要な代謝
	活動代謝	体を動かすことによってエネルギーを消費する代謝
	食事誘導性熱代謝	食事をすることによってエネルギーを消費すること．食物を噛む，腸で消化吸収するなど，食事に関わる生体の働きによってエネルギーが消費される

必須アミノ酸(9種)

体内ではほとんど
合成されない

- バリン
- イソロイシン
- ロイシン
- メチオニン
- リジン
- フェニルアラニン
- トリプトファン
- ヒスチジン
- トレオニン
　（スレオニン）

非必須アミノ酸(11種)

体内で合成される

- チロシン
- システイン
- アスパラギン酸
- アスパラギン
- セリン
- グルタミン酸
- グルタミン
- プロリン
- グリシン
- アラニン
- アルギニン(小児では合成量が少ないため，準必須アミノ酸とされている)

図6 タンパク質を構成する20種のアミノ酸

　タンパク質は，多数のアミノ酸がペプチド結合した物質である．アミノ酸はタンパク質の構成成分であり，ヒトの筋肉を構成する必須の栄養素である．タンパク質を構成する20種のアミノ酸のうち，9種類は体内ではほとんど合成されないため，食物から摂取する必要がある．これらを必須アミノ酸という（**図6**）．

　ヒトには糖質や脂質のようにアミノ酸を貯蔵する機能はなく，食物より摂取する必要がある．体内に取り込まれたタンパク質はアミノ酸となって吸収され，目的に応じてタンパク質に再合成される．タンパク質に再合成されなかったアミノ酸はいくら余ったとしても貯蔵することはできず，一部はアミノ酸単体で遊離した状態で存在する．これを「遊離アミノ酸」といい，生体維持に極めて重要な働きをする．

　アミノ酸は主にタンパク質合成（アミノ酸→タンパク質：同化作用）に利用される．飢餓や糖尿病など糖質がエネルギー源として利用できない場合は，タンパク質が分解されエネルギー源として利用される（タンパク質→アミノ酸：異化作用）．

　運動中に筋肉で分解されるアミノ酸はロイシン，イソロイシン，バリン，アラニン，アスパラギン酸，グルタミン酸である．特に，ロイシン，イソロイシン，バリンは分子骨格が一部分岐した構造をもつアミノ酸で，分岐鎖アミノ酸（BCAA：branched chain amino acid）と呼ばれ，必須アミノ酸の35〜40%を占めており，スポーツや運動のパフォーマンス向上に深く関連するアミノ酸である．

　筋肉は運動中に分解が高まるが，BCAAを摂取すると運動後の筋肉の分解が抑えられ，筋肉のタンパク質を作る量を増やすことが知られている．また，運動による筋肉痛や，筋肉のダメージを軽減することも知られている．

　大豆，チーズ，マグロの赤身などに，100gあたり4〜7g程度と多く含まれているほか，BCAAを含むサプリメントも市販されている．

②糖質

　糖質とは炭水化物から食物繊維を除いたものの総称である．糖類，多糖類，糖アルコールなどから構成されている．

　生体内の全糖質の約80%がグリコーゲンとして筋肉内に，10〜15%が肝臓内に貯蔵され，その他はグルコースとして血液内，細胞外液に含まれている．

　血液から供給されるグルコースは解糖系ですぐ利用されるが，グリコーゲンは必要に応じて酵素の

働きにより分解されて，グルコース（血糖維持）や ATP（エネルギー源）となる．

運動開始後，筋肉内のクレアチンリン酸が使われ約10秒で枯渇し，その後グリコーゲンが使用されていく．10～15分程度の運動で筋肉内グリコーゲンは枯渇し，肝臓に貯蔵されたグリコーゲンが分解され，血中のグルコース不足が補われていく．

健常者では，最大酸素摂取量の約50％以下での中等度負荷の運動であれば，血中のグルコース濃度は一定に保たれる．

③脂質

ヒトの脂肪貯蔵量は糖質（グリコーゲン）の貯蔵量と比べてはるかに多い．

脂肪組織に蓄えられた中性脂肪（トリグリセリド）はグリセロールと脂肪酸に加水分解され，脂肪酸はタンパク質（アルブミン）と結合した状態で血中に放出され，遊離脂肪酸（FFA：Free fatty acid）として肝臓，心臓，腎臓，肺，筋肉など，脂肪酸をエネルギーとして使用する組織に取り込まれていく．

取り込まれた脂肪酸はミトコンドリア内でβ酸化を受けてエネルギーを産出する．

■2 アデノシン三リン酸（ATP）

身体活動（筋収縮）を維持していくためには，アデノシン三リン酸（ATP：adenosine triphosphate）が必要不可欠である．ATPはアデノシンに3つのリン酸が結合したもので，クレアチンリン酸（CP：creatine phosphate），タンパク質，脂質，糖質をエネルギーとして再合成される．細胞内にあるミトコンドリアは，このATPの合成に重要な働きをしている（図7）．

ATPの合成は，酸素を利用しない「ATP-CP系」と「解糖系」，酸素を利用する「有酸素系」に分けられる．身体活動（筋収縮）を維持するためにはATPがATPaseによって，アデノシン二リン酸（ADP：adenosine diphosphate）とリン酸に分解されエネルギーを産生する必要がある．しかし，ATPの量は体内に多くはない．そのため，ATPは常に再合成される必要がある（図8）．

各エネルギー供給系の特性を表2に，運動時間と使用されるエネルギー供給系の割合を図9に示す．実際にはこれらのエネルギー供給系が単独で使用

されることはほとんどなく，運動強度，持続時間，休憩時間などの組み合わせによって3つの運動系はそれぞれ異なった比率で動員され，運動が持続される．

リハビリテーションやスポーツトレーニングにおいては，この特性を知って訓練内容を組んでいく必要がある．例えば，長距離走では距離が長くなるほど乳酸系に依存するし，球技では瞬時の全力疾走を何度繰り返してもスピードを維持できる持久性も要求される．

①ATP-CP系

ATPは体内に多く貯蔵できないためCPとして貯蔵される．酵素であるクレアチンキナーゼによるADP＋CP→ATPの反応が順に起こり，ATPが再合成される．

ATP-CP系のATP供給速度は約13cal/kg/秒であり，最も短時間でATPが再合成されるがCPの貯蔵量に限界があり，それ以上のATPが必要な身体活動は糖質や脂質などのエネルギー源を利用してATPを再合成する．

②解糖系

グリコーゲン，グルコースからのATP再合成の経路には酸素を使用する経路と酸素を使用しない経路がある．この酸素を使用しない経路を解糖系という．解糖系は酸素を使用せず，グリコーゲンやグルコースをピルビン酸に分解する過程である．解糖によって生じたピルビン酸はトリカルボン酸回路（TCA回路：tricarboxylic acid cycle；クエン酸回路）に運ばれる．しかし，一部のピルビン酸は乳酸に変換され，比較的早くATPを合成できる経路となっており，グルコース1分子あたり2分子のATPが合成される．

③有酸素系

糖質，脂質，タンパク質をエネルギー源としてATPが再合成されるのが有酸素系である．糖質は解糖系だけでなく，酸素を使用してミトコンドリアのマトリックスのTCA回路・電子伝達系の経路でATPを合成することも可能である．

TCA経路では，アセチルCoAは二酸化炭素と水に分解される．ピルビン酸は酵素によってアセチルCoAに変化するが，ここで発生する水素は電子

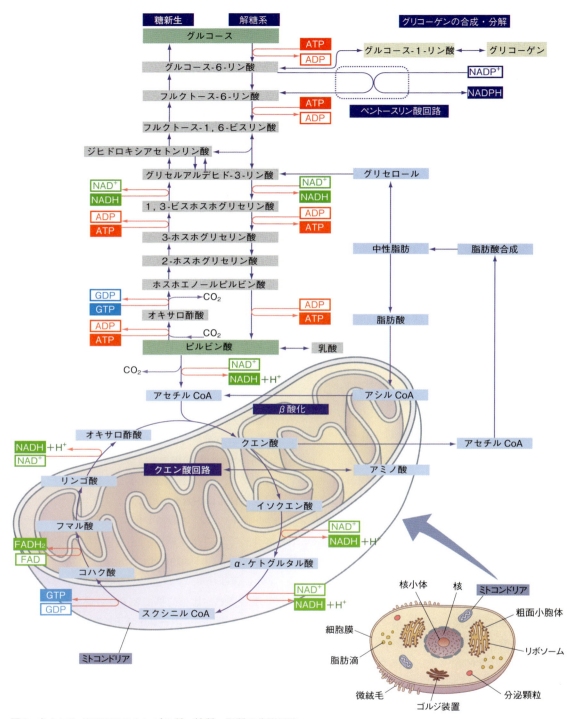

図7 ミトコンドリアでのタンパク質・糖質・脂質の代謝経路
タンパク質・糖質・脂質の代謝は相互に関係している.

(落合慈之監：糖尿病・内分泌疾患ビジュアルブック 第2版. p6, Gakken, 2018)

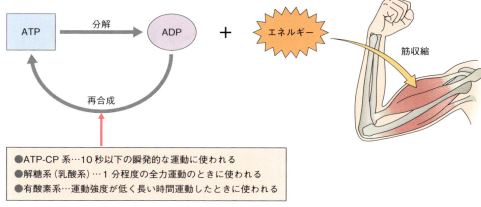

図8 身体活動（筋収縮）のためのエネルギー供給系
筋肉を収縮させる直接的なエネルギーはアデノシン三リン酸（ATP）からアデノシン二リン酸（ADP）へ分解されるときに得られる．また，ADPからATPに再合成されることで筋肉は活動を維持していくことが可能となる．ATPの再合成については「ATP-CP系」，「解糖系（乳酸系）」，「有酸素系」の3つの経路がある．

表2 各エネルギー供給系の特性

	ATP-CP系	解糖系 （乳酸系）	有酸素系
反応形式	無気的	無気的	有気的
反応速度	非常に速い	速い	遅い
持続時間	極めて少ない	少ない	無制限
運動例	100m走	400m走	長距離走

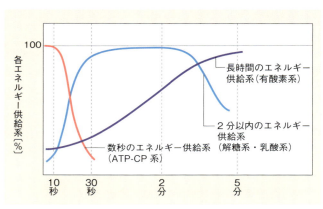

図9 運動時間と使用されるエネルギー供給系の割合

伝達系でATPの合成に利用されていく．電子伝達系では解糖系・TCA回路で生じた水素を使用してADPから多くのATPを生成する．

　安静時の状態では脂質がエネルギー源として多く使用されるが，脂肪酸はβ酸化を受けてアセチルCoAに変換されたのちTCA回路に入る．そこで生じた水素原子を電子伝達系で使用してATPが合成される．有酸素系は多くのATPを生成するが，β酸化はゆっくりと進行していくため，急速に多量のエネルギーを放出することが困難となる．

　タンパク質はアミノ酸に分解され，脱アミノ反応によってTCA回路の中間基質やピルビン酸，ア

セチルCoA等に変換される．最終的には電子伝達系に伝えられ，ATPが生成される．タンパク質は体内の糖質が極端に減少した場合にエネルギー源になる．

引用・参考文献

1) 落合慈之監：消化器疾患ビジュアルブック 第2版．Gakken，2009．
2) 落合慈之監：糖尿病・内分泌疾患ビジュアルブック 第2版．Gakken，2018．
3) 解良武士ほか編：Crosslink理学療法学テキスト 内部障害理学療法学．p229，メジカルビュー社，2019．

生活習慣病（メタボリックシンドローム）

1 概要

　生活習慣病とは，「食習慣，運動習慣，休養，喫煙，飲酒等の生活習慣が，その発症・進行に関与する疾患群」を指す．

　以前は「成人病」と呼ばれていたが，成人であっても生活習慣の改善により予防可能で，成人でなくても発症する可能性があることから，1996年に当時の厚生省が「生活習慣病」と改称することを提唱した．ただし，生活習慣に問題があるだけで生活習慣病になるわけではなく，発症には生活習慣に加え，遺伝や環境などの因子がかかわっている．

　代表的な生活習慣病には，日本人の死因の上位を占めるがん，心疾患，脳血管疾患，および心疾患や脳血管疾患の危険因子となる高血圧，糖尿病，脂質異常症などがある．

　肥満を起因とした高血圧，糖尿病，脂質異常症といった生活習慣病を複数抱えると動脈硬化を起こしやすくなり，これをメタボリックシンドローム（内臓脂肪症候群）という．

　伊藤[1]はメタボリックシンドロームの基盤である肥満やインスリン抵抗性の上流に生活習慣の乱れがあるとし，食生活の偏りや運動不足という駒が1つ倒れることにより，ドミノ倒しのごとく内臓肥満，脂質異常などが連鎖して発症し，高血圧，耐糖能異常などが引き起こされる「メタボリックドミノ」という概念を提唱している．これは，メタボリックシンドロームを説明するうえで広く用いられる考え方であり，厚生労働省の生活習慣病の進行のイメージにおいてもわかりやすく表現されている（**図1**）[2]．

　わが国の大規模なコホート研究である端野・壮瞥町研究では，メタボリックシンドロームは非メタボリックシンドロームと比較して心血管疾患の相対リスクが2.2倍に増加することが示されている[3]．メタボリックシンドロームは心血管疾患の発症リスクを増大させ，全死亡率を上昇させることがわかっている．

2 検査

　心疾患や脳血管疾患の起因となるメタボリックシンドロームの段階で，生活習慣病の予防，疾病の重症化や合併症を予防する．

　メタボリックシンドロームの診断基準は，内臓脂肪型肥満（ウエスト周囲長）を必須項目として，それに加えて，①耐糖能異常，②脂質異常症かつ/または低HDL-C血症，③高血圧の3項目のうち，2項目以上を満たすこととされている（**表1**）[4]．

　脂肪組織は遊離脂肪酸（FFA）を放出するだけでなく，TNF-α，プラスミノーゲンアクチベーターインヒビター1（PAI-1），レジスチン，アンジオテンシノーゲン，レプチン＊，アディポネクチンなど，アディポサイトカインと総称される生理活性物質を分泌する重要な内分泌臓器である．しかし，内臓脂肪を蓄積する病態においては種々のアディポサイトカイン産生調整異常を伴う．こうした病的状態では，高血糖，脂質代謝異常，血圧高値などの各種代謝異常のリスクが増大し，心血管疾患の発症リスクも高くなる．

　メタボリックシンドロームが強く疑われるものと予備群と考えられるものを合わせた割合は，男女とも40歳以上では高く，男性では2人に1人，女性では5人に1人の割合に達している．

> **用語解説**
> ＊レプチン…脂肪組織から分泌されるホルモンの1つ．視床下部に作用し，摂食を抑制するとともにエネルギー消費を促進する．それと同時に糖や脂肪酸の利用を促進し，抗糖尿病作用がある．

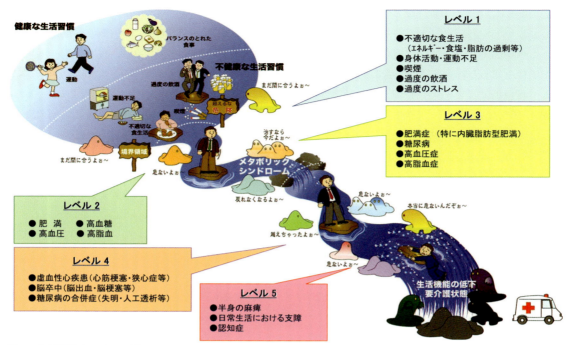

図1 生活習慣病のイメージ
（厚生労働省：生活習慣病イメージ．https://www.mhlw.go.jp/bunya/kenkou/seikatsu/pdf/ikk-a20.pdf より2024年12月11日検索）

表1 メタボリックシンドロームの診断基準

1. 必須項目：内臓脂肪（腹腔内脂肪）蓄積
   ウエスト周囲長　男性≧85cm，女性≧90cm（内臓脂肪面積　男女とも≧100cm²に相当）
2. 上記1に加え，以下の3項目のうち2項目以上を満たすものをメタボリックシンドロームと診断する
   1) 脂質異常
      トリグリセライド値　≧150mg/dL　かつ/または
      HDL-C値　＜40mg/dL（男女とも）
   2) 血圧高値
      収縮期血圧　≧130mmHg　かつ/または
      拡張期血圧　≧85mmHg
   3) 高血糖
      空腹時血糖値　≧110mg/dL

* CTスキャンなどで内臓脂肪量測定を行うことが望ましい．
* ウエスト径は立位，軽呼気時，臍レベルで測定する．脂肪蓄積が著明で臍が下方に偏位している場合は肋骨弓下縁と上前腸骨棘の中点の高さで測定する．
* メタボリックシンドロームと診断された場合，糖負荷試験が薦められるが診断には必須ではない．
* 高トリグリセライド血症（脂質異常症），低HDL-C血症，高血圧，糖尿病に対する薬物治療をうけている場合は，それぞれの項目に含める．
* 糖尿病，高コレステロール血症の存在はメタボリックシンドロームの診断から除外されない．

（メタボリックシンドローム診断基準検討委員会：メタボリックシンドロームの定義と診断基準．日本内科学会雑誌 94（4）：794-809，2005）

このようななかで，国民の生涯にわたって生活の質の維持・向上のために，糖尿病，高血圧症，脂質異常症等の発症，あるいは重症化や合併症への進行の予防に重点を置いた取組みが重要となり，わが国においては，特定健診・保健指導の介入により，ウエスト周囲長が減少し，メタボリックシンドローム該当者が減少した．特に内臓脂肪量が減少した群では，4年間の追跡期間内における心血管疾患の新規発症が有意に抑制されている[5]．

③ 治療

メタボリックシンドロームの基本治療となるのは食事療法と運動療法である．食事，運動などの生活習慣の改善により，体重および内臓脂肪を減少させることができる．体重が減少することで，メタボリックシンドロームの構成要素である高血糖，脂質異常症，高血圧が改善される．

1 食事療法

食事は肥満症，動脈硬化性疾患，がん化などと関係し，寿命に影響している．エネルギーの過剰摂取

は肥満を生じ，肥満は高血圧などの発症・増悪に関連しており，体重減少がそれらのリスクを軽減することについては，エビデンスが確立している．

肥満症を認める特定健診受診者3,480名を対象として積極的支援を6か月行った結果，体重減少率が3～5％であった群に収縮期血圧，拡張期血圧，LDL-C，HDL-C，トリグリセリド（中性脂肪），空腹時血糖，HbA1c，AST，ALT，γGTPのすべてにおいて有意な改善を認め，体重減少率が5～10％であった群ではこれらの値のさらなる改善が認められている[6]．

体重減少を目的とした食事の管理には摂取エネルギーを調節していく必要がある．体重を減らし，内臓脂肪量を減少させるためには，摂取エネルギーを消費エネルギーより少なくしていくのが一般的な方法である．

肥満（25≦BMI＜36）では目標とする1日の摂取エネルギーは25kcal×目標体重（kg）以下，高度肥満（BMI≧35）では20～25kcal×目標体重〔kg〕以下）とする．当初の指示エネルギー量で減量が得られなかった場合は，さらに低い摂取エネルギー量を再設定する必要がある．

従来，標準体重（BMI 22）を目標体重としてきたが，アジア人における最も死亡率が低いBMIは20～25であり，年齢により異なる（65歳以下：BMI 22，65歳以上：BMI 22～25）ため，個々の患者に応じた目標体重を定めることが望ましい．

各栄養素のバランスとしては，摂取エネルギーのうち，炭水化物50～65％，タンパク質13～20％，脂質20～30％とするのが一般的である[7]．糖質制限食や脂肪制限食は通常のエネルギー食より6か月間の減量効果はあるが，12か月間の減量効果は減衰していたとの報告があり[8]，長期的な有効性を示すエビデンスはないため，患者の年齢，身体活動量，合併症の状態，嗜好性などに応じて柔軟に対処する必要がある．

④ リハビリテーション（運動療法）

これまで述べてきた食事療法に運動療法を併用することが，肥満対策には重要である．

身体活動量の増加や習慣的な有酸素運動により，エネルギー消費量が増加し，内臓脂肪と皮下脂肪がエネルギー源として利用され，腹囲や体重が減少する．身体を積極的に動かすことは，骨格筋のインスリン抵抗性を改善し，血糖値を低下させる．また，血管内皮機能，血流調節，動脈伸展性を改善し，降圧効果が得られ，虚血性心疾患，脳梗塞，悪性新生物のリスクを低減できる．ただし，運動中の急性心筋梗塞の発症やそれによる突然死の危険性もあり，生活習慣病患者のもつリスクを常に考慮しておかねばならない．

運動療法のプログラムについては，日本動脈硬化学会，日本高血圧学会，日本糖尿病学会，日本老年医学会の各ガイドラインにおいて，それぞれ糖尿病，高血圧症，脂質異常症の治療の1つとして運動療法を推奨している（表2）[9]．

それぞれの学会により表現は若干異なるが，共通する部分も多く，「有酸素運動を中心に（レジスタンストレーニングの併用も望ましい）」「軽～中等度の運動を」「1日30分以上（短時間の積み重ねでもよい）」「毎日あるいは週150分以上」といった項目が運動療法推奨の柱となっている．

しかしながら，厚生労働省の令和元年国民健康・栄養調査[10]によれば，肥満であっても，男女ともに約35％が運動習慣改善の意思に対して「改善することに関心がない」「関心はあるが改善するつもりはない」との回答がある．これに対して150分/週未満の運動で有意な体重減少が認められない場合であっても，トリグリセリドやHDL-Cの改善，血糖コントロールの向上が報告されていることから，アクティブガイド（健康づくりのための身体活動指針）[11]のメインメッセージでは，「＋10（プラス・テン）：今より10分多く体を動かそう」と推奨し，運動に対する抵抗感や無関心を軽減することを目指している．

＊

ここまでメタボリックシンドロームの基本治療となる食事療法と運動療法について述べてきたが，一旦減量に成功し健康障害の改善がみられても，リバウンドしやすく再悪化しやすい．減量の達成，リバウンドの防止には，患者のパーソナリティを把握

表2　わが国の主な関連学会における運動療法の推奨

	日本動脈硬化学会 （動脈硬化性疾患予防 ガイドライン2022年版）	日本高血圧学会 （高血圧治療ガイドライン 2019）	日本糖尿病学会 （糖尿病診療ガイドライン 2019）	日本老年医学会 （高齢者肥満症の診療 ガイドライン2018）
種類	有酸素運動を中心に実施（ウォーキング，速歩，水泳，エアロビクスダンス，スロージョギング，サイクリング，ベンチステップ運動など）	有酸素運動（速歩，ステップ運動，スロージョギング，ランニングなど）	有酸素運動	1）有酸素運動が主体となる 2）レジスタンス運動，バランス運動，コンディショニング，エクササイズ，ストレッチングなどを併用する．とくに有酸素運動とレジスタンス運動の併用を行うことが望ましい 3）フレイルがある肥満高齢者では多要素の運動を行うことが望ましい 4）日常生活活動を増やし，座位時間を減らす 5）集団による運動教室は運動のアドヒアランスの向上につながる
強度	中強度（3METsであるが個々人の体力により異なる．ボルグスケールの11〜13の「楽である〜ややきつい」）以上を目標にする	軽強度（最大酸素摂取量の40〜60％程度，ボルグスケール12〜13の「ややきつい」）	中強度（最大酸素摂取量の40〜60％程度）導入期は最大心拍数の50〜60％，ボルグスケール11〜12の「楽である」程度．慣れてきたら最大心拍数の60〜70％，ボルグスケールの12〜13の「ややきつい」程度，4〜6METs程度	低〜中強度の運動から開始する
時間	1日合計30分以上を目標にする（短時間の運動を数回に分け，合計30分でもよい）	毎日30分，または180分/週以上	1日10分以上，最終的には10〜30分程度かそれ以上，週に150分以上（運動をしない日が2日間以上続かないように週に3日以上運動する）	1日30〜60分，週150〜300分実施する（1日10分未満の中強度の運動をつみかさねるのでもよい）
頻度	毎日続けることが望ましい（少なくとも週3日は実施する）			
その他	運動療法以外の時間もこまめに歩くなど，できるだけ座ったままの生活を避ける．成人では，レジスタンス運動は血清脂質の改善，動脈硬化性疾患の予防効果があり推奨される	レジスタンス運動やストレッチングを加えるとさらに有用．運動療法の対象者はⅡ度高血圧以下の血圧値で脳心血管病のない高血圧患者．Ⅲ度高血圧では十分な降圧後に運動療法を開始する	レジスタンス運動は，連続しない日程で週2〜3日，上半身，下半身の筋肉を含んだ8〜10種類行う．負荷としては，10〜15回繰り返すことのできる程度の負荷を1セット行う程度から開始する．その後，負荷を徐々に増加し8〜12回繰り返す負荷で1〜3セット行うことを目標とする．日常の座位時間が長くならないようにして，軽い運動を合間に行うことが勧められる	運動療法開始前にメディカルチェックを行う（脳心血管病の既往や徴候，症状，Ⅲ度高血圧，糖尿病とその合併症，筋骨格系炎症など）．サルコペニアと骨量減少に注意が必要である．運動の際には水分を補給し，脱水に注意する．レジスタンス運動は週2〜3回とする

（日本肥満学会：肥満症診療ガイドライン2022．p61，ライフサイエンス出版，2022）

し，食事，運動などの生活習慣の改善に向けた行動変容を促す必要がある．

セルフモニタリング（体重や食事内容，歩数などの日常生活行動の自己記録），ストレス管理，問題点の抽出と自己認識，報酬による適正行動の強化（専門職からの褒め言葉），社会的サポート（家族，友人からの支援），その他，仲間づくりや楽しさづくりなど周囲のより良い環境と本人の行動が一致し，それが持続されることが望まれる（第4章 3. 糖尿病：セルフケア行動を促す考え方，p198を参照，第4章 2. 生活習慣病：個人と地域に向けた対策，p223を参照）．

引用・参考文献

1) 伊藤裕：メタボリックドミノとは－生活習慣病の新しいとらえ方．日本臨牀 61 (10)：1837-1843, 2003.
2) 厚生労働省：生活習慣病イメージ．
https://www.mhlw.go.jp/bunya/kenkou/seikatsu/pdf/ikk-a20.pdf (2024年12月11日検索)
3) Takeuchi H et al：Metabolic syndrome and cardiac disease in Japanese men：Applicability of the concept of metabolic syndrome defined by the National Cholesterol Education Program-Adult Treatment Panel III to Japanese men-The Tanno and Sobetsu Study. Hypertens Res 28 (3)：203-208, 2005.
4) メタボリックシンドローム診断基準検討委員会：メタボリックシンドロームの定義と診断基準．日本内科学会雑誌 94 (4)：794-809, 2005.
5) Okauchi Y et al：4-year follow-up of cardiovasCular events and changes in visceral fat accumulation after health promotion program in the Amagasaki Visceral Fat Study. Atherosclerosis 212 (2)：698-700, 2010.
6) Muramoto A et al：Three percent weight reduction is the minimum requirement to improve Health hazards in obese and overweight people in Japan. Obes Res Clin Pract 8 (5)：e466-e475, 2014.
7) 厚生労働省：日本人の食事摂取基準 (2020年度版).
https://www.mhlw.go.jp/stf/seisakunitsuite/bunya/kenkou_iryou/kenkou_eiyou/syokuji_kijyun.html (2024年12月14日検索)
8) Ge L et al：Comparison of dietary macron-trient patterns of 14 popular named dietary programmes for weight and cardiovascular risk factor reduction in adults：systematic review and network meta-analysis of randomized trials. BMJ 369：m696, 2020.
9) 日本肥満学会：肥満症診療ガイドライン2022．ライフサイエンス出版，2022.
10) 厚生労働省：令和元年国民健康・栄養調査報告 (令和2年12月).
https://www.mhlw.go.jp/stf/seisakunitsuite/bunya/kenkou_iryou/kenkou_eiyou/r1houkoku_00002.html (2024年12月14日検索)
11) 厚生労働省：アクティブガイド－健康づくりのための身体活動指針．
https://www.mhlw.go.jp/stf/houdou/2r9852000002xple-att/2r9852000002xpr1.pdf (2024年12月14日検索)

第4章　生活習慣病へのリハビリテーション

3 糖尿病

1 概要

1 糖尿病とは

糖尿病（DM：diabetes mellitus）は，膵ランゲルハンス島β細胞からインスリンが分泌されなくなる，もしくはインスリンが分泌されるが効かなくなる，といったインスリン作用不足によって細胞に糖が正常に取り込めなくなり，慢性の高血糖を呈する疾患である．

インスリン作用不足はインスリン分泌能の低下とインスリン抵抗性の亢進の2つの機序によって起こる（図1）．糖尿病の90％以上はインスリン分泌能の低下といった遺伝要因に加え，運動不足や過食などの環境因子が加わることでインスリン抵抗性が亢進し発症する2型糖尿病である．

小児期〜思春期に発症することの多い1型糖尿病は，自己免疫機序によって膵ランゲルハンス島β細胞が破壊され絶対的なインスリンの欠乏に至ることで発症する．

厚生労働省『令和元年国民健康・栄養調査』によると，わが国の20歳以上の成人において「糖尿病が強く疑われる者（有病者）」と「糖尿病の可能性を否定できないもの（予備軍）」を合計すると，男性32.1％　女性23.7％である[1]．

2 分類

糖尿病はその成因により1型糖尿病，2型糖尿病，その他の特定の機序・疾患による糖尿病，妊娠糖尿病（GDM：gestational diabetes mellitus）の4つに分類される（表1）．

3 病態・臨床所見

持続する高血糖により，口渇，多飲，多尿，体重減少，易疲労感などの特徴的な症状を呈するが（図2），自覚症状に乏しく患者は病識をもたない場合も少なくない．

自覚症状が乏しいがゆえに高血糖に気づかず，または気づいていても放置してしまうことで糖尿病が

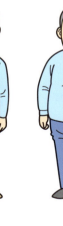

遺伝要因	環境要因
・特定のヒト白血球型抗原（HLA型）をもつ ・家系内の糖尿病は2型糖尿病より少ない	・ウイルス感染の関与 ・牛乳の早期導入または母乳の早期中止？

発症年齢	肥満度
・小児〜思春期に多い	・肥満とは関係がない

・遺伝および環境要因からなる自己免疫異常により，膵β細胞が破壊されて発症する
・他の自己免疫疾患（甲状腺疾患など）の合併が少なくない

→ 1型糖尿病

遺伝要因	環境要因
・インスリン分泌能が低い ・家族に糖尿病患者がいるなど	・過食，運動不足，肥満，ストレス，加齢など

発症年齢	肥満度
・40歳以上に多い．若年での発症も増加している	・肥満または肥満の既往が多い

・複数の遺伝因子（インスリン分泌能低下やインスリン抵抗性など）に過食，運動不足などの環境因子が加わって発症する

→ 2型糖尿病

図1　1型糖尿病と2型糖尿病の比較

（稲川利光編：リハビリテーションビジュアルブック 第2版，p203，Gakken，2018を改変）

表1　糖尿病の成因分類

分類	成因	
1型糖尿病	膵β細胞の破壊によりインスリン分泌能低下（欠乏）をきたすもの	A．自己免疫性
		B．特発性
2型糖尿病	A．インスリン分泌能低下を主体とするもの	
	B．インスリン抵抗性が主体で，それにインスリンの相対的不足を伴うものなど	
その他の特定の機序・疾患による糖尿病	A．原因として遺伝子異常が同定されたもの	
	B．他の疾患，条件に伴うもの（内分泌疾患や肝疾患など）	
妊娠糖尿病（GDM）	妊娠中に発症または初めて発見された糖尿病に至っていない耐糖能異常（IGT）	

(稲川利光編：リハビリテーションビジュアルブック 第2版．p203, Gakken, 2018)

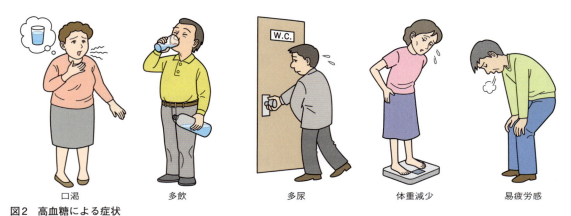

図2　高血糖による症状

口渇　　多飲　　多尿　　体重減少　　易疲労感

表2　糖尿病の合併症（3大合併症）

糖尿病網膜症
糖尿病で失明する患者は約3,000人（成人の主要な失明原因の1つ）
糖尿病性腎症
透析導入の原因の第1位，2020（令和2）年には15,689人（40.7％）が糖尿病が原因で透析導入
糖尿病性神経障害
糖尿病の慢性合併症として最も多い
糖尿病足潰瘍の年間発症率は0.3％で，欧米の10分の1程度である（2017年）
糖尿病壊疽による足切断は非外傷性切断原因の第1位

(日本糖尿病療養指導士認定機構編著：糖尿病療養指導ガイドブック2024－糖尿病療養指導士の学習目標と課題．p45，メディカルレビュー社，2024)

表3　合併症によって起こる主な症状・障害

糖尿病合併症		症状・障害
細小血管障害	糖尿病性神経障害	しびれ，疼痛，知覚障害，起立性低血圧，嘔気，便秘，下痢，勃起障害
	糖尿病網膜症	視力低下，失明
	糖尿病性腎症	人工透析
大血管障害（動脈硬化）	冠動脈硬化症	狭心症発作，心筋梗塞
	脳血管障害	脳出血，脳梗塞
	下肢閉塞性動脈硬化症	歩行障害（しびれ，歩行時下肢痛），足病変（潰瘍，壊疽），下肢切断

(稲川利光編：リハビリテーションビジュアルブック 第2版．p204, Gakken, 2018)

悪化していき，やがてさまざまな合併症を引き起こす（表2）．糖尿病合併症は重症化すると生活の質（QOL：quality of life）を大きく損なう．

　糖尿病合併症には大別して細小血管障害（糖尿病性神経障害，糖尿病網膜症，糖尿病性腎症）と大血管障害（動脈硬化，糖尿病性足病変など）がある（表3）．糖尿病性神経障害，糖尿病網膜症，糖尿病性腎症は糖尿病3大合併症といわれる．

①糖尿病性神経障害

　高血糖により主として知覚神経，自律神経が障害

される．

知覚神経の症状は足趾など下肢末端から発症し，徐々に足部全体や上肢末梢に拡大し，進行すると典型例として手袋，靴下型の知覚障害をきたす（図3〜5）．

多発神経障害による感覚障害や筋力低下，自律神経障害による起立性低血圧，無自覚低血糖や不整脈，無自覚心筋虚血が高頻度にみられる（表4）．下肢に感覚障害があると，足の傷や病変に気づきにくく足潰瘍や壊疽の危険因子となる．

②糖尿病網膜症

高血糖により網膜の微小血管の閉塞や血管新生が生じることで発症する．糖尿病網膜症は，視覚障害の原因疾患の第3位である[2]．

③糖尿病性腎症

糖尿病細小血管合併症の1つで病期が進行すると，人工透析が必要となる．糖尿病性腎症はその4割が透析導入となり，透析導入にいたる原疾患の第1位となっている．2022年度の調査では年間約1万4,000人が新たに透析を導入している[3]．

④動脈硬化

高血糖，高インスリン血症，糖尿病に合併する高

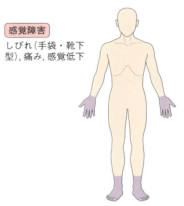

図3　糖尿病性神経障害

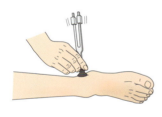

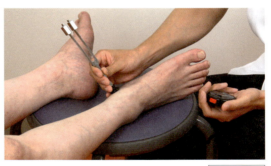

図4　末梢神経障害の評価

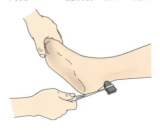

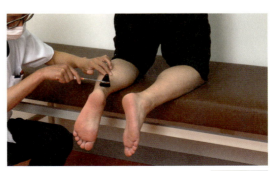

図5　アキレス腱反射

表4 糖尿病性神経障害の分類

	左右対称性多発神経障害	自律神経障害	単神経障害
症状・障害	・感覚障害(触・温・痛・振動覚) ・アキレス腱反射低下・消失 ・運動神経障害(筋力低下)	・起立性低血圧 ・無自覚性低血糖 ・無痛性心筋虚血* ・不整脈 ・勃起障害 ・神経因性膀胱	・脳神経障害(外眼筋麻痺,顔面神経麻痺など) ・体幹・四肢末梢神経障害(尺骨神経麻痺,腓骨神経麻痺など)
特徴	・神経障害のなかでは最多 ・左右対称性あり ・四肢末端優位	・一度発症するとコントロールが難しい ・QOL低下につながる	・栄養血管の閉塞が原因 ・ほとんどが3か月以内に自然寛解

＊無痛性心筋虚血(silent myocardial ischemia)：糖尿病性神経障害のため狭心症や心筋梗塞時に胸痛を感じない場合がある(糖尿病患者の30〜40％)．額に汗をかく，息苦しい，きつい，吐き気がするなどの症状がみられることもある．

(稲川利光編：リハビリテーションビジュアルブック 第2版．p205, Gakken, 2018)

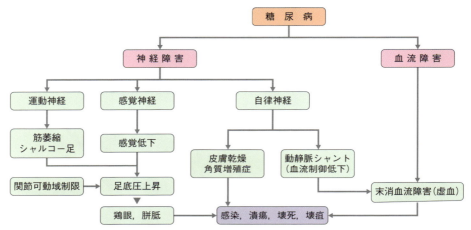

図6 壊疽の発症過程

(稲川利光編：リハビリテーションビジュアルブック 第2版．p205, Gakken, 2018)

血圧，脂質異常症により血液粘度が上昇し動脈硬化を引き起こす．動脈硬化は冠動脈疾患，脳血管障害，下肢閉塞性動脈硬化症の原因となる．虚血性心疾患や脳卒中を発症したり，下肢切断にいたると，いずれも患者のADLやQOLは大きく損なわれる．

⑤糖尿病性足病変

糖尿病性足病変には感染症(蜂窩織炎，白癬など)，皮膚疾患(湿疹，角化症，鶏眼，胼胝など)，熱傷，外傷，浮腫など幅広い病態が含まれる．糖尿病による神経障害，血管障害が複雑に関連することにより発症し，重症化しやすい．未治療のまま放置してしまうと潰瘍，壊疽(図6)となり，下肢切断にいたることも少なくない．

② 検査

1 生化学検査(Glu, HbA1c, GAD抗体, Cペプチド)

糖尿病の主な検査には，①糖尿病の早期発見や診断のために行う検査，②糖尿病発症後に血糖コントロールの良否を評価するもの，③糖尿病合併症の評価，あるいは早期発見のための検査，がある．

①Glu(血糖値〔空腹時血糖，随時血糖，食後血糖〕)

空腹時血糖は10時間以上絶食させた後の血糖であり，夕食後絶食にして，朝食前に測定する．随時血糖は来院時に任意の条件で測定された血糖値で，随時血糖を記録する場合には血液採取条件を併記する．食後血糖は食事開始後の血糖であり，時間を併記する．

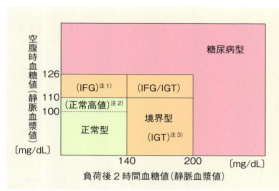

図7 空腹時血糖値および75gOGTTによる判定区分

(日本糖尿病学会編著:糖尿病治療ガイド2024, p18, 文光堂, 2024を改変)

- 経口ブドウ糖負荷試験(OGTT):糖尿病診断に用いられる検査法.ブドウ糖負荷前と負荷後30分, 60分, 120分で血糖測定する.糖尿病診断には空腹時血糖と75gOGTTの2時間後の血糖値を用いる(図7).

②HbA1c

- 基準値[4]

4.6〜6.2%

- 目標値[4]

①血糖正常化を目指す際の目標:6.0%未満
②合併症予防のための目標:7.0%未満
③治療強化が困難な際の目標:8.0%未満

HbA1cは赤血球中のヘモグロビン(Hb)の中でブドウ糖が結合したHbの割合を示すもので,高血糖が持続するとその割合が増加する.

$$HbA1c(\%) = \frac{ブドウ糖が結合したHb量}{すべてのHb量} \times 100\%$$

赤血球の寿命が120日であることから,HbA1cは過去1〜2か月の平均血糖値を反映する.HbA1c値は糖尿病の経過を評価するよい指標となる.

③GAD抗体

1型糖尿病の大部分は自己免疫性機序で起こり,膵島細胞成分に対する自己抗体(膵島関連自己抗体)が検出されることが多い.膵島関連自己抗体の多くは発症前から陽性となるため,1型糖尿病の発症予知マーカーとしても使われる.臨床上よく使われているものが,グルタミン酸脱炭酸酵素(GAD:glutamic acid decarboxylase)抗体である.

④Cペプチド

生体内でほぼ唯一の血糖低下作用をもつホルモンがインスリンである.Cペプチドとはインスリンの前駆体であるプロインスリンから産生される物質であり,1分子のプロインスリンから1分子のインスリンとCペプチドが産生される.Cペプチドはインスリンと異なり肝臓などで代謝されず血中を循環し,尿中に排出される.

インスリン療法を行っている患者は,インスリン注射由来のインスリンも測定してしまうことがあるため,インスリン分泌能の評価には不適切である.そのような場合には尿中Cペプチドを測定することでインスリン分泌能の評価を行うことができる.

3 治療

1 食事療法

食事療法は,健康な人と同様の日常生活を営むのに必要な栄養素を摂取し,糖尿病の高血糖,代謝異常を是正することを目的とする.

摂取すべきエネルギー量は,目標体重を保ちながら日常生活を送るために必要とされる量を目安とする.炭水化物,タンパク質,脂質の比率を適正に保ち,動物性脂肪や食塩の過剰摂取に注意することで合併症の発症と進展を抑制することができる.1日の指示エネルギー量を3食(朝・昼・夕)に分割し,食事時間を一定にすることで著しい高血糖や低血糖を是正する.

目標とする体重や摂取すべきエネルギー量は,年

表5 エネルギー摂取量
● 年齢を考慮した目標体重と身体活動レベルならびに病態に基づいたエネルギー係数により決定する．ただし，体重と目標体重に乖離のある場合は，柔軟に対処する

■総エネルギー摂取量の目安

総エネルギー摂取量の算出方法
☐ kcal ＝ ☐ kg × ☐ kcal/kg 　　　　　　　目標体重　　エネルギー係数

目標体重（kg）の目安
65歳未満　　　　　　　　　：［身長（m）］² × 22 前期高齢者（65～74歳）：［身長（m）］² × 22～25 後期高齢者（75歳以上）：［身長（m）］² × 22～25※ ※75歳以上の後期高齢者では現体重に基づき，フレイル，（基本的）ADL低下，合併症，体組成，身長の短縮，摂食状況や代謝状態の評価を踏まえ，適宜判断する

エネルギー係数（kcal/kg）の目安
軽い労作（大部分が座位の静的活動）　　　　　　　　　25～30 kcal/kg目標体重 普通の労作（座位中心だが通勤・家事，軽い運動を含む）　30～35 kcal/kg目標体重 重い労作（力仕事，活発な運動習慣がある）　　　　　　35～　 kcal/kg目標体重 ※エネルギー係数は身体活動レベルならびに病態に基づいたエネルギー必要量（kcal/kg目標体重）．高齢者のフレイル予防では，身体活動レベルより大きい係数を設定できる．また，肥満で減量を図る場合には，身体活動レベルより小さい係数を設定できる．いずれにおいても，目標体重と現体重との間に大きな乖離がある場合には，上記の目安を参考に柔軟に係数を設定する． ※肥満者の場合は，まず3％の体重減少を目指す．

（日本糖尿病学会編著：糖尿病治療ガイド2024，p38-39，文光堂，2024より作成）

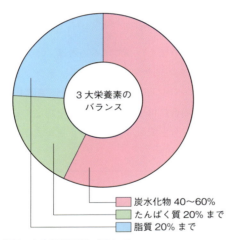

図8　3大栄養素のバランス

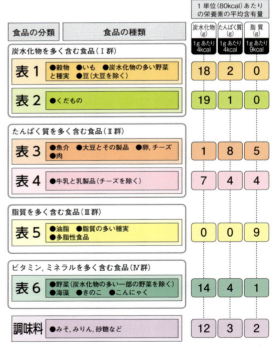

図9　食品分類表
（日本糖尿病学会編著：糖尿病食事療法のための食品交換表 第7版，p13，日本糖尿病協会・文光堂，2013）

齢や病態，日常生活の身体活動量などによって患者ごとに異なることに考慮し，個別化を図る必要がある（表5）．

栄養素の構成は，一般的には，指示エネルギー量の40～60％を炭水化物から摂取し，たんぱく質は20％まで，残りを脂質とする（図8）．食品の選択には『糖尿病食事療法のための食品交換表 第7版』を参考にする（図9，10）[5]．

エネルギー量80 kcalを1単位と定めて，1単位に

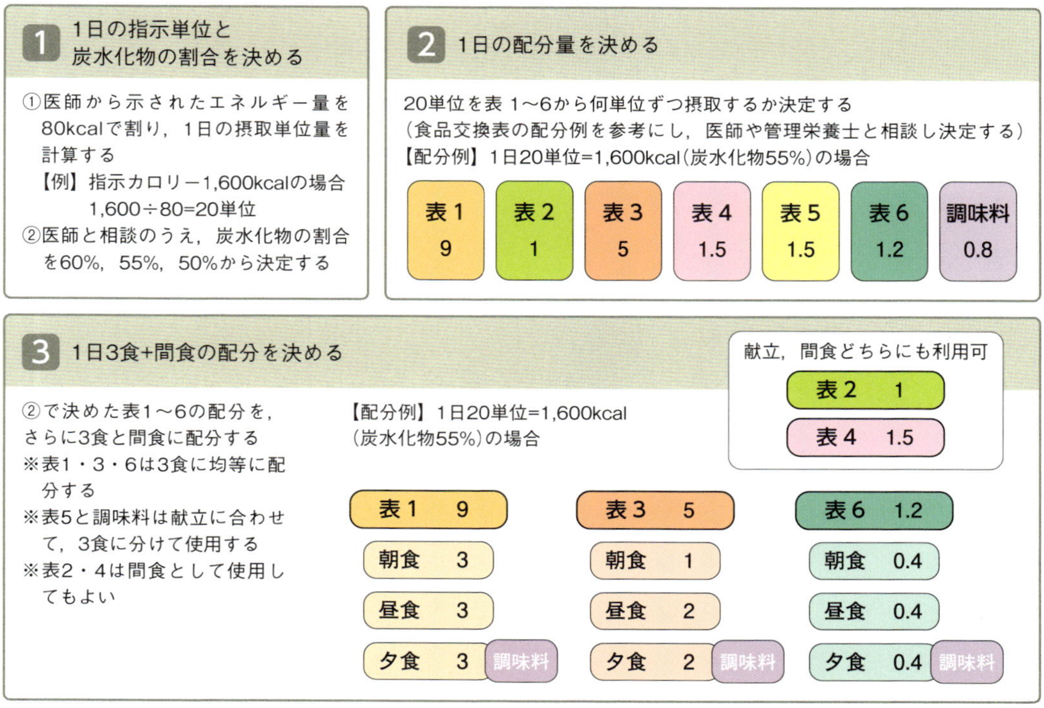

図10　食品交換表の使用手順

（菊原伸子：Part 2 糖尿病治療ってなに？②食事療法について教えてください．今日から始める病棟・外来でできる糖尿病看護（柏崎純子編），p51，Gakken，2024）

相当する食品の重量を記載している．心血管疾患の抑制を目的とする場合や高血圧合併例，顕性腎症期以降では，食塩の摂取制限が設けられる場合がある．

▌2 運動療法

運動には**表6**に示すような効果がある．

糖尿病患者に対する運動療法は有酸素運動とレジスタンス運動に大別される．

有酸素運動は歩行やジョギングなどの運動を中長期にわたり継続することでインスリンの抵抗性を改善する．

レジスタンス運動は，筋肉量，筋力を増加させることで基礎代謝量の維持，増加をもたらす効果がある．特に高齢の糖尿病患者には，筋力やバランス能力を向上させることで骨関節系のトラブルを軽減し，日常生活の移動能力を維持することでサルコペニアやフレイルの予防にもつながる．

近年は，『健康づくりのための身体活動基準2013』（最新版は『健康づくりのための身体活動・運動ガイド2023』）および『健康づくりのための身体活動

表6　運動の効果

1. 運動の急性効果として，ブドウ糖，脂肪酸の利用が促進され血糖値が低下する．
2. 運動の慢性効果として，インスリン抵抗性が改善する．
3. エネルギー摂取量と消費量のバランスが改善され，減量効果が期待できる．
4. 加齢や運動不足による筋萎縮や，骨粗鬆症の予防に有効である．
5. 高血圧や脂質異常症の改善に有効である．
6. 心肺機能が向上する．
7. 運動能力が向上する．
8. 爽快感，活動気分など日常生活のQOLを高める効果も期待できる．

（日本糖尿病学会編著：糖尿病治療ガイド2024．p43，文光堂，2024）

指針（アクティブガイド）』で，運動だけでなく身体活動＝運動＋生活活動を全般的に増やすことが強調され，現在の身体活動より10分多く身体を動かす「＋10（プラス・テン）」が提唱されている（**図11**）．

運動負荷量は最大酸素摂取量（$\dot{V}O_2max$）の40～60％の強度が推奨される．目標心拍数は［（220－年齢）－（安静時心拍数）］×40～60％＋安静時心拍数で求める．

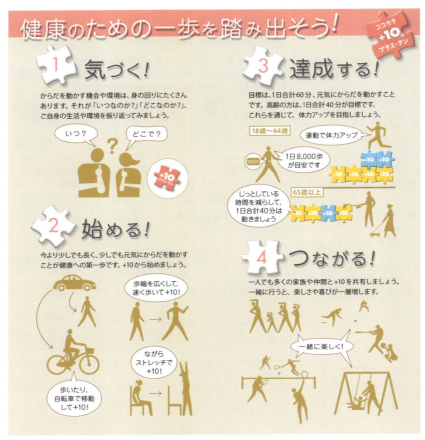

図11　アクティブガイドにおける4つの目標
(厚生労働省：健康づくりのための身体活動指針(アクティブガイド)．2013)

糖尿病患者は，自律神経障害を有している可能性があり，心拍数での運動指標が正確性に欠けるときがある．その際は自覚的運動強度（RPE：rate of perceived exertion）を指標とすることが勧められる（**表7**）．

運動強度の単位として，身体活動の代謝が安静座位代謝量の何倍に相当するかを示すMETs（metabolic equivalents）がある（**図12**）．特別な運動を実施する時間がない場合などでは日常生活動作によるエネルギー消費を増やす運動を取り入れるとよい．糖尿病患者に推奨される運動処方（例）を**表8**に示す．

運動処方の際には，3大合併症（腎症，網膜症，神経障害）に留意しアプローチすることが重要である（**表9**）．

運動療法を禁止または制限をしたほうがよい場合を**表10**に示す．特に糖尿病患者への運動負荷に際しては，無症候性心筋虚血（p31）を合併している

表7　自覚的運動強度（RPE）の測定

RPE点数	強度の感じ方
6	
7	非常に楽である
8	
9	かなり楽である
10	
11	楽である
12	
13	ややきつい
14	
15	きつい
16	
17	非常にきつい
18	
19	最高にきつい

(日本糖尿病療養指導士認定機構編著：糖尿病療養指導ガイドブック2024－糖尿病療養指導士の学習目標と課題．p73，メディカルレビュー社，2024)

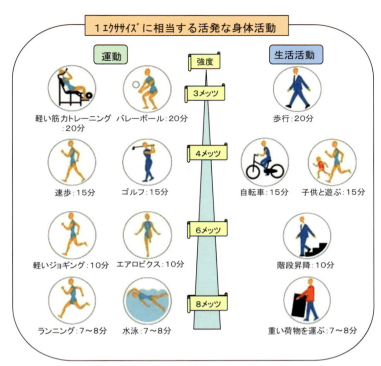

図12 1エクササイズに相当する身体活動

(厚生労働省:健康づくりのための運動指針2006)

表8 糖尿病患者に推奨される運動処方

運動様式	・有酸素運動（歩行，ジョギング，サイクリング，水泳など） ・レジスタンス運動 ・柔軟体操
頻度	・有酸素運動：週3～5回 ・レジスタンス運動：週2～3回
強度	・有酸素運動：最大心拍数の50～70％の中強度 ・レジスタンス運動：呼吸を止めずにゆとりをもって10～15回行える強度
時間	・有酸素運動：20～60分程度 ※複数のセットに分けても効果的といわれている（例：7分×3セット）
その他	・主運動の前後に5分程度の準備体操ならびに整理体操（柔軟体操など）を行ったほうがよい． ・身体活動量（運動と生活活動）の総量を増加させることも有効である．生活活動を活発にするように促すことも有効である．

(稲川利光編：リハビリテーションビジュアルブック 第2版, p209, Gakken, 2018)

場合があるため負荷心電図や心エコーなど事前の評価が必要である．

3 薬物療法（経口薬療法・注射薬療法）

食事療法と運動療法を励行させたのち，なお血糖コントロールが不良であるときに薬物療法を開始する．患者個人の病態，合併症の有無，薬剤の作用特性などを考慮して選択する．

経口血糖降下薬の作用機序は，インスリン分泌促進系，インスリン抵抗性改善系，その他の機序によるものに分類される（**表11**）．

経口血糖降下薬の服薬では十分なコントロールが得られない場合や，高血糖による膵β細胞障害を改善するためにインスリン製剤の使用を勧める（**表12**）．

①インスリン製剤の種類

インスリン製剤は，作用発現時間や作用持続時間

表9　糖尿病三大合併症と運動の適否

1.　糖尿病網膜症	
単純網膜症	強度の運動の処方は行わない
増殖前網膜症	眼科的治療を受け安定した状態でのみ歩行程度の運動可
増殖網膜症	日常生活動作（ADL）能力維持のための運動処方と安全管理が必要 （眼底出血直後の急性期には安静を保つ）
いずれの病期もバルサルバ型運動（息をこらえて力む運動）は行わない	

2.　糖尿病腎症				
CKDステージ				運動強度
GFR区分 （mL/分/1.73m²）	G1	正常または高値	≧90	5〜6METs以下
	G2	正常または軽度高値	60〜89	
	G3a	軽度〜中等度低下	45〜59	4〜5METs以下
	G3b	中等度〜高度低下	30〜44	
	G4	高度低下	15〜29	3〜4METs以下
	G5	末期腎不全（ESKD）	＜15	
運動は致死的なイベント（不整脈や虚血性心疾患，突然死）に関与する可能性があり，運動を指導する場合には十分な注意を要する．個々の患者の活動性，運動耐容能，循環器系のリスクなどを定期的に評価したうえで運動計画を立てることが望ましい．				

3.　糖尿病神経障害		
知覚障害	触覚・痛覚・振動覚の低下	足の壊疽に注意 水泳，自転車の運動がよい
自律神経障害	起立性低血圧 心拍数の呼吸性変動の減少または消失	日常生活動作（ADL）能力維持のための運動処方と安全管理が必要
運動障害	筋力低下 バランス障害 歩行障害	転倒予防に関する指導，対応が必要

CKDステージについては，p204を参照．

（日本糖尿病療養指導士認定機構編著：糖尿病療養指導ガイドブック2024－糖尿病療養指導士の学習目標と課題．p77，メディカルレビュー社，2024）

表10　運動療法を禁止または制限をしたほうがよい場合

①血糖コントロールが極端に悪い場合（空腹時血糖値250mg/dL以上または尿ケトン体中等度の陽性）
②増殖前網膜症以上の場合
③腎不全の状態である場合
④虚血性心疾患や心肺機能に障害がある場合
⑤骨・関節疾患のある場合
⑥急性感染症
⑦糖尿病性壊疽
⑧高度の自律神経障害

によって，超速効型，速効型，中間型，混合型，配合溶解，持効型溶解に分類される（**表13**）．

②インスリン療法時の注意点

　運動療法や入浴後には血流量が増加し，皮下からのインスリン吸収が早くなり，低血糖を引き起こすことがある．運動後にも筋へのブドウ糖の吸収が持続するため，激しい運動をした後，長時間経過してから低血糖となることがあり，運動後24時間は注意が必要である．

　発熱，下痢，嘔吐などの場合や食欲不振で食事ができない場合をシックデイといい，その場合は，自己判断でインスリンを中止しないことが重要である．

　インスリン療法で最も頻度が高い合併症が低血糖である．血糖値が70mg/dL未満になると初期反応として，冷汗，不安感，手指振戦，顔面蒼白，動悸などの交感神経症状が出現する．50mg/dL以下になると，頭痛，眼のかすみ，動作緩慢，眠気，空腹感，集中力低下などの中枢神経症状が出現する．血糖値が30mg/dL以下になると，痙攣発作，異常行動がみられ，低血糖昏睡に至る．

　低血糖の予防には，規則正しい生活に努め，自己

表11 2型糖尿病の血糖降下薬の特徴

機序		種類	作用	特徴・注意点	用法
インスリン分泌促進薬	血糖依存性（血糖値に応じて作用する）	ミトコンドリア機能改善薬	ミトコンドリアの機能の改善作用により，インスリン分泌を促進し，肝臓・骨格筋での糖代謝を改善させる．	・2型糖尿病に適応． ・悪心，下痢，便秘などの副作用があり，特にビグアナイド薬との併用では注意する． ・eGFR 45mL/分/1.73m^{2}未満の患者では投与は推奨されない．	1日2回，朝夕
		DPP-4阻害薬	インクレチンを分解する酵素であるDPP-4を阻害し，GLP-1，GIPの不活化を抑制することにより血糖コントロールを改善する．	・2型糖尿病に適応． ・食事摂取の影響を受けないため食前投与，または食後投与が可能． ・SU薬との併用では重症低血糖に注意が必要．	製剤によって異なる
		GLP-1受容体作動薬・GLP/GLP-1受容体作動薬	インクレチンの一種，GLP-1受容体を活性化させることにより，膵臓からインスリン分泌を促すことで血糖降下作用を発揮する．	・2型糖尿病に適応． ・摂食中枢に作用して食欲を抑制し，体重減少作用を有する． ・製剤により，短時間作用型と長時間作用型に分類される． 短時間作用型：食後血糖値を強力に抑制し，食後のインスリン分泌を節約する作用がある． 長時間作用型：空腹時のインスリン分泌を強く促進し，主に空腹時血糖値を低下させる．	製剤によって異なる
	血糖非依存性	スルホニル尿素（SU）薬	膵β細胞膜上のスルホニル尿素受容体に結合することにより，インスリン分泌が促進され，血糖降下作用を発揮する．	・インスリン分泌能が比較的保たれているインスリン非依存状態の患者に用いる． ・経口血糖降下薬のなかでは最も血糖降下作用が強い． ・服用のタイミングにより低血糖が生じやすく，遷延しやすい．	1日1～2回朝または朝夕，食前または食後
		速効型インスリン分泌促進薬（グリニド薬）	膵β細胞膜上のスルホニル尿素受容体に結合することにより，インスリン分泌が促進され，血糖降下作用を発揮する．	・SU薬とは作用発現時間が異なり，血糖降下作用の発現は服用後30分以内，約60分で最大になる． ・インスリン分泌能が比較的保たれているインスリン非依存状態の患者に用いる． ・食前30分，または食直後の服用では低血糖のリスクが高まる． ・SU薬とは併用しない．	食直前
インスリン分泌非促進薬		ビグアナイド薬	肝臓における糖新生や消化管からの糖吸収の抑制，末梢組織でのインスリン感受性の改善により血糖降下作用を発揮する．	・2型糖尿病に適応． ・体重が増加しにくく，肥満症例によい適応． ・悪心・嘔吐など消化器系の副作用は治療開始早期に発生することが多い． ・重篤な副作用は乳酸アシドーシスで，肝，腎，心，肺疾患者，脱水，大量飲酒者，手術前後，高齢者，インスリンの絶対適応患者には使用しない． ・推算糸球体濾過量（eGFR）が30mL/分/1.73m^{2}未満では禁忌．	食直前または食後
		チアゾリジン薬	インスリンによる骨格筋のブドウ糖取り込み増加を抑制し，肝臓におけるブドウ糖産生を抑制することで，血糖降下作用を発揮する．	・2型糖尿病に適応． ・インスリン抵抗性が関与する患者（肥満や内臓脂肪蓄積が疑われる症例など）に有効性が高い． ・水分貯留をまねきやすく浮腫に注意する． ・体重増加をきたしやすく，食事療法など患者教育が重要．	1日1回朝食前または朝食後
		α-グルコシダーゼ阻害薬（α-GI）	小腸におけるα-グルコシダーゼの作用を阻害し，糖の吸収を遅らせることにより食後の高血糖を抑制する．	・インスリン非依存状態，食後高血糖を呈する場合によい適応． ・体重が増加しにくい． ・腸管ガスの増加により腹部膨満感，放屁の増加，下痢などの副作用があり，特に腸閉塞様症状には注意する．	食直前
		SGLT2阻害薬	SGLT2を選択的に阻害し，尿細管におけるブドウ糖再吸収を抑制することにより，尿糖排泄を促して血糖降下作用を発揮する．	・2型糖尿病，製剤により1型糖尿病（インスリン治療で効果不十分な場合）にも適応． ・体重減少作用を有しているため，肥満症例でよい適応． ・頻尿や脱水，カロリーロスによるケトン体上昇などの副作用があり，適度な水分補給を行い極端な糖質制限を控えるようにする． ・1型糖尿病患者への使用に際しては，十分な注意が必要． ・一部のSGLT2阻害薬が慢性心不全に対して適応となっている．	1日1回朝食前または朝食後

表12　インスリン療法の適応

1. インスリン療法の絶対的適応
　①インスリン依存状態
　②高血糖性の昏睡（糖尿病性ケトアシドーシス，高浸透圧高血糖状態）
　③重症の肝障害，腎障害を合併しているとき
　④重症感染症，外傷，中等度以上の外科手術（全身麻酔施行例など）のとき
　⑤糖尿病合併妊婦（妊娠糖尿病で，食事療法だけでは良好な血糖コントロールが得られない場合も含む）
　⑥静脈栄養時の血糖コントロール

2. インスリン療法の相対的適応
　①インスリン非依存状態の例でも，著明な高血糖（例えば，空腹時血糖値250mg/dL以上，随時血糖値350mg/dL以上）を認める場合
　②経口薬療法のみでは良好な血糖コントロールの目標達成が得られない場合
　③やせ型で栄養状態が低下している場合
　④ステロイド治療時に高血糖を認める場合
　⑤糖毒性を積極的に解除する場合

(日本糖尿病学会編著：糖尿病治療ガイド2024，p63，文光堂，2024)

表13　主なインスリン製剤

(注：作用時間，作用動態は各製剤によって多少異なることがある．混合製剤では，特に混合の割合で作用動態，作用時間が異なる．)

インスリンの種類	剤形	一般名	商品名	作用時間 発現	作用時間 最大	作用時間 持続時間	作用動態モデル
超速効型インスリン	カートリッジ	インスリンアスパルト	フィアスプ®注ペンフィル®				
			ノボラピッド®注ペンフィル®				
		インスリンリスプロ	ルムジェブ®注カート				
			ヒューマログ®注カート				
		インスリングルリジン	アピドラ®注カート				
	プレフィルド	インスリンアスパルト	ノボラピッド®注フレックスタッチ®	10〜20分	1〜3時間	3〜5時間	食直前に投与が可能
			ノボラピッド®注フレックスペン®				
			ノボラピッド®注イノレット®				
			フィアスプ®注フレックスタッチ®				
		インスリンリスプロ	ヒューマログ®注ミリオペン®				
			ルムジェブ®注ミリオペン®				
		インスリングルリジン	アピドラ®注ソロスター®				
	バイアル	インスリンアスパルト	ノボラピッド®注100単位/mL				
			フィアスプ®注100単位/mL				
		インスリンリスプロ	ヒューマログ®注100単位/mL				
			ルムジェブ®注100単位/mL				
		インスリングルリジン	アピドラ®注100単位/mL				
速効型インスリン	カートリッジ	ヒトインスリン	ヒューマリン®R注カート	0.5〜1時間	1〜3時間	約8時間	皮下注射の他に静脈内注射が可能
	プレフィルド	生合成ヒト中性インスリン	ノボリン®R注フレックスペン®				
		ヒトインスリン	ヒューマリン®R注ミリオペン®				
	バイアル	生合成ヒト中性インスリン	ノボリン®R注100単位/mL				
		ヒトインスリン	ヒューマリン®R注100単位/mL				
配合溶解インスリン	プレフィルド	インスリンデグルデク・インスリンアスパルト	ライゾデグ®配合注フレックスタッチ®	10分	2時間	24時間	

196

				発現時間	最大作用時間	持続時間	
混合型インスリン（二相性インスリン）	カートリッジ	ヒト二相性イソフェンインスリン	ヒューマリン®3/7注カート	約30分	2〜8時間	約24時間	
		二相性プロタミン結晶性インスリンアスパルト	ノボラピッド®30ミックス注ペンフィル®				
		インスリンリスプロ混合製剤	ヒューマログ®ミックス25・50注カート				
	プレフィルド	生合成ヒト二相性イソフェンインスリン	ノボリン®30R注フレックスペン®				
		生合成ヒト二相性イソフェンインスリン	イノレット®30R注				
		ヒト二相性イソフェンインスリン	ヒューマリン®3/7注ミリオペン®				
		二相性プロタミン結晶性インスリンアスパルト	ノボラピッド®30ミックス注フレックスペン®				
			ノボラピッド®50ミックス注フレックスペン®				
		インスリンリスプロ混合製剤25	ヒューマログ®ミックス25注ミリオペン®				
		インスリンリスプロ混合製剤50	ヒューマログ®ミックス50注ミリオペン®				
	バイアル	ヒト二相性イソフェンインスリン	ヒューマリン®3/7注100単位/mL				
中間型インスリン	カートリッジ	ヒトイソフェンインスリン	ヒューマリン®N注カート	約1〜3時間	4〜12時間	約18〜24時間	持続化剤として硫酸プロタミンを添加 混濁している
	プレフィルド	生合成ヒトイソフェンインスリン	ノボリン®N注フレックスペン®				
		ヒトイソフェンインスリン	ヒューマリン®N注ミリオペン®				
	バイアル	ヒトイソフェンインスリン	ヒューマリン®N注100単位/mL				
持効型インスリン	カートリッジ	インスリングラルギン	ランタス®注カート	1〜2時間	ピークなし	24時間	安定した基礎インスリンパターンを再現
			インスリングラルギンBS注カート「リリー」				
		インスリンデテミル	レベミル®注ペンフィル®				
		インスリンデグルデク	トレシーバ®注ペンフィル®				
	プレフィルド	インスリングラルギン	ランタス®注ソロスター®	1時間	3〜14時間		
			ランタスXR®注ソロスター®				
			インスリングラルギンBS注ミリオペン®「リリー」				
			インスリングラルギンBS注キット「FFP」				
		インスリンデテミル	レベミル®注フレックスペン®				
			レベミル®注イノレット®				
		インスリンデグルデク	トレシーバ®注フレックスタッチ®				
	バイアル	インスリングラルギン	ランタス®注100単位/mL	1〜2時間	ピークなし		

＊地色が　　　　色の製剤はインスリンアナログ製剤，そのほかはヒトインスリン製剤．
＊作用動態はおおよその目安（各社によって多少の違いあり）．
＊誤薬予防のため，インスリンの種類によって色分けされている．

（落合慈之監：糖尿病・内分泌疾患ビジュアルブック 第2版，p40，Gakken，2018を改変）

判断でインスリン量を調整しないことが重要である．低血糖を生じた場合，経口摂取が可能であればブドウ糖10gまたはブドウ糖を含む飲料水150～200mLを摂取させ，約15分後低血糖がなお持続する場合は再度同一量を摂取させる．

④ リハビリテーション

糖尿病治療の目的は糖尿病に伴う合併症の発症と進展を阻止し，健康な人と変わらないQOLを維持することである．その治療は基本的に患者自身が日々の生活のなかで実行する．医療者は患者自身に糖尿病の病態を十分に理解してもらったうえで適切な食事療法や運動療法，薬物療法について指導する．患者が行う食事療法や運動療法をはじめとする治療行動をセルフケア行動といい，患者がセルフケア行動の実行度を高めていくことが糖尿病の療養指導であり，リハビリテーションである．

糖尿病のリハビリテーションでは基本的に患者自身がセルフケア行動を行うが，その教育や指導は医師，看護師，管理栄養士，薬剤師，リハビリテーション職などの医療者をはじめ，患者家族を含めた関係者すべてが相互に協力しながら行っていく必要がある．

1 教育の意義

『糖尿病診療ガイドライン2024』では，組織化された糖尿病自己管理教育と治療支援は有効であることから推奨されるとしている[6]．適切な教育と支援は，患者が代謝コントロールを改善して合併症を予防，あるいは治療し，健康寿命とQOLを向上させることにつながる．糖尿病の教育・指導の目標は，患者自身が生活のなかにセルフケア行動を取り入れていくことができるようになることである．血糖コントロール目標を図13，14に示す．

糖尿病では，その治療に患者心理が大きく影響する．2型糖尿病と診断されたときの患者心理は個々によって異なる．生活を見直し健康維持をしていくためのよい機会と捉える患者もいれば，自覚症状や日常生活に困難が生じていないがゆえに治療の必要性を感じない患者もいる．セルフケア行動に向けた行動変容の大切さと難しさがそこにある．

2 セルフケア行動を促す考え方

①自己効力

自己効力（セルフ・エフィカシー：self-efficacy）とは，何らかの課題を達成するために必要な行動に対し，どのような結果をもたらすかという見通しや，その行動を自分ができるという自信をもつことである．自分がある状況において必要な行動をうまく遂行できるという，自分の可能性を認知する度合いが強いほど実際にその行動を遂行し，成功につながることが多い．

自己効力に影響する次のような4つの方略があり，その特徴を表14に示す．

ⅰ）遂行行動の成功体験

実際に行動して"うまくできた"という体験をもつこと．初めから高い目標を掲げるのではなく，実現可能な小さな目標を掲げ成功体験を積み上げていく．

ⅱ）代理的経験

他者がセルフケア行動を行うのをみて，自分にもできそうだと思える体験である．対象は雲の上のような人ではなく，自分と似た状況の人が行うのをみるとよい．

ⅲ）言語的説得

他者から認められたり，評価されること．周囲の医療者や家族が本人のセルフケア行動の努力を評価し，そのことを言葉や態度で伝える．

ⅳ）生理的・情動的状態

緊張でドキドキするなど生理的・心理的反応を知覚すること．疲労や緊張などマイナスの思い込みがある場合は，それらを払拭する必要がある．

②変化ステージ

患者の健康行動への変容と定着には，5つのステージを経るといわれている（表15）．目に見える行動だけでなく，患者理解に活用できる理論の1つである．

③エンパワーメント

患者のセルフケア行動能力を引き出すアプローチの1つにエンパワーメントがある．エンパワーメントの基本的な考え方は，糖尿病療養において患者は意思決定の主体であり，患者自身が問題点や改善策を考え自己管理を行うことである．そして医療者は，自己管理ができるように必要な情報を提供し支

目　標	コントロール目標値[注4]		
	血糖正常化を 目指す際の目標[注1]	合併症予防 のための目標[注2]	治療強化が 困難な際の目標[注3]
HbA1c（%）	6.0未満	7.0未満	8.0未満

治療目標は年齢，罹病期間，臓器障害，低血糖の危険性，サポート体制などを考慮して個別に設定する．

注1）適切な食事療法や運動療法だけで達成可能な場合，または薬物療法中でも低血糖などの副作用なく達成可能な場合の目標とする．

注2）合併症予防の観点からHbA1cの目標値を7％未満とする．対応する血糖値としては，空腹時血糖値130mg/dL未満，食後2時間血糖値180mg/dL未満をおおよその目安とする．

注3）低血糖などの副作用，その他の理由で治療の強化が難しい場合の目標とする．

注4）いずれも成人に対しての目標値であり，また妊娠例は除くものとする．

65歳以上の高齢者については「高齢者糖尿病の血糖コントロール目標」を参照

図13　血糖コントロール目標

（日本糖尿病学会編著：糖尿病治療ガイド2024．p23，文光堂，2024）

患者の特徴・ 健康状態[注1]		カテゴリーI	カテゴリーII	カテゴリーIII
		①認知機能正常 かつ ②ADL自立	①軽度認知障害～軽度認知症 または ②手段的ADL低下， 基本的ADL自立	①中等度以上の認知症 または ②基本的ADL低下 または ③多くの併存疾患や機能障害
重症低血糖が 危惧される薬剤 （インスリン製剤， SU薬，グリニド 薬など）の使用	なし[注2]	7.0%未満	7.0%未満	8.0%未満
	あり[注3]	65歳以上 75歳未満 7.5%未満 （下限6.5%）　75歳以上 8.0%未満 （下限7.0%）	8.0%未満 （下限7.0%）	8.5%未満 （下限7.5%）

治療目標は，年齢，罹病期間，低血糖の危険性，サポート体制などに加え，高齢者では認知機能や基本的ADL，手段的ADL，併存疾患なども考慮して個別に設定する．ただし，加齢に伴って重症低血糖の危険性が高くなることに十分注意する．

注1）認知機能や基本的ADL（着衣，移動，入浴，トイレの使用など），手段的ADL（IADL：買い物，食事の準備，服薬管理，金銭管理など）の評価に関しては，日本老年医学会のホームページ（www.jpn-geriat-soc.or.jp/）を参照する．エンドオブライフの状態では，著しい高血糖を防止し，それに伴う脱水や急性合併症を予防する治療を優先する．

注2）高齢者糖尿病においても，合併症予防のための目標は7.0％未満である．ただし，適切な食事療法や運動療法だけで達成可能な場合，または薬物療法の副作用なく達成可能な場合の目標を6.0％未満，治療の強化が難しい場合の目標を8.0％未満とする．下限を設けない．カテゴリーIIIに該当する状態で，多剤併用による有害作用が懸念される場合や，重篤な併存疾患を有し，社会的サポートが乏しい場合などには，8.5％未満を目標とすることも許容される．

注3）糖尿病罹病期間も考慮し，合併症発症・進展阻止が優先される場合には，重症低血糖を予防する対策を講じつつ，個々の高齢者ごとに個別の目標や下限を設定してもよい．65歳未満からこれらの薬剤を用いて治療中であり，かつ血糖コントロール状態が図の目標や下限を下回る場合には，基本的に現状を維持するが，重症低血糖に十分注意する．グリニド薬は，種類・使用量・血糖値等を勘案し，重症低血糖が危惧されない薬剤に分類される場合もある．

【重要な注意事項】

糖尿病治療薬の使用にあたっては，日本老年医学会編『高齢者の安全な薬物療法ガイドライン』を参照すること．薬剤使用時には多剤併用を避け，副作用の出現に十分に注意する．

図14　高齢者糖尿病の血糖コントロール目標（HbA1c値）

（日本老年医学会・日本糖尿病学会編・著：高齢者糖尿病診療ガイドライン2023．p94，南江堂，2023）

表14　自己効力に影響する4つの情報と方略

	自己効力を高める情報	自己効力を下げる情報	方略
遂行行動の成功体験	• 自分で行動し達成できたという成功体験の累積	• 失敗体験の累積 • 学習性無力感	• 行動形成（シェイピング法） • スモールステップ法 • ステップバイステップ法
代理的経験（モデリング）	• 自分と同じような状況で，同じ目標をもっている人の成功体験や問題解決法を学ぶ	• 条件のそろっている人ができているのを見聞きする	• モデリングの対象を選ぶ（自分と類似点のあるモデルが効果的） • 同病者から成功体験や問題解決法を聞く
言語的説得	• 専門性に優れた魅力的な人から励まされたりほめられたりする • きちんと評価される • 言葉や態度で支援され，「信じられている」「認められている」と感じる • 課題となっている行動を推奨する文化（社会的雰囲気）がある • 自己暗示をかける	• やっていることを認めてもらえない • 一方的に叱責される • 無関心を示されたり無視されたりする	• 言葉による励まし • 契約書（相互契約の確認書）を取り交わす • 患者自身がアクションプランを立てるのを援助する • アドボカシー • 自己強化
生理的・情動的状態	• 課題を遂行したときに，生理的・情動的に良好な反応が起こり，それを自覚する • 「できない」という思い込みから解き放たれる	• 疲労，不安，痛み，緊張，空腹 • マイナスの思い込み	• 気づきを高める • 思い込みを論破する • リラクセーション • ポジティブシンキング • リフレイミング

（安酸史子：改訂3版糖尿病患者のセルフマネジメント教育―エンパワメントと自己効力. p127, メディカ出版, 2021）

表15　変化ステージ

変化ステージ	定義
前熟考期（precontemplation）	6か月以内に行動を変えようとは考えていない
熟考期（contemplation）	6か月以内に行動を変えようと考えている
準備期（preparation）	1か月以内に行動を変えようと考え，その方向ですでにいくつかの行動段階を経ている
実行期（action）	行動を変えて6か月未満である
維持期（maintenance）	行動を変えて6か月以上である
完了期（termination）	健康的な行動をとる自己効力感が高く，行動の変化が達成され，習慣化した状態

（Prochaska & Diclemente, 1983/添田百合子：Ⅱ-18-D トランスセオレティカルモデル（変化ステージモデル）とは. 看護実践に活かす中範囲理論 第2版（野川道子編著）. p336, メヂカルフレンド社, 2016）

援する．

　エンパワーメントアプローチでは医学的データの改善を目的とするのではなく，患者が自分自身の潜在的な能力に気づき，自分で納得したうえで行動を変えていくことを目的とする．糖尿病治療は医療者が患者へ一方的に知識を与えるだけの教育ではなく，患者自らが能動的に学習するように協力・支援するかかわり方が有効である．

■3 糖尿病患者におけるセルフケア行動の実行度

　医療者からの指導場面ではよく聴いているような患者であっても，実際にはセルフケア行動を始めな

いという場合がある．この場合，「なぜその患者はセルフケア行動をしないのか」「患者はどうしたいのか」を，ゆっくりと話を聞き，医療者とともに今後の糖尿病治療の方向性を一緒に考える時間を設ける必要がある．

　医療者や家族は患者を「できないこと」だけではなく「できること/できる可能性があること」の両面から捉えていくことが重要である．

■4 自己決定支援

　患者がセルフケア行動を行うにあたり，医療者は患者の価値観や考え方に沿い，患者の選択や決定を

尊重する．決して医療者側の価値観を一方的に押し付けてはならない．年齢や認知症の有無，経済的な背景，支援してくれる家族や医療者の有無，自己決定を行うための情報量などが患者それぞれで違っているためである．その患者にとって何が最適な決定なのかを家族や医療者が一緒に考え，患者自身が選択・決定ができるよう支援していくことが重要である．

糖尿病と足病変について

糖尿病性足病変は「神経障害や末梢血流障害を有する糖尿病患者の下肢に生じる感染，潰瘍，深部組織の破壊性病変」と定義されている．日本における糖尿病治療者の足壊疽合併率は0.7％（厚生労働省平成19年国民健康・栄養調査）であり[7]，足病変が進行して壊疽を生じると，長期の入院や治療が必要となったり，治療のための下肢への荷重制限により歩けなくなったり，重症の場合に切断となるなど，QOLが著しく低下してしまう．

1 病態・発症要因

糖尿病では，糖尿病性神経障害，末梢循環障害，易感染性が重複して存在することが多く，足部の組織障害を生じやすい．

①糖尿病性神経障害

糖尿病性神経障害による運動神経の障害で筋の萎縮や関節拘縮により足趾の変形や胼胝・小潰瘍ができやすい．また知覚障害が生じることで，胼胝，爪の変形や爪周囲炎，靴擦れや低温熱傷などに気づきにくく，このような状態に感染症が加わることで潰瘍や壊疽に進展する．

②末梢動脈疾患（PAD）

末梢動脈疾患（PAD：peripheral artery disease）や動静脈シャントなどによる末梢の虚血があると末梢組織の低栄養や回復能の低下が生じ，潰瘍や壊疽の治療が困難になる場合がある．

③リスクの高い糖尿病患者

リスクの高い糖尿病患者を**表16**にまとめた．

2 予防的フットケア

糖尿病性神経障害による知覚障害があると患者が足の痛みを訴えることがなく，外来で足を診察することも少なくなり早期発見が困難である．糖尿病患

表16　足病変のリスクが高い糖尿病患者

1. 足病変や足趾切断の既往がある患者
2. 透析患者
3. 末梢動脈疾患（PAD）がある患者
4. ヘビースモーカー
5. 糖尿病性神経障害が高度な患者
6. 足趾や爪の変形，胼胝を有する患者
7. 足病変自体を知らない患者
8. 血糖コントロールが不十分な患者
9. 視力障害が高度で，足を見たり爪を切ったりできない患者
10. 外傷を受ける機会の多い患者
11. 一人暮らしの高齢患者や足の衛生保持が不十分な患者

（日本糖尿病療養指導士認定機構編著：糖尿病療養指導ガイドブック2024－糖尿病療養指導士の学習目標と課題．p223，メディカルレビュー社，2024）

表17　フットケアの5つの柱

1. 足と履物の日常的な点検と診察
2. ハイリスク患者の選別
3. 患者，家族，健康管理指導者への教育
4. 適切な履物
5. 非潰瘍性病変の治療

（糖尿病足病変に関する国際ワーキンググループ編：インターナショナル・コンセンサス糖尿病足病変（内村功ほか監訳）．p68，医歯薬出版，2000より抜粋して作成）

者の足には日常的に注意を払う必要がある．フットケアの5つの柱を**表17**に示す．

3 足病変の評価

①視診

火傷，外傷，靴擦れ，深爪・陥入爪，乾燥・亀裂，鶏眼・胼胝，足白癬（水虫）などがないか，足背から足底まで視診を行う．足部変形では足趾変形，外反母趾，凹足変形，シャルコー足変形などの有無を診る．足の関節可動域制限が生じると，足底にかかる機械的な圧力が上昇し潰瘍や胼胝を発症するリスクが高まる．

②糖尿病性神経障害

深部腱反射や振動覚，触覚の低下，神経伝導速度，心電図R-R間隔変動係数などの評価を行う．足底の触覚は，圧触覚検査（モノフィラメント）で評価する（**図15**）．

1. 10gの圧が加わるモノフィラメントを用いて，足底の複数箇所を，フィラメントが90度に曲がるように圧迫する．患者が閉眼した状態で実施し，知覚できるかを確認する．
2. 複数箇所で知覚できない場合，異常と診断する．

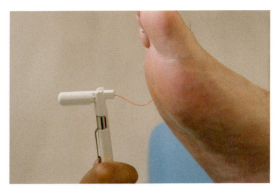

図15 圧触覚検査（モノフィラメント）
1. 10gの圧が加わるモノフィラメントを用いて，足底の複数箇所を，フィラメントが90度に曲がるように圧迫する．患者が閉眼した状態で実施し，知覚できるかを確認する．
2. 複数箇所で知覚できない場合，異常と診断する．

（平野勉監・柏崎純子編：糖尿病看護ビジュアルナーシング 改訂第2版．p220, Gakken, 2021）

③末梢動脈疾患

足関節上腕血圧比（ABI：ankle-brachial index，閉塞性動脈硬化症 p66参照），足趾上腕血圧比（TBI：toe-brachial index）による下肢血流障害の評価を行う．

◼️4 予防的フットケアの指導

①定期的な足の観察

足病変のハイリスク患者に対し，日々の生活のなかで足に異常がないかチェックするよう指導する．外傷や腫脹，滲出液が出た場合は病院へ連絡し相談する（次の受診まで待たない）．

②熱傷に注意する

湯の温度を確認してから入浴する．暖房器具による熱傷を防ぐため，暖房器具は直接肌に触れないように用い，就寝時に湯たんぽは使用しないように指導する．

③爪，皮膚，胼胝のケア

爪は深爪をしないようにまっすぐに切る．爪の肥厚や陥入爪などがあれば，自分で切らずに医師へ相談する．胼胝や鶏眼などは自分で削らない．足が乾燥するときは，ひび割れしないように保湿クリームを使用するなどの対策を指導する．

④フットウェア

靴は足に合ったものを選ぶ．足趾の変形がある場合は十分なトゥスペースのあるものを選ぶよう指導

する．靴を履く前に，なかに異物がないか確認する．すでに足潰瘍がある場合は，荷重がかかることで治癒機転が阻害されるため，松葉杖や免荷用サンダル，足底板などを用い免荷をするよう指導する．

引用・参考文献

1) 厚生労働省：令和元年国民健康・栄養調査報告．2019．https://www.mhlw.go.jp/content/001066903.pdf（2024年6月6日検索）
2) Morizane Y et al：Incidence and causes of visual impairment in Japan：the first nation-wide complete enumeration survey of newly certified visually impaired individuals．Jpn J Opthalmol 63（1）：26-33, 2019．
3) 日本透析医学会統計調査委員会：わが国の慢性透析療法の現況（2022年12月31日現在）．透析会誌 56（12）：473-536, 2023．
4) 日本糖尿病学会編著：糖尿病治療ガイド2024．文光堂，2024．
5) 日本糖尿病学会編著：糖尿病食事療法のための食品交換表 第7版．p13, 日本糖尿病協会・文光堂，2013．
6) 日本糖尿病学会編著：糖尿病診療ガイドライン2024．南江堂，2024．
7) 厚生労働省：平成19年国民健康・栄養調査．2007．https://www.mhlw.go.jp/bunya/kenkou/eiyou09/01.html（2024年9月4日検索）
8) 稲川利光編：リハビリテーションビジュアルブック 第2版．Gakken, 2018．
9) 日本糖尿病療養指導士認定機構編著：糖尿病療養指導ガイドブック2023－糖尿病療養指導士の学習目標と課題．メディカルレビュー社，2023．
10) 柏崎純子編：今日から始める 病棟・外来でできる糖尿病看護．Gakken, 2024．
11) 厚生労働省：健康づくりのための身体活動指針（アクティブガイド）．2013．
12) 落合慈之監：糖尿病・内分泌疾患ビジュアルブック 第2版．Gakken, 2018．
13) 日本老年医学会・日本糖尿病学会編・著：高齢者糖尿病診療ガイドライン2023．南江堂，2023
14) 安酸史子：改訂3版糖尿病患者のセルフマネジメント教育―エンパワメントと自己効力．メディカ出版，2021．
15) 添田百合子：看護実践に活かす中範囲理論 第2版（野川道子編著）．メヂカルフレンド社，2016．
16) 糖尿病足病変に関する国際ワーキンググループ編：インターナショナル・コンセンサス糖尿病足病変（内村功ほか監訳）．医歯薬出版，2000．
17) 平野勉監・柏崎純子編：糖尿病看護ビジュアルナーシング 改訂第2版．Gakken, 2021．
18) 医療情報科学研究所編：病気が見えるvol.3 糖尿病・代謝・内分泌 第5版．メディックメディア，2019．

第4章 生活習慣病へのリハビリテーション

4 慢性腎臓病（CKD）・腎臓リハビリテーション

1 概要

慢性腎臓病（CKD：chronic kidney disease）は腎障害や腎機能の低下が持続する疾患である．わが国のCKD患者数は約1,330万人と推計され[1]，成人約8人に1人はCKDである．特に高齢者ではCKD有病率が高い．

CKDが進行すると末期腎不全（ESKD：end-stage kidney disease）に至り，透析療法や腎移植術が必要となる．増加し続けていたわが国の慢性透析患者数は2022年度末の調査結果では減少に転じたものの，いまだ34万人を超える患者が存在し[2]，医療経済的にも大きな問題となっている．

またCKDは心筋梗塞や脳卒中，心不全などの脳血管障害（CVD：cerebral vascular disorder）や，死亡のリスクを上昇させることが国内外で多く報告されている（図1）．

日本人のCKDの発症には加齢に伴う腎機能低下や，生活習慣病が深くかかわっており，CKD患者の治療の中心はかかりつけ医となる．しかし，CKDにはIgA腎症や多発性囊胞腎など腎臓専門医による，もしくは地域の専門医療機関における治療を要する腎疾患が含まれる．

2 検査

1 CKDの診断基準

CKDの診断基準を表1に示す[3]．

CKDの診断基準のうち，腎障害については，「特に0.15g/gCr*以上の蛋白尿（30mg/gCr以上のアルブミン尿）の存在が重要」とされ，アルブミン尿を測定できない場合には蛋白尿をg/gCrで評価する．

2 CKDの重症度分類：CGA分類（表2）

CKDの重症度は糸球体濾過量（GFR：glomerular filtration rate）とACR（尿アルブミン／クレアチニン比）により分類される．CGA分類のCGAとは，C：原疾患，G：GFR，A：ACRを指し，「糖尿病 G2A3」，「慢性腎炎 G3bA1」，「腎硬化症疑い G4A1」，「原因不明CKD G4A2」などのようにCKDの重症度の前に原疾患を記載する．

> **用語解説**
> *／g Cr：グラムクレアチニン比…蓄尿する場合と違って，随時尿ではその日の飲水量の多い，少ないによって採取した尿中のタンパク量やアルブミンの量に差が出るため，そこに含まれるクレアチニンの量で補正する．クレアチニンの尿中排泄はほぼ1g／日であることから，測定されたタンパク量またはアルブミンの量をクレアチニン量で割れば，両者の1日の排泄尿量が推測できる．

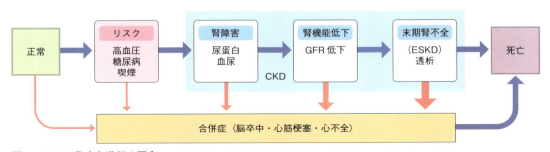

図1　CKDの発症と進行の概念

表1　CKD診断基準：健康に影響を与える腎臓の構造や機能の異常（以下のいずれか）が3か月を超えて持続

腎障害の指標	蛋白尿（0.15g/24時間以上；0.15g/gCr以上），アルブミン尿（30mg/24時間以上；30mg/gCr以上） 尿沈渣の異常 尿細管障害による電解質異常やその他の異常 病理組織検査による異常，画像検査による形態異常 腎移植の既往
GFRの低下	GFR 60mL/分/1.73m²未満

（日本腎臓学会編：エビデンスに基づくCKD診療ガイドライン2023，p3，東京医学社，2023）

表2　CKD重症度分類

CKDの重症度分類（CKD診療ガイド2012）

原疾患	蛋白尿区分		A1	A2	A3
糖尿病関連腎臓病	尿アルブミン定量 （mg/日） 尿アルブミン/Cr比 （mg/gCr）		正常	微量アルブミン尿	顕性アルブミン尿
			30未満	30～299	300以上
高血圧性腎硬化症 腎炎 多発性囊胞腎 移植腎 不明 その他	尿蛋白定量 （g/日） 尿蛋白/Cr比 （g/gCr）		正常	軽度蛋白尿	高度蛋白尿
			0.15未満	0.15～0.49	0.50以上
GFR区分 （mL/分/1.73m²）	G1	正常または高値	≧90		
	G2	正常または軽度低下	60～89		
	G3a	軽度～中等度低下	45～59		
	G3b	中等度～高度低下	30～44		
	G4	高度低下	15～29		
	G5	高度低下～末期腎不全	＜15		

重症度は原疾患・GFR区分・蛋白尿区分を合わせたステージにより評価する．CKDの重症度は死亡，末期腎不全，心血管死発症のリスクを緑■のステージを基準に，黄■，オレンジ■，赤■の順にステージが上昇するほどリスクは上昇する．

（KDIGO CKD guideline 2012を日本人用に改変）

注）わが国の保険診療では，アルブミン尿の定量測定は，糖尿病または糖尿病性早期腎症であって微量アルブミン尿を疑う患者に対し，3か月に1回に限り認められている．糖尿病において，尿定性で1＋以上の明らかな尿蛋白を認める場合は尿アルブミン測定は保険で認められていないため，治療効果を評価するために 定量検査を行う場合は尿蛋白定量を検討する．

（日本腎臓学会編：CKD診療ガイド2024，p8，東京医学社，2024）

　CKD重症度分類は個々の障害の程度に応じて，CGAの分類表にあてはめ区分を指して「CKDステージ G3aA2」などと表現する（小児に関しては重症度と尿蛋白量との関係は十分に検討されていないためCKD重症度分類は用いず，従来のGFRのみによるステージ分類を用いて，CKDステージ4などと表現する）．

　GFRの測定に関してはゴールドスタンダードはイヌリンクリアランスだが，煩雑で高額な検査となるため日常診療では血清Cr値に基づき日本人のGFR推算式を用いて推算糸球体濾過量（eGFR：estimated glomerular filtration rate）として評価す

る．国際的にはMDRD式やCKD-EPI式が用いられるが，これらのGFR推算式は日本人の腎機能を過大評価する傾向があるため，日本人のGFR推算式（JSN eGFRcr）を用いることが推奨されている．

男性：JSN eGFRcr $(mL/分/1.73m^2) = 194 \times$ 血清Cr $(mg/dL)^{-1.094} \times$ 年齢（歳）$^{-0.287}$

女性：JSN eGFRcr $(mL/分/1.73m^2) = 194 \times$ 血清Cr $(mg/dL)^{-1.094} \times$ 年齢（歳）$^{-0.287} \times$ 0.739

＊酵素法で測定されたCr値（小数点以下2桁表記）を用いる．18歳以上に適用する．

表3 CKDステージによる食事療法基準

ステージ (GFR)	エネルギー (kcal/kgBW/日)	たんぱく質 (g/kgBW/日)	食塩 (g/日)	カリウム (mg/日)
ステージ1 (GFR≧90)	25〜35	過剰な摂取をしない	3≦ <6	制限なし
ステージ2 (GFR 60〜89)		過剰な摂取をしない		制限なし
ステージ3a (GFR 45〜59)		0.8〜1.0		制限なし
ステージ3b (GFR 30〜44)		0.6〜0.8		≦2,000
ステージ4 (GFR 15〜29)		0.6〜0.8		≦1,500
ステージ5 (GFR<15) 5D (透析療法中)		0.6〜0.8		≦1,500
	別表			

注) エネルギーや栄養素は，適正な量を設定するために，合併する疾患（糖尿病，肥満など）のガイドラインなどを参照して病態に応じて調整する．性別，年齢，身体活動度などにより異なる．
注) 体重は基本的に標準体重（BMI＝22）を用いる．

（日本腎臓学会編：慢性腎臓病に対する食事療法基準2014年版．p2，東京医学社，2014）

表4 CKDステージによる食事療法基準（ステージ5D）

ステージ5D	エネルギー (kcal/kgBW/日)	たんぱく質 (g/kgBW/日)	食塩 (g/日)	水分	カリウム (mg/日)	リン (mg/日)
血液透析 （週3回）	30〜35[注1,2]	0.9〜1.2[注1]	<6[注3]	できるだけ少なく	≦2,000	≦たんぱく質(g)×15
腹膜透析	30〜35[注1,2,4]	0.9〜1.2[注1]	PD除水量(L)×7.5＋尿量(L)×5	PD除水量＋尿量	制限なし[注5]	≦たんぱく質(g)×15

注1) 体重は基本的に標準体重（BMI＝22）を用いる．
注2) 性別，年齢，合併症，身体活動度により異なる．
注3) 尿量，身体活動度，体格，栄養状態，透析間体重増加を考慮して適宜調整する．
注4) 腹膜吸収ブドウ糖からのエネルギー分を差し引く．
注5) 高カリウム血症を認める場合には血液透析同様に制限する．

（日本腎臓学会編：慢性腎臓病に対する食事療法基準2014年版．p2，東京医学社，2014）

3 治療

1 食事療法（表3，4）

従来からCKDの進行を抑制するために，タンパク質や食塩などの摂取制限が重要とされている．

①エネルギー

性，年齢，身体活動レベルなどを考慮するが，25〜35kcal/kg標準体重/日で指導し，身体所見や検査所見などの推移により適時に変更する．

②タンパク質

標準的治療としては，ステージG3aでは0.8〜1.0g/kg標準体重/日，ステージG3b以降では0.6〜0.8g/kg標準体重/日で指導する．

糖尿病性腎症などではステージG4以降で0.6〜0.8g/kg標準体重/日の指導としてもよい．より厳格なタンパク質制限は，特殊食品の使用経験が豊富な腎臓専門医と管理栄養士による継続的な患者指導のための整備された診療システムが不可欠である．また，十分なエネルギーの確保が必要で，サルコペニア，タンパク質・エネルギー欠乏症（PEW：Protein-energy wasting），フレイルなどの発症に十分に注意する．

③食塩

CKDステージにかかわらず6g/日未満とし，3g/

日未満の過度の食塩制限は推奨しない．ただし，ステージG1～G2で高血圧や体液過剰を伴わない場合には，過剰摂取を避けることを優先し，日本人の食事摂取基準の性別の目標量を当面の達成目標としてもよい．

④カリウム

ステージG3aまでは制限せず，G3bでは2,000mg/日以下，G4～G5では1,500mg/日以下を目標とする．ただし，血清カリウム値を参考に薬剤の副作用や合併症をチェックし，必要に応じて制限することが重要である．また，タンパク質の制限によりカリウムも制限されるため，具体的な食事指導には画一的ではない総合的な対応が必要である．

⑤リン

タンパク質の指導と関連して考慮し，1日の総摂取量と検査値を併せて評価し，必要に応じてリン吸着薬も使用して，血清リン値を基準値内に保つようにする．また，食品のリンの利用率やリン/タンパク質比なども考慮する．

2 透析療法

透析療法は，腎臓の機能が低下した患者に対する腎代替療法の1つである．CKDが進行し，ESKDの状態となると表5の基準に従い腎代替療法が必要となる．

透析療法の目的は，体内の毒素や余分な物質を正常な範囲に維持し，体内の水分と電解質バランスを調整することである．透析を通じて，患者の生命を維持し，症状を軽減し，生活の質を向上させることができるが，透析療法は定期的な医療チェックと厳格な治療計画を必要とし，患者と家族にとって身体的，心理的に大きな負担を伴うことがある．

透析療法には，主に血液透析と腹膜透析がある．

①血液透析

血液透析（HD：hemodialysis）は，患者の血液を体外に取り出し，特別な透析装置のダイアライザーに通すことで行われる．透析装置のダイアライザー内のセミパーミアブルメンブレン（半透過性膜）を使用して，余分な物質や毒素を血液から除去する．血液透析セッションは通常週に3～4回行われ，各セッションは4時間ほど要する．

②腹膜透析

腹膜透析（PD：peritoneal dialysis）は，患者の

表5 透析導入の基準（厚生科研基準）

Ⅰ．臨床症状
1. 体液貯留（全身浮腫，高度の低蛋白血症，肺水腫）
2. 体液異常（管理不能の電解質・酸塩基平衡異常）
3. 消化器症状（悪心，嘔吐，食欲不振，下痢など）
4. 循環器症状（重篤な高血圧，心不全，心膜炎）
5. 神経症状（中枢・末梢神経障害，精神障害）
6. 血液異常（高度の貧血症状，出血傾向）
7. 視力障害（尿毒症性網膜症，糖尿病網膜症）

これら1～7項目のうち3つ以上のものを高度（30点），2つを中等度（20点），1つを軽度（10点）とする．

Ⅱ．腎機能

血清クレアチニン (mg/dL)	クレアチニン・クリアランス (mL/分/1.73m²)	点数
8以上	10未満	30
5～8	10～20	20
3～5	20～30	10

Ⅲ．日常生活障害度

尿毒症症状のため起床できない（高度）	30
日常生活が著しく制限される（中等度）	20
通勤・通学・家庭内労働が困難（軽度）	10

Ⅰ・Ⅱ・Ⅲのそれぞれの点数の合計60点以上を透析導入とする．ただし，年少者（10歳未満），高齢者（65歳以上），全身血管合併症がある場合については，それぞれ10点加算して考慮する．
（川口良人ほか：慢性透析療法の透析導入ガイドライン作成に関する研究．平成3年度厚生科学研究腎不全医療研究事業研究報告書，p125-132，1992）

腹腔内に1.5～2リットルの腹膜透析液を注入し，腹膜を介して"拡散"と"浸透圧"の原理で，体に溜まっている毒素や余分な水分・塩分などを取り除く方法である．

バッグに入った透析液を腹腔内に注入し一定時間（通常は6～12時間程度）おいた後，バッグに回収し，ふたたび新しい透析液を注入する．この流れをバッグ交換といい，1日3～4回繰り返す．自宅や職場で行うことができる．

④ リハビリテーション

日本腎臓リハビリテーション学会によると「腎臓リハビリテーションは，腎疾患や透析医療に基づく身体的・精神的影響を軽減させ，症状を調整し，生命予後を改善し，心理社会的ならびに職業的な状況を改善することを目的として，運動療法，食事療法

表6 透析患者の抱える問題点

1. 循環器系	・死因の第1位は心不全 ・糖尿病性腎症，高血圧といった生活習慣病を基礎疾患に有する患者の比率が増加 ・高齢化
2. 腎性貧血	・エリスロポエチンの合成能の低下
3. 代謝・免疫系	・インスリン感受性の低下 ・筋蛋白の異化亢進 ・栄養分の透析液への流出 ・炎症・線維化・動脈硬化に関係するサイトカインの増加
4. 筋・骨格系	・筋力低下（廃用性筋力低下，尿毒症性ミオパチー，尿毒症性ニューロパチー）
5. 骨・関節系	・腎性骨異栄養症（線維性骨炎，骨軟化症，無形性骨症） ・透析アミロイドーシス
6. 心理・精神系	・心理的ストレス ・生活の質の低下
7. 運動耐容能	・運動耐容能の低下

(上月正博：CKDにおけるリハビリテーション．日本内科学会雑誌 105 (7)：1296-1302, 2016)

と水分管理，薬物療法，教育，精神・心理的サポートなどを行う，長期にわたる包括的なプログラム」である[4]とされている（生活習慣病へのリハビリテーションp229〜231を参照）．

1 透析患者が抱える問題

透析患者は心血管・脳血管障害の合併症が多く，他にも呼吸器，消化器，骨・関節疾患などさまざまな合併症が生じ，また重複障害が生じやすい．加えて，腎性貧血，PEW，骨格筋減少・筋力低下，骨格筋機能異常，運動耐容能低下，易疲労，活動量減少などの身体機能やQOL低下もみられ，透析患者の運動耐容能は心不全患者や慢性閉塞性肺疾患（COPD）患者と同程度まで低下していることが報告されている[5]．

運動耐容能の低い透析患者や運動習慣のない透析患者の生命予後は不良である．CKD患者全体に共通していることだが，特に透析患者が抱える問題を表6に示す．

米国腎臓財団（K/DOQI：Kidney Disease Outcomes Quality Initiative）の透析患者の心血管疾患に対する臨床ガイドラインには「医療関係者は透析患者の運動機能評価と運動の奨励を積極的に行う必要がある」と明記されている[6]．また，血液透析の治療方法と患者の予後について調査するDOPPS研究（Dialysis Outcomes and Practice Patterns Study）では，

・定期的な運動習慣のある透析患者は，非運動透析

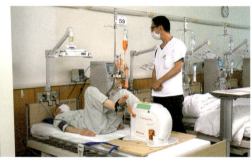

図2 透析運動療法（エルゴメータを使用）

患者に比較して生命予後が明らかによく，週あたりの運動回数が多いほど生命予後がよい．
・定期的な運動習慣のある透析患者の割合が多い施設ほど，施設あたりの患者死亡率が低い．

などといった運動の効果が報告されている[7]．

2 腎臓リハビリテーションの目的と効果

CKD患者への運動療法（図2）が導入されるようになり，以下のようなことが明らかになっている．

・CKD患者においては，食思不振や食事制限による栄養摂取不足はサルコペニア・フレイルの主要因であり，eGFRが低いほどサルコペニアやフレイルの割合が高くなる．
・運動不足は心肺フィットネス（運動中の筋肉への酸素供給能力および筋肉の酸素消費能力）の低下やサルコペニア・フレイルを引き起こし，病状の

表7　腎臓リハビリテーションの目的と効果

運動能力や持久力の向上	心肺機能の向上により，運動耐容能の向上，また，骨格筋の増強に伴い全身耐久性の向上，転倒予防が期待できる．
心血管病の予防と心肺機能の改善	運動により心血管リスクの減少，高血圧などのリスク因子の改善が期待できる．また，心不全や動脈硬化のリスクとなる透析患者特有の慢性的炎症状態や症状の改善，心不全の予防に有効な可能性がある．
ADLおよびQOLの改善	全身機能の向上に伴い，ADL（日常生活活動）の改善が期待でき，結果的にQOLの改善を図ることができる．
低栄養状態，貧血の改善	運動により障害に伴う腎性貧血が改善され，栄養状態の改善が期待できる．良好な栄養状態を維持することで，フレイル（虚弱）やサルコペニアの予防にもつながる．
透析効率の改善	透析患者においては透析中に適切な運動を行うことにより，透析効率（老廃物がどのくらい除去されたか）が改善することが報告されている．
精神・心理状態の改善	CKDでは，治療に伴う生活上の制限など精神的な影響が大きく，うつ状態やうつ病の罹患も一般の人より高いとされている．運動療法によりうつ状態や不安の緩和が期待できる．
腎機能低下予防・透析導入の回避	CKDの患者が適度な運動を継続することで腎機能の低下を防ぐことができ，透析導入を回避することや導入時期を遅らせることにつながる．
健康寿命の延長・生命予後の向上	腎疾患によって患者にもたらされる身体的・心理的弊害を予防し，円滑な社会復帰を支え，健康寿命を延ばし，生命予後を改善するための全人間的なアプローチである．

進行やADLの低下につながる．加えて，運動不足により高血圧，糖尿病，脂質異常症，血管内皮機能の異常などが助長され，炎症や酸化ストレスなどを介して死亡率を高める．

- 運動耐容能の低い透析患者や運動習慣のない透析患者の生命予後は悪い．
- 透析患者に対する運動療法は運動耐容能を改善し，PEW改善，蛋白質異化抑制，QOL改善などをもたらす．

表7に腎臓リハビリテーションの目的と効果を示す．

※日本腎臓リハビリテーション学会では2019年より腎臓リハビリテーション指導士資格制度が設けられ，医師，理学療法士，看護師，保健師，管理栄養士から行政までさまざまな職種が，診療，ケア，生活指導，食事指導，服薬指導，社会福祉の応用などを通して対応する包括的腎臓リハビリテーションを目指している．

❸ CKD患者への運動処方

透析患者を含むCKD患者への運動処方を**表8**に提示する．透析患者や腎移植後の患者では，**表9**にあげる点に注意する．

CKD患者の運動レベルが向上していくことが目的ではあるが，脳卒中の麻痺や骨関節疾患，その他，心血管系に問題があれば，適切な部門（摂食嚥下チーム，脳卒中チーム，心臓リハビリチームな

ど）に紹介し，患者の運動療法が日常的に継続できるよう協働していく必要がある．

運動の前後でストレッチを行う必要がある．ストレッチは患者で共通したものでよいが，運動の種類や負荷量（強度・持続時間・頻度）に関しては個々の患者に応じた処方を要する．運動が無理なく継続でき，習慣として定着していくことが重要である．

運動処方の基本としては，FITT（頻度F：frequency，強度I：intensity，持続時間T：time or duration，運動の種類T：type of exercise）に沿って行う．

急な血圧上昇などを伴うおそれがあるため無酸素系の運動（高強度でのレジスタンストレーニング）などは避け，ウォーキングなどの有酸素運動を基本とする．

より具体的な運動処方を行う場合，心肺運動負荷試験を実施し，運動耐容能を評価する．

基本的に嫌気性代謝閾値（AT：anaerobic threshold）以下での運動を実施する．

初回訓練時および強度再設定時には，症状や徴候の有無を確認するとともに，血圧測定や心電図モニターによる安全確認を必ず行う．禁忌や中止基準については，現時点においては『心血管疾患におけるリハビリテーションに関するガイドライン』[8]に示されている禁忌（p47，第2章3心不全，**表11**）・中止基準（**表10**）を適用する．

表8 CKD患者全般への運動処方
（米国スポーツ医学会：American College of Sports Medicine：ACSMのCKD患者のための運動勧告）

	有酸素運動　aerobic exercise	レジスタンス運動　resistance movement	柔軟体操　flexibility exercise
頻度 (frequency)	3〜5日/週	2〜3日/週	2〜3日/週
強度 (Intensity)	中等度強度の有酸素運動［酸素摂取予備能の40〜59％，Borg指数（RPE）6〜20点（15点法）の11〜13点］	1RMの65〜75％［1RMを行うことは勧められず，3RM以上のテストで1RMを推定すること］	抵抗を感じたり，ややきつく感じるところまで伸長する
時間 (Time)	持続的な有酸素運動で20〜60分/日，しかしこの時間が耐えられないのであれば，3〜5分間の間欠的運動曝露で計20〜60分/日	10〜15回反復で1セット．患者の耐容能と時間に応じて，何セット行ってもよい．大筋群を動かすための8〜10種類の異なる運動を選ぶ	関節ごとに60秒間の停止（10〜30秒はストレッチ）
種類 (Type)	ウォーキング，サイクリング，水泳のようなリズミカルな有酸素運動	マシーンあるいはフリーウエイト，バンドを使用する	静的筋運動

(Pescatello LS et al：ACSM's Guidelines for Exercise Testing and Prescription（10th Edition）Wolters Kluwer/Lippncott Williams & Wilkins，2017)

表9　透析・腎移植患者への運動に対する注意点

血液透析患者	・トレーニングを非透析日に行ってもよいが，透析直後は避ける． ・心拍数は運動強度の指標としての信頼性は低いため，自覚的運動強度（RPE）を重視する． ・透析中以外のトレーニングでは，患者の動静脈シャントに直接体重をかけない限りは，シャントのある肢で運動を行ってよい． ・血圧測定は動静脈シャントのない側で行う． 【トレーニングを透析中に行う場合】 ・低血圧反応を避けるために，透析時間の前半に行う． ・動静脈シャントのある肢の運動は行わない．
腹膜透析患者	・持続的携帯型腹膜透析中の患者で，腹腔内に透析液があるうちに運動を試みるかもしれないが，この結果が思わしくなければ，体液を除去することが勧められる．
移植を受けている患者	・拒絶の期間中は，運動の強度と時間は減少されるべきであるが，運動は継続して実施してよい．

(Pescatello LS et al：ACSM's Guidelines for Exercise Testing and Prescription（ninth edition）．Wolters Kluwer/Lippncott Williams & Wilkins，2014)

表10　運動療法実施中の中止基準

絶対的中止基準
- 患者が運動の中止を希望
- 運動中の危険な症状を察知できないと判断される場合や意識状態の悪化
- 心停止，高度徐脈，致死的不整脈（心室頻拍・心室細動）の出現またはそれらを否定できない場合
- バイタルサインの急激な悪化や自覚症状の出現（強い胸痛・腹痛・背部痛，てんかん発作，意識消失，血圧低下，強い関節痛・筋肉痛など）を認める
- 心電図上，Q波のない誘導に1mm以上のST上昇を認める（aVR，aVL，V1誘導以外）
- 事故（転倒・転落，打撲・外傷，機器の故障など）が発生

相対的中止基準
- 同一運動強度または運動強度を弱めても胸部自覚症状やその他の症状（低血糖発作，不整脈，めまい，頭痛，下肢痛，強い疲労感，気分不良，関節痛や筋肉痛など）が悪化
- 経皮的動脈血酸素飽和度が90％未満へ低下または安静時から5％以上の低下
- 心電図上，新たな不整脈の出現や1mm以上のST低下
- 血圧の低下（収縮期血圧＜80mmHg）や上昇（収縮期血圧≧250mmHg，拡張期血圧≧115mmHg）
- 徐脈の出現（心拍数≦40/min）
- 運動中の指示を守れない，転倒の危険性が生じるなど運動療法継続が困難と判断される場合

(日本循環器学会/日本心臓リハビリテーション学会編：2021年改訂版 心血管疾患におけるリハビリテーションに関するガイドライン．https://www.j-circ.or.jp/cms/wp-content/uploads/2021/03/JCS2021_Makita.pdf　2024年12月閲覧)

透析患者の運動療法の実際

ここでは透析患者が日常的に行う運動と透析中に行う運動を紹介する．

1 運動療法の流れ

運動療法は，対象の患者をリストアップし，現状の運動機能評価，運動療法の開始，定期的な運動機能評価という流れで行うとよい（図3）．

2 リストアップ

患者のリストアップにおいては多くの透析患者が運動療法の適応になるが，運動療法が禁忌となる患者もいる（表11）．禁忌となる疾患の治療が優先である．

3 運動機能評価

透析日に評価を行う前は必ず透析前に行う．さまざまな評価方法があるが，比較的実施しやすい評価方法として，以下を紹介する．

①SPPB (short physical performance battery)（図4）

SPPBは高齢者の下肢運動機能を評価する方法で，バランステスト，歩行テスト，5回椅子立ち上がりテストの3つのテストで構成され，0～12点で評価される．（第2章 循環器疾患へのリハビリテーション，5. 心臓弁膜症，p59を参照）

②握力測定（図5）

最も簡便に筋力の評価が可能．握力は下肢の筋力など多くの部位の筋力と相関するため，全身の筋力の程度を知るための指標として用いることができる．

③バランス（開眼片足立ちテスト）（図6）

事前にどちらの脚が立ちやすいのかを確認する．測定者は患者の横に立ち，万が一バランスを崩して転倒しそうになった場合でも，すぐに支えられるようにサポートする．

4 運動開始前ストレッチ（図7）

準備運動としてのストレッチを行う．呼吸を止めないように意識してもらい，透析中の運動ではシャント肢は使わないように注意する．

5 運動療法－有酸素運動

透析中に行う有酸素運動は，ベッド上のエルゴメータを使用して行う（p207 図2）のが一般的だが，エルゴメータなどの機器がない場合，一定のリズムで脚を動かし続ける運動（足踏み運動）で代用することも可能である（図8）．

6 運動療法－レジスタンストレーニング（図9）

透析中にレジスタンストレーニングを行う場合は，チューブや重錘などにより負荷をかけて行う．

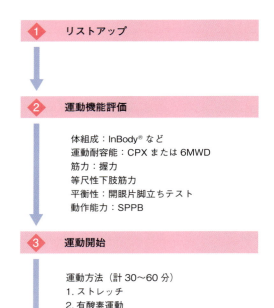

図3 運動療法の流れ
（森山善文：はじめてでもやさしい ナースができる透析運動療法．p14-15, Gakken, 2022を改変）

表11 透析患者に対する運動療法の禁忌

- 不安定狭心症
- 心不全の増悪
- 運動で誘発される心筋虚血
- 手術適応のある重症弁膜症
- 運動誘発性の不整脈
- コントロールされていない尿毒症状態
- 運動制限のある整形外科的疾患
- コントロールされていない高血圧
- 糖尿病性網膜症
- 運動の同意が得られない患者

（森山善文：血液透析患者に対するレジスタンストレーニング．医工学治療 26（3）：172-175, 2014を参考に作成）

身体機能が低下している患者では道具を使わず，自重から開始するとよい．

呼吸を止めないように意識してもらい，透析中の運動ではシャント肢は使わないように注意する．

7 透析中以外で行う運動療法（図10）

日常的な動作を担う抗重力を鍛える運動は透析中に行えないため，普段の生活に取り入れるようにする．自主的に行えて，安全かつ容易な内容で効果のある運動を指導する．例えば，スクワット，椅子からの立ち上がり運動，開眼片脚立ち運動（p212），つま先立ち運動（カーフレイズ），腿上げ運動（ニーアップ），お腹凹ませ運動（ドローイン）などが挙げられる．なかでもスクワットは下半身全体の筋肉を鍛えるのに有効だが，実施が難しい場合はテーブルなどに手をついた状態で，椅子からゆっくりと立ち上がる運動として指導する．

①バランステスト

閉脚立位，セミタンデム，タンデムの3種類で実施する．実施中は転倒しないように横についてサポートする．

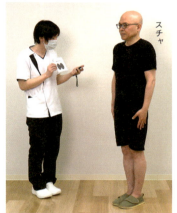

両足をそろえる．
（閉脚立位）

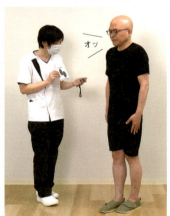

片足を半分だけ前に出す．
（セミタンデム）

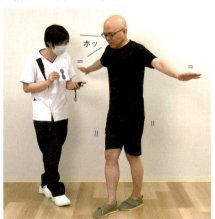

両足を一直線にそろえる．
（タンデム）

（第2章 心臓弁膜症 p65参照）

②歩行テスト

4mの快適歩行時間を計測し，4点満点で評価する．杖や歩行器が必要な人は使用してもよい．

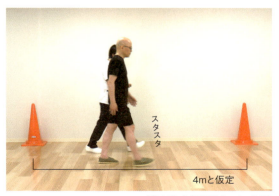

（第2章 心臓弁膜症 p65参照）

図4 SPPB（short physical performance battery）

③5回椅子立ち上がりテスト

高齢者や身体機能が低下した患者では，このテストの動作自体が難しい場合もあるため，はじめに動作が行えるかプレテストで確認してから，本番に移るとよい．

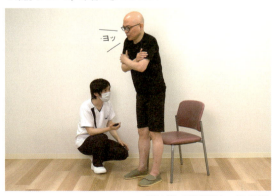

（第2章 心臓弁膜症 p65参照）

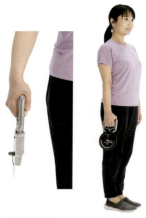

図5 握力測定

人差し指の第2関節が90°に曲がる位置にハンドルを調整し，力を抜いて腕を下げ，腕が身体に接しないように3秒程度を目安に測定する．

(森山善文：はじめてでもやさしい ナースができる透析運動療法．p22, Gakken, 2022を改変)

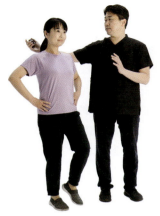

図6 バランス（開眼片脚立ちテスト）

支持脚が決まったら，両手を腰に当て，「片脚を上げて」と合図し，片脚を前方に5cm程度上げた立位姿勢をとる．テスト終了の条件は，①上げた脚が支持脚や床に触れる，②支持脚の位置がずれる，③腰に当てた手が腰から一側でも離れる，となり，最長60秒とし，2回実施してよいほうを記録する．

(森山善文：はじめてでもやさしい ナースができる透析運動療法．p23, Gakken, 2022を改変)

---

①足関節運動　　　　　　　　　　　　　　　　　　　　　　実施の目安：各10回

- 足首の底背屈運動（足首の曲げ伸ばし）
  ゆっくりと背屈，底屈を繰り返す．

- 足首回し
  両脚の足関節を外側・内側に大きく回す．

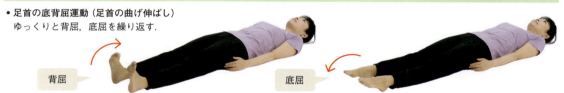

②臀部のストレッチ　　実施の目安：左右各20秒静止

- 膝の引き寄せ
  シャント肢ではないほうの手を使って，片側の膝を抱えるように引き寄せる．

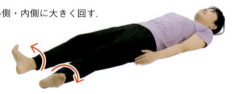

③ハムストリングスのストレッチ　実施の目安：左右各20秒静止

- 大腿の挙上
  シャント肢ではないほうの手を使って，腿の後ろを手前に引き寄せる．余裕があれば，膝をしっかりと伸ばし，つま先は手前にすることで，より強く伸ばすことができる．

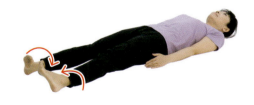

図7 透析中の運動療法：ストレッチ

(森山善文：はじめてでもやさしい ナースができる透析運動療法．p26-29, Gakken, 2022を改変)

④股関節のストレッチ　　　　　　　　　　実施の目安：20秒静止（足裏合わせが難しい場合：片方の脚ずつ20秒静止）

- 足裏合わせ
  両足の裏をくっつけ，膝を外に開く．
  両脚を揃えて行うことが難しい場合は，片脚を反対側の膝上に乗せ，片脚ずつ行う．

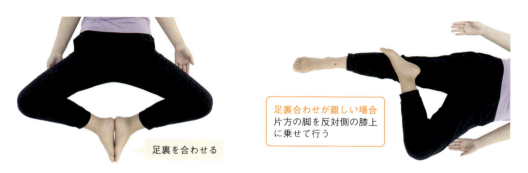

⑤非シャント肢の運動　　　　　　　　　　　　　　　　　　　　　　　　　実施の目安：5回

- 非シャント肢を伸ばす運動
  非シャント肢の肘を伸ばしたままゆっくりと上げ，無理のない範囲で頭側にゆっくりと下げる．

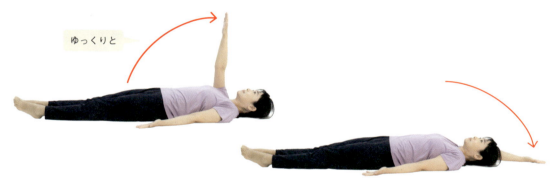

図7　透析中の運動療法：ストレッチ（つづき）

（森山善文：はじめてでもやさしい　ナースができる透析運動療法，p30-31，Gakken，2022を改変）

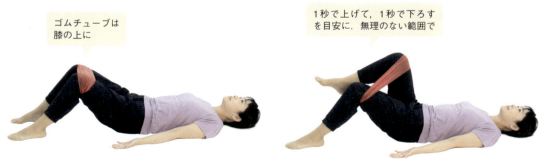

図8　透析中足踏み運動
両膝を曲げた状態で片脚ずつ交互に脚を挙上させる．脚は負担のない範囲で上げるようにする．膝上にゴムチューブをセットすることにより，適度な負荷をかけることができる．
実施の目安：休憩を入れながら，10分程度

（森山善文：はじめてでもやさしい　ナースができる透析運動療法，p33，Gakken，2022を改変）

①大腿四頭筋を鍛える運動　　　　　　　　　　　　　　　　　　　　　　　　　実施の目安：左右各10回

チューブを両脚の足首にかける．挙上は4カウントで上げ，下ろすときも膝を伸ばしたまま4カウントで下ろす．筋肉が脱力しないように，下まで下ろしきらず少し浮かした状態で止める．呼吸は上げるときに吐き，下ろすときに吸うようにする．※チューブの位置を膝上にずらすことで強度を減少できる．

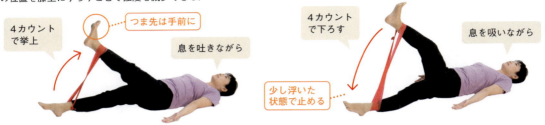

②外転筋を鍛える運動　　　　　　　　　　　　　　　　　　　　　　　　　　　実施の目安：左右各10回

チューブを両脚の膝のやや下にかける．実施側の脚を少しだけ浮かせ，膝を伸ばしたまま4カウントで外に開き，戻すときも4カウントで戻す．呼吸は，外に広げるときに吐き，戻すときに吸うようにする．脚は浮かした状態を維持する．※チューブの位置を膝上にずらすことで強度を減少できる．

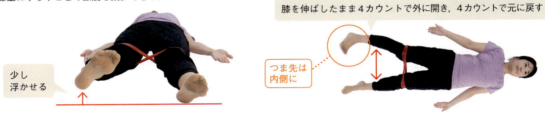

③腸腰筋を鍛える運動　　　　　　　　　　　　　　　　　　　　　　　　　　　実施の目安：左右各10回

チューブを両脚の膝上にかける．実施側の股関節を4カウントで曲げ，戻すときも4カウントで戻す．脚は浮かした状態を維持する．筋肉が脱力しないように，下まで下ろしきらず少し浮かした状態で止める．呼吸は股関節を曲げるときに吐き，戻すときに吸うようにする．

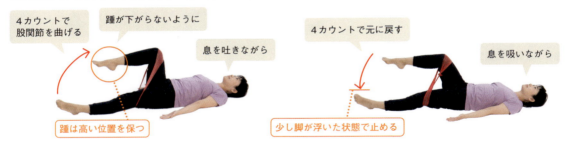

④下腿全体の筋肉を鍛える運動　　　　　　　　　　　　　　　　　　　　　　　実施の目安：左右各10回

非シャント肢でチューブを握った状態で実施側の足裏にゴムをかける．股関節を曲げた状態から開始し，4カウントで脚全体を伸ばし，4カウントで戻す．呼吸は，脚を伸ばすときに吐き，戻すときに吸うようにする．

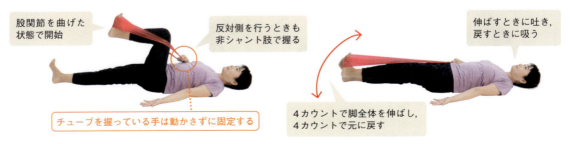

図9　透析中の運動療法：レジスタンストレーニングの例

（森山善文：はじめてでもやさしい　ナースができる透析運動療法．p41-44, Gakken, 2022を改変）

⑤腹筋を鍛える運動　　　　　　　　　　　　　　　　　　　　　　　実施の目安：10回

両膝を立てた姿勢から，臍をのぞくように，頭を起こす．息を吐きながら，4カウントで頭を起こし，息を吸いながら4カウントで戻す．

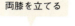
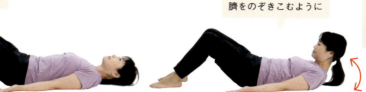

⑥臀部を鍛える運動　　　　　　　　　　　　　　　　　　　　　　　実施の目安：10回

両膝を立て脚は肩幅に広げ，息を吐きながら4カウントで腰を上げ，息を吸いながら4カウントで戻す．

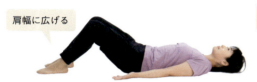
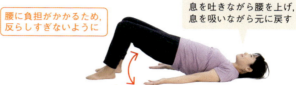

⑦フロントレイズ（肩の三角筋を鍛える運動）　　　　　　　　　　　　実施の目安：10回

非シャント肢でチューブを握り，同側の足裏にチューブをかける．肘を伸ばしたままチューブを上に引くように腕全体を挙上させる．上げるときに息を吐き，戻すときに息を吸う．

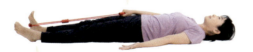

⑧アームカール（上腕二頭筋を鍛える運動）　　　　　　　　　　　　　実施の目安：10回

チューブを逆手で握り，同側の足裏にチューブをかける．上腕は動かさずに，肘だけを曲げ，チューブを引く．息を吐きながら肘を曲げ，吸いながら戻す．

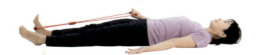

図9　透析中の運動療法：レジスタンストレーニングの例（つづき）

（森山善文：はじめてでもやさしい　ナースができる透析運動療法．p45-48, Gakken, 2022を改変）

①スクワット　　　　　　　　　　　　　　　　　　　　実施の目安：10回1セットで，2〜3セット

下半身全体を強化する．脚を肩幅に開き，股関節を曲げ，腰を落としていく．呼吸はしゃがむときに息を吸い，立ち上がるときに吐く．

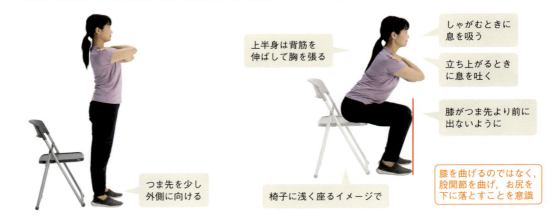

②椅子立ち上がり運動　　　　　　　　　　　　　　　　実施の目安：10回1セットで，2〜3セット

①のスクワットが難しい場合，椅子に座り，ゆっくりと立ち上がり，ゆっくりと座る．

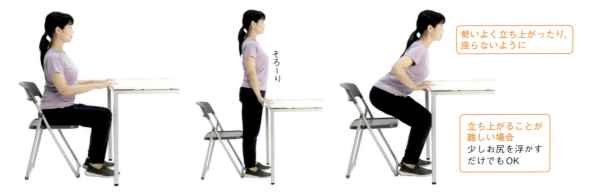

③片脚立ち運動　　実施の目安：左右各1分間，1日3回

バランス能力の向上・転倒予防効果が期待できる．片脚を上げて1分間，軸足に重力負荷を行う．

④つま先立ち運動（カーフレイズ）　　実施の目安：10回

下腿三頭筋を強化する．椅子の背もたれに手を添えて，両脚同時に踵を上げる．

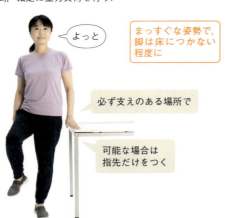
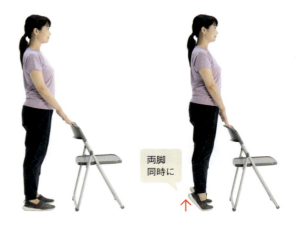

図10　透析中以外で行う運動療法

（森山善文：はじめてでもやさしい　ナースができる透析運動療法．p55-58, Gakken, 2022を改変）

⑤腿上げ運動（ニーアップ）

実施の目安：左右各10回

腸腰筋を強化する．椅子の背もたれに手を添えて，片方の膝を曲げながら脚を上げ，脚を下ろす．

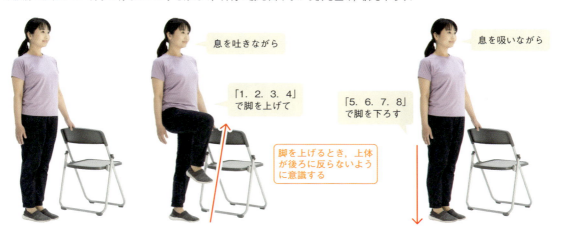

⑥開脚運動（ヒップアップダクション）

実施の目安：左右各10回

中殿筋を強化する．椅子の背もたれに手を添えて，片脚を開き，脚を下ろす．

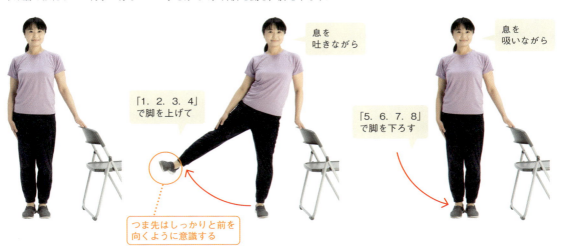

⑦腹凹ませ運動（ドローイン）

実施の目安：10回

体幹を強化する．両膝を曲げて仰向けになり，息を吸ったときに腹を膨らませ，息を吐いたときに腹をへこませる「腹式呼吸」を意識する．

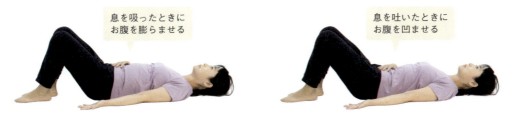

図10　透析中以外で行う運動療法（つづき）

（森山善文：はじめてでもやさしい　ナースができる透析運動療法．p59-61, Gakken, 2022を改変）

⑧その他

抗重力筋を強化する．四つん這いの姿勢から片脚ずつ後ろに脚を伸ばす運動や，長座位から片手を横に伸ばし状態を横に向ける運動をする．

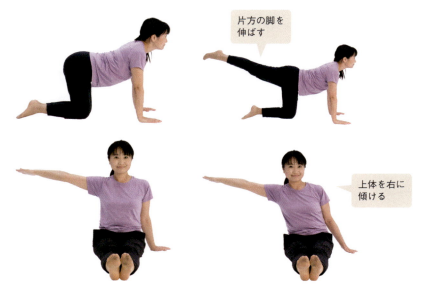

図10　透析中以外で行う運動療法（つづき）

（森山善文：はじめてでもやさしい　ナースができる透析運動療法．p61, Gakken, 2022を改変）

引用・参考文献

1) 日本腎臓学会編：CKD診療ガイド2012．東京医学社, 2012．
2) 日本透析医学会統計調査委員会：わが国の慢性透析療法の現況（2022年12月31日現在）．透析会誌 56（12）：473-536, 2023．
3) 日本腎臓学会編：CKD診療ガイドライン2023．東京医学社, 2023．
4) 日本腎臓リハビリテーション学会編：腎臓リハビリテーションガイドライン．南江堂, 2018．
5) Painter P：Physical functioning in end-stage renal disease patients：update 2005．Hemodial Int 9（3）：218-35, 2005．
6) K/DOQI Workgroup：K/DOQI clinical practice guidelines for cardiovascular disease in dialysis patients．Am J Kidney Dis 45：S1-S153, 2005．
7) Tentori F et al：Physical exercise among participants in the Dialysis Outcomes and Practice Patterns Study（DOPPS）：correlates and associated outcomes．Nephrol Dial Transplant 25（9）：3050-3062, 2010．
8) 日本循環器学会／日本心臓リハビリテーション学会編：2021年改訂版 心血管疾患におけるリハビリテーションに関するガイドライン．2021．https://www.j-circ.or.jp/cms/wp-content/uploads/2021/03/JCS2021_Makita.pdf（2024年12月2日検索）
9) 日本腎臓学会編：CKD診療ガイド．p19, 東京医学社, 2009．
10) 日本腎臓学会編：慢性腎臓病に対する食事療法基準2014年版．東京医学社, 2014．
11) 川口良人ほか：慢性透析療法の透析導入ガイドライン作成に関する研究．平成3年度厚生科学研究腎不全医療研究事業研究報告書, p125-132, 1992．
12) 上月正博：CKDにおけるリハビリテーション．日本内科学会雑誌 105（7）：1296-1302, 2016．
13) Pescatello LS et al：ACSM's Guidelines for Exercise Testing and Prescription（10th Edition）Wolters Kluwer/Lippncott Williams & Wilkins, 2017．
14) Pescatello LS et al：ACSM's Guidelines for Exercise Testing and Prescription（ninth Edition）．Wolters Kluwer/Lippncott Williams & Wilkins, 2014．
15) 森山善文：はじめてでもやさしい　ナースができる透析運動療法．Gakken, 2022．
16) 森山善文：血液透析患者に対するレジスタンストレーニング．医工学治療 26（3）：172-175, 2014．
17) 日本腎臓リハビリテーション学会：保存期CKD患者に対する腎臓リハビリテーションの手引き．2016．https://jsrr.smoosy.atlas.jp/files/2231（2024年12月2日検索）

第4章 生活習慣病へのリハビリテーション

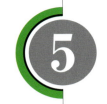

5 肝疾患（脂肪肝・NAFLD[NAFL/NASH]）

1 概要

肝疾患の代表的なものには，肝炎ウイルス感染によって起こるウイルス性肝炎や肝硬変，常習飲酒によるアルコール性肝障害，飲酒や食生活の不摂生による脂肪肝などが挙げられる．近年それらに関係なく発症する肝臓病として非アルコール性脂肪性肝疾患（NAFLD：nonalcoholic fatty liver disease）や非アルコール性脂肪肝炎（NASH：nonalcoholic steatohepatitis）が注目されている．

※2024年8月，日本消化器病学会，日本肝臓学会より，NAFLDは代謝機能障害関連脂肪性肝疾患（MASLD：metabolic dysfunction associated steatotic liver disease），NASHは代謝機能障害関連脂肪肝炎（MASH：metabolic dysfunction associated steatohepatitis）に疾患名を変更することが発表された[1]．診断・分類に関するガイドラインは，まだ改訂されていないため（2025年1月現在），本文中の名称はNAFLD/NASHの記載のままとする．

2 病態・検査

1 脂肪肝

①病態

脂肪肝とは肝細胞中に中性脂肪（トリグリセリド）が蓄積した状態で，組織学的には5％以上（肝細胞の1/3以上に）脂肪滴*が認められる場合に脂肪肝と診断される[2]．標準体重（kg）〔身長（m）×身長（m）×22〕より20％以上の重度の肥満例では約20〜30％以上に脂肪肝が認められる．原因としては，アルコールや肥満，糖尿病などの生活習慣病に起因するものが多い．

表1　脂肪肝の診断で実施される主な検査

腹部CT検査	肝実質のCT値低下
腹部超音波検査	肝細胞内の脂肪と細胞質内の水分との境界面で反射率が高くなる（bright Liver）．そのため，腎臓と比較し肝臓自体が高エコーとして抽出される．
血液検査	AST，ALTの上昇（肝機能の指標とされる数値の上昇） アルコール性脂肪肝（AST＞ALT），非アルコール性脂肪肝（ALT＞AST） TG，ChE，T-Choの上昇（過栄養に伴う数値の上昇）

②検査

血液検査，画像検査として，腹部CT検査，腹部超音波検査などが行われる（表1）．

2 非アルコール性脂肪性肝疾患（NAFLD）

①病態

先述した脂肪肝のうち，明らかな飲酒歴や他の慢性肝疾患を伴わないものをNAFLDという（エタノール換算で男性：30g/日，女性：20g/日未満）．

NAFLDは病態がほとんど進行しない非アルコール性脂肪肝（NAFL：nonalcoholic fatty liver，以前の単純性脂肪肝）と進行性で肝硬変や肝がんの発症母地ともなるNASHに分類される．主に，メタボリックシンドロームに関連する諸因子とともに，組織診断（NAFLとNASHの鑑別時に用いられる）あるいは画像診断にて脂肪肝を認めた病態である（図1）．

> **用語解説**
> *脂肪滴…細胞中に存在する脂質やタンパク質などを含む球形の液滴．単なるエネルギーの貯蔵庫ではなく，エネルギー代謝や生体の恒常性維持に重要な役割をもっている．

219

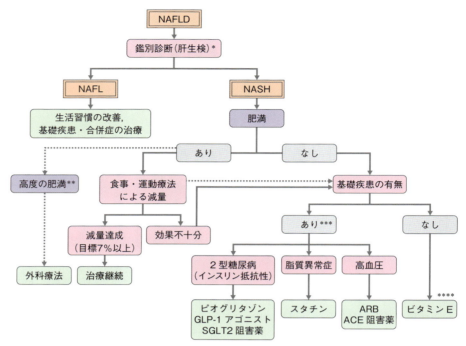

* ：肝生検を施行していないが線維化が疑われるNAFLDはNASHの可能性を検討し治療する
** ：保険適用は，①6カ月以上の内科的治療が行われているにもかかわらずBMI35kg/m² 以上であること，②糖尿病，高血圧，脂質異常症，睡眠時無呼吸症候群のうち1つ以上を有していることと定められている
*** ：基礎疾患それぞれに適応の薬剤にビタミンEを適宜追加する
**** ：本邦ではNAFLD/NASH治療として保険適用になっていない
注 ：各段階において各々の基礎疾患に準じた治療を適宜追加する

図1　NAFLD/NASHの治療の選択

「日本消化器学会・日本肝臓学会：NAFLD/NASH診療ガイドライン2020（改訂第2版），xviii，2020，南江堂」より許諾を得て転載．

③ 治療

1 食事，運動療法

NAFLD/NASHの改善には食事，運動療法が治療として重要とされている．具体的な減量目標としては，5％の体重減少によってChronic Liver Disease Questionnaire（CLDQ）で評価したQOLの改善が得られる[3]．さらに，7％以上の体重減少によりNASHの肝脂肪化や炎症細胞浸潤，風船様腫大が軽減し，NAFLD activity score（NAS）の改善が認められる[4]などの報告がある．

このように減量による組織学的改善が期待できるとされる一方，5％，7％，10％減量の達成率はそれぞれ30％，18％，10％と低く[5]，生活習慣へのアプローチは目標達成率やアドヒアランスの維持が課題とされている．食事内容としては根拠が少ないのが現状であるが，減量とカロリー制限が多くを占める．

運動療法に関してはNAFLDに対する有酸素運動の効果は広く受け入れられているが，最近レジスタンス運動も有用と報告された[6]．ほとんどが食事，運動療法の併用での報告が多いが，運動療法単独でアプローチを行い，MRIを用いて肝脂肪量の変化を検討した報告もある．

主に肥満を合併したNAFLDを対象に，30〜60分，週3〜4回の有酸素運動を4〜12週間継続することで，体重減少を伴わなくても肝脂肪化が改善することが示されている[7]．運動強度および運動時間に関しては，週に250分以上中等度から強度の有酸素運動を12週間行った群では，効果的に肝脂肪化が改善すると報告された[8]．

2 薬物療法

食事，運動療法の他に図1のように基礎疾患の有

無で薬物療法を併用する例も多い．ビタミンEはNASHの血液生化学検査および肝組織像を改善させるため，投与することが強く推奨されている．

糖尿病治療薬であるチアゾリジン誘導体（ピオグリタゾン）は大型の脂肪細胞を小型に分化させる作用があり，脂肪細胞から分泌される遊離脂肪酸やTNFα，IL-6などの炎症性アディポカインが減少する．

ナトリウム・グルコース共輸送体2（SGLT2：sodium glucose cotransporter 2）阻害薬は近位尿細管でのグルコースの再吸収を阻害することによってインスリン非依存性に血糖を低下させるとともにエネルギーを尿から体外に糖の形で放出することで体重減少作用が期待できる．他にも脂質異常症や高血圧に対する治療薬も肝組織像や血液生化学検査を改善させるとしてエビデンスを確立させている．

④ リハビリテーション

肝臓リハビリテーションは，肝臓疾患に基づく身体的・精神的影響を軽減させ，症状を緩和し，生命予後を改善し，生活を安定化させ社会的・職業的な状況を改善することを目的として行う．食事（栄養）療法，運動療法，薬物療法を効果的に組み合わせ，教育・学習，精神・心理的サポートを行う包括的なアプローチが必要となる．

運動療法に関しては肝疾患を有する高齢者でみられるサルコペニアの予防が重要である．有酸素運動では最大強度50〜60％程度の運動で普通に会話ができる強度で少し汗をかき，長く続けられる運動が目安となり，ウォーキング，サイクリング，スイミングなど，楽しさを伴い無理なく継続できる内容がよいと思われる．

食道静脈瘤が認められる場合では，運動負荷により静脈瘤が破裂する危険があるため，血圧上昇を招く息こらえや負荷の強い運動には，注意が必要である．また肝不全時には凝固・線溶系が不安定でDIC（播種性血管内凝固症候群）に進展しやすいので注意する．

患者の症状の変化を認めたときには，迅速な検査を行い早期発見，早期治療につとめる．

引用・参考文献

1) 日本消化器病学会：脂肪性肝疾患の日本語病名に関して．https://www.jsge.or.jp/news/20240820-3/（2024年9月11日検索）
2) 日本消化器学会・日本肝臓学会：NAFLD/NASH診療ガイドライン2020（改訂第2版）．2020.
3) Tapper EB et al：Weight loss results in significant improvements in quality of life for patients with non-alcoholic fatty liver disease：A prospective cohort study．Hepatology 63（4）：1184-1189, 2016.
4) Promrat K et al：Randomized controlled trial testing the effects of weight loss on nonalcoholic steatohepatitis．Hepatology 51（1）：121-129, 2010.
5) Vilar-Gomez E et al：Weight loss through lifestyle modification significantly reduces features of nonalcoholic steatohepatitis．Gastroenterology 149（2）：367-378, 2015.
6) Hashida R et al：Aerobic vs. resistance exercise in non-alcoholic fatty liver disease：A systematic review．J Hepatol 66：142-152, 2017.
7) van der Heijden GJ et al：A 12-week aerobic exercise program reduces hepatic fat accumulation and insulin resistance in obese, Hispanic adolescents．Obesity（Silver Spring）18：384-390, 2010.
8) Oh S et al：Moderate to vigorous physical activity volume is an important factor for managing nonalcoholic fatty liver disease：a retrospective study．Hepatology 61（4）：1205-1215, 2015.
9) 医療情報科学研究所：病気が見えるvol.1消化器 第4版．p214, メディックメディア, 2013.

6 生活習慣病への リハビリテーション・総括

① 生活習慣病に対する健康管理

　生活習慣病とは「食習慣，運動習慣，休養，禁煙，飲酒などの生活習慣がその発症・進行に関与する疾患群」と定義されている．

　生活習慣と関連する疾患には高血圧・脂質異常症・心筋梗塞・狭心症・高尿酸血症・糖尿病（成人型）・アルコール関連肝疾患・がん・歯周病などがあり，多くは自覚症状がないまま進行していくため，定期的な特定健康診査（特定健診）をはじめとする各種の検診を受けて身体の変化を確認し，生活習慣を見直していく必要がある．

　また，日本の三大死因である，がん・脳血管疾患・心疾患には動脈硬化・糖尿病・高血圧症・脂質異常症などが大きく影響しており，食事，運動，喫煙，飲酒などへの注意が必要である．

　厚生労働省では，2000（平成12）年から一次予防の観点を重視した「21世紀における国民健康づくり運動」（健康日本21）が開始された．2003（平成15）年には，健康増進法が施行されるなど，さまざまな取組みが進んだ．

　2013（平成25）年度には，「健康日本21（第二次）」にて，健康寿命の延伸と健康格差の縮小が最終的な目標として掲げられた．

　2024（令和6）年度は，「健康日本21（第三次）」では，「全ての国民が健やかで心豊かに生活できる持続可能な社会の実現」をビジョンに，「誰一人取り残さない健康づくり」と「より実効性をもつ取組の推進」が重点に置かれている（図1）．

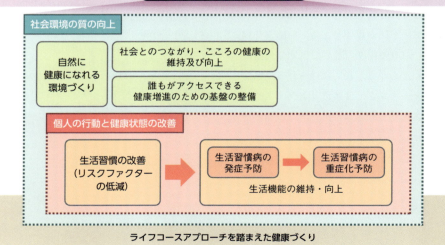

図1　健康日本21（第三次）の概念図
（厚生労働省：健康日本21（第三次）の概要，令和5年10月20日．https://www.mhlw.go.jp/content/10904750/001158810.pdf より2024年10月11日検索）

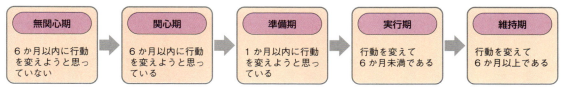

図2 行動変容ステージモデル
(厚生労働省:行動変容ステージモデル. e-ヘルスネット, 2019をもとに作成 https://www.e-healthnet.mhlw.go.jp/information/exercise/s-07-001.html 2024年7月4日検索)

表1 行動変容ステージモデルに沿った運動に対する働きかけ

無関心期	意識の高揚:身体活動のメリットを知る 感情的経験:このままでは「まずい」と思う 環境の再評価:周りへの影響を考える
関心期	自己の再評価:身体活動が不足している自分をネガティブに,身体活動を行っている自分をポジティブにイメージする
準備期	自己の解放:身体活動をうまく行えるという自信を持ち,身体活動を始めることを周りの人に宣言する
実行期・維持期	行動置換:不健康な行動を健康的な行動に置き換える(例:ストレスに対してお酒の代わりに身体活動で対処する) 援助関係:身体活動を続ける上で,周りからのサポートを活用する 強化マネジメント:身体活動を続けていることに対して「ほうび」を与える 刺激の統制:身体活動に取り組みやすい環境づくりをする

(厚生労働省:行動変容ステージモデル. e-ヘルスネット, 2019をもとに作成 https://www.e-healthnet.mhlw.go.jp/information/exercise/s-07-001.html 2024年7月4日検索)

2 行動変容に対するアプローチ

生活習慣病の予防や治療では,食事,運動,睡眠,喫煙,飲酒などの生活習慣の改善が重要だが,行動を変えるのは簡単ではない.

人が行動を変える場合,行動変容ステージモデルでは「無関心期」→「関心期」→「準備期」→「実行期」→「維持期」の5つのステージを通ると考えられている(図2).次のステージに進むためには,対象者が現在,どのステージにいるかを把握したうえでそのステージに合わせた働きかけが必要になる.ただし,いったんは進んだものの前のステージに戻る場合もある.

このモデルは,もともとは1980年代前半に禁煙の研究から導かれた理論で,現在では,運動や食事などさまざまな健康に関する行動など,研究や実践の範囲が広がっている.

先のステージに進むためのポイントを表1に示す.

3 個人と地域に向けた対策

生活習慣病の改善に向けた個人の努力達成は,"自分もできるのだ"という自己効力感(セルフ・エフィカシー)とその価値を自覚する自己肯定感(セルフ・エスティーム)を生むが,それには周囲の環境も大きく影響する.

生活習慣病の予防にはリスクのある個人への対策(ハイリスクストラテジー)と地域全体の健康に向けた対策(ポピュレーションストラテジー)がともに必要である(図3).

4 生活習慣病に対する運動療法

1 生活習慣病に対する運動療法

疾患の原因が生活習慣病の場合,**表2**の生活習慣病に対する運動療法の適応と禁忌を参考にするとよい.

2 評価(身体機能・身体活動)

①身体活動量評価

ⅰ)国際標準化身体活動質問票(IPAQ)

国際標準化身体活動質問票(IPAQ:international physical activity questionnaire)は,成人の身体活動を調査するために作られた質問票である.

過去1週間,または平均的な1週間を対象に,高強度および中等度の身体活動について質問し,身体活動を評価する.信頼性と妥当性を有するとされ世

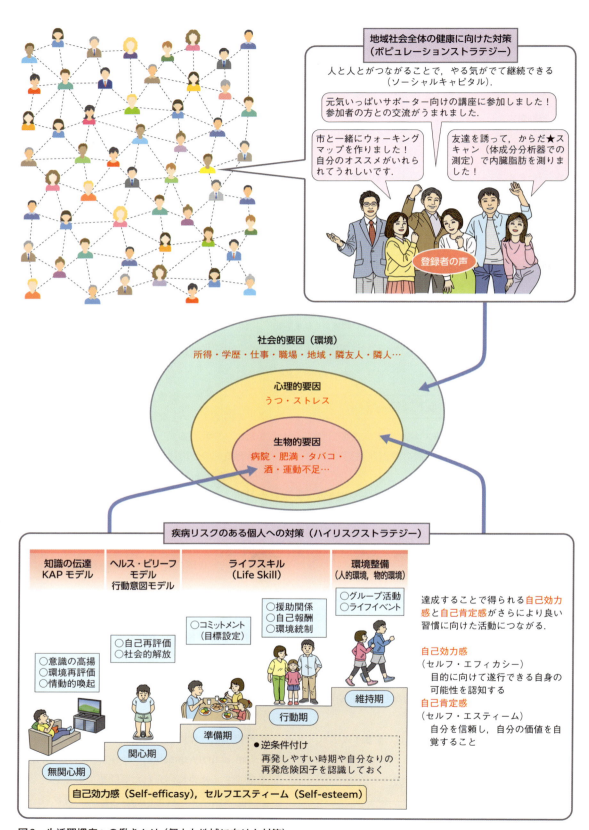

図3 生活習慣病への働きかけ（個人と地域に向けた対策）

表2 生活習慣病に対する運動療法の適応と禁忌

疾患	適応 条件付適応		禁忌
高血圧	140～159/90～94mmHg		• 180/100mmHg以上 • 胸部X線写真所見：CTR 55％以上 • 心電図所見：重症不整脈，虚血性変化が認められるもの※運動負荷試験で安全性が確認された場合は除く • 眼底所見：Ⅱb以上の高血圧性変化 • 尿蛋白：100mg/dL以上
	160～179/95～99mmHg または治療中かつ禁忌の値でない	条件 • 男性40歳，女性50歳以上の場合：可能な限り運動負荷試験を実施 • 運動負荷試験ができない場合：ウォーキング程度の処方とする	
糖尿病	空腹時血糖110～139mg/dL		• 空腹時血糖250mg/dL以上 • 尿ケトン体（＋） • 糖尿病性網膜症あり
	空腹時血糖140～249mg/dLまたは治療中かつ禁忌の値でない	条件 • 男性40歳，女性50歳以上の場合：可能な限り運動負荷試験を実施 • 運動負荷試験ができない場合：ウォーキング程度の処方とする	
脂質異常症	総コレステロール：250～249mg/dLまたは中性脂肪：150～299mg/dL		
	総コレステロール：250mg/dL以上またはTG：300mg/dL，または治療中	条件 • 男性40歳，女性50歳以上の場合：可能な限り運動負荷試験を実施 • 運動負荷試験ができない場合：ウォーキング程度の処方とする	
肥満	BMI：24.0～29.9		BMI：30以上
	BMI：24.0～29.9かつ下肢の関節障害	条件 • 整形外科的精査と運動制限の実施	

TG：中性脂肪，BMI：Body Mass Index（体重（kg）/身長（m）²）

（太田壽城ほか：運動と生活習慣病．臨床検査 43（9）：978，1999をもとに作成）

界的に広く用いられており，日本語翻訳版も作成されている[1]（図4）.

ただし，IPAQはあくまで成人（15～69歳）を対象とした調査で使用することを前提に開発，評価されたもので，70歳以上の高齢者や14歳以下の若年者での使用は現段階では推奨されるまでには至っていない.

IPAQには，long version（LV）とshort version（SV）の2種類があり，どちらを用いるかは目的による（表3）.

ii）座位行動質問票（SBQ）

IPAQでは座位行動について1日の総座位行動時間を評価するが，座位行動質問票（sedentary behavior questionnaire：SBQ）では，座位行動の種類を評価する．座位行動として，「テレビ視聴」，「コンピューターあるいはビデオゲーム」，「音楽鑑賞」，「電話」，「事務作業」，「読書」，「楽器演奏」，「美術・工芸」，「車の運転あるいは同乗」という質

問項目で構成されている.

iii）活動量計

加速度センサが内蔵された小型の機器で，携帯することにより，歩数や距離，強度が簡単に計測できる．得られたデータを分析することで，客観的な評価が可能である.

iv）心肺運動負荷試験（CPX）（第2章 8. 循環器疾患へのリハビリテーション p77，第3章 7. 呼吸器疾患へのリハビリテーション p142参照）（図5）

心肺運動負荷試験（cardiopulmonary exercise test：CPX）は，トレッドミルや自転車エルゴメータなどで運動負荷を行い，心電図や連続呼気ガス分析装置を用いて，リアルタイムに酸素摂取量（$\dot{V}O_2$），二酸化炭素排出量（$\dot{V}CO_2$），呼吸数，呼気中の酸素・二酸化炭素濃度，換気量などを計測する検査である．これら計測結果を組み合わせてさまざまな指標を得ることができ，運動耐容能が客観的に評価できる．運動処方の作成や各治療の効果を評価

国際標準化身体活動質問票
short, last7, self-administered

　以下の質問は、みなさまが日常生活の中でどのように身体活動を行っているか（どのように体を動かしているか）を調べるものです。この1週間を考えた場合、あなたが1日にどのくらいの時間、体を動かしているのかをお尋ねしていきます。身体活動（体を動かすこと）とは、仕事での活動、通勤や買い物などいろいろな場所への移動、家事や庭仕事、余暇時間の運動やレジャーなどのすべての身体的な活動を含んでいることに留意して下さい。

回答にあたっては以下の点にご注意下さい。
◆**強い身体活動**とは、身体的にきついと感じるような、かなり呼吸が乱れるような活動を意味します。
◆**中等度の身体活動**とは、身体的にやや負荷がかかり、少し息がはずむような活動を意味します。

　以下の質問では、**1回につき少なくとも10分間以上続けて**行った身体活動について**のみ**考えて、お答え下さい。

質問1a　この1週間では、**強い**身体活動（重い荷物の運搬、自転車で坂道を上ること、ジョギング、テニスのシングルスなど）を行った日は何日ありましたか？

　　　　□　週＿＿＿＿日
　　　　□　ない（→質問2aへ）

質問1b　強い身体活動を行った日は、平均で、1日合計してどのくらいの時間そのような活動を行いましたか？

　　　　1日＿＿＿＿時間＿＿＿＿分

質問2a　この1週間では、**中等度の**身体活動（軽い荷物の運搬、子供との鬼ごっこ、ゆっくり泳ぐこと、テニスのダブルス、カートを使わないゴルフなど）を行った日は何日ありましたか？**歩行やウォーキングは含めないで**お答え下さい。

　　　　□　週＿＿＿＿日
　　　　□　ない（→質問3aへ）

質問2b　中等度の身体活動を行った日には、平均で、1日合計してどのくらいの時間そのような活動を行いましたか？

　　　　＿＿＿＿時間＿＿＿＿分

質問3a　この1週間では、10分間以上続けて**歩く**ことは何日ありましたか？ここで、**歩く**とは仕事や日常生活で歩くこと、ある場所からある場所へ移動すること、あるいは趣味や運動としてのウォーキング、散歩など、全てを含みます。

　　　　□　週＿＿＿＿日
　　　　□　ない（→質問4へ）

質問3b　そのような日には、平均で、1日合計してどのくらいの時間歩きましたか？

　　　　＿＿＿＿時間＿＿＿＿分

質問4a　最後の質問は、毎日座ったり寝転んだりして過ごしていた時間（仕事中、自宅で、勉強中、余暇時間など）についてです。すなわち、机に向かったり、友人とおしゃべりをしたり、読書をしたり、座ったり、寝転んでテレビを見たり、といった全ての時間を含みます。なお、睡眠時間は**含めないで**下さい。

　　　平日には、平均で、1日合計してどのくらいの時間**座ったり寝転んだりして**過ごしましたか？

　　　　1日＿＿＿＿時間＿＿＿＿分

図4　IPAQ 日本語版（short version, last 7 days）

（村瀬訓生ほか：身体活動量の国際標準化－IPAQ 日本語版の信頼性，妥当性の評価－．厚生の指標 49（11）：1-9，2002／Craig CL et al：Inernational physical activity questionnaire：12-country reliability and validity．Med Sci Sports Exerc 35（8）：1381-1395，2003）

表3 IPAQ-LVとIPAQ-SVの特徴

	質問項目数	特徴
IPAQ-LV	27問	仕事中，移動，家事，レクリエーション，非活動的な時間など生活場面別に，各強度の身体活動を評価可能．
IPAQ-SV	7問	生活活動に関係なく，活動強度別に身体活動を評価する．

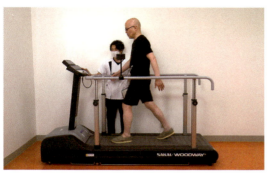

トレッドミル

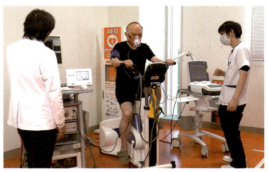

自転車エルゴメータ

図5 CPX
（第2章 8. 循環器疾患へのリハビリテーション p77，第3章 7. 呼吸器疾患へのリハビリテーション p142参照）

するうえでも重要な検査である．

　代謝疾患の患者では，高血圧，肥満，心機能低下，運動習慣のない例が多く，運動時の自覚強度と客観的な評価が異なる場合がある．そのため，CPXにより客観的で詳細な運動耐容能の評価を行うことが重要である．また，運動耐容能の評価だけではなく，運動時の換気応答を同時に評価でき，循環と換気の関連性を解析できる．特に心血管疾患を有する場合，運動療法の開始前に運動負荷試験を行うことが望ましい．

　CPXでは，負荷の定量性の面で自転車エルゴメータによる直線的漸増（Ramp）負荷（低い運動強度から直線的に運動強度を増加する）を用いることが一般的である．CPXから以下の指標が得られる．

a）酸素摂取量（$\dot{V}O_2$）

　体重1kg，1分間あたりに摂取できる酸素の量．$\dot{V}O_2$は心拍出量，個体のエネルギー代謝量の指標，かつ運動強度の指標でもある．

b）最高酸素摂取量（peak $\dot{V}O_2$）

　運動負荷試験の終点に達した時点の酸素摂取量．最大酸素摂取量（$\dot{V}O_2$max，負荷量を増加しても酸素摂取量がそれ以上増加し得ない状態）の代用として用いられ，運動耐容能と生命予後の規定因子である．通常，運動負荷終了直前の30秒間の平均値をpeak $\dot{V}O_2$とする．

c）嫌気性代謝閾値（AT）

　運動強度が高くなると骨格筋への酸素供給が酸素需要に追い付かなくなり，無酸素的なエネルギー供給が多くなる．その結果として血中乳酸が上昇し始める境界（閾値）をAT（anaerobic threshold）という．

　peak $\dot{V}O_2$と同じく運動耐容能や生命予後の指標，さらに日常活動の可能レベルを示す指標として重要である．運動療法では，持久力トレーニングの有酸素運動レベルの運動強度として用いられる．トレーニングによる改善効果は，peak $\dot{V}O_2$よりも早期にみられる．

d）$\dot{V}E/\dot{V}CO_2$，$\dot{V}E$-$\dot{V}CO_2$ slope

　$\dot{V}E$は換気量，$\dot{V}CO_2$は1分間あたりのCO_2排出量を表す．運動時換気亢進の指標で，$\dot{V}E/\dot{V}CO_2$は，$\dot{V}O_2$増加に対する換気量増加の比．肺の死腔換気率（生理学的死腔量／1回換気量），$PaCO_2$のセットポイント，化学受容体感受性などにより規定される．

ガス交換効率が低下する病態（肺血流量低下，低換気）では，一定量のCO_2の排出に多量の換気を要するため，$\dot{V}E/\dot{V}CO_2$が高値を示す．高値を示す疾患に，心不全（心拍出量低下を伴う），肺高血圧症，慢性肺血栓塞栓症，肺気腫，肺水腫などがある．

$\dot{V}E$-$\dot{V}CO_2$ slopeは，縦軸に$\dot{V}E$を，横軸に$\dot{V}CO_2$をプロットしたグラフで，急峻な場合は一定の運動量に対して換気量が多いことを意味する．

e）Δ$\dot{V}O_2$/ΔWR

Ramp負荷において得られる指標で仕事率（WR：work rate）増加に対する$\dot{V}O_2$の増加率．末梢の運動筋への酸素輸送の増加度を示し，心拍出量の増加率を反映している．正常値は約10 mL/分/Wであり，心筋虚血や心不全で心拍出量の増加不良時などに低下がみられる．年齢や性別による差はほとんどない．

②歩行機能評価

ⅰ）歩行速度（walking speed）

歩行速度〔距離（m）/時間（秒）〕は歩行能力測定尺度とされる．一般的には，10 mの距離で測定開始線の2～3 m前から測定終了線の2 m後まで歩行させる．

歩行速度は，普通の速度，好みの速度，最大歩行速度に分類される．歩行速度は加齢とともに遅くなる．

ⅱ）Timed up and go test（TUGテスト）

動的バランスを評価するために開発された評価尺度であり，検者間・検者内の信頼性が高いことが検証されている．測定方法は肘掛け付き椅子から立ち上がり，3 m先の目印まで歩行してから，方向転換して戻り，椅子に座るまでの時間を測定する．

原法では，歩行速度は快適速度（普通に安全に歩ける速度）とされる．カットオフ値についてはさまざまな報告があるが，日本整形外科学会は運動器不安定症を判断する基準として，TUGテストのカットオフ値を「11秒以上」としている[2]．

ⅲ）6分間歩行試験（six-minute walk test）

（第2章 8. 循環器疾患へのリハビリテーション・総括 p76参照）

6分間歩行試験は，簡便で広く行われている運動負荷試験である．呼吸器疾患や慢性心不全，慢性腎臓病（CKD）ステージグレード4～5など呼吸器・循環器疾患，代謝障害の患者の運動耐容能の評価に有用である．ストップウォッチ，パルスオキシメーターを用いて平坦な場所で実施する．

③筋力・筋量の評価

ⅰ）膝伸展筋力測定

最も簡便な筋力評価法は，徒手筋力テスト（manual muscle test：MMT）で，有用だが検者によるバイアスや，筋力の定量性に関する問題がある．

より正確に下肢筋力を測定するために，等尺性筋力測定装置に代表される多くの筋力測定機器がある．最近では，hand-held dynamometer（HHD）により比較的簡便に下肢筋力の測定・評価を行えるようになった（図6）．HHDは内蔵されたセンサーで感知した最大の力を計測する．HHDを用いた研究報告も多い．

ⅱ）下肢筋肉量測定

筋肉量の計測方法には，生体電気インピーダンス法（BIA法：bioelectrical impedance analysis）と二重エネルギーX線吸収法（DXA法：dual energy X-ray absorptiometry）がある．DXA法で測定した下肢筋肉量がpeak $\dot{V}O_2$と有意に正相関することが報告されている．

ⅲ）握力測定

握力は比較的簡便な機器で測定可能で，大規模臨床試験でも予後を推定する因子としての有用性が報告された．わが国のサルコペニア，フレイルの診断基準にも含まれている．

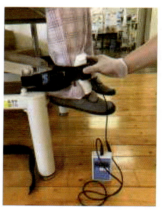

図6 hand-held dynamometerによる下肢等尺性筋力の測定
（p64参照）

（日本循環器学会/日本心臓リハビリテーション学会：2021年改訂版 心血管疾患におけるリハビリテーションに関するガイドライン．https://www.j-circ.or.jp/cms/wp-content/uploads/2021/03/JCS2021_Makita.pdf．2024年12月閲覧）

■3 高血圧症に対する運動療法

多くのメタ解析の結果より，有酸素持久性動的運動療法の降圧効果が明らかになっている．『AHA/ACC（American Heart Association / American College of Cardiology）心血管リスク低減のための生活習慣管理ガイドライン』では，運動療法は収縮期血圧で2～5mmHg，拡張期血圧で1～4mmHgの低下が期待されることが示されている[3]．

運動強度は，最大酸素摂取量の40～60％程度，自覚的にはボルグ（Borg）指数で「12～13のややきつい」程度が推奨されている．一般の成人に向けたACSM（American College of Sports Medicine）/AHAの勧告では，運動を1回につき少なくとも10分以上持続し，合計して1日40分以上行うことが推奨されている[4]．

■4 脂質異常症に対する運動療法

脂質異常症とは，血液中のトリグリセリドやコレステロールなどの脂質濃度が異常値を示す状態で，以前は高脂血症とよばれた．動脈硬化や心筋梗塞の主要なリスクファクターの1つである．

数か月以上の長期的な運動療法により，血中脂質の改善効果や抗動脈硬化作用が得られ，脂質異常症の予防・改善をもたらす．

運動療法の内容は有酸素運動を主体とし，持続時間は1日30分以上で，タイミングは食直後を避け，食前または食後2時間以降が望ましい．中等度の運動強度の場合，持続時間が長いほど脂質の燃焼率が高くなるが，10分程度の短時間でも有効である．頻度は週3回以上を目標とし，毎日の実施が理想的である．

■5 肥満症に対する運動療法

肥満症ではエネルギー消費量を増やすことが重要であるため，「有酸素運動」を中心に実施する．日本肥満学会の『肥満症診療ガイドライン2022』では，運動強度は低～中強度（最大酸素摂取量の40～60％程度），ボルグスケールの11～13（楽である～ややきつい）以上が推奨されている[5]．

また，時間・頻度は1日30分以上，毎日（週5日以上）あるいは週150分以上の実施が推奨されている[5]．レジスタンス運動を併用すると，サルコペニア肥満*の予防・改善に効果的である．

⑤ 慢性腎臓病（CKD）へのリハビリテーション

慢性腎臓病（CKD）・腎臓リハビリテーション，p203～218を参照．

■1 リスク管理

日本では，保存期の慢性腎臓病（CKD：chronic kidney disease）患者に対する運動療法の禁忌，中止基準を明確に示したものはないが，『腎臓リハビリテーションガイドライン』に，保存期CKD患者の運動療法を開始する際のフローチャート（**図7**）が示されている．

保存期CKDでは病態の安定した患者が運動療法の対象となる．CKD患者はさまざまなリスクを有しているため，運動療法を実施する際にはリスク評価を行う（**表4**）．

■2 運動処方

『腎臓リハビリテーションガイドライン』[6]では，ACSMの運動処方の指針の一般向けの勧告で，CKD患者に対する標準的なメニューとして，「初期の運動強度を軽度〔酸素摂取予備能（最高酸素摂取量と安静時酸素摂取量の差）の40％未満〕から中等度強度（酸素摂取予備能の40～60％未満）に設定し，患者の運動耐容能に基づいて時間をかけて徐々に進行させていくように修正すべき」としている．

レジスタンストレーニングは，また，「安定したCKD患者の総体的な健康のために重要である」と示されていることを記載している．**表5**にACSMの運動勧告[7]を示す．また『腎臓リハビリテーションガイドライン』では，この運動処方の指針を参考にして作成した監視下運動療法と非監視下運動療法（在宅）の内容が示されている．

診療報酬上，糖尿病透析予防指導管理料として，高度腎機能障害患者指導加算（推算糸球体濾過量45mL/min/1.73m²未満の高度腎機能障害の患者に

● 用語解説

* サルコペニア肥満…筋肉量の減少とともに脂肪量（特に内臓脂肪）が増加する状態．サルコペニア肥満は身体機能障害を伴うだけではなく，代謝障害や動脈硬化が進展しており，心血管リスクが高いと考えられている．（p238参照）

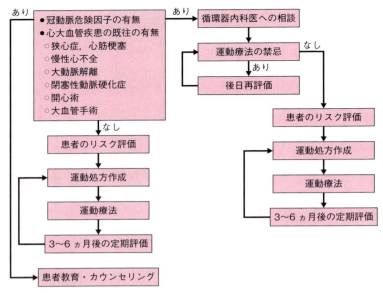

図7 保存期CKD患者に対する運動療法のフローチャート
「日本腎臓リハビリテーション学会編：腎臓リハビリテーションガイドライン．p34, 2018, 南江堂」より許諾を得て転載．

表4 保存期CKD患者の運動療法施行時のリスク管理

1．動脈硬化症 　○心臓：心筋梗塞の既往や冠動脈の有意狭窄病変の有無，負荷心電図の結果を把握しておく．負荷心電図にて虚血が陽性であれば，その時点の収縮期血圧と心拍数を確認する 　○下肢：閉塞性動脈硬化症があればankle-brachial index（ABI）の結果や足病変の有無を確認する 2．糖尿病の合併症 　○低血糖：腎機能が低下するとインスリンの分解と代謝機能が低下するため低血糖になりやすい 　○糖尿病網膜症：増殖性網膜症では積極的な運動は禁忌．眼底出血を避けるため，血圧上昇（バルサルバ手技）と低血糖（交感神経を刺激）に注意する 　○糖尿病神経障害：多発性神経障害があれば足部の感覚障害による足病変の出現に注意する．自律神経障害があれば起立性低血圧や無自覚低血糖に注意する 3．その他（腎機能低下に伴う症状） 　○水分貯留：全身の浮腫（四肢や胸水），高血圧，心不全兆候に注意する 　○高カリウム血症：重症不整脈の出現に注意する 　○貧血：頻脈，息切れ，易疲労が出現する 　○自覚症状：尿毒症になると食思不振，倦怠感，息切れ，易疲労が出現しやすい

（平木幸治：各論1-1 保存期慢性腎臓病（CKD）患者における理学療法．透析運動療法 健康長寿を実現するために（西澤良記監），p72, 医薬ジャーナル社，2016）

対する運動指導料の加算）があり，外来通院中の保存期糖尿病性腎症患者において，運動療法の診療報酬算定が可能となっている．在宅での運動療法の継続が重要視されている．

在宅における運動療法では，『腎臓リハビリテーションガイドライン』では，簡便に有酸素運動を定量化できるツールとして，歩数計を使用することを推奨している（**表6**）[6]．

また同ガイドラインでは，筋力が低下している高齢CKD患者に対し，自宅で行えるレジスタンストレーニングも併用したほうが身体機能の改善には効果的だとし，以下の運動を推奨している[7]．

- 頻度：週に2～3回
- 負荷：低～中等強度
- 主要な上下肢筋群のレジスタンストレーニングを，10～20回を1～3セット実施．上肢はトレーニングチューブを用いた方法で，下肢は自重負荷によるスクワットと踵上げ運動を実施する．

3 透析患者の調理動作への支援

透析患者は，食事療法を行うため調理は重要な家

表5　CKD患者に推奨される運動処方

	有酸素運動 (aerobic exercise)	レジスタンス運動 (resistance movement)	柔軟体操 (flexibility exercise)
頻度 (Frequency)	3～5日/週	2～3日/週	2～3日/週
強度 (Intensity)	中等度強度の有酸素運動［酸素摂取予備能の40～59%，Borg指数（RPE）6～20点（15点法）の12～13点］	1RMの65～75%［1RMを行うことは勧められず，3RM以上のテストで1RMを推定すること］	抵抗を感じたり，ややきつく感じるところまで伸長する
時間 (Time)	持続的な有酸素運動で20～60分/日，しかしこの時間が耐えられないのであれば，3～5分間の間欠的運動曝露で計20～60分/日	10～15回反復で1セット．患者の耐容能と時間に応じて，何セット行ってもよい．大筋群を動かすための8～10種類の異なる運動を選ぶ	関節ごとに60秒間の静止（10～30秒はストレッチ）
種類 (Type)	ウォーキング，サイクリング，水泳のようなリズミカルな有酸素運動	マシーンあるいはフリーウエイト，バンドを使用する	静的筋運動

(Pescatello LS et al：ACSM's Guidelines for Exercise Testing and Prescription (10th Edition) Wolters Kluwer/Lippincott Williams & Wilkins, 2017)

表6　CKD患者に対する歩数計を用いた非監視下運動療法

1. 歩数計の装着時間
   起床後より装着する．入浴，就寝時間以外は装着してもらう
2. 普段の生活の歩数を評価する
   運動療法を開始する前の基準値（ベースライン）を評価する
   1週間歩数計を装着し，その平均歩数を算出する
3. 目標歩数の検討
   ベースラインの歩数をもとに，患者といっしょに目標の歩数を決める
   まずは1日500～1,000歩の増加を目標とする
   最終的には年齢や体力を考慮し，1日6,000～10,000歩を目標とする
4. 運動の動機づけ
   目標の歩数に到達すれば賞賛する
   患者自身も目標の歩数に到達していれば達成感が得られる

「日本腎臓リハビリテーション学会編：腎臓リハビリテーションガイドライン．p36，2018，南江堂」より許諾を得て転載．

事動作となる．調理は単に適切な栄養素が含まれた食事を目の前に用意するためだけではなく，自身で適切な食事内容を理解し管理する意識を高めるうえでも重要な生活行為といえる．

　また，調理や食事を通して役割やコミュニケーションが生まれることもあり，QOLを高める作業にもなりうる．ここでは，透析患者の調理動作を支援するポイントについて言及する．

　調理する際は，摂取するカリウムを減らすため，茹でこぼしを行うことがある[8]．茹でこぼしは，食材と水を鍋に入れて沸騰させた後，鍋をシンクまで運び，ざるなどに食材をあげてお湯を捨てる作業である．これにより，食材から水に溶け出したカリウムを取り除くことができる．茹でこぼしを行う前にピーラーで食材の皮をむき，包丁で切っておく（断面をつくっておく）と，水に触れる面積が大きくなり，よりカリウムが溶けやすくなる．

　リハビリテーションでは，対象者の作業手順を確認し，このような作業が安全かつ円滑に行えるように作業手順の提案や動作指導および環境調整を行う．

　特に透析患者は末梢神経障害に加えて，アミロイドの沈着による手根管症候群を合併する頻度が高い．茹でこぼしでは，お湯が十分に入った鍋を移動させる必要があるため[8]，対象者の上肢に筋力低下や感覚障害がみられる場合は，通常の片手鍋ではなく，把持しやすい取っ手の大きな両手鍋や，補助ハンドルのついた片手鍋の提案を検討するとよい（図8）．

⑥ 末梢神経障害のみられる糖尿病患者へのアプローチ

　糖尿病の代表的な合併症に末梢神経障害が挙げられる．上肢の末梢神経障害では，手指の運動障害や感覚障害が発生し，ADLやIADLに支障をきたすことがある．特に巧緻動作を行う場面では顕著になるため，周囲の環境調整が必要となる．

　本項では，更衣場面におけるボタン操作や靴の着脱を例に述べる．

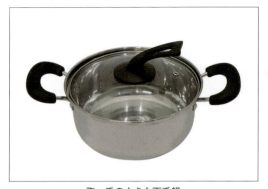
取っ手の大きな両手鍋

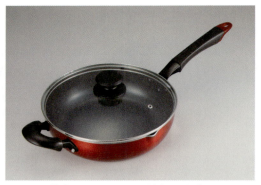
補助ハンドルのついた深型フライパン

図8　茹でこぼしの際に把持しやすい鍋
　左：スタンドアップ両手鍋20cm（写真提供：株式会社MKトレンド（販売元）／株式会社パートナーズセッション（製造元）），
　右：IHグッドフル深型 ガラス蓋付き（写真提供：竹原製缶株式会社）

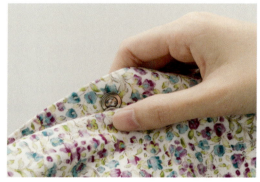
図9　磁石のボタンを用いた衣服
ボタン同士を近付けるだけで自然と留まり，横にスライドするだけで簡単に外すことができる．
（写真提供：株式会社ケアファッション）

1 服のボタンに関する工夫

　対象者がシャツのボタンを留めることに時間を要する場合，工夫が施された衣服を用いることで円滑に着脱できることがある．

　その1つに，磁石でできたボタンを用いる方法がある．具体的には対象者の衣服を用意し，上前立てに磁石でできたボタンを縫い付け，下前立てにも対応する磁石を配置する．これにより磁石どうしが引き寄せられ，ボタンホールにボタンを通させなくとも容易にボタンを留めることができるようになる．

　ボタンを外す場合は，上前立てと下前立てを左右に引くだけで容易にボタンを外すことが可能で，複雑な指先の操作が不要となる（図9）．このような衣服を用意する場合は，対象者に合った磁石の大きさや磁力の強さを確認し，最も操作が行いやすいものを提案する．

2 靴に関する工夫

　対象者が靴紐を結ぶことに困難さを感じている場合は，手指で直接結ぶ必要のない靴紐を提案する（図10）．安価に購入できるものとして，ロックパーツ付きの靴紐がある．ボタンを押しながら，紐を固定しているパーツを上下にスライドさせるだけで簡単に紐の締め具合を調整することができ，蝶々結びなどの細かな作業が不要となる．

　また，紐に複数のこぶがついている靴紐も便利である．シューホール（靴紐を通す穴）でこぶが引っ掛かるようになっており，紐を引っ張るだけで締め具合を調整することができる．これらの靴紐を使用する場合は，対象者が自身で調整できるよう指導する．

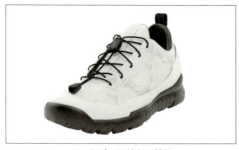
ロックパーツ付きの靴紐

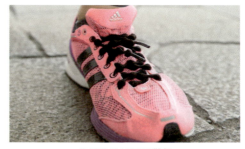
こぶがついている靴紐

図10　蝶々結びの作業が不要な靴紐
左：SPLC（写真提供：株式会社ニフコ），右：キャタピラン（写真提供：株式会社小原工業）

引用・参考文献

1) 村瀬訓生ほか：身体活動量の国際標準化－IPAQ 日本語版の信頼性，妥当性の評価－．厚生の指標 49（11）：1-9，2002．
2) 伊藤博元：運動器不安定症の診断基準．CLINICIAN 559：587-591，2007．
3) Eckel RH et al：2013 AHA/ACC guideline on lifestyle management to reduce cardiovascular risk：a report of the American College of Cardiology/American Heart Association Task Force on Practice Guidelines. Circulation 129（25 Suppl 2）：S76-S99．2014．
4) Haskell WL et al：physical Activity and Public Health Updated Recommendation for Adults from the American College of Sports Medicine and the American Heart Association．Circulation 116（9）：1081-1093，2007．
5) 日本肥満学会編：肥満症診療ガイドライン2022．ライフサイエンス出版，2022．
6) 日本腎臓リハビリテーション学会編：腎臓リハビリテーションガイドライン．南江堂，2018．
7) American College of Sports Medicine：ACSM's Guidelines for Exercise Testing and Prescription（10th Edition）American College of Sports Medicine. Lippincott Williams & Wilkins，2009．
8) 中沢知子ほか：透析患者に対する作業療法－評価・実践編．作業療法ジャーナル 44（8）：825-832，2010．
9) 厚生労働省：行動変容ステージモデル．e-ヘルスネット，2019．
https://www.e-healthnet.mhlw.go.jp/information/exercise/s-07-001.html（2024年7月4日検索）
10) 太田壽城ほか：運動と生活習慣病．臨床検査 43（9）：978，1999．
11) 日本循環器学会/日本心臓リハビリテーション学会：2021年改訂版 心血管疾患におけるリハビリテーションに関するガイドライン．
https://www.j-circ.or.jp/cms/wp-content/uploads/2021/03/JCS2021_Makita.pdf.（2024年12月18日閲覧）
12) 山﨑正雄ほか編：循環器疾患ビジュアルブック 第2版．Gakken，2022．
13) Craig CL et al：Inernational physical activity questionnaire：12-country reliability and validity. Med Sci Sports Exerc 35（8）：1381-1395，2003．
14) 平木幸治：各論1-1 保存期慢性腎臓病（CKD）患者における理学療法．透析運動療法 健康長寿を実現するために（西澤良記監），p72，医薬ジャーナル社，2016．

COLUMN 治療が生活につながるために

　私たちが日々の診療で目にする患者さんの多くは高齢者で，一人でいくつもの疾病をかかえ，障害も複雑な方が多く，リハビリテーションに難渋することがよくあります．患者さんの中には抗がん薬の投与や人工透析を受けながら生活を続ける方もたくさんいます．

　"治療"は患者さんの"生活を取り戻す"ために行われるものです．しかし，高齢者の場合は，"病気が治ればそれで良し"，とはいきません．病気は治ったけれど元の生活に戻れないことがしばしばです．「病気は治ったけれど歩けない」，「退院したけれど寝たきりですぐに再入院になった」などといった方が臨床ではとても多いのです．

　医療は日進月歩で非常に高度なものになりました．しかし，その一方で，治療終了後，患者さんが生活をどう取り戻すか，といった問題はなおざりにされ，医療と患者さんの生活との間に隔たりが生じていることも否めません．その隔たりを無くしていく関わりが必要です．

　各診療科が臓器や細胞を対象に専門性を深めていくことに対して，リハビリテーション科は病気や障害をかかえながらも患者さんが生活できるような術を考えます．

　各診療科の疾患別・臓器別専門治療を"縦糸の医療"に例えるならば，リハビリテーション科は診療の科を問わず，生活再建に向けて関わる"横糸の医療"だと思います．

　どのような病気であろうと，いかなる障害であろうと，患者さんが望む生活を実現していくための関わりのすべてがリハビリテーションです．各診療科の医師と密にタッグを組み，病院や地域のスタッフと強く連携していく横糸のスキルが私たちには必要なのだと思っています．

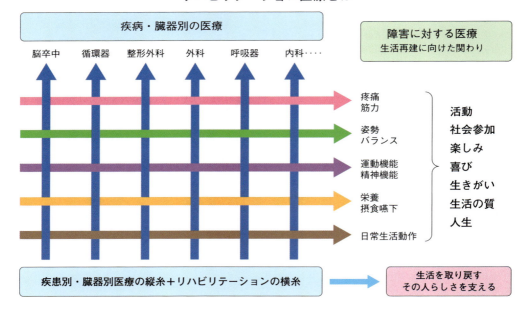

リハビリテーション医療とは

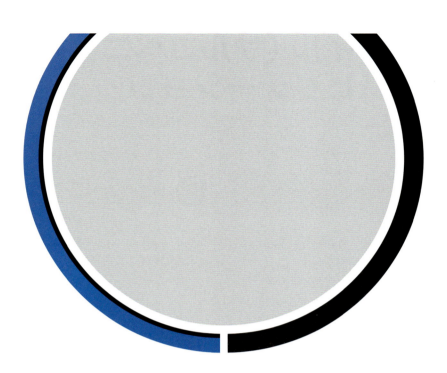

第1章	内部障害総論
第2章	循環器疾患へのリハビリテーション
第3章	呼吸器疾患へのリハビリテーション
第4章	生活習慣病へのリハビリテーション

第5章

その他のリハビリテーション

第5章 その他のリハビリテーション

1 フレイル（サルコペニア）への リハビリテーション

1 概要

1 フレイル

フレイルはFrailityの日本語訳であり，「病気ではないけれど，年齢とともに筋力や心身の活力が低下し，介護が必要になりやすい健康と要介護の間の虚弱な状態」をいう．要介護状態に至る前段階として位置づけられるが，身体的脆弱性（身体的フレイル）のみならず精神・心理的脆弱性（精神・心理的フレイル）や社会的脆弱性（社会的フレイル）などの多面的な問題を抱えやすく（図1），これらは互いに影響し合い悪循環（フレイルサイクル）を引き起こし，要介護や死亡リスクを高めるようになる（図2）．

一方，フレイルは，適切なアプローチや支援により，生活機能の維持・向上が期待され，健常な状態に戻る可能性があり，介護予防や重症化予防の観点からその対策は重要である[1]（図3）．

2 検査

要介護リスクの高い高齢者を抽出するスクリーニングテストとして，「基本チェックリスト」が有用である（表1）．手段的ADL（No. 1〜5），身体機能

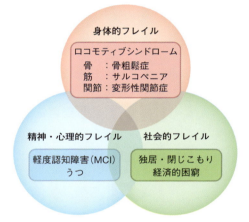

図1 フレイルの多面性

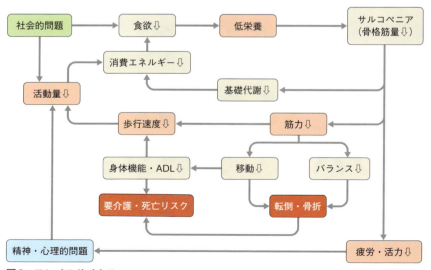

図2 フレイルサイクル

(Xue QL et al：Initial manifestations of frailty criteria and the development of frailty phenotype in the Women's Health and Aging Study II. Gerontol A Biol Sci Med Sci 63 (9)：984-990, 2008を参考に作成)

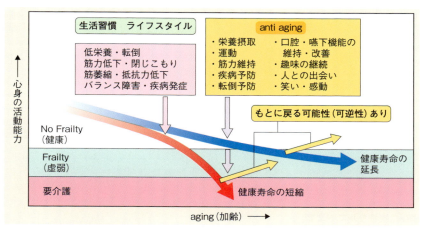

図3 フレイルと健康寿命

表1 基本チェックリスト（厚生労働省）のフレイル関連項目

No.	一般的分類	質問項目	フレイル分類
1	手段的ADL	バスや電車で，一人で外出していますか	社会
2	手段的ADL	日用品の買い物をしていますか	社会
3	手段的ADL	預貯金の出し入れをしていますか	認知・社会
4	手段的ADL	友人の家を訪ねていますか	社会
5	手段的ADL	家族や友人の相談にのっていますか	社会
6	身体機能	階段を手すりや壁をつたわらずに昇っていますか	身体
7	身体機能	椅子に座った状態から何もつかまらずに立ち上がっていますか	身体
8	身体機能	15分位続けて歩いていますか	身体
9	身体機能	この1年間に転んだことがありますか	身体
10	身体機能	転倒に対する不安は大きいですか	精神・心理
11	栄養状態	6か月間で2kgから3kg以上の体重減少がありましたか	身体
12	栄養状態	身長（cm）と体重（kg）およびBMI（注）	身体
13	口腔機能	半年前に比べて固いものが食べにくくなりましたか	身体
14	口腔機能	お茶や汁物等でむせることがありますか	身体
15	口腔機能	口の渇きが気になりますか	身体
16	閉じこもり	週に1回以上は外出していますか	社会
17	閉じこもり	昨年と比べて外出の回数が減っていますか	社会
18	認知機能	周りの人から「いつも同じ事を聞く」などの物忘れがあると言われますか	認知
19	認知機能	自分で電話番号を調べて，電話をかけることをしていますか	認知
20	認知機能	今日が何月何日かわからない時がありますか	認知
21	うつ	（ここ2週間）毎日の生活に充実感がない	精神・心理
22	うつ	（ここ2週間）これまで楽しんでやれていたことが楽しめなくなった	精神・心理
23	うつ	（ここ2週間）以前は楽にできていたことが今はおっくうに感じられる	精神・心理
24	うつ	（ここ2週間）自分が役に立つ人間だと思えない	精神・心理
25	うつ	（ここ2週間）わけもなく疲れたような感じがする	精神・心理

注：BMI（＝体重（kg）÷身長（m）÷身長（m））が18.5未満の場合に該当とする．
25項目中，該当項目が4～7項目：プレフレイル，8項目以上：フレイル

表2　J-CHS 基準

項目	評価基準
体重減少	「6か月間で2kg以上の体重減少がありましたか？」
筋力低下	握力低下（男性：28kg未満，女性：18kg未満）
疲労感	「（ここ2週間）わけもなく疲れたような感じがする」に「はい」と回答
歩行速度の低下	通常歩行速度以下（性別・身長問わず1.0m/秒未満）
身体活動の低下	「軽い労働・体操をしていますか？」「定期的な運動・スポーツをしていますか？」の問いにいずれも「していない」と回答

(Satake S et al：The revised Japanese version of theCardiovascular Health Study criteria (revised J-CHS criteria). Geriatr Gerontol Int 20 (10)：992-993, 2020)

表3　一次性および二次性サルコペニア

一次性サルコペニア	加齢によるサルコペニア	加齢以外に原因がないもの
二次性サルコペニア	低活動によるサルコペニア	寝たきり，少ない活動量，廃用症候群
	低栄養によるサルコペニア	吸収不良，食欲不振，エネルギーまたはタンパク質の摂取不足
	疾病によるサルコペニア	重症臓器不全（心臓，肺，肝臓，腎臓，脳），炎症性疾患（手術，外傷，骨折，熱傷など），がん

(No. 6～10)，栄養状態（No. 11, 12），口腔機能（No. 13～15），閉じこもり（No. 16, 17），認知機能（No. 18～20），うつ（No. 21～25）について25項目で総合的に評価できる．25点満点中，4～7点をプレフレイル，8点以上をフレイルと判定でき，死亡や要介護リスクに関連する[2]．

■1 身体的フレイル

身体的フレイルは「加齢に伴う症候群で，筋力や持久力の低下，生理的機能の低下を特徴とし，身体機能障害や健康障害を起こしやすい状態」と定義される[3]．

身体的フレイルには，統一した基準はないが，フリード（Fried）らが提唱したフレイル評価「表現型モデル」のCHS（Cardiovascular Health Study）基準が国際的によく用いられる[3]．この評価は，①筋力低下，②歩行速度の低下，③体重減少，④疲労感，⑤身体活動の低下の5項目を診断基準とし，3つ以上に該当する場合をフレイル，1つまたは2つ該当する場合をプレフレイル，該当がない場合を健常とし，身体機能に関する評価が主体であるため，身体的フレイルの評価方法として使用される．

わが国では，日本語版CHS基準（J-CHS）が提唱されており，その妥当性も示されている（表2）[4]．身体的フレイルのなかに，サルコペニアやロコモ

ティブシンドロームが含まれる．

①サルコペニア

サルコペニアは，ギリシャ語のサルコ（筋肉）とペニア（減少）を組み合わせた造語で，「進行性および全身性の骨格筋量および筋力の低下を特徴とする症候群であり，身体的な障害やQOL，および死亡などの有害な転帰のリスクを伴うもの」と定義されている[5]．

サルコペニア有病率は，地域在住高齢者は6～12％であるが，疾病を有する場合，慢性閉塞性呼吸器疾患21％，透析患者13～34％，循環器疾患44％と有病率は高くなる[5~7]．また，高齢者の有病率は年齢が上昇するにつれて，特に80代以降で増加し，女性と比べて男性でより有病率が急増するという報告もある[8]．サルコペニアを有する高齢者は，身体機能低下，転倒・骨折，フレイルの進行，ADL・QOL低下，要介護および死亡リスクの増大を引き起こすため，早急の対策が必要である[5]．

原因は，加齢によるものを一次性サルコペニア，加齢以外ものを二次性サルコペニアという．二次性サルコペニアには，不活動や廃用症候群といった活動低下によるサルコペニア，低栄養によるサルコペニア，炎症や手術を伴うがんや整形外科疾患などの疾病によるサルコペニアに分類される（表3）．

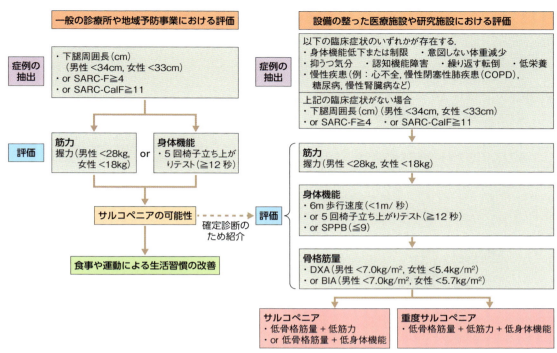

図4 AWGS2019におけるサルコペニア診断基準
(Chen LK et al: Asian Working Group for Sarcopenia: 2019 Consensus Update on Sarcopenia Diagnosis and Treatment. J Am Med Dir Assoc 21 (3): 300-307. e2, 2020)

【評価】

『Asian Working Group for Sarcopenia (AWGS) 2019』に基づいたサルコペニアの診断基準では，筋力（握力），身体機能，骨格筋量の3つの指標で判定される（図4）[9]．

その指標において，握力は男性＜28kg，女性＜18kg，身体機能は6m歩行速度＜1m/秒，5回椅子立ち上がりテスト≧12秒，またはSPPB（Short Physical Performance Battery）＜9点，骨格筋量（SMI：skeletal muscle index）はDXA（dual-energy X-ray absorptiometry）：男性＜$7.0kg/m^2$，女性＜$5.4kg/m^2$，BIA（bioelectrical impedance analysis）：男性＜$7.0kg/m^2$，女性＜$5.7kg/m^2$である．低筋力（握力）または低身体機能で，低骨格筋量を有するとサルコペニア，低筋力，低身体機能および低骨格筋量を有すると重症サルコペニアと判定される．

また，スクリーニング評価の下腿周径などにおいて，基準値より低く，握力および5回椅子立ち上がりテストにてサルコペニアの可能性が判定され，この時点で運動療法のアプローチが必要となる．

②ロコモティブシンドローム

ロコモティブシンドローム（ロコモ）は，2007年に日本整形外科学会により提唱された概念であり，「運動器の障害のため，移動機能の低下をきたした状態で，進行すると介護が必要となるリスクが高まるもの」と定義され，介護予防と健康寿命延伸を目的とする[10]．ロコモの原因は，高齢者の骨，関節，神経，筋などといった運動器によくみられる疾患（骨粗鬆症，変形関節症，変形性脊椎症，脊柱管狭窄症，サルコペニアなど）であり，これらの疾患は，痛み，関節可動域制限，筋力低下などの機能低下を引き起こし，移動能力低下，さらには要介護リスクを高める．

【評価】

ロコモの評価法として，ロコチェックとロコモ度テストがある．ロコチェックは，7つの項目（①片脚立ちで靴下がはけない，②家の中でつまずいたりすべったりする，③階段を上がるのに手すりが必要である，④家のやや重い仕事が困難である，⑤2kg程度の買い物をして持ち帰るのが困難である，⑥15分くらい続けて歩くことができない，⑦横断歩

表4　ロコチェック

7つのロコチェック		
1	片脚立ちで靴下がはけない	☐
2	家の中でつまずいたりすべったりする	☐
3	階段を上るのに手すりが必要である	☐
4	家のやや重い仕事が困難である	☐
5	2kg程度の買い物をして持ち帰るのが困難である　＊1リットルの牛乳パック2個程度	☐
6	15分くらい続けて歩くことができない	☐
7	横断歩道を青信号で渡りきれない	☐

(日本整形外科学会：ロコモティブシンドローム予防啓発公式サイト　ロコモオンライン．https://locomo-joa.jp/check/lococheck より2024年12月22日検索)

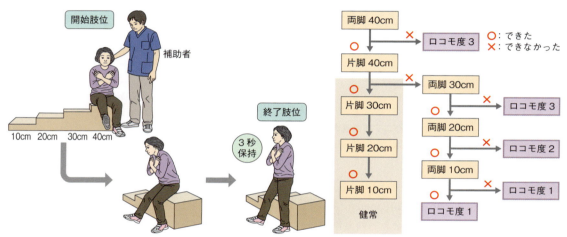

図5　立ち上がりテスト

道を青信号で渡りきれない)のうち1つでも該当すればロコモのおそれがあるとされる[10] (表4)．

ロコモ度テストは，①立ち上がりテスト，②2ステップテスト，③ロコモ25で判定される[10]．ロコモ度1は移動能力低下，ロコモ度2は自立生活に支障がある状態，ロコモ度3は社会参加に支障がある状態である．

①立ち上がりテストは，40・30・20・10cmの台に座った姿勢から両脚または片脚で反動をつけずに立ち上がることを評価する．両脚より片脚，立ち上がれる台の高さが低いほど下肢筋力が高いことになる(図5)．

②2ステップテストは，大股で2歩歩き，その距離を身長で割って2ステップ値を算出する．この値が大きいほどバランス能力が高いことを示す(図6)．

③ロコモ25は，運動器に関する身体機能や生活状況の25項目からなる質問票であり，1項目につき0～4点が配点され，合計0～100点で評価する．点数が低いほど良好な状態を示す(図7)[11]．

③栄養状態の評価

フレイル，サルコペニア，ロコモティブシンドロームを有する高齢者を対象とするうえで，栄養状態の評価は必須である．後期高齢者や要介護者は栄養障害に陥るリスクが高く，フレイル・サルコペニア・骨粗鬆症を合併することが多い[3]．また，免疫能低下，感染症重篤化，疾患の治癒遅延，褥瘡発症など予後への影響も大きい[3]．栄養状態の評価には，体格指数(BMI：body mass index)，% ideal body weight (%IBW)，Geriatric nutritional risk index (GNRI)，血液データの血清アルブミン，Global Leadership Initiative on Malnutrition (GLIM) 基準が用いられる(表5，図8)[3,12]．GLIM

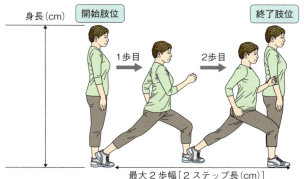

図6　2ステップテスト

基準は国際的な低栄養の評価方法で,「現症」と「病因」の2項目を用いて低栄養を判定し,「現症」を用いて中等度と重度を判定する.

2 精神・心理的フレイル

精神・心理的フレイルは,認知機能障害,抑うつ,不安,アパシー（意欲低下）が認められる状態である.概念として提唱されているが,精神・心理的フレイルの定義や診断基準については定まっていない.

精神・心理的フレイルのうち認知的側面である認知的フレイルは,「①身体的フレイルと臨床的認知症尺度（CDR：clinical dementia rating）0.5（表6）に相当する状態が共存すること,また,②アルツハイマー型もしくはその他の認知症でないことを満たす状態」と定義される[13].

認知的フレイルの問題として,健常高齢者と比べ認知症に移行しやすいこと,身体的フレイルが進行することが挙げられる[14].一方,認知的フレイルは,認知症に至っておらず,軽度認知障害の状態で,かつ身体的にはフレイルの状態と位置付けられ,可逆性を有しており,適切なアプローチによって認知機能や身体機能の改善が期待できる.地域在住高齢者の認知的フレイルの割合は1〜4％と報告されている[15].精神・認知的フレイルの原因として,加齢に伴うサルコペニア,うつ,炎症,ストレス,代謝異常,心血管系疾患,性ホルモン,ビタミンD低下などが関係する[16].

①認知的フレイル

認知的フレイルの定義に含まれている軽度認知障害（MCI：mild cognitive impairment）は,認知症を発症する前段階とされ,何らかの認知障害を有するも日常生活に支障をきたさない状態である.

認知的フレイルの診断基準は定まっていないが,MCIのスクリーニング検査として,Montreal Cognitive Assessment-Japanese version（MoCA-J）や臨床認知症尺度（CDR）が知られている.MoCA-Jは,視空間,命名,記憶,注意,復唱,抽象概念,遅延再生,見当識といった認知機能について評価し,30点満点中25〜18点は軽度認知障害,17点未満は認知症といったカットオフ値が示されている（図9）[17, 18].

CDRは,記憶,見当識,判断力・問題解決,社会適応,家庭状況・興味・関心,介護状況の6項目について,それぞれ「健康（CDR0）」,「認知症の疑い（CDR0.5）」,「軽度認知症（CDR1）」,「中等度認知症（CDR2）」,「重度認知症（CDR3）」の5段階に分類し,CDR0.5を軽度認知障害,CDR1以上を認知症とする（表6）[19, 20].

②うつ・不安・アパシー（意欲低下）

認知面以外では,うつ,不安,アパシー（意欲低下）などが精神・心理的フレイルの原因になる[21].

うつは,①うつ気分,②興味または喜びの喪失,③食欲の障害,④睡眠の障害,⑤精神運動の障害（焦燥または制止）,⑥疲労感または気力の減退,⑦強い罪責感,⑧思考力や集中力の低下,⑨死への思いといった症状から,①と②のうち1つが存在し,③〜⑨のうち5つが,2週間存在していることが診断基準である.

ロコモ度テスト結果記入用紙

ロコモ度テストは3つのテストから成っています。実施したテスト結果を記入してください。

3 ロコモ25

この1カ月の間に、からだの痛みや日常生活で困難なことはありませんでしたか？
次の25の質問に答えて、あなたのロコモ度をしらべましょう。

この1ヵ月の身体の痛みなどについてお聞きします。						
Q1	頸・肩・腕・手のどこかに痛み(しびれも含む)がありますか。	痛くない	少し痛い	中程度痛い	かなり痛い	ひどく痛い
Q2	背中・腰・お尻のどこかに痛みがありますか。	痛くない	少し痛い	中程度痛い	かなり痛い	ひどく痛い
Q3	下肢(脚のつけね、太もも、膝、ふくらはぎ、すね、足首、足)のどこかに痛み(しびれも含む)がありますか。	痛くない	少し痛い	中程度痛い	かなり痛い	ひどく痛い
Q4	ふだんの生活で身体を動かすのはどの程度つらいと感じますか。	つらくない	少しつらい	中程度つらい	かなりつらい	ひどくつらい
この1ヵ月のふだんの生活についてお聞きします。						
Q5	ベッドや寝床から起きたり、横になったりするのはどの程度困難ですか。	困難でない	少し困難	中程度困難	かなり困難	ひどく困難
Q6	腰掛けから立ち上がるのはどの程度困難ですか。	困難でない	少し困難	中程度困難	かなり困難	ひどく困難
Q7	家の中を歩くのはどの程度困難ですか。	困難でない	少し困難	中程度困難	かなり困難	ひどく困難
Q8	シャツを着たり脱いだりするのはどの程度困難ですか。	困難でない	少し困難	中程度困難	かなり困難	ひどく困難
Q9	ズボンやパンツを着たり脱いだりするのはどの程度困難ですか。	困難でない	少し困難	中程度困難	かなり困難	ひどく困難
Q10	トイレで用足しをするのはどの程度困難ですか。	困難でない	少し困難	中程度困難	かなり困難	ひどく困難
Q11	お風呂で身体を洗うのはどの程度困難ですか。	困難でない	少し困難	中程度困難	かなり困難	ひどく困難
Q12	階段の昇り降りはどの程度困難ですか。	困難でない	少し困難	中程度困難	かなり困難	ひどく困難
Q13	急ぎ足で歩くのはどの程度困難ですか。	困難でない	少し困難	中程度困難	かなり困難	ひどく困難
Q14	外に出かけるとき、身だしなみを整えるのはどの程度困難ですか。	困難でない	少し困難	中程度困難	かなり困難	ひどく困難
Q15	休まずにどれくらい歩き続けることができますか(もっとも近いものを選んでください)。	2～3km以上	1km程度	300m程度	100m程度	10m程度
Q16	隣・近所に外出するのはどの程度困難ですか。	困難でない	少し困難	中程度困難	かなり困難	ひどく困難
Q17	2kg程度の買い物(1リットルの牛乳パック2個程度)をして持ち帰ることはどの程度困難ですか。	困難でない	少し困難	中程度困難	かなり困難	ひどく困難
Q18	電車やバスを利用して外出するのはどの程度困難ですか。	困難でない	少し困難	中程度困難	かなり困難	ひどく困難
Q19	家の軽い仕事(食事の準備や後始末、簡単なかたづけなど)は、どの程度困難ですか。	困難でない	少し困難	中程度困難	かなり困難	ひどく困難
Q20	家のやや重い仕事(掃除機の使用、ふとんの上げ下ろしなど)は、どの程度困難ですか。	困難でない	少し困難	中程度困難	かなり困難	ひどく困難
Q21	スポーツや踊り(ジョギング、水泳、ゲートボール、ダンスなど)は、どの程度困難ですか。	困難でない	少し困難	中程度困難	かなり困難	ひどく困難
Q22	親しい人や友人とのおつき合いを控えていますか。	控えていない	少し控えている	中程度控えている	かなり控えている	全く控えている
Q23	地域での活動やイベント、行事への参加を控えていますか。	控えていない	少し控えている	中程度控えている	かなり控えている	全く控えている
Q24	家の中で転ぶのではないかと不安ですか。	不安はない	少し不安	中程度不安	かなり不安	ひどく不安
Q25	先行き歩けなくなるのではないかと不安ですか。	不安はない	少し不安	中程度不安	かなり不安	ひどく不安
回答数を記入してください ▶		0点＝	1点＝	2点＝	3点＝	4点＝
回答結果を加算してください ▶		合計		点		

ロコモ度判定方法

ロコモ度1	ロコモ度2	ロコモ度3
7点以上16点未満	16点以上24点未満	24点以上

ロコモ度1　移動機能の低下が始まっている状態です。

ロコモ度2　移動機能の低下が進行している状態です。

ロコモ度3　移動機能の低下が進行し、社会参加に支障をきたしている状態です。

3つのテストのうち、1つでも年代相応の平均に達しない場合は、現在の場合が続くと、将来ロコモになる可能性が高いと考えられます。将来に備えてロコモ対策を始めましょう！

詳しいロコモ対策は ロコモチャレンジ 検索

図7　ロコモ度テスト　ロコモ25

(日本整形外科学会：ロコモティブシンドローム予防啓発公式サイト ロコモオンライン．https://locomo-joa.jp/assets/files/locomo25.pdf より 2024年12月22日検索)

表5　栄養指標

①BMI＝体重（kg）／身長（m²） 　やせ：18.5未満，標準：18.5〜25未満，肥満：25以上
②％IBW＝（現在体重／理想体重）×100（％） 　6か月以内の体重減少が10％以上または1日の体重減少が0.2％以上：中等度以上の栄養障害
③GNRI＝（14.89×血清アルブミン[g/dL]）＋（41.7×％IBW） 　重度リスク：82未満，中等度リスク：82〜92，軽度リスク：92〜98，リスクなし：98以上
④血清アルブミン（g/dL） 　3.5g/dL未満：低栄養

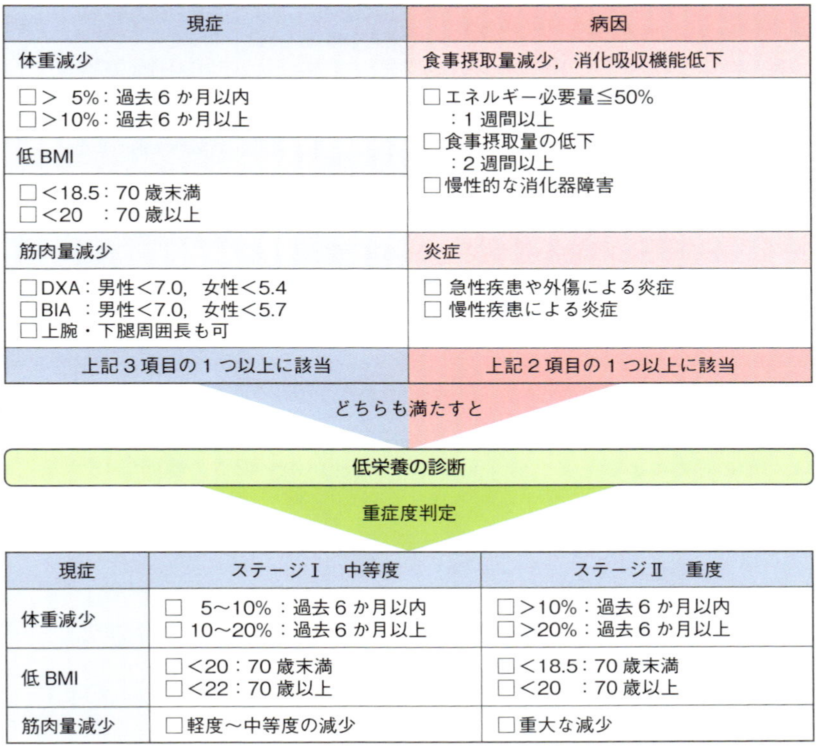

現症	病因
体重減少	**食事摂取量減少，消化吸収機能低下**
□＞ 5％：過去6か月以内 □＞10％：過去6か月以上	□エネルギー必要量≦50％ 　：1週間以上 □食事摂取量の低下 　：2週間以上 □慢性的な消化器障害
低BMI	
□＜18.5：70歳未満 □＜20 ：70歳以上	
筋肉量減少	**炎症**
□DXA：男性＜7.0，女性＜5.4 □BIA ：男性＜7.0，女性＜5.7 □上腕・下腿周囲長も可	□急性疾患や外傷による炎症 □慢性疾患による炎症
上記3項目の1つ以上に該当	**上記2項目の1つ以上に該当**

どちらも満たすと

低栄養の診断

重症度判定

現症	ステージⅠ　中等度	ステージⅡ　重度
体重減少	□ 5〜10％：過去6か月以内 □ 10〜20％：過去6か月以上	□＞10％：過去6か月以内 □＞20％：過去6か月以上
低BMI	□＜20：70歳未満 □＜22：70歳以上	□＜18.5：70歳未満 □＜20 ：70歳以上
筋肉量減少	□軽度〜中等度の減少	□重大な減少

図8　GLIM基準による低栄養評価

(Cederholm T et al：GLIM criteria for the diagnosis of malnutrition－A consensus report from the global clinical nutrition community．J Cachex Sarcopenia Muscle 10 (1)：207-217，2019を参考に作成)

　老年期うつは，高齢期におけるさまざまな「喪失」により生じる身体的な不調（食欲不振，疼痛，動悸など），不安や焦燥感，妄想，不眠などといった特徴的な症状が生じやすい．うつやアパシーは活動性低下や閉じこもりを招き，廃用性に筋力低下，持久力低下，移動能力低下などの身体的フレイルの起因になる可能性がある．

　うつの評価尺度として，高齢者うつ尺度−15日本語版（GDS-15-J：Japanese Version of Geriatric Depression Scale-15）[22]，病院不安・うつ尺度（HADs：Hospital Anxiety and Depression Scale）（**表7**）[23]がある．GDS-15-Jは，身体症状に関する項目を含んでいないため，加齢による身体症状に由来した気分の変調を得点に入れないことを考慮しており，高齢者のうつを評価するうえで正確な尺度となる．合計の点数が高いほど，うつ状態であることを示す．5点以上がうつ傾向，10点以上はうつ状態のカットオフ値である．

　HADsは，不眠・食欲不振・性的関心の低下などの症状に左右される項目は含まれていないため，身

表6 臨床認知症尺度（CDR）

	健康 CDR0	認知症の疑い CDR0.5	軽度認知症 CDR1	中等度認知症 CDR2	重度認知症 CDR3
記憶	記憶障害なし 若干の物忘れ	一貫した軽い物忘れ，出来事を部分的に思い出す良性健忘	中等度記憶障害，特に最近の出来事に関するもの，日常生活に支障	重度記憶障害，高度に学習した記憶は保持，新しいものはすぐに忘れる	重度記憶障害，断片記憶のみ残存
見当識	見当識障害なし	左同	時間に対しての障害あり．検査では場所・人物の失見当はないが，時に地誌的失見当あり	常時，時間の失見当，時に場所の失見当	人物への見当識のみ
判断力 問題解決	適切な判断力 問題解決	問題解決能力の障害が疑われる	複雑な問題解決に関する中等度の障害，社会的判断力は保持	重度の問題解決能力の障害 社会的判断力の障害	判断不能 問題解決不能
社会適応	社会的グループで普通の自立した機能	左記の活動の軽度の障害，その疑い	左記の活動にかかわっていても自立した機能が果たせない	一般社会では自立した機能を果たせない	左同
家庭状況 興味・関心	生活，趣味，知的関心が保持されている	左同，若干の障害	軽度の家庭生活の障害，複雑な家事は障害，高度の趣味・関心の喪失	単純な家事のみ，限定された関心	家庭内不適応
介護状況	セルフケア完全	左同	ときどき激励が必要	着衣，衛生管理などの身の回りのことに介助が必要	日常生活に十分な介護を要する，しばしば失禁

（目黒謙一：神経心理学コレクション 痴呆の臨床 CDR判定用ワークシート解説．p104, 医学書院，2004）

体機能の低下やその他の理由による不安やうつへの影響を評価することが可能である[24]．不安とうつのそれぞれ7項目の設問を0～3点で採点し合計がそれぞれ0～21点となり，合計点が高いほど不安と抑うつが強いことを示し，合計点0～7点「不安，うつ無」，8～10点が「疑いあり」，11点以上が「不安・うつ有」と判定する．

アパシーは，「目的に向けられた随意的で意図的な行動の量的な減少」と定義される．意識障害，認知機能障害，感情的苦痛に起因しない興味や感情の減少，つまり意欲の低下が特徴であり，治療やリハビリテーションの効果，さらには転倒のリスクやフレイルの発症に関連する[25]．うつは持続的な気分の障害であり，意欲の障害ではない．一方，アパシーは意欲低下の障害はあるが，うつといった気分の障害や自殺念慮などの症状を伴うことはないとされている[25]．アパシーは，認知症やうつ病によくみられる症状である．

評価は，やる気スコア（ARS：Apathy rating scale）（表8）[26]を用いる．やる気スコアは14項目の質問に対し，0～3の4段階の回答のうち1つを選択し，

合計が0～42点の範囲で16点以上をアパシーと判定する[27]．

3 社会的フレイル

独居，孤立，経済的困窮，外出頻度の低下，閉じこもりなど社会への不参加や人・地域とのかかわりがなくなることは社会的フレイルの状態である．高齢者において，他者とのつながりが失われるといった社会環境は，外出機会を減少させ，活動量や認知的刺激は減少し，身体機能や認知機能の脆弱化へつながり，予後に大きな影響を及ぼすおそれがある[28]．

社会的フレイルの定義に関するコンセンサスはないが，研究者が操作的に「社会活動への参加や社会交流に対する脆弱性が増加している状態」と定義した社会的フレイルの指標に基づいた評価がよく用いられる[29]．Makizakoらの社会的フレイル評価の5項目において2つ以上該当する場合を社会的フレイルとしている[30]（表9）．

また，前述した基本チェックリスト（表1）の25項目のうち，一人で外出（No. 1），買い物（No. 2），金銭管理（No. 3），友人を訪問（No. 4），他者から

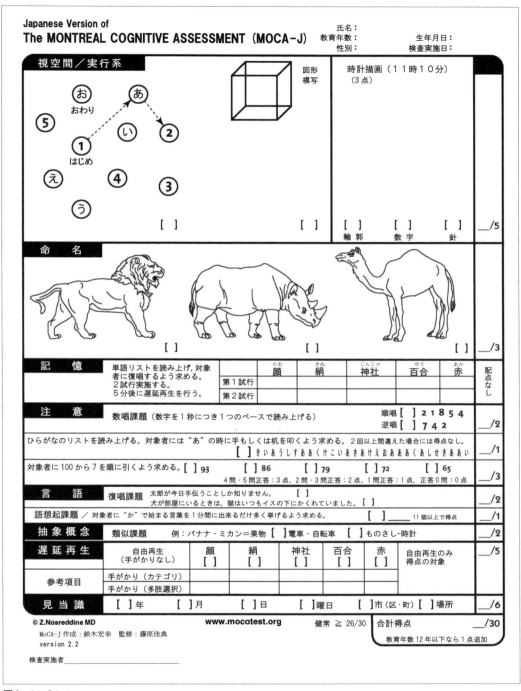

図9　MoCA-J
(鈴木宏幸：日本語版Montreal Cognitive Assessment (MoCA-J) の実施と解釈における留意点. 老年精神医学雑誌 29 (11)：1145-1149, 2018)

の相談 (No. 5), 週1回以上の外出 (No. 16), 外出頻度の減少 (No. 17) を活用することも有用である (**表1**)[28,29]. わが国では, 社会的フレイルはおよそ30%で, 加齢に伴い女性が急増し, 身体的フレイルやサルコペニアの発症につながり, さらには要介護や死亡リスクが増加する[31]. 社会的フレイルは早期発見, 早期アプローチが重要である.

表7 病院不安・うつ尺度（HADs）

1. 緊張したり気持ちが張りつめたりすることが：	8. 仕事を怠けているように感じることが：

1. 緊張したり気持ちが張りつめたりすることが：
   1. しょっちゅうあった
   2. たびたびあった
   3. 時々あった
   4. まったくなかった
2. むかし楽しんだことを今でも楽しいと思うことが：
   1. めったになかった
   2. 少しだけあった
   3. かなりあった
   4. まったく同じだけあった
3. 何か恐ろしいことが起ころうとしているという恐怖感を持つことが：
   1. しょっちゅうあって，非常に気になった
   2. たびたびあるが，あまり気にならなかった
   3. 少しあるが，気にならなかった
   4. まったくなかった
4. 物事の面白い面を笑ったり，理解したりすることが：
   1. まったくできなかった
   2. 少しだけできた
   3. かなりできた
   4. いつもと同じだけできた
5. 心配事が心に浮かぶことが：
   1. しょっちゅうあった
   2. たびたびあった
   3. それほど多くはないが，時々あった
   4. ごくたまにあった
6. 機嫌のよいことが：
   1. まったくなかった
   2. たまにあった
   3. 時々あった
   4. しょっちゅうあった
7. 楽に座って，くつろぐことが：
   1. まったくできなかった
   2. たまにできた
   3. たいていできた
   4. 必ずできた

8. 仕事を怠けているように感じることが：
   1. ほとんどいつもあった
   2. たびたびあった
   3. 時々あった
   4. まったくなかった
9. 不安で落ち着かないような恐怖感を持つことが：
   1. しょっちゅうあった
   2. たびたびあった
   3. 時々あった
   4. まったくなかった
10. 自分の顔，髪型，服装に関して：
    1. 関心がなくなった
    2. 以前より気を配っていなかった
    3. 以前ほど気を配っていなかったかもしれない
    4. いつもと同じように気を配っていた
11. じっとしていられないほど落ち着かないことが：
    1. しょっちゅうあった
    2. たびたびあった
    3. 時々あった
    4. まったくなかった
12. 物事を楽しみにして待つことが：
    1. めったになかった
    2. 以前よりも明らかに少なかった
    3. 以前ほどはなかった
    4. いつもと同じだけあった
13. 突然，理由のない恐怖感（パニック）に襲われることが：
    1. しょっちゅうあった
    2. たびたびあった
    3. 時々あった
    4. まったくなかった
14. 面白い本やラジオまたはテレビ番組を楽しむことが：
    1. ほとんどめったにできなかった
    2. たまにできた
    3. 時々できた
    4. たびたびできた

・質問番号1, 3, 5, 6, 8, 10, 11, 13は回答番号の上から順に3, 2, 1, 0点とする.
・質問番号2, 4, 7, 9, 12, 14は回答番号の上から順に0, 1, 2, 3点とする.
・不安は奇数質問番号，うつは偶数質問番号のスコアの総和とする.

(Zigmond A et al：The hospital anxiety and depression scale. Acta Psychiatr Scand 67 (6)：361-370, 1983)

表8 アパシー評価尺度（ARS：やる気スコア）

	まったくない	少し	かなり	大いに
1. 新しいことを学びたいと思いますか？	3	2	1	0
2. 何か興味を持っていることはありますか？	3	2	1	0
3. 健康状態に関心はありますか？	3	2	1	0
4. 物事に打ち込めていますか？	3	2	1	0
5. いつも何かしたいと思っていますか？	3	2	1	0
6. 将来のことについての計画や目標を持っていますか？	3	2	1	0
7. 何かやりきろうとする意欲はありますか？	3	2	1	0
8. 毎日張り切って過ごしていますか？	3	2	1	0
	まったく違う	少し	かなり	まさに
9. 毎日何をしたらいいか誰かに言ってもらわなければなりませんか？	0	1	2	3
10. 何事も無関心ですか？	0	1	2	3
11. 関心を惹かれるものなど何もないですか？	0	1	2	3
12. 誰かに言われないと何もしませんか？	0	1	2	3
13. 楽しくもなく，悲しくもなくその中間位の気持ちですか？	0	1	2	3
14. 自分自身にやる気がないと思いますか？	0	1	2	3

(岡田和悟ほか：やる気スコアを用いた脳卒中後の意欲低下の評価. 脳卒中 20 (3)：318, 1998)

表9　社会的フレイルの評価

内容	該当	非該当
1. 独居である	はい	いいえ
2. 昨年に比べて外出頻度が減っている	はい	いいえ
3. 友人の家を訪ねている	いいえ	はい
4. 家族や友人の役に立っていると思う	いいえ	はい
5. 誰かと毎日会話をしている	いいえ	はい

2つ以上該当：社会的フレイル，1つ該当：プレフレイル，該当なし：健常

(Makizako H et al：Social Frailty in Community-Dwelling Older Adults as a Risk Factor for Disability. J Am Med Dir Assoc 16 (11)：1003, 2015)

リハビリテーション

1 身体的フレイルへのリハビリテーション

①目的

　身体的フレイル，サルコペニア，ロコモは要介護リスクとして位置づけられ，健康寿命延伸のために早期発見と対策が必須である．身体的フレイル，サルコペニア，ロコモに対する対策は，運動と栄養が基本となり，運動習慣の確立，活動的な生活，適切な食習慣が必要で，個人へのアプローチだけでなく，多くの仲間と健康づくりを楽しみながら継続できる社会環境を整備し，社会参加を促していくことも重要である（図10）．

　身体的フレイルでは，転倒・骨折，術後合併症，要介護状態，認知症，施設入所，死亡などに対する介入効果としてそれらのリスク低減を目指すことが重要である．サルコペニアでは，骨格筋量，筋力，身体機能の改善，ロコモでは，下肢筋力，バランス能力，移動能力の改善を目的とすることが望ましい．

　運動療法は目的に応じ，種類，強度，時間，頻度，期間を適切に設定する．フレイル予防に，レジスタンス運動や有酸素運動は重要である．運動療法の前後にストレッチや体操といったウォーミングアップとクールダウンを取り入れ，骨格筋や循環系への負担が大きくならないよう注意する（図11, 12-1～12-6）．

②レジスタンス運動

　身体的フレイル・サルコペニア・ロコモの高齢者に対しては，特に骨格筋量増加や筋力増強を目的としたレジスタンス運動が推奨されている（図11,

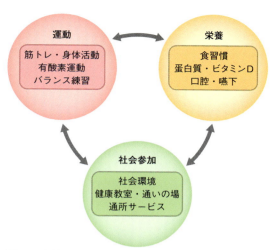

図10　身体的フレイル・サルコペニア・ロコモティブシンドロームの対策

13-1～13-12）．レジスタンス運動の強度は，最大筋力（1RM）の70～80％，10回，1～3セット，頻度は，週に2～3回，期間は3か月間以上実施する．強度は，20％程度の低強度でも反復回数を増やすことによって高強度と同程度の筋力増強やタンパク質合成の効果がある[3]．

> 【リハビリテーションの視点】
> 　身体的フレイルの高齢者へは，低強度や自重を用いたレジスタンス運動が行いやすい．遠心性収縮を意識し，ゆっくりとした運動（可能であれば4秒かけて動かすこと，例「いち，に，さん，し→に，に，さん，し」）を伝えよう!!　息こらえは血圧が上昇しやすいため，遠心性収縮のとき，息を吐きながら行ってみよう．

③レジスタンス運動と栄養療法

　レジスタンス運動は単独でも有効であるが，その筋力増強効果には限界があるため，十分なエネルギーとタンパク質の摂取下で実施することが基本である．ビタミンDは，10～20μg/日の摂取，タンパク質は体重1kgあたり1.0g以上/日の必須アミノ酸の摂取が必要である．筋のタンパク質合成は，運動刺激と運動後1時間以内のタンパク質摂取により誘導されるため，運動と栄養の複合介入が推奨される[3]．

ストレッチ 15秒×1~3セット

ハムストリングス

片脚の膝を伸ばし、つま先を上に上げた状態でゆっくりと上半身を倒す

大腿四頭筋

臀部が半分出るように横向きに座り、片側の脚を後ろに引く

下腿三頭筋

脚を前後に開き、膝を伸展させたまま後方の脚の下腿を伸ばす

菱形筋

両手を組んで前に伸ばし、臍をのぞきこむように背を丸める

肩甲骨周囲筋

肩に指先を当てて、肘先で円を描くように肩を回す

肩甲挙筋・僧帽筋

肩をすくめ肩を上げて、ゆっくりと元に戻す

有酸素運動（ウォーキング） 週3~5回 20分以上

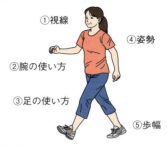

① 視線
② 腕の使い方
③ 足の使い方
④ 姿勢
⑤ 歩幅

① 10m先を見る
② 腕の振りは前後に大きく、肘を曲げる
③ 前に脚を出したときに膝を伸ばし、踵から着地する
④ 顎を引き、背筋を伸ばす
⑤ 通常の歩行よりも歩幅を広くする

強度の目安：目標心拍数＝（(220－年齢)－安静時心拍数）×40～60％＋安静時心拍数）・自覚的運動強度 11～13

レジスタンス運動 10回×1~3セット 2~3回／週

下腿三頭筋

膝は伸ばしたまま、踵を上げて下ろす動きをそれぞれ4秒間かけて行う

大腿四頭筋
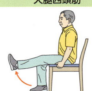
椅子に浅く腰掛け、膝を伸ばし、元に戻す動きをそれぞれ4秒間かけて行う

大腿四頭筋・大殿筋
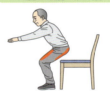
椅子に浅く腰掛け、立ち上がり、腰を下ろす動きをそれぞれ4秒間かけて行う

前脛骨筋

椅子に浅く腰掛け、つま先を上げて下げる動きを繰り返す

大殿筋・ハムストリングス
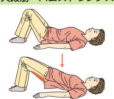
両膝を曲げて臀部を上げて下ろす動きを、それぞれ4秒間かけて行う

腹筋
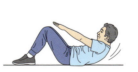
臍を覗き込むように上半身を上げて元に戻す動きを、それぞれ4秒間かけて行う

中殿筋
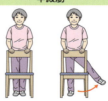
脚を横に上げて下ろす動きを、それぞれ4秒間かけて行う

股内転筋群
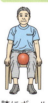
膝にボールをはさみ押しつぶす動きを、それぞれ4秒間かけて行う

肩外転筋
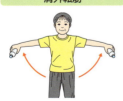
両腕を真横に上げて下ろす動きを、それぞれ4秒間かけて行う

前腕筋群
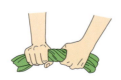
タオルを絞る動きを4秒間かけて行う

肩伸展筋群
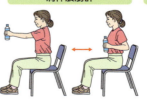
腕を水平に伸ばし肘を引く動きを、それぞれ4秒間かけて行う

下肢筋群
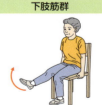
膝とつま先を伸ばした状態で、つま先を使って字を描く

図11 ストレッチ・レジスタンス運動・有酸素運動の例

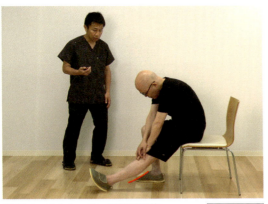
図12-1　ストレッチ　下腿三頭筋
下腿三頭筋（ふくらはぎ）が伸びていることを確認する．

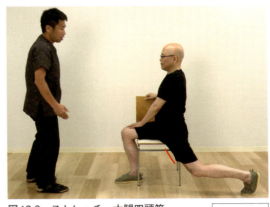
図12-2　ストレッチ　大腿四頭筋
大腿四頭筋（太もも）が伸びていることを確認する．

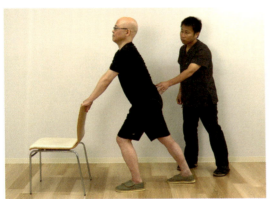
図12-3　ストレッチ　下腿三頭筋
踵が床から離れないように注意する．

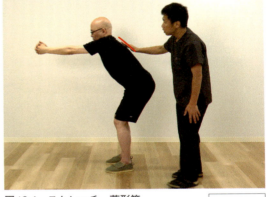
図12-4　ストレッチ　菱形筋
菱形筋（肩甲骨の内側の筋肉）が伸びていることを確認する．

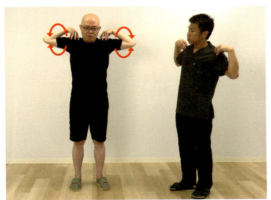
図12-5　ストレッチ　肩甲骨周囲筋
肩甲骨の動きを意識するように促す．

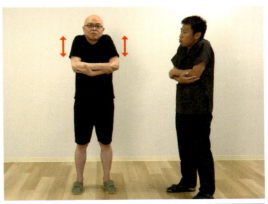
図12-6　ストレッチ　肩甲挙筋・僧帽筋
肩甲骨の動きを意識するように促す．

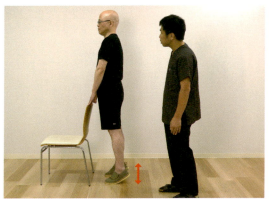

図13-1　レジスタンス運動　下腿三頭筋
下腿三頭筋（ふくらはぎ）がしっかりと使えていることを確認する．

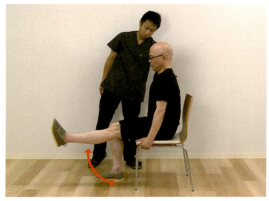

図13-2　レジスタンス運動　大腿四頭筋
大腿四頭筋（太もも）がしっかりと使えていることを確認する．

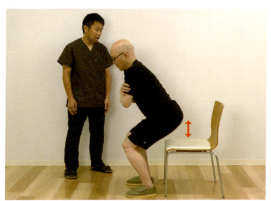

図13-3　レジスタンス運動
　　　　大腿四頭筋・大殿筋
ゆっくりと座るように促す．

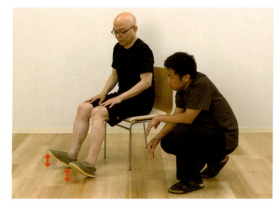

図13-4　レジスタンス運動　前脛骨筋
前脛骨筋がしっかりと使えていることを確認する．

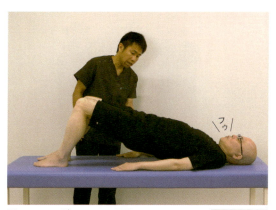

図13-5　レジスタンス運動
　　　　大殿筋・ハムストリングス
息こらえをしないように注意する．

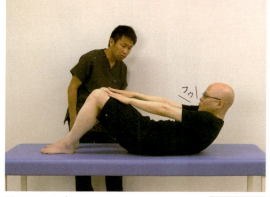

図13-6　レジスタンス運動　腹筋
疲労感を確認しながら，休憩を入れながら行う．

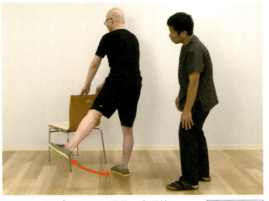

図13-7　レジスタンス運動　中殿筋
踵を天井に向けることを意識するように促す.

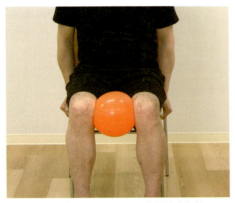
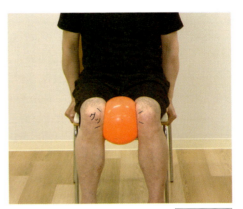

図13-8　レジスタンス運動　股関節内転筋
ボールをしっかりと押しつぶすように促す.

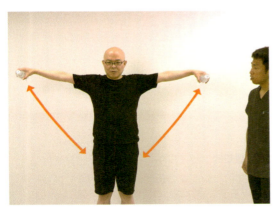

図13-9　レジスタンス運動　肩外転筋
顔は前を向き, 姿勢を正すように促す.

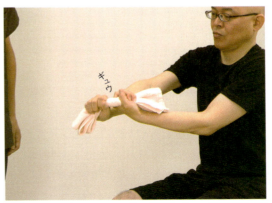

図13-10　レジスタンス運動　前腕筋群
しっかりと力を入れてしぼるように促す.

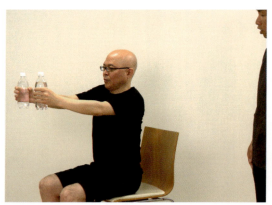
図13-11 レジスタンス運動 肩伸展筋群
伸ばしたときの腕の高さに注意する．

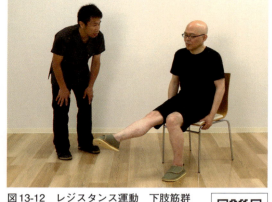
図13-12 レジスタンス運動 下肢筋群
つま先で字を描く運動を行う．

④有酸素運動

運動耐容能向上の目的には，ウォーキングや自転車エルゴメーターによる有酸素運動が推奨される．強度は，心肺運動負荷試験が実施できる場合，嫌気性代謝閾値（AT：anaerobic threshold）の運動強度（仕事量や心拍数）を用いる．心肺運動負荷試験を実施していない場合，カルボーネン法〔目標心拍数＝（（220－年齢）－安静時心拍数）×運動強度（40～60％）＋安静時心拍数〕を用いた目標心拍数と自覚的運動強度11～13の範囲をもとに実施する．1回20分以上の運動時間が望ましい．頻度は週に3～5回，少なくとも8週間以上の継続が必要である．

【リハビリテーションの視点】
翌日に疲労が残らない程度とし，痛みがあったり体調不良の場合は無理をしないように．

⑤バランス練習

ロコモの高齢者に対しては2種類のロコモーショントレーニング（ロコトレ）が有効である．バランス能力向上を目的とした開眼片足立ちを左右1分間ずつ，1日3回を目標に行う．また，下肢筋力向上を目的に，スクワットを一度に10回程度，1日1～3セット行う（図14）[10]．

【リハビリテーションの視点】
1分間を目標に．転倒に注意．深呼吸をするペースで．スクワットができないときは，椅子に腰かけたり，机に手をついて立ち座りをしてみよう．

⑥マルチコンポーネント運動

マルチコンポーネント運動は，レジスタンス運動，バランス練習，有酸素運動等から2種類以上組み合わせた運動療法である．筋力増強やバランス能力向上などを各種取り入れた運動療法に加え，ADL・QOL向上や転倒予防，また身体的フレイル・サルコペニアの高齢者への有効性も報告されている[32]．強度，時間，頻度，期間は，各運動療法に準ずる．

【リハビリテーションの視点】
継続が大事!! 初めは軽めに自分のペースで始めよう．グループで行うなど，楽しく続けられる環境設定も重要．

⑦適応と禁忌

運動療法は，本人の体調や症状に応じ，中止の判断が必要となる（表10）[3]．

■2 認知的フレイルへのリハビリテーション

認知的フレイルの状態は，積極的なアプローチにより正常へ戻る可能性があり，身体活動，知的活動，社会参加を取り入れたアプローチが注目されている．MCIに対して身体活動や有酸素運動を組み合わせた運動療法の有効性が認められている[33]．

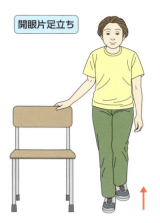
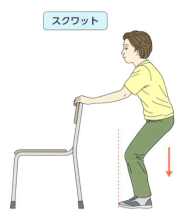
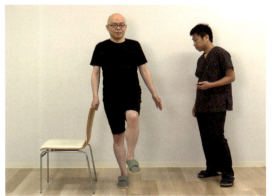

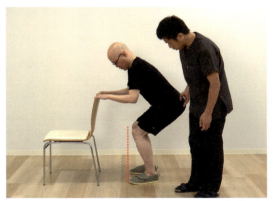

開眼片足立ち
ふらつきに注意する．

スクワット
つま先より膝頭が出ないようにする．

図14 ロコモーショントレーニング

　また，知的活動において，脳を活性化させるトレーニング（脳トレ）や二重課題を用いたアプローチの効果が報告されている[34]．一方で，認知的フレイルへのアプローチに関するエビデンスは少なく，今後の研究成果が期待される．

3 社会的フレイルへのリハビリテーション

　社会的フレイルの高齢者は，身体機能や認知機能の低下が併存していることも多く，要介護リスクも高いことから，身体機能および認知機能の向上を考慮した地域の健康教室や通所サービスの利用など社会活動への参加が推奨されている[30, 35]．

　また，健康状態に応じて推奨される社会活動には5つのステージがある．①就労，②ボランティア活動，③自己啓発（趣味・学習・スポーツ），④友人・隣人等との交流，⑤通所サービスに分けられ，各ステージへ社会参加していることが健康維持・促進につながる（図15）[36]．例えば，身体的フレイルを有する一般的な高齢者の場合，③自己啓発や④友人・隣人等との交流を促し，要支援・要介護状態の場合，③，④に加え，⑤通所サービスの利用を促す．

　社会的フレイルへのアプローチは，社会的フレイルにさせないためのポピュレーションアプローチが最優先である．ポピュレーションアプローチとは，通いの場や通所型サービスC（通所型短期集中予防サービス）などを活用し，フレイル予防や栄養バランスの講話，健康増進の体操を行い，健康づくり，介護予防への関心を高め，動機づけや実践を行い，集団へ働きかけて全体的にリスクを下げることを目

表10　土肥・アンダーソンの基準

Ⅰ．運動を行わないほうがよい場合
1）安静時脈拍数120回/分以上 2）拡張期血圧120mmHg以上 3）収縮期血圧200mmHg以上 4）労作性狭心症を現在有するもの 5）新鮮心筋梗塞1か月以内のもの 6）うっ血性心不全の所見が明らかなもの 7）心房細動以外の著しい不整脈 8）運動前すでに動悸，息切れのあるもの
Ⅱ．途中で運動を中止する場合
1）運動中，中等度の呼吸困難，めまい，悪心，狭心痛などが出現した場合 2）運動中，脈拍が140回/分を超えた場合 3）運動中，1分間10回以上の期外収縮が出現するか，または頻脈性不整脈（心房細動，上室性または心室性頻脈など）あるいは徐脈が出現した場合 4）運動中，収縮期血圧40mmHg以上または拡張期血圧20mmHg以上上昇した場合
Ⅲ．次の場合は運動を一時中止し，回復を待って再開する
1）脈拍数が運動時の30％を超えた場合．ただし，2分間の安静で10％以下に戻らない場合は，以後の運動は中止するかまたは極めて軽労作のものに切り替える 2）脈拍数が120回/分を超えた場合 3）1分間に10回以下の不整脈が出現した場合 4）軽い動悸，息切れを訴えた場合

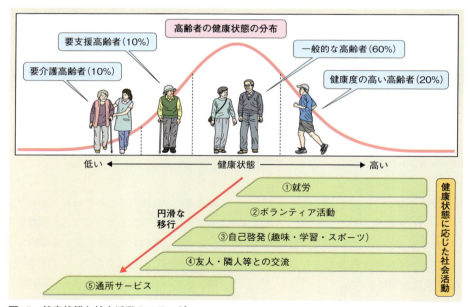

図15　健康状態と社会活動のステージ
（藤原佳典：高齢者のシームレスな社会参加と世代間交流．日本世代間交流学会誌 4（1）：17，2014を改変）

的とする（第4章 生活習慣病へのリハビリテーション，6. 生活習慣病へのリハビリテーション・総括，p224 図3）．

一方，高リスクの人へのハイリスクアプローチは，高血圧，糖尿病や低栄養の状態といった疾患を発症しやすい高リスクの個人を対象に行動変容を促す方法で，訪問や来所，電話による相談をもとに二次予防を目的に取り組む．フレイル改善を目指したプログラムを開発した行政の取組みでは，運動・栄養・社会参加を包括的に取り入れている．

60分の運動プログラムを週2回，30分の栄養および社会参加プログラムを週1回，合わせて計3回

表11　リアル・デジタルを用いたフレイル対策ツールと特徴

フレイル対策ツール		目的					特徴	
		交流促進	栄養改善	口腔機能改善	運動機能改善	メンタルケア	利点	欠点
リアル	アナログツール（紙媒体・ラジオ・テレビ等）	・通いの場スタッフとの手紙交換 ・近所同士のインターホン越しの会話	・健康レシピ（紙媒体）の投函 ・見守りを兼ねたお弁当の配送	・お口の体操のパンフレットの投函	・体操プログラム・パンフレットの配布・投函 ・防災無線・ラジオでの健康体操の呼びかけ	・気分転換方法の啓発のパンフレットの配布	・担当者と高齢者が直接顔を合わせられる ・ICTリテラシーや所持するデバイスに関係なく参加できる	・リソースに限度があり，アプローチできる高齢者の数は限られる ・場への参加を望まない，参加が難しい高齢者もいる
デジタル・オンライン	非オンラインツール（ビデオ・テレビ等）	・趣味の動画のケーブルテレビでの配信			・ケーブルテレビでの健康体操の配信 ・体操DVDの配布		・リアル施策とは異なる層の参加を期待できる ・限られたリソースでより多くの高齢者に届けられる	・親密なコミュニケーションには不向き ・ICTリテラシーにより参加が難しい高齢者もいる
	テキストメール				・メールによる運動に関する相談対応			
	動画配信・Webサイト・SNS等	・Zoom等Web会議サービスでの通いの場の実施 ・SNSを通した交流	・食事レシピのWebサイトの掲載・動画配信 ・SNS上での自動配信による栄養チェック	・お口の体操動画の配信	・健康体操の動画配信 ・Zoom等Web会議サービスでの運動教室・セミナー			
	スマホアプリ	・スマホゲームを通じた社会交流	・食事管理アプリによるカロリーの計測	・スマホマイクを使ったオーラルフレイルチェックアプリ	・アプリによる運動量計測 ・オンライン通いの場アプリ	・アプリによる心の状態・ストレスのチェック		
	ウェラブルデバイス・センサー等		・ウェラブルデバイスによるカロリーの自動測定	・画像認識によるオーラルフレイルチェック	・スマートウォッチによる歩数・消費カロリー計測	・ウェラブルデバイスによるストレス度測定		

▢ 交流の観点が含まれるコンテンツ

（厚生労働省関東甲信越厚生局福祉部地域包括ケア推進課：介護予防・フレイル対策のニューノーマル〜在宅におけるリアル・デジタルの効果的な活用に向けて〜．2022．https://www.nri.com/-/media/Corporate/jp/Files/PDF/knowledge/report/mcs/20220331_3_02.pdfより2024年12月4日検索を改変）

/週を10週間実施した結果，身体面や心理，社会面，栄養面が改善し，社会的フレイルの改善効果が認められている[37]．

　社会参加においては，公共交通機関や道路状況，通いの場までの移動は，支援者の有無，外出や移動のしやすさに関連し行動範囲が制限されるため，外出・移動を考慮した環境整備も不可欠である．また，新型コロナウィルス感染症の流行により，通いの場への参加が減少し，中止となった自治体もある．

　このような状況下の対策として，近年はパンフレットなどの紙媒体やデジタル・オンラインを活用したフレイル対策が進み，各目的に応じたアプローチの選択肢が広がりつつある．対面（リアル）とデジタル・オンラインの特徴を考慮したフレイルへのアプローチは，より多くの高齢者に多様な支援を届けられる可能性がある．実際に実施している自治体もあり，今後の検証が待たれる（**表11**）[38]．

引用・参考文献

1) 荒井秀典：フレイルの意義．日本老年医学会雑誌 51 (6)：497-501，2014．
2) Satake S et al：Validity of the Kihon Checklist for assessing frailty status．Geriatr Gerontol Int 16 (6)：709-715，2016．
3) 日本サルコペニア・フレイル学会：日本サルコペニア・フレイル学会認定 サルコペニア・フレイル指導士テキスト．p8-140，新興医学出版，2020．
4) Satake S et al：The revised Japanese version of the

Cardiovascular Health Study criteria (revised J-CHS criteria). Geriatr Gerontol Int 20 (10)：992-993, 2020.

5) サルコペニア診療実践ガイド作成委員会：サルコペニア診療実践ガイド. p8-61, 一般社団法人日本サルコペニア・フレイル学会, 2019.

6) Sepúlveda-Loyola W et al：Sarcopenia in COPD：a systematic review and meta-analysis. Eur Respir Rev 28 (154)：190049, 2019.

7) Kamiya K et al：Sarcopenia：Prevalence and Prognostic Implications in Elderly Patients with Cardiovascular Disease. JCSM Clin Rep 2：1-13, 2017.

8) Asaoka D et al：Association between dietary variety status and sarcopenia as defined by the Asian Working Group for Sarcopenia 2019 consensus in older outpatients at a hospital specializing in geriatric medicine：A cross-sectional study with baseline data of prospective cohort study (JUSTICE-TOKYO study). Biomed Rep 21 (2)：123, 2024.

9) Chen LK et al：Asian Working Group for Sarcopenia：2019 Consensus Update on Sarcopenia Diagnosis and Treatment. J Am Med Dir Assoc 21 (3)：300-307. e2, 2020.

10) ロコモティブシンドローム診療ガイド策定委員会：ロコモティブシンドローム診療ガイド2021. p1-200, 文光堂, 2021.

11) 日本整形外科学会：ロコモティブシンドローム予防啓発公式サイト ロコモオンライン. https://locomo-joa.jp/assets/files/locomo25.pdf (2024年12月22日検索)

12) Cederholm T et al：GLIM criteria for the diagnosis of malnutrition－A consensus report from the global clinical nutrition community. J Cachex Sarcopenia Muscle 10 (1)：207-217, 2019.

13) Kelaiditi E et al：Cognitive frailty：rational and definition from an (I.A.N.A./I.A.G.G.) international consensus group. J Nutr Health Aging 17 (9)：726-734, 2013.

14) Zheng L et al：Cognitive frailty as a predictor of dementia among older adults：A systematic review and meta-analysis. Arch Gerontol Geriatr 87：103997, 2020.

15) Shimada H et al：Impact of Cognitive Frailty on Daily Activities in Older Persons. J Nutr Health Aging 20 (7)：729-735, 2016.

16) Robertson DA et al：Frailty and cognitive impairment－a review of the evidence and causal mechanisms. Ageing Res Rev 12 (4)：840-851, 2013.

17) 鈴木宏幸：日本語版Montreal Cognitive Assessment (MoCA-J) の実施と解釈における留意点. 老年精神医学雑誌 29 (11)：1145-1149, 2018.

18) 和田健二：臨床現場でできる軽度認知障害 (mild cognitive impairment：MCI) への対策. 腎と透析 94 (5)：811-815, 2023.

19) Hughes CP et al：A new clinical scale for the staging of dementia. Br J Psychiatry 140：566-572, 1982.

20) 目黒謙一：神経心理学コレクション 痴呆の臨床 CDR判定用ワークシート解説. 医学書院, 2004.

21) 服部英之：うつとフレイル. フレイルハンドブック (荒

井秀典編), p57-59, ライフ・サイエンス, 2016.

22) 松林公蔵：特集 総合的日常生活機能評価法-I 評価の方法 d. 老年者の情緒に関する評価. Geriatric Medicine 32 (5)：541-546, 1994.

23) Zigmond A et al：The hospital anxiety and depression scale. Acta Psychiatr Scand 67 (6)：361-370, 1983.

24) 東あかねほか：消化器内科外来における hospital anxiety and depression scale (HAD尺度) 日本語版の信頼性と妥当性の検討. 日本消化器病学会雑誌 93 (12)：884-892, 1996.

25) Ayers E et al：Symptoms of apathy independently predict incident frailty and disability in community-dwelling older adults. J Clin Psychiatry 78 (5)：e529-e536, 2017.

26) 岡田和悟ほか：やる気スコアを用いた脳卒中後の意欲低下の評価. 脳卒中 20 (3)：318-323, 1998.

27) Pagonabarraga J et al：Apathy in Parkinson's disease：clinical features, neural substrates, diagnosis, and treatment. Lancet Neurol 14 (5)：518-531, 2015.

28) 荒井秀典：社会的フレイル. 日本サルコペニア・フレイル学会誌 6：25-29, 2018.

29) 藤原佳典：地域高齢者における社会的フレイルの概念と特徴～社会的側面から見たフレイル～. 日本転倒予防学会誌 3 (3)：11-16, 2017.

30) Makizako H et al：Social frailty in community-dwelling older adults as a risk factor for disability. J Am Med Dir Assoc 16 (11)：1003, 2015.

31) 田中友規ほか：特集地域包括ケア時代における高齢者の社会参加・社会貢献 2. フレイル予防のための社会参加：社会的フレイルのインパクト. Geriatric Medicine 55 (2)：159-163, 2017.

32) 荒井秀典：介護予防ガイド (実践・エビデンス編). p90-116, 国立研究開発法人国立長寿医療研究センター, 2019.

33) Song D et al：The effectiveness of physical exercise on cognitive and psychological outcomes in individuals with mild cognitive impairment：A systematic review and meta-analysis. Int J Nurs Stud 79：155-164, 2018.

34) Wang C et al：Non-pharmacological interventions for patients with mild cognitive impairment：a meta-analysis of randomized controlled trials of cognition-based and exercise interventions. J Alzheimers Dis 42 (2)：663-678, 2014.

35) Tsutsumimoto K et al：Association of social frailty with both cognitive and physical deficits among older people. J Am Med Dir Assoc 18 (7)：603-607, 2017.

36) 藤原佳典：高齢者のシームレスな社会参加と世代間交流. 日本世代間交流学会誌 4 (1)：17-23, 2014.

37) 川畑輝子ほか：地域在住高齢者に対する虚弱予防教室による虚弱および食習慣の改善効果. 日本公衛誌 62 (4)：169-181, 2015.

38) 厚生労働省関東信越厚生局福祉部地域包括ケア推進課：介護予防・フレイル対策のニューノーマル～在宅におけるリアル・デジタルの効果的な活用に向けて～, 2022. https://www.nri.com/-/media/Corporate/jp/Files/PDF/knowledge/report/mcs/20220331_3_02.pdf (2024年12月4日検索)

第5章 その他のリハビリテーション

がんのリハビリテーション

1 概要

1 がんのリハビリテーションの目的

がんは長年，日本人の死亡原因の第1位であり，疾患対策上の最重要課題である．医学技術の進歩により，早期診断・早期治療などが可能となったため，がんの死亡率は減少傾向であり，がん患者の半数以上が治るようになってきた．

現在，がんは不治の病から共存できる疾患となっており，それに伴いがん患者へのリハビリテーションの需要は増えている．がんへのリハビリテーションは，がんの直接的影響に加えて手術・化学療法・放射線治療などによる身体障害を有する患者に対し，障害の軽減，運動機能低下や生活機能低下の予防や改善，介護予防などを目的として行うものである．

2 障害の予防から緩和ケアまで

がんのリハビリテーションにおいては，がん自体による局所・全身への影響，治療の副作用，安静の期間や悪液質に伴う身体障害などに大きく左右される．

早期から，がんに対する治療とリハビリテーションが並行して行われることが重要である．治療と並行して，これから予想される障害を予防し，がんの進行によって現れる種々の障害を最小限に留め，患者のQOLを維持していく関わりが必要である（図1）．

3 がんの病期とリハビリテーションの意義（図2）

がんの進行に伴い患者のADLが低下することはやむをえないことではある（⇒病期に伴うADLの低下）．しかし，廃用が進行すれば，患者のQOLは低いままで終末期を迎えることになる（⇒廃用に伴うQOLの低下）．

予防的・回復的リハビリテーションによって廃用の予防を行い，ADLを維持していくことで，終末期に至るまでの患者のQOLは大きく向上する（⇒リハビリテーションの効果）．

リハビリテーションはがん患者の人生を支える重要な役割を担っている．

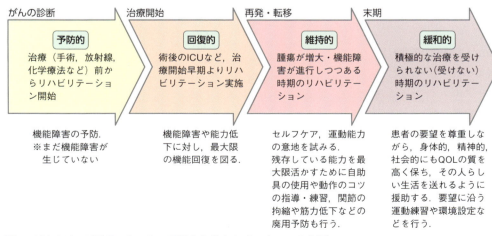

図1　がんのリハビリテーション―予防から終末まで―（Dietzの分類）

(Dietz JH：Rehabilitation oncology. John Wiley & Sons, 1981を参考に作成)

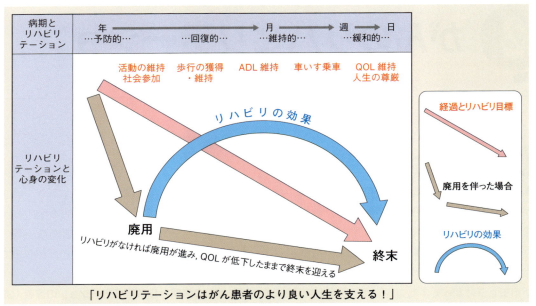

図2 がんと廃用予防の意義

② 検査

がんの検査・分類（TNM分類）について述べる．

TNM分類は国際対がん連合（UICC：Union for International Cancer Control）および米国がん合同委員会（AJCC：American Joint Committee On Cancer）によって定められた分類システムであり，T（Tumor：腫瘍の広がり），N（Node：領域リンパ節の状態），M（Metastasis：遠隔転移），の3つの要素で構成されている．

それらを組み合わせることによって病期分類がなされ，後述するがんのステージと併せて治療方針が決まる．

①T（Tumor：腫瘍の広がり）

原発腫瘍の大きさや浸潤の深さを表す．0～4までの数字やアルファベットが用いられ，数字が大きくなるほど腫瘍の大きさや浸潤の程度が増していることを示す．また，アルファベットが使われる場合は，特定の組織や器官の深達度や浸潤範囲を示すことがある．

Tx：主腫瘍の大きさが判明していない場合
T0：有意な主腫瘍は存在しない場合
Tis：がん原細胞のみが存在し，そのままの範囲内に留まっている場合（非浸潤性がん）

T1～T4：腫瘍の大きさと浸潤度に応じて段階的に分類される．数字が増えるほど腫瘍の大きさや浸潤度が進行している．

②N（Node：リンパ節）

原発腫瘍におけるリンパ節への転移の有無，および転移数を示している．リンパ節への転移の程度を表す0～3までの数字が使われ，数字が大きくなるほど転移の範囲が広がっていることを意味する．

Nx：リンパ節転移の有無が判明していない場合
N0：リンパ節への転移が見られない場合
N1～N3：転移がある場合で，数字が増えるほど転移の程度が進行している．

③M（Metastasis：転移）

原発腫瘍から遠隔部位への転移の有無を示す．M0は転移がないことを，M1は転移があることを表している．

M0：遠隔転移がない場合
M1：遠隔部位に転移している場合

例として，「大腸癌取扱い規約第9版」による大腸がんのTNMの記載法を**表1**に示す．また，大腸がんにおけるリンパ節転移・遠隔転移について図で示す（**図3**）．

表1 「大腸癌取扱い規約第9版」の分類

壁深達度〔T〕	
TX	：壁深達度の評価ができない．
T0	：癌を認めない．
Tis	：癌が粘膜内（M）にとどまり，粘膜下層（SM）に及んでいない．
T1	：癌が粘膜下層（SM）までにとどまり，固有筋層（MP）に及んでいない．
T1a	：癌が粘膜下層（SM）までにとどまり，浸潤距離が1000μm未満である．
T1b	：癌が粘膜下層（SM）までにとどまり，浸潤距離が1000μm以上であるが固有筋層（MP）に及んでいない．
T2	：癌が固有筋層（MP）まで浸潤し，これを越えていない．
T3	：癌が固有筋層を越えて浸潤している．
	漿膜を有する部位では，癌が漿膜下層（SS）までにとどまる．
	漿膜を有しない部位では，癌が外膜（A）までにとどまる．
T4	：癌が漿膜表面に接しているかまたは露出（SE），あるいは直接他臓器に浸潤している（SI/AI）．
T4a	：癌が漿膜表面に接しているか，またはこれを破って腹腔に露出している（SE）．
T4b	：癌が直接他臓器に浸潤している（SI/AI）．

リンパ節転移〔N〕	
NX	：リンパ節転移の程度が不明である．
N0	：リンパ節転移を認めない．
N1	：腸管傍リンパ節と中間リンパ節の転移総数が3個以下．
N1a	：転移個数が1個．
N1b	：転移個数2〜3個．
N2	：腸管傍リンパ節と中間リンパ節の転移総数が4個以上．
N2a	：転移個数が4〜6個．
N2b	：転移個数が7個以上．
N3	：主リンパ節に転移を認める．下部直腸癌では主リンパ節および/または側方リンパ節に転移を認める．

遠隔転移〔M〕	
M0	：遠隔転移を認めない．
M1	：遠隔転移を認める．
M1a	：1臓器に遠隔転移を認める（腹膜転移は除く）．
M1b	：2臓器以上に遠隔転移を認める（腹膜転移は除く）．
M1c	：腹膜転移を認める．
M1c1	：腹膜転移のみを認める．
M1c2	：腹膜転移およびその他の遠隔転移を認める．

（大腸癌研究会編：大腸癌取扱い規約 第9版．p10-15，金原出版，2018より抜粋）

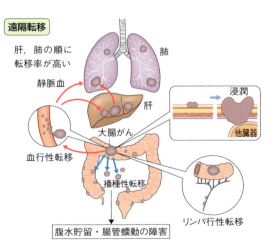

図3 大腸がんのリンパ節転移・遠隔転移

リンパ節転移の有無はCT，MRIの画像所見から予測できるが，最終的には手術で切除したリンパ節を顕微鏡で検査する病理検査で確定診断となる．

（榮木実枝監：見てできる臨床ケア図鑑がん看護ビジュアルナーシング．p256，Gakken，2015/落合慈之監：消化器疾患ビジュアルブック 第2版．p172，Gakken，2014）

表2 大腸がんのステージ（進行度）

遠隔転移		M0				M1		
						M1a	M1b	M1c
リンパ節転移		N0	N1 (N1a/N1b)	N2a	N2b, N3	Nに関係なく		
壁深達度	Tis	0						
	T1a・T1b	I	Ⅲa			Ⅳa	Ⅳb	Ⅳc
	T2			Ⅲb				
	T3	Ⅱa						
	T4a	Ⅱb		Ⅲc				
	T4b	Ⅱc						

（大腸癌研究会編：大腸癌取扱い規約 第9版．p19, 金原出版, 2018）

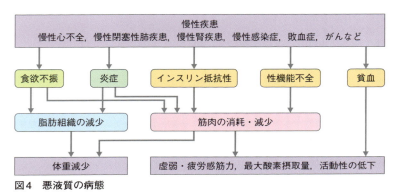

図4 悪液質の病態

(Evans WJ et al：Cachexia: a new definition. Clin Nutr 27 (6)：793-792, 2008)

④がんのステージ（進行度）

　TNM分類の各要素を組み合わせて具体的ながんのステージを決定する．ステージは，がんの進行度や予後を示す重要な指標となる（**表2**）．

　ステージは，0期からⅣ期までの5段階で，ステージⅣがもっとも進行し，悪化している状態である．腫瘍のある各臓器でTNMの状態に応じた治療が行われる．

 治療

■1 がんと悪液質

①悪液質〔カヘキシア（cachexia）〕とは

　悪液質は種々の疾患によって引き起こされる病態で，脂肪量の減少や骨格筋量の減少を特徴とする複合的な代謝異常の症候群である．臨床症状としては，食欲不振，炎症，インスリン抵抗性，筋タンパク分解が認められ，脂肪や筋組織が減少し，疲労，

表3 Cachexia Consensus Conference（Evans基準）

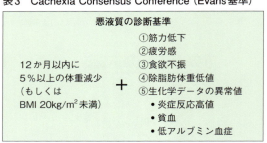

(Evans WJ et al：Cachexia: a new definition. Clin Nutr 27 (6)：793-792, 2008)

意欲低下，虚弱，うつ状態などを招く．

　悪液質の病態を**図4**に，診断基準を**表3**に示す．がんは悪液質を生じる頻度が高く，リハビリテーションを行ううえでは大きな問題となる（**表4**，**図5**）．

②悪液質に対する栄養と運動

　悪液質の治療には，できるだけ早期から薬物治療・栄養療法・運動療法の集学的アプローチが必要である．特にがん患者は，さまざまな要因により

表4 各疾患における悪液質の頻度

疾患	頻度（%）
がん	28〜57
慢性心不全	16〜42
慢性腎不全	30〜60
慢性閉塞性肺疾患	27〜35
関節リウマチ	18〜67
HIV/AIDS	10〜35

がんによって引き起こされる悪液質の頻度は高い．
(Farkas J et al：Cachexia as a major public health problem：frequent, costly, and deadly. J Cachex Sarcopenia Muscle 4 (3)：173-178, 2013)

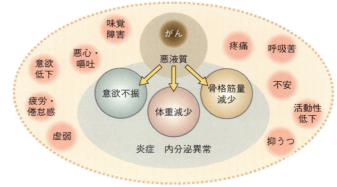

図5 がんによる悪液質の症状

表5 悪液質の治療における運動療法・栄養指導

運動療法	・運動は有酸素運動とレジスタンス・トレーニング（筋力トレーニング）を組み合わせて行う ・有酸素運動では，ウォーキングが毎日続けられて簡便 ・レジスタンス・トレーニングは無理せず，1回の運動強度を低く，回数を増やすことで，悪液質で脆弱な人でも続けられるようにする
栄養指導	・栄養についてはまず食べられるものを食べる．ただし最低限のバランスを考えつつ，できるだけ普段の食事が摂れるようにする． ・難しい場合は，栄養補助食品をプラスする．筋肉の合成を促す栄養に特化した栄養補助食品などは有効

悪液質の治療において，運動療法・栄養指導はQOLに直結する重要な役割を持っている．

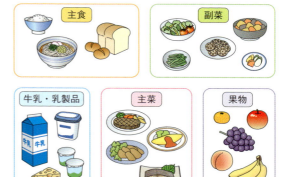

図6 バランスの良い食事
主食，主菜（肉・魚・卵・大豆製品），副菜（野菜・きのこ・海藻類）の3食を考慮する．乳製品や果物を毎日摂るようにする．

活動性が低下しており，運動不足による骨格筋萎縮を生じやすい．骨格筋萎縮により筋肉量が減少することで，全身倦怠感が生じてさらに活動性が低下する，という悪循環をもたらすため注意が必要である．

前悪液質の段階から集学的にアプローチし，一定の筋肉量を維持すれば，不応性悪液質へと移行することを抑制できる．例えば予後半年で動けない・食べられない状態ではなく，亡くなる直前まで食べて動くことができるというような状態となることが期待できる．

患者が最期を迎える時期の過ごし方は，患者と家族のQOLに大きく影響する．悪液質の治療における，運動療法・栄養指導の具体例を表5に示す．

2 がんと栄養

リハビリテーションを行ううえで「栄養」は欠かせない．「糖質，脂質，タンパク質」をバランスよく摂ることが大切である．

市販のプロテインなどでタンパク質をたくさん摂っても，糖質や脂質が少ないと，摂ったタンパク質がエネルギー源として消費されてしまい，効率よく筋力を高めることができない．

食事は栄養のバランスが必要である（図6）．必要に応じて，経口的栄養補助食品（ONS：oral nutrition supplement）などの摂取を促す（図7）．

3 がんの治療－集学的治療（図8）

化学療法（薬物療法），放射線療法，手術療法はがんの3大治療法（または標準療法）と呼ばれている．これらの治療法のなかから，2つ以上の治療法を組み合わせて行う治療を集学的治療という．治療効果やリスクなどと患者の希望や生活背景などを総合的に勘案して治療法が検討される．

単一療法では治療が難しい場合や，単一療法より

医師の処方する栄養剤	市販されている栄養補助食品	経口栄養補助剤の例
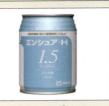 エンシュア®・H (写真提供：アボットジャパン合同会社)	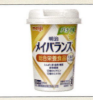 明治メイバランスMiniカップ バナナ味 125mL (写真提供：株式会社 明治)	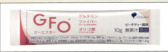 GFO® (写真提供：株式会社 大塚製薬工場) 3種の栄養素が配合されている． G：グルタミン アミノ酸の一種で，生体内では最も多いアミノ酸．特に腸管での消費が多く，腸管のエネルギー源になる F：ファイバー（グーガム酵素分解物） グァー豆から作られる水溶性食物繊維で腸内細菌により利用される O：オリゴ糖（フラクトオリゴ糖） オリゴ糖は消化されずに，大腸に運ばれ，ビフィズス菌の食糧になる

図7　経口的栄養補助食品（ONS）の例
悪液質やサルコペニアの患者に対して，食事で必要な栄養素を補うことができない場合に，食事に加えて栄養剤や栄養補助食品を摂取することが勧められている．

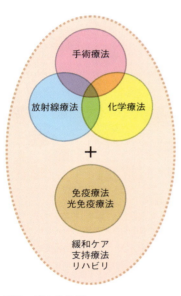

手術療法……外科手術により，がんの病巣を切除する治療法．周辺組織やリンパ節に転移があれば，一緒に切除する．最近では，切除する範囲をできるだけ最小限にとどめる縮小手術や，腹腔鏡下手術，胸腔鏡下手術など，身体への負担を少なくする手術（低侵襲手術）の普及が進んでいる．

化学療法（薬物療法）……抗がん薬などの化学物質によってがん細胞の分裂を抑え，がん細胞を破壊する治療法．転移し全身に広がっていくがん細胞に対して，抗がん薬は内服や注射により血液中に入り，全身に運ばれてがん細胞を攻撃する（化学療法は全身的ながんの治療に効果的）．

放射線療法……放射線をがんに照射して，がん細胞の増殖を防ぎ，がん細胞を死滅させる治療法．放射線は，細胞分裂を活発に行う細胞ほど殺傷しやすい性質を持っているため，がん細胞は正常な細胞に比べて放射線の影響を受けやすい．一定の線量を小分けにして何回も照射することで，正常な細胞への影響を少なくして，がん細胞を攻撃する．

免疫療法・光免疫療法……体の免疫力を高めることによりがん細胞を排除する治療法で，化学療法と同様，全身に効果が及ぶ治療．ニボルマブ（オプジーボ）という免疫チェックポイント阻害薬と呼ばれる薬が代表的．
光免疫療法は光に反応する薬を投与し，薬ががん細胞の表面の抗体に集まったところでレーザー光を照射して治療する治療法である．

図8　がんの治療
集学的治療は化学療法，放射線療法，手術療法，免疫療法，光免疫療法を組み合わせた治療法．より大きな治療効果が期待できる．これらの治療と並行して，緩和ケア・支持療法が行われ，リハビリテーションが遂行される．

も効果が期待できる場合に集学的治療が採用される．現在では上記治療法に加え，免疫療法と光免疫療法が加わり5大治療法といわれている．

治療と並行して，緩和ケアの導入により，疼痛や苦痛のコントロールが行われる．

支持療法は，感染症に対する抗菌薬の投与，薬の副作用である貧血や白血球減少，血小板減少などに対する治療，嘔気や嘔吐に対する制吐剤の投与などを行うもので，緩和ケアと合わせて患者のQOL維持やリハビリテーション継続に必要である．

がんの治療は，多方面から行われていくもので，患者に関わる各専門職の連携は欠かせないものである．

４　リハビリテーション

前述したようにがんの治療法として，化学療法，放射線治療，および手術療法があるが，これらの治療法は，病気の進行度合い，がんの種類，患者の健康状態などによって組み合わせて使用される場合がある．

どの治療法も患者の身体への負担は大きく，治療に伴う副反応や長期臥床により全身筋力や耐久性の低下，移動能力や日常生活動作（ADL：activities

表6 化学療法と代表的な副作用

副作用	リスク	対策 ◇中等度以上のもの ◆高度のもの
悪心・嘔吐	PS，ADLの低下，脱水	制吐薬，補液（経口）：◇補液（経静脈）
	治療意欲の喪失	向精神薬・抗不安薬
脱毛	治療意欲の喪失	ヘアケア：◇ウィッグ
骨髄抑制	感染誘発	清潔の維持：◇G-CSF製剤 ◇抗生剤の予防内服・吸入 ◆クリーンルーム管理
	出血傾向	行動制限：◇制酸薬（消化管出血の予防） ◇人工的な月経抑制 ◆濃厚血小板製剤の輸血
	貧血症状	行動制限：◆赤血球製剤の輸血
末梢神経障害	知覚鈍麻	理学療法的アプローチ：◇向精神薬 ◆化学療法の中止
	便秘	食生活の改善：◇緩下薬
	うつ症状	向精神薬：◇化学療法の中止
心機能障害	不整脈	化学療法の中止：◇抗不整脈薬
	低血圧	化学療法の中止：◇強心薬
肝機能障害	肝機能低下	抗がん薬の減量：◇化学療法の中止
腎機能障害	腎機能低下	利尿薬：◇抗がん薬の減量 ◆透析療法 ◆化学療法の中止
下痢	脱水・電解質異常	補液（経口）：◇止痢薬 ◆補液（経静脈） ◆化学療法の中止
浮腫	体重増加	利尿薬，塩分摂取制限：◇化学療法の中止

（渡邉純一郎：化学療法．がん治療の理解II．Journal of Clinical Rehabilitation 12 (10)：871，2003）

of daily living）の低下が生じる頻度が高い．

以下に，各治療法におけるリハビリテーションについて説明する．

１ 化学療法

化学療法（chemotherapy）は，がん細胞を攻撃するための薬物を使用する治療法である．この薬物は，がん細胞が分裂・増殖するのを防ぎ，細胞の代謝を阻害することで，がんの縮小による生存期間の延長，症状緩和による生活の質（QOL：quality of life）の改善を図る．化学療法は体内のがん細胞だけでなく，転移したがん細胞も標的とすることができ，一部のがんに対しては根治することも可能である．

化学療法後の副作用として以下のものが挙げられる（**表6**）．

①悪心，嘔吐

シスプラチン，シクロホスファミド，アントラサイクリン系，イリノテカンなどで強く起こる．セロトニン受容体拮抗薬などの投与で症状を緩和することが可能である．

②骨髄抑制

白血球が減少すると感染リスクが高まるため，白血球数が1,000/μL以下，または好中球500/μL以下であれば訓練室でのリハビリテーションは控え，ベッドサイドで実施する．

貧血では運動に必要な酸素運搬能が低下するため，ヘモグロビンが7.5g/dL以下の場合は臥位や座位でのリハビリテーションを行う．

造血器腫瘍に対する化学療法の場合は，血小板の減少が著明で出血傾向が強くなるため，10,000/μL以下の場合はベッド上での関節可動域訓練（ROM-ex：range of motion exercise）のみとする．

③末梢神経障害

シスプラチン，タキサン系薬剤によって末梢神経障害が引き起こされる．蓄積性があり回数とともに増悪する傾向にあるが，通常は数か月～数年の間に軽快・消失する．

④腎機能障害

シスプラチン，メトトレキサート，マイトマイシンCなどの影響で尿細管障害が起こりやすい．急性白血病や悪性リンパ腫の寛解導入療法では，大量の腫瘍が同時に崩壊するため，崩壊した腫瘍細胞の代謝物が沈着し，腎障害をきたすことがある（腫瘍溶

表7 放射線治療による急性反応

全身反応		全脳や腹部の広い範囲に照射した場合に起こりやすい悪心，食欲不振，倦怠感など二日酔いの症状
局所反応	浮腫	浮腫（脳および気道）
	皮膚	紅斑，脱毛，乾性皮膚炎，湿性皮膚炎（びらん）
	口腔咽頭粘膜	味覚低下・消失，発赤，びらん，白苔を形成し，反応が高度になると疼痛，食事摂取困難となる．
	消化管	食道から下部消化管まで粘膜の変化によるそれぞれの臓器の症状（胃炎，腸炎様症状）
		食事摂取困難
	喉頭	浮腫
		反回神経麻痺がある場合には気道狭窄を起こしやすく，ときに気管切開が必要となる．

（辻哲也ほか編（西村哲夫）：癌のリハビリテーション，p30-31，金原出版，2006を参考に作成/稲川利光編：リハビリテーションビジュアルブック 第2版，p215，Gakken，2016）

表8 放射線治療による晩期反応

神経系	脳	脳壊死は，1年以降に発生する．脳萎縮や認知症がみられる場合がある．
	脊髄	頸髄や胸髄の照射後に脱髄性の変化によりレルミット徴候（Lhermitte's sign）が発生，脊髄症（照射後平均2年で発症する）
	末梢神経	乳がんの照射後上腕神経叢の麻痺，定位照射における視神経麻痺
皮下硬結，リンパ浮腫		結合組織の増生による皮下の硬結により運動制限をきたす．この場合は早期に理学療法を開始したほうが効果的である．
骨		大腿骨骨頭壊死，肋骨骨折（とくに乳がんの治療後），不全骨折（insufficiency fracture；骨粗鬆症などでもろくなった骨が外傷なしに骨折するもの）
口腔・唾液腺		口腔乾燥症，う歯の進行
喉頭・咽頭		嚥下困難や嗄声，誤嚥に留意が必要

（辻哲也ほか編（西村哲夫）：癌のリハビリテーション，p31-33，金原出版，2006を参考に作成/稲川利光編：リハビリテーションビジュアルブック 第2版，p215，Gakken，2016）

解症候群）．

⑤心機能障害

アントラサイクリン系薬剤は心毒性を有し初期から心筋ミトコンドリア障害が起こり，頻脈がみられることがある．また，この薬剤は蓄積性があり，不可逆的であるため，過去の化学療法歴にも注意を払う必要がある．

110回/分以上の頻脈や心室性不整脈，起立性低血圧などがみられる場合は注意が必要である．

⑥薬剤性間質性肺炎

抗がん性抗生物質のブレオマイシンや抗悪性腫瘍薬のゲフィチニブなどによって起こることがある．

■2 放射線治療

放射線治療（radiation therapy）は，高エネルギーの放射線をがん細胞に照射する治療法である．これにより，がん細胞のDNAを損傷して増殖を阻害し，がんの根治，縮小，症状緩和を図る．

放射線の正常組織への影響は，発生時期によって急性反応（**表7**）と晩期反応（**表8**）に分けられる．急性反応には全身反応と局所反応がある．

全脳や腹部の広い範囲を照射した場合，全身反応として放射線宿酔がみられ，吐き気や食欲不振などの消化器症状が早期に現れる．

局所反応には，脳や気道の浮腫，皮膚炎，口腔咽頭粘膜の障害，消化管障害，喉頭浮腫などが含まれる．

晩期反応では神経系障害（脳壊死，脊髄障害，末梢神経障害）や皮下硬結，リンパ浮腫，骨の障害（大腿骨頭壊死，肋骨骨折），口腔・唾液腺の障害（口腔内乾燥症，開口障害），咽頭・喉頭の障害などが起こることがある．

■3 手術療法

手術療法は，がんの腫瘍を切除する外科的治療である．がんがある部位に応じて，腫瘍を切除することでがん細胞を取り除く．手術は早期のがんの場合や特定の部位に限局している場合に有効な治療法とされている．

手術部位にもよるが，現在は内視鏡を使用した治療が主流であり，開腹での手術と比較すると患者への負担は少ないが，それでも長時間の手術加療による術後の患者身体への負担は大きく，術後の長期臥床に伴う筋力や耐久性の低下やADLの低下を認める場合が多い．

また，深部静脈血栓症（DVT：deep vein thrombosis）や呼吸器合併症による呼吸機能の低下，臓器の腹壁への癒着などの合併症が生じるリスクも高

表9　がん患者におけるリハビリテーションの中止基準

①血液所見：ヘモグロビン7.5g/dL以下，血小板50,000/μL以下，白血球3,000/μL以下
②骨皮質の50％以上の浸潤，骨中心部に向かう骨びらん，大腿骨の3cm以上の病変などを有する長管骨の転移所見
③有腔内臓，血管，脊髄の圧迫
④疼痛，呼吸困難，運動制限を伴う胸膜，心嚢，腹膜，後腹膜への滲出液貯留
⑤中枢神経系の機能低下，意識障害，頭蓋内圧亢進
⑥低・高カリウム血症，低ナトリウム血症，低・高カルシウム血症
⑦起立性低血圧，160/100mmHg以上の高血圧
⑧110回／分以上の頻脈，心室性不整脈

(Gerber LH et al：Rehabilitation for patients with cancer diagnoses. Rehabilitation Medicine：Principlesand Practice (ed by DeLisa JA, Gance BM), 3rd Ed, p1293-1317, Lippincott-Raven Publishers, 1998)

く，これら合併症の予防もリハビリテーションの役割として重要である．

４ リハビリテーションアプローチ時の注意点とポイント

がん患者へのリハビリテーションのかかわり方は，がん自体による局所・全身への影響，治療の副作用，臥床や悪液質に伴う身体障害に大きく左右される．生命予後などの観点から，患者のニーズに合った，より具体的なプログラムを立てていくことが大原則である．

がん患者の全身状態（PS：performance status）は日々変化し，その日の状態に応じてリハビリテーションプログラムを調整する必要がある．

がん患者におけるリハビリテーションの中止基準を表9に示す．

リハビリテーションを進めるうえで，患者の全身状態やがんの進行度，治療経過を把握し，リスク管理を行うことが重要である．現実的には上述の中止基準に該当していても，ケースによっては必要な訓練は続けられることがあるが，その際には運動負荷量や種類の詳細な指示や注意事項をカンファレンスや回診などで主治医と話し合い，患者の状態を注意深く観察し，問題があれば躊躇せず訓練を中断する．

骨腫瘍へのリハビリテーション

骨腫瘍は原発性と転移性に分けられ，転移性の割合が圧倒的に多い．

■1 原発性悪性骨腫瘍

原発性悪性骨腫瘍は人口10万人あたり約0.8人とまれな疾患である．しかし，これらの疾患の多くが運動器に発生し，運動機能障害を引き起こすことが多いためリハビリテーションが重要な役割を担うことになる．

①治療

手術前後に化学療法が行われる場合が多く，術後だけでなく化学療法中もリハビリテーションの適応となる．

化学療法は，①すでに存在する微小転移を治療する，②原発巣に対する反応をみて術後の化学療法の参考にする，③原発巣に対する反応がよければ手術における切除範囲が縮小され，患肢機能をより温存できるなどの目的で行われることが多い．

骨肉腫は，患肢切断を行っても再発しやすく，1970年代までは5年生存率は10〜20％であったが，現在は化学療法の進歩によって生存率は80％を超えるようになっている．

悪性骨腫瘍は腫瘍の周囲に反応層と呼ばれる毛細血管増生や腫瘍性出血がみられる部分があり，腫瘍だけでなく反応層を確実に切除することが重要となる．したがって，手術は広範囲切除となることが多い．

しかし，近年では患肢切断術が行われることは減少しており，悪性骨腫瘍の約10％と報告されている．

②リハビリテーションアプローチ

術前化学療法を行っている場合は，活動性低下に伴う廃用予防が重要になる．また，骨皮質破壊によって切迫骨折となっていることもあるため，患肢に負荷をかけないように松葉杖歩行の指導や三角巾の装着を行う必要がある．

術後は，肩関節周囲の悪性腫瘍の手術では，上腕骨近位あるいは肩甲骨，頸部を含め，周囲の筋群を広範に切除するため，上腕骨の牽引筋，肩挙上筋の機能が損失する．肩のある程度の可動域を再建する場合には遊離腓骨による吊り下げ法が用いられる．この場合，靱帯を縫合するので，この周囲が線維性癒合（術後5〜6週）するまで荷重は禁忌となる．

股関節周囲の悪性腫瘍では，大腿骨近位部を広範切除して腫瘍用の人工関節で置換することが多い．この場合，腸腰筋や中殿筋の付着部を切除すること

第5章　その他のリハビリテーション

265

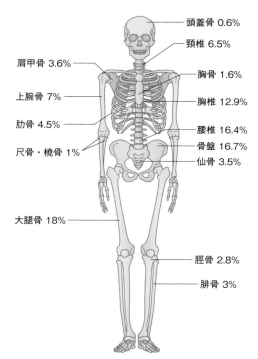

図9 骨転移の好発部位
(辻哲也ほか編(西村哲夫):癌のリハビリテーション，p247，金原出版，2006をもとに作成/稲川利光編:リハビリテーションビジュアルブック 第2版，p218，Gakken，2016)

で股関節が不安定になるため，外転装具を装着し歩行訓練を行う．

患肢切断となった場合には，切断訓練，義肢の装着および装着下での動作訓練など一般的な切断例と同様にリハビリテーションを進めていく．

2 転移性骨腫瘍

臨床上，問題となる転移性骨腫瘍の発生は年間5～10万人ともいわれている．

原発巣として多いのは，乳腺がん，肺がん，前立腺がん，多発性骨髄腫，胃がん，腎臓がん，甲状腺がん，子宮がんなどである．

骨転移の発生部位は脊椎が最も多く，骨盤・肋骨・大腿骨・上腕骨など体幹部に近い部位に多い (図9)．肘や膝よりも末梢側には転移しにくい．

①病態

病態としては，がん細胞から副甲状腺ホルモン関連蛋白 (PTHrP：parathyroid hormone-related protein) が分泌され，これが破骨細胞を活性化し，骨の破壊が進む．そして，破壊された骨からはトランスフォーミング増殖因子β (TGF-β：transforming growth factor-β) などの腫瘍増殖因子が放出され，これがさらにがん細胞を活性化するという悪循環が形成される．

②検査・診断

一般的に骨シンチグラフィやCT，MRI，単純X線，PETが使用される．がん患者が四肢や体幹の痛みを訴えた場合，骨転移を考慮して検査が必要となる．

転移部位は軽微な力でも骨折が起こる場合がある．脊椎や長管骨への骨転移がある場合は特に注意が必要である．

③治療

骨転移に対しては保存的治療が原則であり，病的骨折のリスクを認識し，適切なリハビリテーションプログラムを患者と主治医と協力して組み立てる．特に長管骨や脊椎の骨転移の場合，転移部に衝撃やモーメント，捻転力がかからないように注意する．リハビリテーションの開始に際しては，患者と家族に病的骨折のリスクについて十分に説明し，理解を得る必要がある．

また，骨転移の治療では，早急な処置が必要か，全身治療を優先するのかを検討して治療方針が決定される．患者の希望と状態が乖離し，患者の望む治療が困難な場合や，患者の全身状態が急変する場合も多いため，常に変化を想定しながら治療を行う必要がある．

i) 疼痛緩和

骨転移患者の多くが強い疼痛を伴う．侵害受容性疼痛と神経障害性疼痛の両者が混在したものが多い．経口投与が可能であればアセトアミノフェンや非ステロイド性抗炎症薬 (NSAIDs：nonsteroidal anti-inflammatory drugs) が第一選択となる．疼痛が強い場合はオピオイド系鎮痛薬の投与が検討される．神経障害性疼痛が強い場合は，デュロキセチンやプレガバリン，ミロガバリンやタペンタドールの投与を考慮する．

経口投与が難しい場合は，経静脈，経皮，皮下からの投与が検討される．

疼痛コントロールは患者の心身の活動性とQOLに大きくかかわるため，非常に重要である．

ii) 骨修飾薬投与

ゾレドロン酸あるいはデノスマブを投与すること

が望ましい．骨修飾薬は破骨細胞の機能抑制による骨転移の進行予防と新規病変出現の抑制が目的となる．有害事象である薬剤関連顎骨壊死は，薬剤の累積使用量に比例して発生頻度が上がるため，歯科医師との連携が重要となる．

骨修飾薬投与には，ビタミンＤおよびカルシウム製剤の投与を併用するが，全身骨転移をきたしている患者や腎機能が低下した患者では，低カルシウム血症をまねくリスクが高いため注意が必要である．

iii）抗がん薬投与

乳がんや前立腺がんの骨転移とリンパ腫や骨髄腫による骨病変には全身治療である広義の抗がん薬と骨修飾薬の投与で骨転移のコントロールが可能なことが多い．

全身治療が骨転移に奏効するかどうかは，局所治療である放射線療法や外科的治療に影響を与える．

iv）放射線療法

骨転移が確認され疼痛がある場合，切迫した麻痺や骨折がなければ，局所治療の第一選択は放射線療法になる．リハビリテーションを行ううえで放射線療法に期待される役割は，症状緩和，QOLの維持・向上である．

ｖ）画像下治療（IVR）

画像下治療（IVR：interventional radiology）とは，X線透視や超音波画像，CTなどを使用して体内に挿入したカテーテルなどをガイドに治療を行うものである．生検，術前止血，疼痛緩和やラジオ波焼灼，凍結療法（転移性骨腫瘍は保険未適用）などが行われる．緩和的動脈塞栓術は即効性があり，球状塞栓物質の普及から安全に行えるようになった．また，手術切除に比べて低侵襲で外科的アプローチが困難な患者にも有効な場合があり，現在急速に発展している．

vi）外科的治療

局所的な治療が必要な骨転移症例の約10～30％に行われている．

脊椎転移の場合は，疼痛や麻痺の程度によって適応が決められる．多くの場合，後方固定か後方除圧固定が行われるが，胸椎以下の固定には最小侵襲脊椎安定術（MISt：minimally invasive spine stabilization）と呼ばれる技術で対応されている．従来の

表10　Mirels による長管骨転移の病的骨折のリスク

点数	1	2	3
痛み	軽度	中等度	重度
場所	上肢	下肢	転子部
大きさ	1/3未満	1/3～2/3	2/3以上
タイプ	造骨性	混合性	溶骨性

合計7点以下は低リスク，8点以上は骨折のリスクが高い．
(Mirels H : Metastatic disease in long bones. A proposed scoring system for diagnosing impending pathologic fractures. Clinical Orthopaedics and Related Research 249 : 256-264, 1989)

大きな皮切より創が小さく，筋肉へのダメージも少ない．残存した骨転移病巣のコンロールを目的に，術後に放射線治療を追加するのが通常である．

腎細胞がんや甲状腺がんの単発転移では，病巣を全切除する椎体全摘術が行われることもあり，良好な成績が報告されている．

四肢では病的骨折やMirelsのスコア（**表10**）を参考に，切迫骨折と判断されるものは髄内釘固定が行われることが多い．髄内釘固定の術後は脊椎と同様に骨転移病巣のコントロールを目的に長管骨全体への放射線治療を行うのが通常である．

④転移性骨腫瘍のリハビリテーション

i）脊椎転移の場合

不安定性による疼痛が主で，脊椎不安定性腫瘍スコア（SINS：Spinal Instability Neoplastic Score，**表11**）にて10点以上の不安定性があり，放射線や薬剤感受性に乏しい場合，脊椎固定術や骨セメント充填術を行ったうえでのリハビリテーションが選択肢となる．

術後は疼痛緩和が得られれば，比較的早くから移動，歩行訓練も可能である．放射線療法や薬剤投与での治療になる場合は，よりゆっくりと慎重に疼痛や症状の変化をみながら動作指導を行っていく．

脊髄圧迫による麻痺の進行があるが，麻痺の改善の見込みがある場合，術前や放射線療法中は食事のときのヘッドアップのみで，ベッド上での筋力増強訓練や動かせる部分の軽度の運動にとどめる場合が多い．治療後に離床を進め，動きに注意しながら活動を上げていく．麻痺が完成していると判断した場合は，疼痛に応じて早期から積極的に離床を進めたほうがよい．安静期間が長くなるほど食事による誤

表11　脊椎不安定性腫瘍スコア（Spinal Instability Neoplastic Score）

		スコア
高位	• Junctional（0〜C2，C7〜T2，T11〜L1，L5〜S1）	3
	• Mobile Spine（C3〜C6，L2〜L4）	2
	• Semi rigid（T3〜T10）	1
	• Rigid（S2〜S5）	0
体動・姿勢による痛み	下記①，②の片方または両方に該当する ①体動や脊椎への荷重で疼痛が増悪する ②安静により疼痛が軽減する	
	• はい	3
	• いいえ（痛みはあるが体動に関連しない）	1
	• 無痛性の病変	0
骨病変の性状	• 溶骨性型	2
	• 混合性型	1
	• 造骨性型	0
単純X線上の アライメント	• 亜脱臼／転位	4
	• 後彎／側彎変形の新規発生 **	2
	• 正常	0
椎体変形	• ＞50％の圧潰	3
	• ＜50％の圧潰	2
	• 椎体の＞50％を占める病変だが圧潰はなし	1
	• いずれでもない	0
後側要素の浸潤	椎間関節，または椎弓根，肋椎関節の骨折または腫瘍への置換	
	• 両側	3
	• 片側	1
	• いずれでもない	0
〈合計〉	安定	0〜6
	不安定が懸念される	7〜12
	不安定性あり	13〜18

**：X線所見を経時的に比較するか，仰臥位・立位での所見を比較し，矢状断または冠状断での脊柱変形の有無を評価する

（Fisher CG, et al. Spine（Phila Pa 1976）2010；35：E1221-E1229.）
（日本臨床腫瘍学会：骨転移診療ガイドライン改訂第2版．p112，南江堂，2022）

転移性骨腫瘍の椎体不安定性を表す評価指標．病変部位，動作や脊椎への負荷時の疼痛，腫瘍の性状・画像所見による椎体アライメントの評価，椎体の圧潰，脊椎後側方の障害の程度に基づき評価する．

嚥，呼吸状態の悪化，褥瘡，尿路感染などの合併症の発症リスクが高くなる．

　下肢麻痺が完成している場合でも疼痛や排泄のコントロールが良好で，本人と家族の意欲や希望がある場合，リフターなどの使用，家庭の環境調整・社会資源の導入によって在宅生活も可能となる．脊椎転移による上肢の麻痺に関しては，食事や書字，パソコン操作などの日常の手を使う動作に対して，作業療法を中心に代償動作や補助用具などを工夫したり，利き手の変更なども検討する．

ⅱ）四肢転移の場合

　臨床的には大腿骨近位部が最も問題となることが多い．Mirelsのスコアや，骨皮質の欠損，疼痛の程度，予後予測などで外科治療と放射線療法が行われるが，いずれもどの程度の免荷が必要か，患肢にどの程度の動作を許容するかを検討する．車椅子への

表12 切迫骨折の定義（Harrington）

①骨皮質の全周50％以上の破壊
②適当な局所療法にかかわらず，荷重時の痛みが持続，増強，再燃
③大腿骨近位で病変の径が2.5cmを超えるか，小転子の剝離あり

(Harrington KD：Impending pathologic fractures from metastatic malignancy：evaluation and management. Instr Course Lect 35：357-381，1986)

移乗ではスライディングボードを使用することが多い．立位や歩行に際しては平行棒訓練から歩行器，多脚杖，松葉杖，ロフストランド杖，T字杖などをバランス機能と上肢の支持性の割合で検討する．大腿骨の他部位や下腿骨でも同様だが，大腿骨近位の場合は特に疼痛や病変の状態によって股関節の動作制限が伴うことが多い．

上肢の骨転移の場合，特に外旋の動作で病的骨折をきたす場合がある．環境調整により上肢の外旋を避ける工夫も必要になってくる．

起居動作や杖歩行には上肢の荷重が必要であり，特に高齢者や下肢および脊椎転移の併発で補助具が必要な場合には，上肢の骨転移の有無に気をつける必要がある．切迫骨折の術前や，外科的治療の適応がない場合，アームスリングや三角筋での固定による疼痛緩和をはかる．

四肢転移への装具療法として，大腿骨骨幹部や上腕骨の病変に対しては，周囲の軟部組織をプラスチックで圧迫するファンクショナルブレースがある．また，下腿以遠の骨転移による切迫骨折や病的骨折で，外科的治療が困難な場合，PTB（patellar tendon bearing）装具を用いることで歩行が可能になることもある．

■3 アプローチ時のリスク管理

病的骨折を起こさないことが最も重要なリスク管理となる．

MirelsのスコアやHarringtonの切迫骨折の定義（**表12**）を用いて病的骨折のリスク評価を行い，負荷量を決定する．

乳がんへのリハビリテーション

乳がんは，女性に多く発症する代表的ながんであり部位別のがん罹患数では，女性の第1位となって

いる．

5年生存率や10年生存率が他部位のがんと比較して高く，がんと共存しながら生活を送る期間も長いため，後遺症対策や社会復帰に向けた支援が重要であり，リハビリテーションの役割は大きい．

乳がんの約90％は乳管がん（乳管の上皮組織から発生），約5〜10％が小葉がん（腺房組織から発生），そのほか特殊型として粘液がん，髄様がんなどがある．

■1 診断・治療

乳がんは乳房内のしこりで自覚されることが多く，進行すると，乳房外観の変化や潰瘍形成・出血などを起こすことがある．

乳がんの診断には存在診断（実際に病変があるかの確認）と質的診断（病理診断や画像による病変の範囲の推定）により行われる．

存在診断は，自覚症状（しこり，乳頭からの分泌物，乳房の痛みなど）がある場合や検診者に対して実施される．触診，マンモグラフィ，超音波検査が一般的である．

質的診断としては細胞診，針生検，MRI，CTなどが実施される．

リンパ節転移と遠隔転移（骨・背・肝臓・脳など）の診断には腫瘍マーカー，CT，PET，骨シンチグラフィなどを用いる．

治療は原発がんに対する初期治療（主に手術療法）と再発がんに対する治療（化学療法，放射線療法，ホルモン療法の複合療法）に分けられる．

■2 術後の症状と障害

乳がんの病巣や関連リンパ節は肩関節の近傍に存在するため，上肢機能障害や浮腫が生じやすい．

乳がん術後の肩関節可動域障害の原因は術後疼痛による安静，腋窩の突っ張り感，軟部組織の癒着，皮弁間張力，腋窩ウェブ症候群である．

①術後疼痛による安静

術後は創部の疼痛出現に対する不安感から肩関節の随意運動が減少，他動運動でも疼痛悪化の不安からくる防御性収縮のため可動域の制限が生じる．

②腋窩の突っ張り感

腋窩リンパ節郭清後には腋窩の創部の突っ張り感を生じ，肩関節運動障害の原因となる．

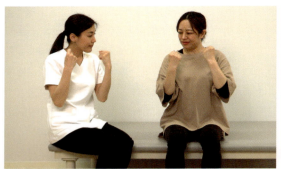
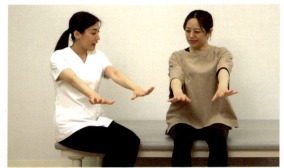

図10 乳がん術後翌日のリハビリテーション
肩関節屈曲・外転90°までの制限で訓練を行う.

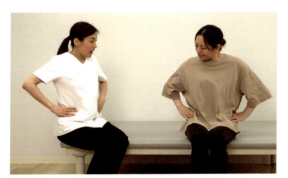
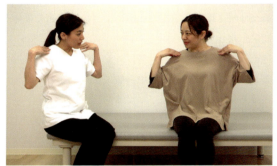

図11 乳がん術後ドレーン抜去後のリハビリテーション
疼痛の状態を確認しながら行う.

③軟部組織の癒着

創部の治癒過程において，術後2～3週で軟部組織の短縮が生じ，瘢痕拘縮が始まり3か月程度持続する.

④皮弁間張力

原発がんは皮膚も含めて切除されるため，皮膚両端の皮弁に張力が生じた状態で皮膚が縫合される. そのため皮膚の柔軟性低下による肩関節可動域制限が生じる.

⑤腋窩ウェブ症候群

腋窩リンパ節切除により，脈管内に血栓ができることが原因. 前胸部や腋窩・上腕部から前腕の方向に索状の線維を触れ，同部のひきつれや疼痛により肩関節の挙上が困難になる. 肘屈曲位では線維が緩み症状が軽減する. 術後8週以内に生じ，2～3か月で自然に軽快する例が多い.

■3 術後のリハビリテーション

乳がん術後の肩関節可動域は水平外転，外転，屈曲の順に制限を生じやすく，アプローチ前には肩関節可動域の評価が必要となる. しかし，早期より過度な可動域測定や訓練を行った場合，漿液腫(seroma；乳がん術後腋窩に生じる腋窩リンパ節郭清によるリンパ液貯留)の形成は有意に多くなり，ドレーンからの排液量は増加し，ドレーン留置期間も長くなることが示されている.

したがって，術後早期からの訓練は慎重に進めていくべきであり，腋窩リンパ節郭清が施行された場合は，創部ドレーンが抜去されるまで(術後6日目頃)は肩関節屈曲・外転90°までの制限で訓練を行っていくことが多い(図10). ドレーン抜去後は特に制限をする必要はなく，疼痛の状態に応じて積極的に他動・自動ROM訓練を行う(図11).

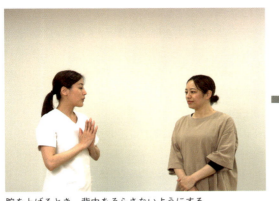
腕を上げるとき，背中をそらさないようにする．

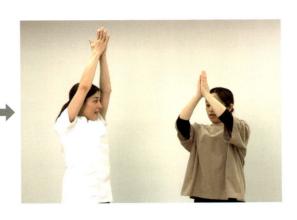

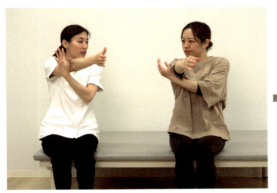
体は動かさないようにして行う．
図12　乳がん術後2週間のリハビリテーション

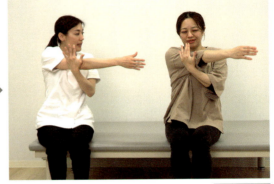

　通常，乳がん術後7～10日で退院となるが，その時点では，肩関節の運動障害が残存したままであることが多い．そのまま放置すると凍結肩を生じてしまうため，肩関節の可動域が改善するまで外来リハビリテーションで継続して対応する必要がある（図12）．

　また，退院時には肩関節の可動域がほぼ正常であっても，創部の治癒過程において出現する瘢痕拘縮，皮弁間張力，腋窩ウェブ症候群あるいは放射線療法による影響などのために，遅れて肩関節の機能障害が出現する場合がある．肩関節の機能障害が生じた際には，放置せずに，速やかに受診するよう退院時に説明をしておき，受診時には外科医と連携し外来リハビリテーションで対応していく必要がある．

リンパ浮腫へのリハビリテーション

　リンパ浮腫とはリンパ管やリンパ節の先天性の発育不全，または二次性の圧迫，狭窄，閉塞などによって，リンパ管流の阻害と減少のために生じた浮腫である．

1 分類

　先天性のものを含めた原因不明の原発性（一次性）と，発症原因が明らかな続発性（二次性）に分けられ，そのどちらも難治性で治療に難渋することが多い．

　全リンパ浮腫のうち，原発性リンパ浮腫は10～20％，続発性リンパ浮腫は80～90％を占める．続発性リンパ浮腫の原因として，日本ではがん治療後が大多数を占める．なかでも乳がん，婦人科がんが多いため，患者の大多数は女性である．

▐2 複合的理学療法

リンパ浮腫の保存療法の中心は複合的理学療法（CPT：complex physical therapy）である．CPTはスキンケア，圧迫療法，加圧下での運動，用手的リンパドレナージを包括的に行うことにより，患肢にうっ滞した過剰なリンパ液の排液を行う治療法である．

上肢と下肢のリンパ腫瘍へのマッサージの例を図13-1〜13-4に示す．

①日常生活指導とスキンケア

患肢を心臓よりも高い位置に保つことにより，患肢から体幹部へのリンパの誘導ができるので，就寝時には患肢を挙上する（15cm程度）ようにする．日常生活では，上肢の浮腫の場合には重い荷物はできるだけ持たないようにして，腕への負担を避け，下肢の浮腫であれば，長時間の立ち仕事や座位での仕事，正座は極力避けるように指導する．

浮腫のある患肢はリンパの流れがうっ滞しているため，易感染性であり，わずかな外傷から感染し患肢に炎症を起こすことがある．これを急性炎症性変化（蜂窩織炎やリンパ管炎）という．患肢に突然，点状ないし斑状の発赤，または患肢全体に発赤が現れ，患肢の熱感，発熱を伴う．そのような徴候がみられたらできるだけ早く病院を受診するように指導し，抗菌薬の投与，患肢の安静・挙上・冷却を行う．

運動，マッサージや圧迫療法は炎症を悪化させるので，一時的に中止する．炎症の予防のために，日常生活では包丁，注射針などでの傷や，洗剤や化粧品によるかぶれ，虫刺されなどに注意し，患肢の皮膚は角化しないように保湿クリームをこまめに使用する．足趾の間はむれやすいので清潔・乾燥を心がけるように指導し，白癬症はしっかり治療を行う．

②徒手的リンパドレナージ（MDL）

徒手的リンパドレナージ（MDL：manual lymphatic drainage）はゆっくりとした柔らかい皮膚表層のマッサージ法で，皮下に網目状に分布する表在性のリンパ系のリンパ輸送を活性化させることを目的とする．

手術や放射線治療により，腋窩や骨盤内のリンパ節の機能が低下して発症した続発性リンパ浮腫ではその部分を迂回してリンパを運搬する必要がある．迂回路が発達していれば浮腫にはならないが，迂回路の発達が悪い場合や許容量以上にリンパ液が増えた場合には浮腫を生じてしまうので，徒手的リンパドレナージによりリンパ輸送を活性化して，迂回路の処理能力を向上させることで浮腫を改善させる．

③圧迫療法

適度な圧力で圧迫することで，以下の効果が得られる．

ⅰ）組織間圧迫によるリンパの移動

適度な圧力をかけることで，組織間の圧力が上昇し，組織間に溜まった余分なリンパ液がリンパ管へ効果的に移動することが期待される．これにより，浮腫の症状が軽減される可能性がある．

ⅱ）リンパ管の拡張と弁機能の改善

圧迫によって拡張したリンパ管が正常な状態に近づくことで，リンパ液の流れや弁の機能が改善される可能性がある．これにより，リンパ液の灌流が促進され，浮腫の改善が見込まれる

ⅲ）線維化した組織の改善

圧迫によって線維化した皮膚や皮下組織が軟らかくなり，元の形状に戻る可能性がある．これにより，浮腫による組織の硬化や変形が改善される可能性がある．

圧迫の方法としては，保湿用ローション，クリームを塗ってスキンケアを行ったうえで，患肢全体に筒状包帯を着用する多層包帯法と弾性着衣を使用する方法がある．

④圧迫下での運動療法

患肢皮膚を一定の圧力で圧迫し外部から固定された状態で運動を行うことで，筋肉の収縮・弛緩による筋ポンプ作用が増強し，リンパ管流が刺激され，リンパの輸送能力を高めることができる．運動の内容としては，四肢の自動運動や散歩，自転車エルゴメーターなど患肢の筋収縮を促すような運動を20〜30分行う．

- 力の加減：皮膚を動かす程度のやわらかい刺激
- 正しい方向：正常なリンパ節へ向けて
- 正しい順序：リンパ循環の中枢部分の刺激からスタートし末梢部分へ
- ゆっくりした動きで：1～2回／秒

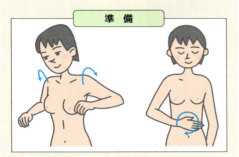

準備

- 肩の後ろ回し：10回
- 臍のまわりを時計回りにさする：2～3回
- 腹式呼吸：5回

新しい道づくり

① 浮腫側の脚の付け根（鼠径リンパ節）に手を密着させて皮膚を回すようにさする：20回
② 浮腫側の脇の下から体側を通り，脚の付け根まで軽くさすり下ろす．
③ 健側の脇の下（腋窩リンパ節）に手を密着させ，皮膚を回すようにさする：20回
④ 浮腫側の肩から前胸部を通り，健側の脇の下まで軽くさする：10回

腕のドレナージ

浮腫側を軽くさすり上げる：各5～10回
⑤ 腕の外側を肘から肩に向かってさする．
⑥ 腕の前面を内側から外側へ
⑦ 腕の後面を内側から外側へ
⑧ 肘の前面，後面を上方向へ
⑨ 手首から肘までの前面を上方向へ，続いて後面も
⑩ 手背，掌，指を手首の方向へ
⑪ 手順を逆に①まで戻る．

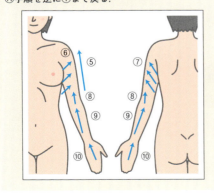

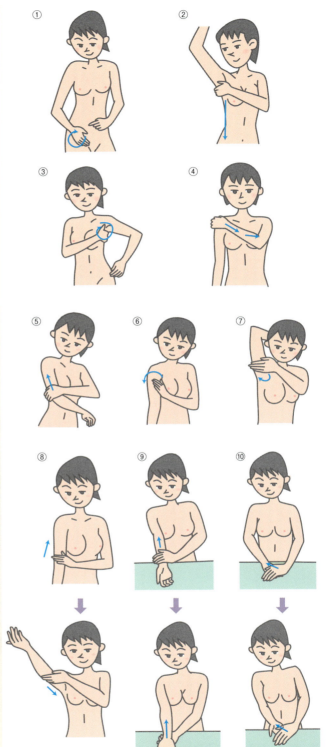

図13-1　上肢のリンパ浮腫のマッサージ

（稲川利光編：リハビリテーションビジュアルブック 第2版．p223, Gakken, 2016）

弾性包帯による圧迫療法の手技

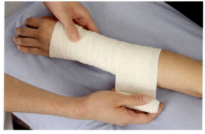
腕に伸縮性に優れる弾性包帯を巻く

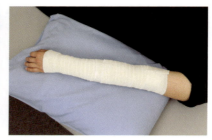
完成

圧迫した状態での運動

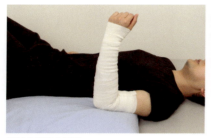
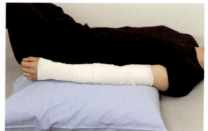
①肘の関節の屈曲

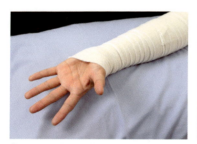
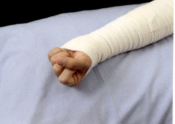
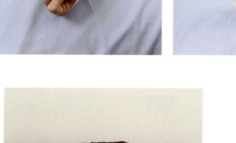
②ゆっくり大きく手を握ったり開いたりする

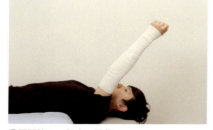
③肩関節90°程度の屈曲

図13-2 上肢のリンパ浮腫のバンデージとエクササイズ

(稲川利光編：リハビリテーションビジュアルブック 第2版．p224，Gakken，2016)

- 流す方向が重要！ 皮膚を動かすように，ゆっくり軽くさする．

準備
- 肩の後ろ回し：10回
- 臍の周りを時計回りにさする：2〜3回
- 腹式呼吸：5回

新しい道づくり
① 浮腫側の脇の下に手を密着させ，皮膚を回すようにさする：20回
② 浮腫側のお尻の横から体側を通り，脇の下までさすり上げる：10回
③ 浮腫側の下腹部から脇の下に向かってさすり上げる．
④ 浮腫側のお尻から脇の下に向かってさすり上げる．

脚のドレナージ
浮腫側を軽くさすり上げる：各10回
⑤ 太ももの外側を膝からお尻の横まで上方向へ
⑥ 太ももの前面を内側から外側へ
⑦ 太ももの後面を内側から外側へ
⑧ 膝の前面，内側，外側を上方向へ
⑨ 膝裏のくぼみを上方向へ
⑩ すねを足首から膝まで，上方向へ
⑪ ふくらはぎを踵から膝裏まで，上方向へ
⑫ 内，外果の周囲を上方向へ
⑬ 足首を回す．
⑭ 足の甲，足指を足首方向へ
⑮ 手順を逆に①まで戻る．

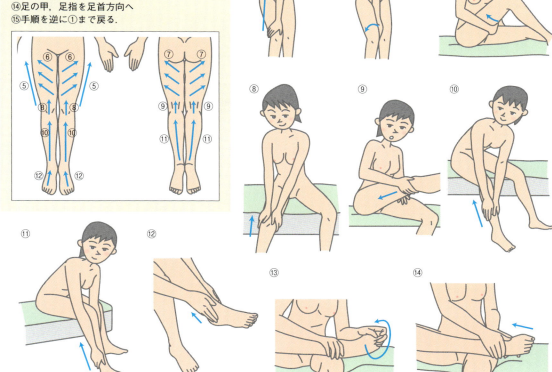

図13-3 下肢のリンパ浮腫のマッサージ

(稲川利光編：リハビリテーションビジュアルブック 第2版．p225，Gakken，2016)

弾性包帯による圧迫療法の手技

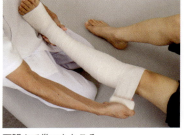
下腿まで巻いたところ

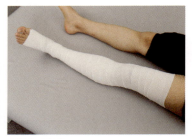
大腿まで完成

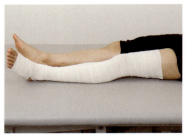

圧迫した状態での運動

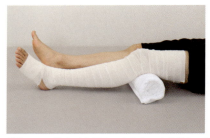
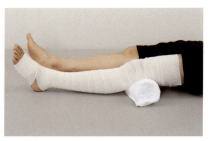
①膝の下に枕などを置き，太ももに力を入れて押しつぶす

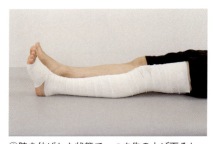
②膝を伸ばした状態で，つま先の上げ下ろし

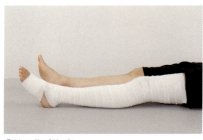
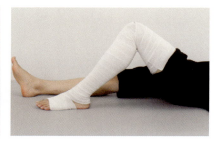
③膝の曲げ伸ばし

図13-4 下肢のリンパ浮腫のバンデージとエクササイズ

(稲川利光編：リハビリテーションビジュアルブック 第2版．p226, Gakken, 2016)

食道がんへのリハビリテーション

1 治療

食道がんの治療では，化学療法や放射線療法ともに治療効果が向上しているが，今のところ一番確かな治療法は手術である．従来，食道がんの手術は胸部の食道を切除し，腹部の胃を用いて再建するという開胸と開腹とを同時に行う侵襲の大きな手術であったが，現在では内視鏡を用いた手術（胸腔鏡下食道切除術・腹腔鏡下再建術）が行われるようになり，小さな傷で対応できるようになった．

2 リハビリテーションの目的

食道がんの症例では通過障害によって経口摂取が困難となり，術前から体力が低下していることも多く，術後の早期離床で体力増強を図るリハビリテーションが重要となる．

また，残存食道と再建臓器との吻合部における瘢痕狭窄，頸部リンパ節郭清時の前頸筋の切離，反回神経麻痺などが原因で嚥下障害が起こる可能性があるため，嚥下リハビリテーションが必要となる場合が多い．

3 嚥下リハビリテーション

①嚥下にかかわる領域と構造

嚥下は口腔，咽頭，喉頭，食道の4つの段階に分かれる（図14）．

口腔では，口唇で食べ物を取り込み，歯で適切な大きさに切り，舌で咀嚼しやすい形状にして食べ物を動かし，咽頭へ送り込む（図15）．

軟口蓋は嚥下や発音のときに後方上方に動き，鼻と咽頭を遮断し，嚥下時に嚥下圧を高めて鼻への逆流を防止し，発音時に鼻音（鼻から出る音）と口音（鼻から出ない音）の調整をする．

嚥下時には喉頭が前上方に挙上し，食道入口部が開大して食べ物は食道へ送り込まれる．喉頭の挙上に際して喉頭蓋は反転して気管の入り口を塞ぎ，同時に声帯は閉じて気管と喉頭とを遮断し，誤嚥が防がれている．

嚥下機能を評価する際には，このようなプロセスのどこにどのような問題があるのかを評価する．

②食道がん患者に対する嚥下評価

ⅰ）反復唾液嚥下テスト

ベッドサイドで行われ，30秒間に何回唾液を飲めるかを数えることで，簡易な嚥下機能の評価が可能．食物や水分を使わないため，実際の誤嚥の程度の評価が難しい．

ⅱ）改訂水飲みテスト

実際に水を飲むことで，むせや呼吸の状態を観察し，嚥下障害を評価．ただし，むせない誤嚥の検出は困難．

ⅲ）ビデオ嚥下内視鏡検査（VE検査）
　ビデオ嚥下造影検査（VF検査）

ビデオ嚥下内視鏡検査（VE検査：video endoscopic examination of swallowing）とビデオ嚥下造影検査（VF検査：video fluoroscopic examina-

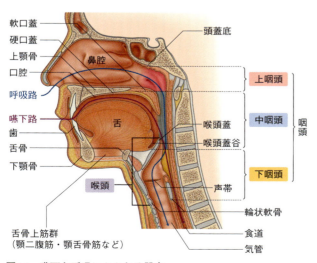

図14　嚥下と呼吸にかかわる器官

上咽頭：頭蓋底から硬口蓋と軟口蓋の移行部までの範囲
中咽頭：硬口蓋と軟口蓋移行部から喉頭蓋谷底部までの範囲
下咽頭：喉頭蓋谷底部から輪状軟骨下縁の高さまでの範囲
喉 頭：気管へ続く管状臓器．喉頭蓋の上縁から輪状軟骨下縁までの範囲

ヒトは進化の過程で，直立した姿勢をとり，巧みに言葉を発するようになったことから，口腔〜咽頭・喉頭の機構が複雑化した．このため，呼吸路（空気の通り道）と嚥下路（食べ物の通り道）が咽頭部で交差し誤嚥を生じやすい．

（稲川利光監：摂食嚥下ポケットブックmini．p3, Gakken, 2023）

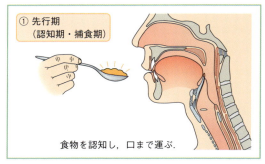
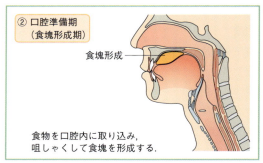
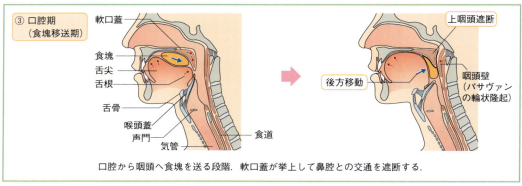
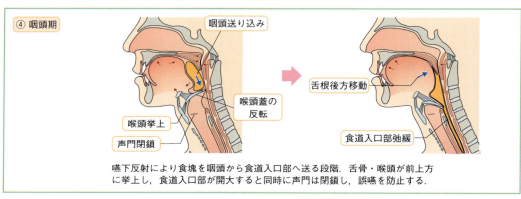
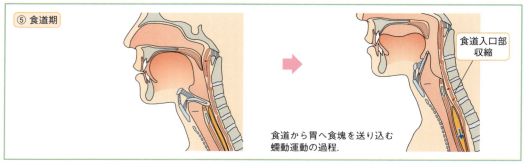

図15 嚥下の過程

（稲川利光編：リハビリテーションビジュアルブック 第2版．p414, Gakken, 2016を改変）

tion of swallowing）は嚥下機能の詳細な評価に使用．スクリーニングテストで大まかな様子を把握した後，VE検査やVF検査により実際の嚥下状態を観察することが望ましい．

iv）ハイリスク群の考慮

高齢で嚥下器官の筋力低下や脳血管障害の既往が

ある場合，嚥下障害の可能性を評価する必要がある．頭頸部や食道の手術歴，反回神経麻痺の存在なども嚥下障害の要因として考慮すべきである．

頭頸部がんの放射線治療を受けた患者は，治療による筋肉の硬化や嚥下器官の機能の悪化が生じる可能性がある．このようなハイリスクな患者には，術前の評価をていねいに行い，術後のアプローチに備えることが必要である．

③食道がんの嚥下障害

手術による頸部リンパ節郭清や前頸筋の切除により，喉頭挙上不全（図16）や声帯麻痺が生じる可能性がある．

喉頭挙上不全や声帯麻痺がある場合は，咳がうまく出ず，嚥下時の気道内圧が上がらず，食べ物が気管に入りやすくなる．

手術操作で反回神経に声帯麻痺が一時的または永続的に起こることがある．

訓練では，声帯麻痺がある場合には息ごらえをして嚥下する訓練や音声訓練などが行われる（図17）．

喉頭挙上制限に対しては，メンデルソン手技[*1]やシャキア訓練（後述，図20）など，喉頭挙上を促進する訓練が行われる．

食事形態の選定が重要であり，水分が多い食事や

> **用語解説**
> [*1] メンデルソン手技…メンデルゾーン手技とも．喉頭挙上を患者自身に意識させ，徒手で喉頭（喉仏）を持ち上げるようにして最も挙上した状態で保持する方法．

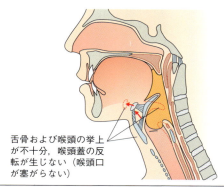

舌骨および喉頭の挙上が不十分，喉頭蓋の反転が生じない（喉頭口が塞がらない）

喉頭が十分に挙上しないと，食道入口部も開きにくくなり，食道入口部に食塊が貯留する．喉頭蓋の反転が生じないことから，さらに誤嚥のリスクは高くなる．
また，この時点で正常な状態では，左右の声帯が中央に動いて声門が閉鎖する．声門の閉鎖不全があれば，誤嚥のリスクがさらに高くなる．

図16 喉頭挙上不全
（稲川利光監：摂食嚥下ポケットブックmini．p11, Gakken, 2023）

溶けやすい食品は誤嚥のリスクがあるため，VE検査やVF検査で評価を行い適切な食事形態を選定する．

訓練を継続しながら，嚥下機能の改善に合わせて食事の形態を上げていくようにする．

④嚥下訓練

食べ物を用いない間接訓練と食べ物を用いて行う直接訓練がある．

ⅰ）間接訓練

- 目的：食べ物を使わず，頸部と口腔器官のストレッチ，自動運動，筋力強化．
- 喉頭挙上運動：喉頭の挙上運動を促進し，嚥下に重要な役割を果たす．

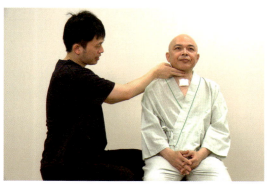

嚥下訓練
甲状軟骨突起部に指を軽く当てて，嚥下を確認する．
図17 食道がん術後　嚥下訓練と音声訓練

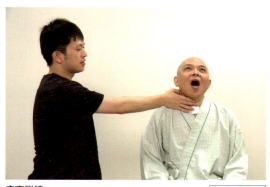

音声訓練
指を軽く当てて，声帯の動きを確認する．

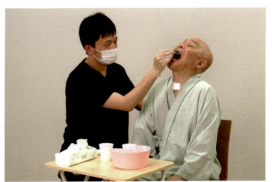

図18 食道がん術後　口腔ケア
誤嚥性肺炎を防ぐためにも訓練前に必ず実施する．

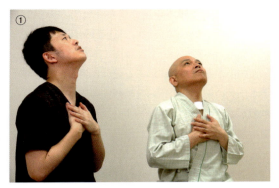

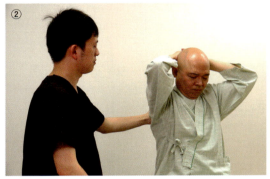

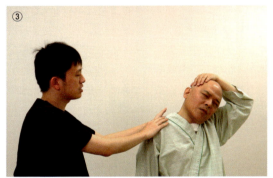

図19 食道がん術後　頸部のストレッチ
頸部の拘縮を防ぐため，痛みの程度と可動範囲を確認しながら行う．

- VE検査およびVF検査に基づく嚥下方法の調整：嚥下方法や体の姿勢の調節を行い，誤嚥を避ける嚥下方法を訓練する．

ⅱ）直接訓練
- 実際の食事時の訓練：ゼリーやとろみなどの食べ物を使用し，さまざまな嚥下方法を指導．例えば，咽頭に食塊が残っている場合の対処法や適切な嚥下方法の指導を行う．
- 口腔ケアの重要性：訓練前に口腔の清潔を保ち，口腔内の不衛生を避け，誤嚥性肺炎のリスクを低減させる（図18）．
- 喉頭挙上と食道入口部の訓練：喉頭挙上筋群の強化や食道入口部の開大を目指す訓練を行う．適切な回数や時間の調整が重要．
- 息こらえ嚥下法の訓練：声帯の閉鎖が不十分な場合に使用．唾液を飲んだ後，息を吐くことで誤嚥物を排出する嚥下法．

ⅲ）術後の患者への訓練
- 頸部のストレッチ：術後の状態や気管切開の有無によって範囲を調整（図19）．
- 口腔ケアの重要性：術後の口腔衛生の確保が肺炎リスクを減少させる．
- 喉頭挙上の訓練（シャキア訓練）：エビデンスがあるため，嚥下改善を目指す訓練を行う（図20）．
- 息こらえ嚥下法の訓練：声帯の閉鎖が不十分な場合に利用し，嚥下パターンとして練習する．

⑤姿勢と嚥下機能

嚥下においては喉頭が素早く挙上する必要があり，ものを飲み込む際には舌圧[*2]が高いことが条件になる．また，水や食物を飲み込む瞬間には声帯が閉じて息が止まり（息こらえ），飲み込んだ直後には声帯が開いて「ハッ！」と呼気が出る，といった，良好な呼吸の機能も重要である．喉頭挙上，舌

> **用語解説**
> [*2] 舌圧…舌が口蓋と接触する力．年齢とともに低下する傾向があり，平均値は50歳代で40.7kPa（キロパスカル），60歳代で37.6kPa，70歳代で31.9kPa．舌圧の低下は摂食嚥下機能を低下させる．

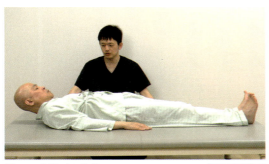

図20 食道がん術後 喉頭挙上訓練（シャキア訓練）
舌骨上筋群，喉頭挙上筋群の筋力強化．臥位でつま先を見るように頭を上げる．

圧，そして呼吸の機能がタイミングを合わせて効率よく瞬時に働き，一回の食事でそれが何度も繰り返される必要がある．

このような嚥下に関わる一連の動きを支えるために欠かせないのが食べているときの「姿勢」である．体幹が左右に傾いた状態や椅子の背にもたれた状態では喉頭—舌—呼吸の働きが悪くなる．したがって，嚥下障害がある患者のリハビリテーションでは「良好な姿勢の保持」が非常に重要で，食道がんの術後などでは，誤嚥性肺炎の予防としても早期から正しい座位姿勢を促すことが必要である（図21）．

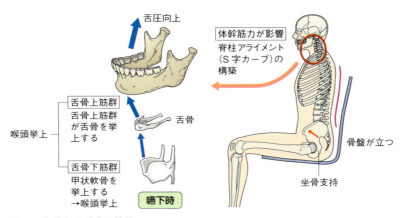

図21 姿勢と咀嚼嚥下機能
良好な座位の保持により，喉頭の挙上が改善し，舌圧も高くなる．呼吸の働きも良くなり，嚥下機能は向上する．摂食嚥下には正しい座位姿勢の保持が必要である．

（稲川利光監：摂食嚥下ポケットブックmini．p108，Gakken，2023）

引用・参考文献

1) Dietz JH：Rehabilitation oncology．John Wiley & Sons，1981．
2) 大腸癌研究会編：大腸癌取扱い規約 第9版．金原出版，2018
3) 落合慈之監：消化器疾患ビジュアルブック 第2版．Gakken，2014．
4) Evans WJ et al：Cachexia：a new definition．Clin Nutr 27（6）：793-792，2008．
5) Farkas J et al：Cachexia as a major public health problem：frequent，costly，and deadly．J Cachex Sarcopenia Muscle 4（3）：173-178，2013．
6) 渡邉純一郎：化学療法．がん治療の理解Ⅱ，Journal of Clinical Rehabilitation 12（10）：871，2003．
7) 辻哲也ほか編（西村哲夫）：癌のリハビリテーション．p30-31，金原出版，2006．
8) 稲川利光編：リハビリテーションビジュアルブック 第2版．Gakken，2016．
9) Gerber LH et al：Rehabilitation for patients with cancer diagnoses．Rehabilitation Medicine：Principles and Practice（ed by DeLisa JA，Gance BM），3rd Ed，p1293-1317，Lippincott-Raven Publishers，1998．
10) Fisher CG，DiPaola CP，Ryken TC，et al：A novel classification system for spinal instability in neoplastic disease：an evidence-based approach and expert consensus from the Spine Oncology Study Group．Spine（Phila Pa 1976）．2010；35：E1221-1229．
11) 日本臨床腫瘍学会：骨転移診療ガイドライン 改訂第2版．p112，南江堂，2022．
12) Mirels H：Metastatic disease in long bones．A proposed scoring system for diagnosing impending pathologic fractures．Clinical Orthopaedics and Related Research 249：256-264，1989．
13) Harrington KD：Impending pathologic fractures from metastatic malignancy：evaluation and management．Instr Course Lect 35：357-381，1986．
14) 稲川利光監：摂食嚥下ポケットブックmini．Gakken，2023．

第5章　その他のリハビリテーション

③ ウィメンズヘルスへの リハビリテーション

① 概要

わが国においてウィメンズヘルスケアは，主に産婦人科医や助産師が実施してきた．女性特有の身体構造や，月経・出産・閉経によるホルモンバランスの変化に伴う身体的側面や心理・社会的側面などを総合的に捉える医療分野である．ウィメンズヘルス分野で活躍している理学療法士は増加傾向にあるものの，現状では携わっている専門のスタッフは少ない．

ウィメンズヘルスでかかわる領域は，思春期，成熟期，更年期，老年期と各ライフステージにより異なり，スポーツ障害や産前・産後の異常や障害，婦人科疾患，泌尿器疾患，骨粗鬆症，更年期障害などの疾患が対象となる．また，ライフスタイルの多様化から出産を経験しない女性も増えている．各ライフステージで生じやすい身体変化を知ることで，疾患の予防や変化に対する準備が可能となる．

本項では，かかわることが多い妊婦の腰痛と尿失禁について解説する．

② 検査[1]

■1 問診・情報収集

①年齢，身長，体重，バイタルサイン

- 年齢により身体機能の低下が生じやすい
- やせ型女性は貧血を起こしやすい
- 肥満型女性は，妊娠高血圧症候群，妊娠糖尿病，帝王切開分娩，腰痛や尿失禁を起こしやすい

②出産経験

- 出産経験があれば前回の出産時の状況

③妊娠週数，腹部・姿勢の変化

④妊娠・出産に関する情報

- 分娩形式，母乳で授乳を行うかどうか

⑤住宅環境，職場環境

- ベッド（本人・乳児）の有無，床上動作が必要か
- 仕事復帰の予定か
- 産前・産後休業や育児休業はどのくらい取得できるか

⑥その他

- 尿失禁の有無（頻度，使用している尿漏れパッドの種類・枚数，どんな動作で起こるか）
- 妊娠前の腰痛の有無
- 産後に実家や夫の協力が得られるか

※精神的に不安定な状態となるため傾聴することも必要である．

■2 疼痛

- どんな動作で痛みが出るか
- どの部位に痛みが出るか
- 骨盤帯ベルトを装着することで痛みが軽減するか
- 分娩形式によるものか

③ リハビリテーション

■1 産前・産後のリハビリテーション

妊婦の60～70％で腰痛がみられる．仙腸関節部や鼠径部，恥骨結合部などに出現する骨盤帯痛の罹患率は妊婦の16～25％である．

妊娠中は，分娩の準備として恥骨結合や骨盤周囲の筋や靱帯を弛緩させるホルモン（リラキシン）が黄体より分泌される．恥骨結合の広がりや骨盤帯の不安定性が，恥骨や股関節，仙腸関節，腰背部などの痛みの要因と考えられる．

また，姿勢の変化も腰背部痛の要因と考えられている．妊娠期間は約10か月であり，胎児の成長に伴い，子宮は前方かつ上方へ突出していく．子宮容量と重量の増大によって妊婦は経時的に形態的変化を遂げる（図1）．

妊娠週数	4	8	12	16	20
胎児の発育					
身長 (cm)	0.4〜1.0	2〜3	7〜9	16	25
体重 (g)		4	20	120	250〜400
GS (cm)	1.0	3.4	6.6		
CRL (cm)		1.5	5.3	9.5	17
BPD (cm)			2.1	3.5	4.8
FL (cm)				1.9	3.0
子宮の変化					
子宮の大きさ	鶏卵大球形	鷲卵大	手拳大	新生児頭大	小児頭大
子宮底長 (cm)				12（7〜16）	18（16〜20）
子宮底の高さ			恥骨結合上縁	恥骨結合上縁と臍の中間	臍下2〜3横指

GS：胎嚢，CRL：頭殿長，BPD：大横径，FL：大腿骨長

図1　胎児の発育と母体の変化（次ページに続く）

（河野洋子：妊娠経過の把握．母性Ⅰ（新看護観察のキーポイントシリーズ），p66，中央法規出版，2011を改変）

　子宮の重量・胎児の体重だけでなく妊婦の脂肪や乳房の成長を含めて体重が約10kg増加する．特に身体前面の増大が顕著で，身体重心が上前方へ変化するため，体幹伸展位，胸椎後弯，腰椎前弯をとるsway-back姿勢（**図2A**）や，骨盤を前方に移動させ，骨盤後傾，腰椎平坦化，胸椎後弯をとるflat-back姿勢（**図2B**）が特徴的である．さらに股関節は外転・外旋しワイドベースをとり，支持基底面を広げ安定性を高める．このような代償的な姿勢が腰背部痛を起こすものと考えられる．

　妊娠中に増加した体重は産後約2〜3か月で妊娠前に戻るが，乳児を抱っこする姿勢が不良であると腰背部痛が長期的に継続する場合もある．

　妊婦の腰痛に対する運動療法は，日常生活動作で腰に負担のかかる動作は避ける，左右対称の姿勢をとるなど通常の運動器疾患へのアプローチに準ずるが，リスク管理には十分注意する（**表1，2**）[2]．

　子宮増大に伴う下大静脈の圧排による「仰臥位低血圧症候群」には留意しておく必要がある．下大静脈が圧排されることで静脈還流が減少し，心拍出量が減少して血圧低下がみられる．妊娠後期に仰向けで長時間寝ていると気分が悪くなり，ひどい場合はショック状態になることもある．下大静脈は脊柱の右側を走行するため，特に右側を下にした側臥位で圧迫されやすいので，なるべく左側を下にして寝るようにする（**図10-1，10-2**）．

妊娠週数	24	28	32	36	40
胎児の発育					
身長 (cm)	30	35	40	45	50
体重 (g)	600〜800	1,100〜1,400	1,700〜2,100	2,300〜2,800	2,900〜3,500
GS (cm)					
CRL (cm)	23	27	31	35	40
BPD (cm)	6.0	7.1	8.0	8.8	9.2
FL (cm)	4.0	4.8	5.6	6.3	6.9
子宮の変化					
子宮の大きさ	成人頭大				
子宮底長 (cm)	20 (18〜23)	23 (20〜25)	26 (24〜29)	30 (28〜32)	33 (31〜35)
子宮底の高さ	臍高	臍上2〜3横指	臍と剣状突起の中間	剣状突起下2〜3横指	臍と剣状突起の中間

GS：胎嚢，CRL：頭殿長，BPD：大横径，FL：大腿骨長

図1 胎児の発育と母体の変化（つづき）

(河野洋子：妊娠経過の把握．母性Ⅰ（新看護観察のキーポイントシリーズ），p66，中央法規出版，2011を改変)

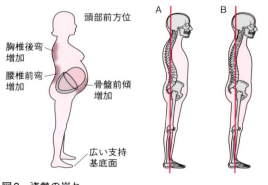

図2 姿勢の崩れ
A：sway-back姿勢．前腹部の増大により過剰な腰椎前弯が生じている．
B：flat-back姿勢．脊柱のカーブが少なく腰椎が平坦化している．

(稲川利光編：リハビリテーションビジュアルブック 第2版，p513，Gakken，2016)

表1 妊娠中の運動実施における禁忌

絶対的禁忌	・心疾患 ・破水 ・早期の陣痛 ・多児 ・出血	・前置胎盤などの胎盤異常 ・頸管無力症 ・3回以上の流産，早産の既往 ・胎児発育遅延
相対的禁忌	・高血圧 ・貧血または他の血液疾患 ・甲状腺疾患 ・糖尿病 ・動悸または不整脈 ・妊娠末期の骨盤位	・極端な肥満 ・極端なやせ ・早産の既往 ・子宮内発育遅延の既往 ・妊娠中出血の既往 ・極端に非活動的な生活習慣

(American college of Obstetricians and Gynecologists：Exercise During Pregnancy and Postnatal Period．ACOG Home Exercise Programs．Washington DC：ACOG，1985)

表2　妊婦の運動の中止基準

検査項目	中止すべき状態
1）問診	一般的な体調不良に加え，規則的な腹部膨満感，腰痛，出血などを訴えている場合
2）母体血圧	・収縮期血圧140mmHg，拡張期血圧90mmHg以上 ・妊娠初期（非妊娠時）より収縮期血圧で30mmHg，拡張期血圧で15mmHg以上の上昇
3）心拍数	安静時110bpm以上の頻脈
4）体温	運動前に37.5℃以上の発熱
5）子宮収縮の有無	規則的に出現する持続的な収縮，あるいは強い収縮が出現する場合（ただし妊娠37週以降はこの限りではない）
6）胎児心拍数測定	110bpm以下の徐脈が一過性あるいは持続性に出現する場合
7）胎動	胎動の減少や消失

（中井章人：妊婦スポーツの安全管理（日本臨床スポーツ医学会学術委員会編）．p37，文光堂，2004）

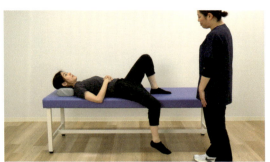
図3　腸腰筋・大腿四頭筋のストレッチ
足の重みを用いてストレッチを行う．

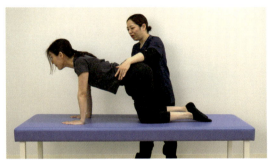
図4　背筋と腹筋の筋力トレーニング
ベッドからの転落に注意する．

また，運動療法では関節の弛緩や疼痛を誘発することがあり，適宜確認しながらアプローチを進めていく．

①治療内容

ⅰ）リラクセーション，モビライゼーション

sway-back姿勢をとる人に対しては，脊柱起立筋や股関節屈筋群の過活動がみられるためストレッチング（図3）と筋力訓練を行う（図4）．flat-back姿勢をとる人に対しては，股関節伸筋群（ハムストリングス）の過活動がみられるためハムストリングスに対するストレッチングを行う（図5）．これらを行う際は，腹部を圧迫しないよう注意する．

ⅱ）ホットパックなどの温熱療法

・腰痛に対して温熱療法を行う．

極超短波や超音波は，妊婦に対しては禁忌であり注意が必要である．

ⅲ）姿勢・動作の指導による筋の過緊張軽減

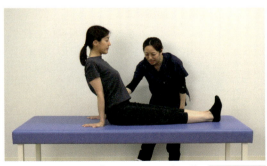
図5　ハムストリングスのストレッチング
ハムストリングスが伸びていることを確認する．

ⅳ）育児動作の指導

出産後から抱っこや授乳などの育児動作を行うが，不良姿勢で毎日実施していると腰痛発症につながる（図6）．

抱っこをする際にみられやすい不良姿勢は，妊娠

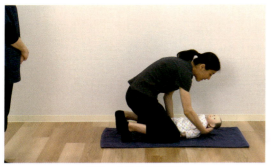
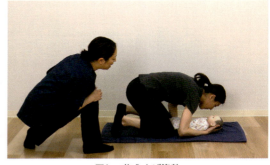

間違った抱え上げ姿勢　　　　　　　　　　　正しい抱え上げ姿勢

図6　育児動作の指導
腰に負担がかからないように，乳児になるべく近づき，身体に引き寄せるようにして抱き上げるように指導．

中と同様にsway-back姿勢である（**図7A**）．

抱っこひもを使用しない場合には，長時間左右非対称に乳児を抱えることが多い（**図7B**）．しかし，抱っこひもを使用しても，誤った装着方法であると体幹後傾の代償がみられる（**図8A**）．

抱っこひもを使用しない場合は，なるべく左右を入れ替えながら長時間同じ姿勢をとらないように意識する．

抱っこひもの正しい装着方法は，背中のベルトを肩甲骨の高さ，腰ベルトはくびれの位置に合わせる（**図8B**）．

v）しゃがみ動作（**図9**）

骨盤後傾位で分娩するため，骨盤後傾位を促す．股関節周囲筋の筋力強化にも有効であり，訓練としても実施する．

【方法】

骨盤底筋群の収縮と弛緩を促すために，柱や壁などで両手を支え，足底を床につけた状態で股関節屈曲外転外旋位をとり，膝を外側にしてゆっくりしゃがんだり立ったりを繰り返す．

vi）休憩

妊娠中の運動療法は休憩をしながら実施する．妊婦の休息肢位も指導する（**図10-1**，**10-2**）．

2 骨盤底筋群のリハビリテーション

分娩時の骨盤底筋群（**図11**）の弛緩や外傷・手術，加齢により機能不全が生じ腹圧性尿失禁がみられる．妊婦の約80％が経験するといわれ，多くは産後2週間以内に軽快する．

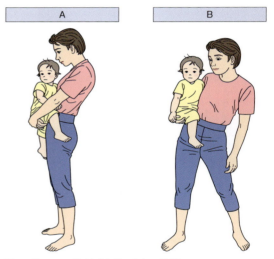

図7　抱っこの姿勢（産後1年）の特徴
A（矢状面）：骨盤が前方に偏位しているため，重心が後方化している．
B（前額面）：右腸骨稜上に乳児の殿部を乗せているため，左右非対称性が生じている．

腹圧性尿失禁とは，咳やくしゃみ，物を持ち上げるなど腹腔内の圧力が急激に上昇した場合に起こる尿失禁（**図12**）で，骨盤底筋トレーニングが有効である．骨盤底筋トレーニングは，妊娠中の尿失禁だけでなく産後の尿失禁量を減少させるというエビデンスが報告されている[3]．

尿失禁の不安から外出を控えるなどの閉じこもりを引き起こす原因にもなる．

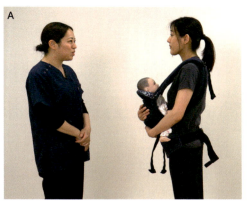
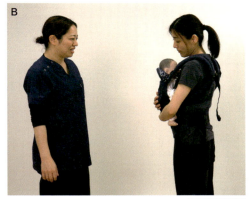

図8　抱っこひもの装着法
A：不適切な装着例．ひもが長いため乳児の位置が低く前下方に重みがかかり，腰背部を過度に収縮させて立位を保持しなければならない．
B：適切な装着例．抱っこひもの長さ，乳児の位置ともに適正である．

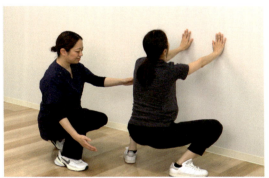

図9　しゃがみ動作
骨盤の後傾を意識するように促す．

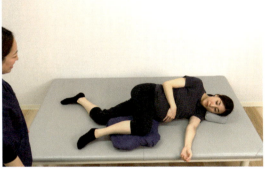

図10-1　休息肢位の指導
楽な姿勢を確認し，クッションや枕などを活用する．

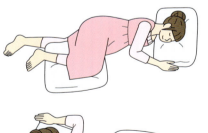
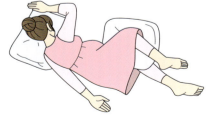

シムス位

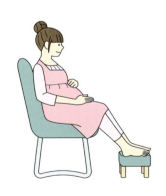

坐位での足台の利用

図10-2　休息時の安楽肢位

(稲川利光編：リハビリテーションビジュアルブック 第2版．p513, Gakken, 2016)

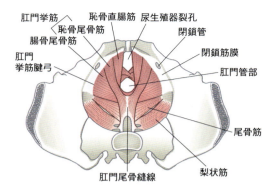

図11 骨盤底筋群
骨盤内の筋肉を下から見上げた図.
(落合慈之監:腎・泌尿器疾患ビジュアルブック 第2版. p10, Gakken, 2017)

① 治療内容
ⅰ) 骨盤底筋トレーニングの指導 (図13)
腹直筋離開のリスクがあることを考慮する.
・そのほかにもバランスボールを用いた体幹安定性トレーニングなども実施する.
ⅱ) 骨盤不安定性に対する骨盤帯固定ベルトの使用 (図14)
ⅲ) ウォーキング,エルゴメーター
ウォーキングは,妊娠週数に伴い関節への負荷が増大するため,妊娠後期であればエルゴメーターを推奨する.

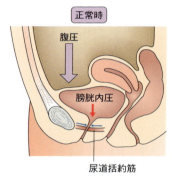

図12 腹圧性尿失禁の病態
腹圧負荷により膀胱頸部と尿道が過剰移動すると,膀胱内圧が尿道内圧よりも高くなり尿失禁が起こる.
(落合慈之監:腎・泌尿器疾患ビジュアルブック 第2版. p285, Gakken, 2017を改変)

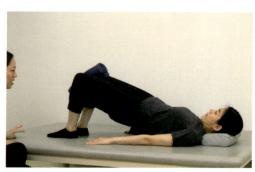

膝にボールやタオルを挟み,10秒保持を20回繰り返す.身体に負担がかかるため,疲労感などを確認しながら行う.

図13 骨盤底筋トレーニングの指導

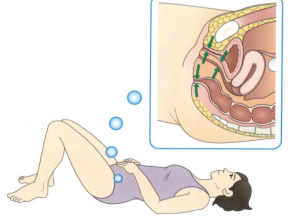

腟と肛門周囲の筋肉を約5秒間引き締めて緩める運動を1日10〜50回を目安に行う.
(落合慈之監:婦人科・乳腺外科疾患ビジュアルブック 第2版. p319, Gakken, 2017)

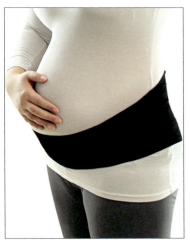

図14　骨盤帯固定ベルトの例

FrauTulpe　マタニティベルト

（写真提供：Booberg）

____年____月____日

→ 0分　開始　午前・午後　時　分
　パッド装着　500mLの水を15分以内で飲み終える．
　椅子またはベッド上で安静

→15分　歩行を30分続ける．

→45分　階段の昇り降り1階分　1回
　椅子に座る，立ち上がる．10回
　強く咳込む．10回
　1か所を走り回る．1分間
　床上の物を腰をかがめて拾う動作をする．5回
　流水で手を洗う．1分間

→60分　終了
　開始前のパッドの重量　A＝　g
　終了前のパッドの重量　B＝　g
　失禁量A－B＝　g

判定　2g以下　尿禁制あり
　2～5g　軽度
　5～10g　中等度
　10～50g　高度
　50g以上　きわめて高度

図15　尿失禁定量テスト

年　月　日　　起床時間　：
　　　　　　　就寝時間　：

	時刻	排尿（〇印）	尿量（mL）	漏れ（〇印）	気づいたこと（自由に記入してください）
1	：				
2	：				
3	：				
4	：				
5	：				
6	：				
7	：				
8	：				
13					
14	：				
15	：				
16	：				
17	：				
18	：				
19	：				
20	：				

図16　排尿日誌の例

②尿失禁の評価

i）尿失禁定量テスト（パッドテスト）（図15）

尿失禁の程度を評価する検査．パッドを装着後に飲水し，15分の安静後に歩行，階段昇降，咳などの指定された動作を行い，開始前と終了後のパッドの重量を測定し，重量の差から尿失禁の程度を評価する．

ii）排尿日誌（図16）

排尿した時刻と排尿量，尿失禁など排尿に関して患者自身で日誌をつける．

尿失禁を不安に感じると頻尿になりやすいが，排尿時刻が2～3時間を目標に間隔をあけていく．

1. どれくらいの頻度で尿が漏れますか？（1つの□をチェック）		
	□なし	[0]
	□おおよそ1週間に1回あるいはそれ以下	[1]
	□1週間に2～3回	[2]
	□おおよそ1日に1回	[3]
	□1日に数回	[4]
	□常に	[5]

2. あなたはどれくらいの量の尿漏れがあると思いますか？ （あてものを使う使わないにかかわらず，通常はどれくらいの尿漏れがありますか？）		
	□なし	[0]
	□少量	[2]
	□中等量	[4]
	□多量	[6]

3. 全体として，あなたの毎日の生活は尿漏れのためにどれくらいそこなわれていますか？

0　1　2　3　4　5　6　7　8　9　10
まったくない　　　　　　　　　　　　　　　非常に

4. どんな時に尿が漏れますか？（あなたにあてはまるものをすべてチェックしてください）
□なし：尿漏れはない
□トイレにたどりつく前に漏れる
□咳やくしゃみをした時に漏れる
□眠っている間に漏れる
□体を動かしている時や運動している時に漏れる
□排尿を終えて服を着た時に漏れる
□理由がわからずに漏れる
□常に漏れている

図17　国際尿失禁スコア（ICIQ-SF）日本語版
1～3の質問に対する回答の点数を合計して0～21点で評価する．点数が高いほど重症となる．

iii）国際尿失禁スコア（ICIQ-SF）（図17）

国際尿失禁スコア（ICIQ-SF：International Consultation on Incontinence Questionnaire-Short Form）は国際共通で使用する尿失禁の程度を評価する質問票である．

また，羞恥心により尿失禁があっても訴えないこともあるため，早期に問診を行う必要がある．

環境的側面としては，外出時にトイレの場所を確認しておくことも必要である．薬物療法を併用する方法もある．

引用・参考文献

1）森野佐芳梨：正常妊娠における姿勢・歩行の変化（特集　周産期のリハビリテーション医療）．リハビリテーション医学 60（7）：560-565，2023．

2）中井章人：妊婦スポーツの安全管理（日本臨床スポーツ医学会学術委員会編）．p37，文光堂，2004．

3）国際禁制学会：Adult Conservative Management．Incontinence 6th Edition Chapter 12（日本排尿機能学会訳），p6-87，2017．

4）河野洋子：妊娠経過の把握．母性Ⅰ（新看護観察のキーポイントシリーズ），p66，中央法規出版，2011．

5）稲川利光編：リハビリテーションビジュアルブック　第2版．Gakken，2016．

6）American college of Obstetricians and Gynecologists：Exercise During Pregnancy and Postnatal Period．ACOG Home Exercise Programs.Washington DC：ACOG，1985．

7）落合慈之監：腎・泌尿器疾患ビジュアルブック　第2版．Gakken，2017．

8）落合慈之監：婦人科・乳腺外科疾患ビジュアルブック　第2版．Gakken，2017

第5章 その他のリハビリテーション

4 重複障害へのリハビリテーション
概要

① 重複障害

重複障害は「視覚障害，聴覚または平衡機能障害，音声・言語または咀嚼機能障害，肢体不自由，内部障害，知的障害，精神障害，高次機能障害のうち2つ以上を併せもつ場合，あるいは内部障害のなかの7つの機能障害である心機能障害，腎機能障害，肝機能障害，呼吸機能障害，膀胱・直腸機能障害，小腸機能障害，ヒト免疫不全ウイルスによる免疫機能障害のうち2つ以上を併せもつ場合をいう」と定義されている[1]．

重複障害者の人数の推移では，肢体不自由と内部障害，3種以上の障害を併せもつ重複障害者が急増している（図1）[2,3]．また，内部障害のなかで，心機能障害，呼吸機能障害，腎機能障害を重複する者も増加している．米国では，脳血管障害患者は32〜62％に虚血性心疾患を合併し，高齢心不全患者の33％に慢性閉塞性肺疾患を合併している[2]．わが国の慢性腎臓病患者の30〜50％が慢性心不全を合併している[2]．

重複障害者は単一障害者と比べ重症化しやすく，包括的・継続的なリハビリテーションやケアがより必要となる．

■1 リハビリテーションの目的・評価・ゴール設定

重複障害者に対するリハビリテーションの目的は，重複障害による身体的・精神的影響および症状を軽減し，心理的・社会的・職業的な状況の改善を図り，ADL・QOLを向上させ，健康寿命を延伸することである．適切なアプローチを行うためには，患者がもつ種々の病態と障害を総合的に把握する必要がある．ゴール設定は，ADLやQOLの改善，生命予後・健康寿命の延伸を考える．例えば，心筋梗塞を合併した片麻痺患者がリハビリテーションによって杖歩行を獲得し，在宅での生活が自立し，近所と交流する機会が増え，趣味を楽しめるようになれば，ADLやQOL向上が達成でき，健康寿命の延伸につながる．

一方，重度の重複障害者であるため運動療法の効

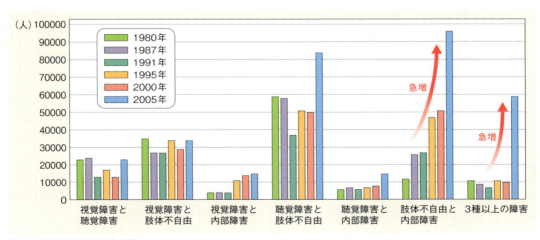

図1 重複障害の人数と推移
（上月正博：重複障害のリハビリテーション医学・医療．内部障害のリハビリテーション医学・医療テキスト（久保俊一ほか総編集），p215-224，医学書院，2022/内閣府：平成25年版障害者白書 総務省統計．https://www8.cao.go.jp/shougai/whitepaper/h25hakusho/zenbun/index-pdf.html より2025年1月4日検索をもとに作成）

果が十分に得られない場合，QOLを優先したゴール設定も考慮する．本人の意向が在宅での生活や趣味活動であれば，現状の能力やリスクを評価し，社会資源を活用しながら環境面へのアプローチを試みる必要がある．

重複障害は，病態が多様で個人差が大きく，心理面・環境面への配慮も必要である．また，早期からリハビリテーションを開始し，治療時間や自主トレーニングを増やし，急性期から生活・維持期に円滑につなぐリハビリテーションが重要となる．そのため，異なるリハビリテーション関連職種が協力してゴール設定を行うことは，患者にとって最適な個別化された治療計画につながるため極めて重要である．

2 運動療法のポイント

重複障害に対する運動療法は，脳・心・肺・骨関節などの臓器連関を考慮し，頻度，強度，時間，期間，種類を設定することが必要である（**表1**）．

3 過剰な負担と留意点

単一障害と比べ重複障害は，運動療法による過剰な負担によって病態や症状が悪化するおそれがある．例えば，片麻痺の既往がある心筋梗塞患者の歩行は，健常者と比べ高負荷な動作となり，心拍数や酸素消費量の過剰な増加によって心臓に対する負荷が大きくなる．そのため，杖や装具を早期に使用し心臓に対する負担を減らすことが望ましい．

また，その日一日の運動が無理なく行えたように見えても，日を重ねる中で心臓への負担が蓄積されていくこともある．経時的に症状をみていく必要がある．

運動療法の中止基準は心筋梗塞のものに従い，全身状態やリスクの把握を行い，個別にプログラムを作成することが重要である．

② 要支援・要介護者と重複疾患

高齢者の64.9％，85歳以上高齢者の81.5％が2つ以上の慢性疾患を有していることが報告されている[4]．

要支援・要介護者では，介護が必要になった原因は「認知症」，「脳血管疾患」，「骨折・転倒」，「関節

表1 運動療法のポイント

- 強度は低～中強度の運動で時間と頻度を漸増する．
- 運動療法ではウォーミングアップやクールダウンを長めにとり，運動強度の進行ステップには時間をかける．
- 服薬の変更や食事内容の変更に伴う意欲や食欲の低下，低栄養，脱水症状に注意する．
- 認知機能低下，聴覚障害，視覚障害の合併例には，大きな声ではっきり，優しく，ゆっくり，丁寧に対応し，教材を工夫してわかりやすく伝える．
- 運動は身体を動かすことのみに終始せず，実際の生活行為や社会参加につながるような内容にすること．
- 本人や家族には，運動の内容とその意義を理解してもらう．
- できないことより，できることやできたことをともに喜ぶ．
- 楽しみながら身体を動かせるような運動内容を工夫する．
- うつや不穏などの精神症状，便秘や嘔気などの消化器症状，痛みなどには細心の注意を払い，早めに主治医に報告する．

疾患」，「高齢による衰弱」とされるが[5]，支援や介護が必要になった要因が高齢者では重複している場合が多く，多角的な対応が必要となる．特に，循環器や呼吸器系の疾患を有する場合，症状の増悪や急変，再発などから，リハビリテーションの中止・終了となる可能性が高く注意が必要である．

また，重複疾患をもつ患者は，必要以上に多くの種類の薬剤が処方されていることがあり（ポリファーマシー），食欲の低下や意欲の低下などからリハビリテーションの遂行にも支障をきたすことも多い．

さらに，要支援・要介護の高齢者はサルコペニア有病率が30％を上回り，サルコペニアを有する集団は，サルコペニアを有さない集団と比べ，筋力，身体機能，骨格筋量のみならず体格指数（BMI：body mass index），身体活動，QOLが極めて低い[6~8]（**図2**）．つまり，要支援・要介護者の栄養，身体活動やQOLの維持・向上は，サルコペニアへの対策と併せて重要な課題である．AWGS（アジアにおけるサルコペニアワーキンググループ）によるサルコペニアの診断基準を**表2**に提示する[9]．

1 リスク管理

地域リハビリテーション時に経験する可能性の高いインシデントを**表3**に示す[10]．地域・在宅では入院時と比較して物的・人的環境が異なるため，リスク管理の実践にあたっては慎重な対応が求められ，事前の情報収集が非常に重要でリスク管理を左右する．

BMIや歩数の低下を防ぐことはサルコペニアの予防に重要！

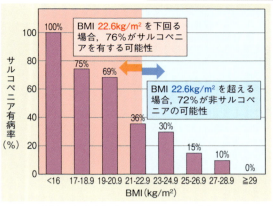
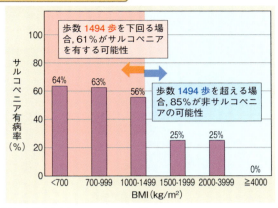

図2 要支援要介護高齢者のサルコペニア有無によるBMIと身体活動（歩行）のカットオフ値
(Kitamura M et al：Prevalence and Related Factors of Sarcopenia in Community-dwelling Elderly with Long-term Care Insurance. Rev Recent Clin Trials 16（3）：335-340, 2021 / Kitamura M et al：Physical Activity and Sarcopenia in Community-Dwelling Older Adults with Long-Term Care Insurance. Eur J Investig Health Psychol Educ 11（4）：1610-1618, 2021)

表2 サルコペニアの診断基準
（AWGS：Asian Working Group for Sarcopenia）

	男性	女性
握力	＜28kg	＜18kg
5回椅子からの立ち上がり	≧12秒	
歩行速度	＜1.0m/秒	
SPPB[※1]	≦9	
SMI[※2]（BIA）	＜7.0kg/m²	＜5.7kg/m²
（DXA）	＜7.0kg/m²	＜5.4kg/m²

※1：身体機能の測定 SPPB：short physical performance battery
　　地域高齢者を対象とした身体機能のスクリーニングで
　　　①立位テスト
　　　②4m通常歩行テスト
　　　③5回椅子起立着座テスト
　　から構成されている
※2：骨格筋量の測定 BIA：生体電気インピーダンス法
　　　　　　　　　DXA：二重エネルギーX線吸収法
　　　　　　　　　SMI：両腕脚筋肉量（kg）/身長（m）²

(Chen LK et al：Asian Working Group for Sarcopenia：2019 consensus update on sarcopenia diagnosis and treatment. J Am Med Dir Assoc 21（3）：300-307, 2020)

2 アセスメント

地域リハビリテーションを提供する際のアセスメント項目を**表4**に示す[10]．バイタルサイン，意識レベル，経皮的酸素飽和度，運動に伴うバイタルサインの変動，起立性低血圧，浮腫，視診，四肢の動脈触診，胸部触診，呼吸音聴診の10項目のアセスメントは，病状の変化の気づきに関連する[10]．

表3 地域リハビリテーション時に経験する可能性の高いインシデント（アクシデント）

1. 運動療法介入
● 医師からの指示の確認・実施の失念，指示変更の認識間違い（安静度，荷重量など）
● 酸素投与量の認識間違い，酸素ボンベの酸素切れ
● 内服薬の飲み忘れ/違い，内服薬の副作用の発見
● 医療処置が必要な事象発見： 創部離開，発赤，褥瘡，潰瘍や壊疽，転倒，骨折，内出血，表皮剥離，腱損傷，脱臼，出血，ショック，発熱，過度な疲労，意識レベル低下，気分不快，筋・関節痛，消化器系症状（腹痛・下痢など），頭痛，血圧変動（起立性低血圧など），心不全増悪，胸痛，不整脈，心停止，心筋梗塞・脳梗塞などの疾患発症，呼吸苦，低酸素血症，脱水，熱中症，低血糖，誤嚥，窒息，低温火傷
2. 医療・福祉機器の取り扱い
● 喀痰吸引の誤操作（粘膜損傷，低酸素状態，痰詰まりなど）
● 人工呼吸器設定の間違い・回路トラブルなどの発見，人工呼吸器関連肺炎の発症
● 物理療法機器の取り扱い，車椅子・歩行器・ベッドなどの操作間違い
● 福祉機器の破損，メンテナンス不備など
3. 医療処置（シャント・ルート系）の管理
● 中心静脈栄養療法などのドレーン，バルーンカテーテルなどの抜去・閉塞・逆流
● シャントトラブル，胃ろう・人工肛門のトラブル（抜去・潰瘍など）
4. 感染症やその対策
● 感染症の感染（インフルエンザ，結核，麻疹，ノロウイルス，帯状疱疹，流行性結膜炎，新型コロナウイルスなど），感染予防対策・教育の不備，感染防護服や手袋の着用方法の間違い

(平野康之：増加する内科系疾患やmultimorbidityを有する要介護者への介入を見据えた訪問リハビリテーションのリスク管理. リハビリテーション連携科学 22（2）：67-74, 2021を改変)

表4 地域リハビリテーション時のアセスメント項目

A 心理・精神に関する項目	
1. うつのアセスメント	3. 不安・情緒のアセスメント
2. せん妄のアセスメント	4. 認知機能のアセスメント

B 生命・身体に関する項目	
5. バイタルサイン	19. 息切れ
6. 意識レベル	20. 心尖拍動触診
7. 経皮的酸素飽和度（SpO$_2$）	21. 心音聴診
8. 運動に伴うバイタルサインの変動	22. 心電図変化
9. 起立性低血圧	23. 腹部聴診／触診／打診
10. 浮腫	24. 視力
11. 視診	25. 聴力
12. 眼球運動	26. 脱水
13. 瞳孔対光反射	27. ショック症状
14. 四肢の動脈触診	28. 体重
15. 経静脈怒張	29. 自覚症状
16. 胸部触診	30. 疲労の程度
17. 胸部打診	31. 非がん性の痛み
18. 呼吸音聴診	32. がん性の痛み

C 生活に関する項目	
33. 食事	37. 生活環境
34. 排便／排尿	38. 転倒
35. 睡眠	39. 保清
36. 内服薬	

下線部：病状変化の気づきに関する項目

（平野康之：増加する内科系疾患やmultimorbidityを有する要介護者への介入を見据えた訪問リハビリテーションのリスク管理．リハビリテーション連携科学 22 (2)：67-74，2021 を改変）

リハビリテーションを行う際に，フィジカルアセスメントを用いて，これらの項目を優先的にアセスメントすることが病状の変化に気づき，リスク管理につながる．

昨今，重複障害を有する要支援・要介護者が増加している．多数の疾患をかかえ，いくつもの障害をかかえる高齢者が増えていくなかで，地域リハビリテーションの現場では，事前の情報収集が非常に重要である．併存する病気と障害があるだけに，情報を的確に入手し，リスク管理を徹底し，患者の変化に迅速に対応できるセラピストの需要が高まっている．そのための人材育成・教育が急務だと考えられる．

引用・参考文献

1) Kohzuki M：The definition of ultimorbidity and multiple disabilities (MMD) and the rehabilitation for MMD. Asian J Human Services 8：120-130, 2015.

2) 上月正博：重複障害のリハビリテーション医学・医療．内部障害のリハビリテーション医学・医療テキスト（久保俊一ほか総編集）．p215-224，医学書院，2022．

3) 内閣府：平成25年版障害者白書 総務省統計．

https://www8.cao.go.jp/shougai/whitepaper/h25hakusho/zenbun/index-pdf.html（2025年1月4日検索）

4) Barnett K et al：Epidemiology of multimorbidity and implications for health care, research, and medical education：a cross—sectional study. Lancet 380 (9836)：37-43, 2012.

5) 厚生労働省：2022（令和4）年 国民生活基礎調査の概況．https://www.mhlw.go.jp/toukei/saikin/hw/k-tyosa/k-tyosa22/dl/05.pdf（2024年11月26日検索）

6) Kitamura M et al：Prevalence and Related Factors of Sarcopenia in Community-dwelling Elderly with Long-term Care Insurance. Rev Recent Clin Trials 16 (3)：335-340, 2021.

7) Kitamura M et al：Physical Activity and Sarcopenia in Community-Dwelling Older Adults with Long-Term Care Insurance. Eur J Investig Health Psychol Educ 11 (4)：1610-1618, 2021.

8) Kitamura M et al：Differences in Health-Related Quality of Life in Older People with and without Sarcopenia Covered by Long-Term Care Insurance. Eur J Investig Health Psychol Educ 12 (6)：536-548, 2022.

9) Chen LK et al：Asian Working Group for Sarcopenia：2019 consensus update on sarcopenia diagnosis and treatment. J Am Med Dir Assoc 21 (3)：300-307, 2020.

10) 平野康之：増加する内科系疾患やmultimorbidityを有する要介護者への介入を見据えた訪問リハビリテーションのリスク管理．リハビリテーション連携科学 22 (2)：67-74, 2021.

第5章 その他のリハビリテーション

重複障害へのリハビリテーション
症例報告 ①心房細動を有する心原性脳塞栓症患者

■症例概要

- 症例：80歳代，女性
- 診断名：左心原性脳塞栓症（左MCA領域の梗塞）
- 既往歴：高血圧，心房細動，左乳がん（摘出術後）
- 現病歴：Y月X日10時40分頃，自宅敷地内の畑で倒れているところを通行人が発見し救急要請．脳卒中疑いでドクターヘリにて当院へ搬送となった．搬送時，心電図では洞調律と心房細動（AF：atrial fibrillation）が混在し，心拍数も140/分台と頻脈の状態がみられた．JCS：Ⅱ-10．左共同偏視，失語症あり．右上下肢に重度の片麻痺を呈しており，拡散強調画像（DWI：diffusion weighted image）では左中大脳動脈領域に高信号を認め，心原性脳塞栓症と診断された．発症約1時間50分後にt-PA投与が開始され，左中大脳動脈の再開通が認められた．その後，血管内治療を行いICUでの入院加療となった※．
- 職業：主婦
- 社会背景：数年前に夫は他界しており独居．
- 日常生活動作（ADL）自立．2人の子供は独立し県外在住．

【現症・検査】

- 身体所見：身長：146.0cm，体重：48.0kg，BMI：22.5．血圧：186/105mmHg，脈拍：140〜150/分台．左共同偏視を認める．
- ジャパンコーマスケール（JCS：Japan Coma Scale）：Ⅱ-10．
- 失語症：失語症を認め指示理解，表出は困難さを認める．
- 心電図：不整および頻脈であり，AF波形を呈している．
- 心エコー：左室駆出率（LVEF）：60％，大動脈径（AOD）：20mm，左房径（LAD）：40mm，左室拡張末期径（LVDd）：32mm，左室収縮末期径（LVDs）：22mm，僧房弁後尖石灰化を認める．
- NIHSS（National Institutes of Health Stroke Scale）：22点
- Brunnstrom recovery stage：上肢Ⅱ/手指Ⅱ/下肢Ⅱ．
- 感覚検査は失語症の影響により精査困難であった．
- 筋緊張：MAS（Modified Ashworth Scale）にて，右上肢0，右下肢0，左上肢0，左下肢0
- 機能的自立度評価法（FIM：Functional Independence Measure）：18点（運動項目：13点/認知項目：5点）

【血液所見】

WBC（白血球）：128×10³/μL，RBC（赤血球）：419×10⁴/μL，Hb（血色素）：13.2g/dL，Ht：38.5％，PLT（血小板）：28.9×10⁴/μL，PT-INR：1.03，APTT：22.6秒，D-ダイマー：1.7μg/mL

【薬物療法】

アムロジピン錠5mg，ブラバスタチンNa錠5mg，トフィシパム錠50mg，エディカルシトールカプセル0.75μg，ビソプロロールフマル酸塩錠2.5mg，ピルシカイニド塩酸塩カプセル25mg，リクシアナOD錠60mg，ワソラン錠40mg，リスモダンカプセル100mg，アミオダロン塩酸塩速崩錠100mg

【経過】

- **X＋1日**：翌日のMRIにて，左側頭葉から頭頂葉に再開通に伴う出血性梗塞を認めた．意識レベル低下や麻痺，その他の神経症状に増悪は認めないため，リハビリテーション開始となる．心拍数140〜150/分台と頻脈が持続しているため，リハビリテーションは身体機能初期評価，ベッドアップ座位まで実施とした．頻脈に対しては薬剤でのコントロールを継続した．
- **X＋3日**：心拍数140/分台と依然として頻脈が持続しているが，動作時における胸部痛や血圧の低下，冷感などの症状を認めないため（失語症のためモニター変化や表情などで判断），ベッドサイドでの起立訓練を開始した．
- **X＋5日**：発作性の頻脈を呈するが徐々に薬剤による効果がみられるようになり，起立訓練実施後も自覚症状やバイタルサインに変化を認めないことから，短下肢装具着用での短距離での歩行訓練を開始した（同日にICUから高度治療室［HCU］へ移動した）．
- **X＋9日**：一般病棟でのリハビリテーション継続中．心拍数は80〜90/分台と安定しており，歩行は独歩近位監視にて可能となった．失語症は持続しているが，単語理解や状況理解に改善を認めた．
- **X＋14日**：リハビリテーションの継続を目的に回復期病棟へ転棟した．

※参考までに静脈血栓溶解療法（t-PA）の禁忌および慎重投与について**表1**に提示する．

① 重複する疾患・障害の特徴

■1 心房細動（AF）

心房細動は「心房」が高頻度に痙攣した状態を表す．臨床上，最も遭遇する確率の高い不整脈であり，年齢を重ねるごとに発症する割合は増加傾向にある[1]．

心房細動を引き起こす要因としては心不全や弁膜症，心筋症などの循環器疾患によるものの他に，高血圧や糖尿病，肥満，喫煙，過度な飲酒などの不適切な生活習慣も関係しており，不整脈を引き起こす原因は多岐にわたる．

心房細動は「頻脈性不整脈」と「徐脈性不整脈」の2種類に分けられる．頻脈性不整脈では動悸や息苦しさ，呼吸困難感，眩暈などの症状が認められる．一方，徐脈性不整脈では失神や眩暈，疲れやすさなどの症状が認められる[2]．

日本における心房細動の患者数は，2005年の時点で71.6万人と推定されていたが，2030年には108万人を超えると予測されている[3]．

高齢化に伴い今後も患者数が増えると考えられるが，これはあくまで検診や受診によって心房細動が認められた数であり，無症状の心房細動を含めた場合，推定患者数はさらに増える可能性がある[2]．脳梗塞の発症を機に，心房細動が見つかるケースも多い．

本症例では，洞調律と心房細動（AF）とが混在する発作性心房細動（PAF：paroxysmal atrial fibrillation）の症状があった．

■2 脳血管障害

日本人における死因別死亡率では脳血管疾患が全体の第4位（約6.6％）とされている[4]．そもそも，脳血管障害は血管が破綻する「脳出血」と，血管が閉塞して詰まることで生じる「脳梗塞」の2つに大きく分類される．脳梗塞はさらに，「ラクナ梗塞」，「アテローム血栓性脳梗塞」，「心原性脳梗塞」に分

表1　静注血栓溶解療法のチェックリスト

適応外（禁忌）	Yes	No
発症ないし発見から治療開始までの時間経過		
発症（時刻確定）または発見から4.5時間超	☐	☐
発見から4.5時間以内でDWI/FLAIRミスマッチなし，または未評価	☐	☐
既往歴		
非外傷性頭蓋内出血	☐	☐
1ヵ月以内の脳梗塞（症状が短時間に消失している場合を含まない）	☐	☐
3ヵ月以内の重篤な頭部脊髄の外傷あるいは手術	☐	☐
21日以内の消化管あるいは尿路出血	☐	☐
14日以内の大手術あるいは頭部以外の重篤な外傷	☐	☐
治療薬の過敏症	☐	☐
臨床所見		
くも膜下出血（疑）	☐	☐
急性大動脈解離の合併	☐	☐
出血の合併（頭蓋内，消化管，尿路，後腹膜，喀血）	☐	☐
収縮期血圧（降圧療法後も185mmHg以上）	☐	☐
拡張期血圧（降圧療法後も110mmHg以上）	☐	☐
重篤な肝障害	☐	☐
急性膵炎	☐	☐
感染性心内膜炎（診断が確定した患者）	☐	☐
血液所見（治療開始前に必ず血糖，血小板数を測定する）		
血糖異常（血糖補正後も＜50mg/dL，または＞400mg/dL）	☐	☐
血小板数100,000/mm³以下（肝硬変，血液疾患の病歴がある患者）	☐	☐
※肝硬変，血液疾患の病歴がない患者では，血液検査結果の確認前に治療開始可能だが，100,000/mm³ 　　　以下が判明した場合にすみやかに中止する	☐	☐
血液所見：抗凝固療法中ないし凝固異常症において		
PT-INR＞1.7	☐	☐
aPTTの延長（前値の1.5倍［目安として約40秒］を超える）	☐	☐
直接作用型経口抗凝固薬の最終服用後4時間以内	☐	☐
※ダビガトランの服用患者にイダルシズマブを用いて後に本療法を検討する場合は，上記所見は適応外 　　　項目とならない	☐	☐
CT/MR所見		
広汎な早期虚血性変化	☐	☐
圧排所見（正中構造偏位）	☐	☐
アルツハイマー病抗アミロイド抗体治療薬（レカネマブなど）投与中でMRI上ARIAを認める	☐	☐

慎重投与（適応の可否を慎重に検討する）	Yes	No
年齢　　81歳以上	☐	☐
最終健常確認から4.5時間超かつ発見から4.5時間以内に治療開始可能でDWI/FLAIRミスマッチあり	☐	☐
アルツハイマー病抗アミロイド抗体治療薬（レカネマブなど）投与中でMRI上ARIAを認めない	☐	☐
既往歴		
10日以内の生検・外傷	☐	☐
10日以内の分娩・流早産	☐	☐
1ヵ月以上経過した脳梗塞（とくに糖尿病合併例）	☐	☐
蛋白製剤アレルギー	☐	☐
神経症候		
NIHSS値26以上	☐	☐
軽症	☐	☐
症候の急速な軽症化	☐	☐
痙攣（既往歴などからてんかんの可能性が高ければ適応外）	☐	☐
臨床所見		
脳動脈瘤・頭蓋内腫瘍・脳動静脈奇形・もやもや病	☐	☐
胸部大動脈瘤	☐	☐
消化管潰瘍・憩室炎，大腸炎	☐	☐
活動性結核	☐	☐
糖尿病性出血性網膜症・出血性眼症	☐	☐
血栓溶解薬，抗血栓薬投与中（とくに経口抗凝固薬投与中）	☐	☐
月経期間中	☐	☐
重篤な腎障害	☐	☐
コントロール不良の糖尿病	☐	☐

＜注意事項＞ 一項目でも「適応外」に該当すれば実施しない.

（日本脳卒中学会脳卒中医療向上・社会保険委員会静注血栓溶解療法指針改訂部会：静注血栓溶解（rt-PA）療法 適正治療指針 第三版 2023年9月追補．p8，2023　https://www.jsts.gr.jp/img/rt-pa03_supple.pdfより2024年12月23日検索）

けられる．脳出血と脳梗塞では圧倒的に脳梗塞の発症頻度が高く，脳血管障害の約70％を占めている．

脳血管障害の原因としては，先天的な動脈奇形や外傷によるものが挙げられるが，生活習慣等による発症が主であり，特に脳梗塞の場合，心房細動を原因で心臓内（左房内）に形成された血栓が栓子として遊離し，突然大きな脳血管を閉塞し心原性脳塞栓症をきたすことが多い．この場合，脳の広範囲にわたり梗塞巣を形成しやすく意識障害や片麻痺，高次脳機能障害などが生じるなど重症化しやすい．

■❸ ガイドラインで推奨されるリハビリテーション

循環器急性期リハビリテーションについては，日本循環器学会などによる『2021年改訂版 心血管疾患におけるリハビリテーションに関するガイドライン』において「急性期の心臓リハビリテーションはICU・CCUまたは病棟において監視下で実施され，その目標はADLの自立，二次予防教育を開始することである．安静臥床期間が長くなると運動耐容能の低下，フレイルの進行を来す」としており，重複障害者に多い循環器疾患患者への早期からのリハビリテーションの重要性が示されている[5]．

また，脳卒中急性期リハビリテーションについても，『脳卒中治療ガイドライン2021〔改訂2023〕』において「十分なリスク管理のもとにできるだけ発症後早期から積極的なリハビリテーションを行うこと」，「組織化された場でリハビリテーションチームによる集中的なリハビリテーションを行い早期の退院に向けた積極的な指導を行うこと」が強く勧められている．

また，「血圧，脈拍，呼吸，経皮的動脈血酸素飽和度（SpO2），意識，体温などのバイタル徴候に配慮して行うこと」とされ[6]，ここでも早期からのアプローチが推奨されている．

② 本症例のリハビリテーションと経過

本症例では，リハビリテーションを開始するにあたり不整脈の管理に関しては，看護師と連携し安静時や睡眠時を含め状態を把握した．

リハビリテーション実施時にはモニター管理の下，バイタルサイン（心拍数，血圧，心電図，SpO2，

自覚的運動強度），不整脈の発現時の状況や，自覚症状などに注意しながら[7]，座位訓練や立位訓練，歩行訓練を開始した．

本症例では，脳卒中の発症を機に不整脈の存在が明らかになり，入院と同時に循環器疾患に対する精査と薬剤管理が必要となった．早期離床・積極的なリハビリテーションを行ううえでは，循環器症状の有無やバイタルサインの変動，開始される薬剤の影響などを確認しながら，アプローチを進めていく必要があった．本症例は，発症翌日よりICU管理のもとで理学療法，作業療法，言語聴覚療法を開始した．

リハビリテーション開始9日目にはBrunnstrom recovery stage：上肢Ⅱ／手指Ⅱ／下肢Ⅴと下肢機能中心に改善を認め，介助歩行が可能となった．また失語症は持続しているが，口頭指示や状況理解はできるようになった．

リハビリテーション開始14日目にはBrunnstrom recovery stage：上肢Ⅴ／手指Ⅳ／下肢Ⅴと回復．FIMは46点（運動項目41点／認知項目5点）と改善し病棟内の移動は独歩見守りにて可能となった．心拍数も安定した状態となりモニター管理も不要となった．

③ 重複障害に配慮した注意点

本症例は入院時より頻脈が持続したため，脳梗塞の治療と併せて薬剤によるコントロールが開始された．頻脈（PAF）に対する薬物療法が開始されたのだが，薬剤によるコントロールがうまくいかない状態でリハビリテーションを開始した．

医師，看護師，セラピスト，薬剤師間の情報交換を密にし，心電図モニターの確認やバイタルチェックを行うなかで，運動負荷による心肺機能の変化（脈拍，血圧，呼吸状態など）を確認しながらアプローチを継続した．

本症例は失語症があり，自覚症状を訴えることができないため，表情や動作の変化，発汗や冷えの有無，疲労などに十分気を配る必要があった．

以上のような過程を経て，PAFも安定した状態で運動負荷が可能となり，回復期のリハビリテーションへと移行していくことができた．

引用・参考文献

1) Inoue H et al：Prevalence of atrial fibrillation in the general population of Japan：an analysis based on periodic health examination．Int J Cardiol 137 (2)：102-107，2009．

2) 妹尾恵太郎：日本心臓財団メディアワークショップ第23回 日常に潜む脳卒中の大きなリスク，『心房細動』対策のフロントライン－心不全の合併率も高い不整脈「心房細動」の最新知見－．
https://www.jhf.or.jp/action/mediaWS/23/02.html (2024年12月16日検索)

3) 日本循環器学会ほか編：2020年改訂版 不整脈薬物治療ガイドライン．p33，2020．
https://www.j-circ.or.jp/cms/wp-content/uploads/2020/01/JCS2020_Ono.pdf (2024年12月26日検索)

4) 厚生労働省：令和5年 (2023) 人口動態統計の月報年計の概況
https://www.mhlw.go.jp/toukei/saikin/hw/jinkou/kakutei23/dl/15_all.pdf (2024年11月26日検索)

5) 日本循環器学会ほか編：2021改訂版 心血管疾患におけるリハビリテーションに関するガイドライン．p16-17，2021．
https://www.j-circ.or.jp/cms/wp-content/uploads/2021/03/JCS2021_Makita.pdf (2024年12月26日検索)

6) 日本脳卒中学会脳卒中ガイドライン委員会：脳卒中治療ガイドライン2021〔改訂2023〕．協和企画，2023．

7) 山崎宗隆：心臓リハビリテーションの実際．理学療法科学 21 (3)：317-322，2006．

8) 日本脳卒中学会脳卒中医療向上・社会保険委員会：静注血栓溶解 (rt-PA) 療法 適正治療指針 第三版 2023年9月追補．2023．
https://www.jsts.gr.jp/img/rt-pa03_supple.pdf (2024年12月23日検索)

第5章　その他のリハビリテーション

4 重複障害へのリハビリテーション
症例報告 ②フレイルを有する慢性間質性肺炎患者

■症例概要

- 症例：70歳代，男性
- 診断名：慢性間質性肺炎
- 既往歴：高血圧・間質性肺炎
- 現病歴：Y月X日より咳，痰，息切れがあり，当院を受診．受診時：SpO₂ 86％と著しく低下していたため同日，そのまま入院加療となる．
- 職業：シルバー人材センターによる紹介で週に2回ほど草刈りなどをされている．
- 介護保険：なし
- 同居家族：3人暮らし（長男，三男と同居），キーパーソン：長男
- 家族歴：特記事項なし
- 生活歴：粉じん曝露（+），喫煙歴（+）30本/日×50年
- 内服薬：アイミクス配合錠HD，セララ錠25mg，カルボシステイン錠500mg「サワイ」

【入院時所見】

- 聴診：両肺前側背側にて吸気後半のfine crackles（+）
- 胸部単純CT：縦隔中程度リンパ節多数あり，蜂巣肺や牽引性気管支拡張の部位の肺野は全体的に濃度上昇を示しており，肺炎を疑う所見が得られたが，間質性肺炎の急性増悪を疑う所見は得られず．
- 血液所見：AST（GOT）：32IU/L，CRE：0.51mg/dL，CPK：17IU/L，AMY：27IU/L，CRP（定量）：16.96mg/dL，WBC（白血球）：113×10²/μL，Alb：3.0g/dL
- 血液ガス：pH：7.474，pO₂：53.0mmHg，pCO₂：38.7mmHg，HCO₃⁻：28.5mmol/L，BE：4.6mmol/L
- スパイロメーター：FEV_1/FVC：82.35％，％VC：54％
- mMRC（Modified Medical Research Council Dyspnea Scale）スケール：Grade 2
- BMI（body mass index）：22.4
- 握力：右23kg，左21kg
- 10m歩行テスト：12.56秒，21歩
- 6MWT（six minute walk distance test）：286m，テスト後の修正ボルグスケール5
- 改訂J-CHS基準：3項目以上に該当
- 入院前ADL（activities of daily living）：もともと独歩で移動しておりADLは自立．シルバー人材にて仕事あり．屋外移動は自転車を活用
- 入院時ADL：入院時FIM（Functional Independence Measure）：98点（運動63点，認知35点）

【経過】

- X＋11日：（入院）O₂ 3L/min開始　食事（常食：1,800kcal）
- X＋15日：リハビリテーション開始　O₂ 1L/min
- X＋20日：room air
- X＋40日：自宅退院

① 重複する疾患・障害の特徴

❶ フレイル（p236～256を参照）

2014年に日本老年医学会にて，フレイルとは「高齢期に生理的予備能が低下することでストレスに対する脆弱性が亢進し，生活機能障害，要介護状態，死亡などの転帰に陥りやすい状態．筋力の低下により動作の俊敏性が失われて転倒しやすくなるような身体的問題のみならず，認知機能障害やうつなどの精神・心理的問題，独居や経済的困窮などの社会的問題を含む概念[1]」と定義されている．

①フレイルの診断

フレイルの診断には，世界的に100種類を超えるスケールが用いられ，統一された基準がないのが現状である．わが国においては，身体的フレイルの代表的スケールであるCHS（Cardiovascular Health Study）基準の原法を修正した日本版CHS（J-CHS）基準（表1）[2]を用いている．その他，精神的および社会的フレイルが評価可能な基本チェックリストも挙げられる．

②フレイル（身体的フレイル）の発症メカニズム

フレイルの発症メカニズムは完全には解明されていないが，次のようなモデル[3]が提唱されている（図1）．

フレイルの発症メカニズムについては，いまだ解明されていない点が多い．近年の研究報告の蓄積から，フレイルの発症には年齢や遺伝的要因，生活習慣，基礎疾患や生活環境の影響により，慢性炎症や

表1　J-CHS基準

項目	評価基準
体重減少	6か月で2kg以上の（意図しない）体重減少（基本チェックリスト#11）
筋力低下	握力：男性＜28kg，女性＜18kg
疲労感	（ここ2週間）わけもなく疲れたような感じがする（基本チェックリスト#25）
歩行速度	通常歩行速度＜1.0/秒
身体活動	①軽い運動・体操をしていますか？ ②定期的な運動・スポーツをしていますか？ 上記の2つのいずれも「週に1回もしていない」と回答

3項目以上に該当：フレイル，1～2項目に該当：プレフレイル，該当なし：ロバスト（健常）

(Satake S et al : Geriatr Gerontol Int 20 (10) : 992-993, 2020)

免疫活性化，筋骨格系や内分泌系など，複数の系におよぶ重要な病態生理学的プロセスが関与していることが示唆されている（図1）[3]．

これらがフレイルの症候として現れる．Friedらは，虚弱（握力低下），体重減少，疲労感，活動性低下，動作緩慢（歩行速度低下）のうち，3つ以上に当てはまる場合はフレイルとして診断することを示している[4]．

❷ 間質性肺炎（p122～126を参照）

間質性肺炎（IP：interstitial pneumonia）は，「間質」と呼ばれる肺胞（隔）壁を炎症や線維化病変の基本的な場とする疾患の総称である．原因としては，薬剤やサプリメントなどの健康食品，粉じんの吸入，膠原病やサルコイドーシスなどの全身性疾患

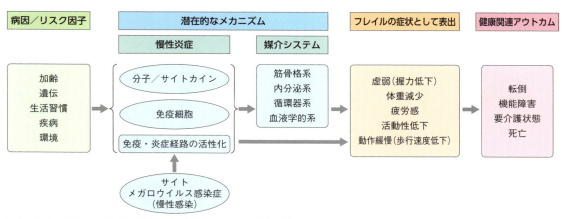

図1　潜在的な基礎メカニズムとフレイルに至る仮説的な経路

(Chen X et al : Frailty syndrome: an overview. Clin Interv Aging 9 : 433-441, 2014)

に付随して発症するものなど，さまざまあることが知られているが，特定できないものを「特発性間質性肺炎（IIPs：idiopathic interstitial pneumonias）」として区別している．

IIPsの分類は，その病理組織パターンに基づき，臨床病理学的疾患単位として分類される（**表2**）[5]．

IPの主要な症状として呼吸困難があり，特に労作時の呼吸困難のため患者の身体活動が制限される．また，運動時の低酸素血症が高度であり，これらは運動耐容能の低下，不安やうつ状態，健康関連QOL（quality of life）の低下をもたらすとされている[6]．

表2 間質性肺炎の分類

特発性肺線維症 （IPF：idiopathic pulmonary fibrosis） 非特異性間質性肺炎 （NSIP：nonspecific interstitial pneumonia） 特発性器質化肺炎 （COP：cryptogenic organizing pneumonia） 急性間質性肺炎 （AIP：acute interstitial pneumonia） 剥離性間質性肺炎 （DIP：desquamative interstitial pneumonia） 呼吸細気管支炎を伴う間質性肺疾患 （RB-ILD：respiratory bronchiolitis associated interstitial lung disease） リンパ球性間質性肺炎 （LIP：lymphocytic interstitial pneumonia）

（日本呼吸器学会びまん性肺疾患診断・治療ガイドライン作成委員会編：特発性間質性肺炎診断と治療の手引き 改訂第2版，南江堂，2011をもとに作成）

② 本症例のリハビリテーションと経過

本症例においては，リハビリテーションを開始した当初，訓練時以外はベッド上にて臥床している時間が多く，全身的な筋力の低下と筋柔軟性の低下を認めた．また呼吸時に伴う下部胸郭の動きは乏しく，運動後は呼吸補助筋の代償による浅い頻呼吸を認め，更衣やトイレ動作後はSpO$_2$：90％まで低下し，疲労の訴えが顕著であった．

このため，我々スタッフは介入初期より，呼吸補助筋に対するコンディショニング，下部胸郭の可動性向上を目的とした呼吸介助トレーニングやストレッチを開始した．また全身持久力トレーニングは臥位にててらすエルゴ®（**図2**）を用いた下肢の抵抗運動を取り入れた．運動強度は，修正ボルグ（Borg）スケール5（強い）を目標に5分から開始していき徐々に時間を延ばしていった．

その後，てらすエルゴ®からエルゴメーター（**図3**）へと移行し全身持久力トレーニングを実施．併せて下肢の筋力増強を目的にレジスタンストレーニングを行い，漸増的に負荷を上げていった．

最終的には，動作後の疲労を減少しSpO$_2$の低下も認めず，病棟内のADLは独歩にて自立，リハビリテーション以外の時間も離床して過ごす時間が増え活動性は向上した．10分以上の連続した運動になると呼吸数が増加するが，日常生活動作を送るうえでは問題なかったため，自宅退院となった．

1 呼吸指導

呼吸指導は，口すぼめ呼吸と横隔膜呼吸を併用し，座位，立位，歩行，階段昇降など基本的なADLがスムーズに行えることを目指した．

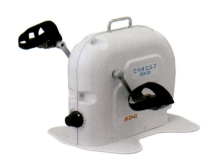

図2 負荷量可変型エルゴメーター　てらすエルゴ®
（写真提供：SDG株式会社）

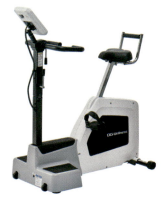

図3 エルゴメーター　メデルゴEM-405
（写真提供：オージー技研株式会社）

実際には，「歩行の際に，呼気：吸気を２：１の割合にした場合は，４歩で吐き，２歩で吸って歩いてもらう．階段や坂道では，息を吐きながら昇り，吐き終わったらいったん止まって横隔膜呼吸で息をゆっくり吸い，口すぼめ呼吸で息を吐きながら昇る」といったように，途中で動作を中断し，呼吸を整えてから再び呼気に合わせて動作を開始してもらうように指導した．

■❷ 栄養指導

栄養指導として，呼吸に必要なカロリーを摂取するため１日３食をきちんと食べるということを心がけ，呼吸筋を維持するためのタンパク質を含む食材を積極的に食べるように指導した．牛乳やヨーグルトなどの乳製品の摂取も促した．

> 【退院時所見】
> - 血液所見：AST（GOT）：27IU/L，CRE：0.56 mg/dL，CPK：13IU/L，AMY：52IU/L，CRP（定量）：1.13mg/dL，WBC（白血球）：61×$10^2/\mu$L，Alb：3.3g/dL ↑
> - 血液ガス：pH：7.410，pO$_2$：71.7mmHg，pCO$_2$：40.7mmHg，HCO$_3^-$：30.5mmol/L，BE：4.9mmol/L
> - mMRC スケール：Grade 1
> - BMI：22.7 ↑
> - 握力：右25kg ↑，左22kg ↑
> - 10m 歩行テスト：7.56秒 ↑，17歩
> - 6MWT（Six minute walk distance test）：406m ↑　テスト後の修正borgスケール4
> - 退院時ADL：入院時FIM（Functional Independence Measure）：114点 ↑（運動79点，認知35点）
> ※↑は改善を示す

③ 重複障害に配慮した注意点

本症例のように，慢性呼吸器疾患患者は，不活動・慢性炎症・低酸素血症によりサルコペニア，フレイルに陥りやすい．肺炎などの発症を機に著しく

ADLが低下することがしばしばあるので，日頃からの栄養の確保と運動の継続は非常に重要である．

本症例では入院後栄養剤と連動して，リハビリテーションの訓練に応じたエネルギーとタンパク質の摂取を行うことで労作時の呼吸苦は消失し，活動性は著しく向上した．

退院後は，呼吸困難をトリガー（trigger）とする不活動を避けるため，入院中に行っていた呼吸指導や有酸素運動は継続して行うように本人に指導を行った．またシルバー人材の仕事は外とのつながりであり，社会参加として重要なため，連続して10分以上の労働は避け，常に休憩を挟みながら行うように指導を行った．退院後も日々の栄養摂取に心がけるよう指導したが，同居者を含めた良好な食生活の維持が課題である．

引用・参考文献

1) 荒井秀典：フレイルの意義．日老医誌 51：497-501，2014．
2) Sakata S et al：The revised Japanese version of the Cardiovascular Health Study criteria（revised J-CHS criteria）．Geriatr Gerontol Int 20 (10)：992-993，2020．
3) Chen X et al：Frailty syndrome：an overview．Clin Interv Aging 9：433-441，2014．
4) Fried LP et al：Frailty in older adults：evidence for a phenotype．J Gerontol A Biol Sci Med Sci 56 (3)：M146-M156，2020．
5) 日本呼吸器学会びまん性肺疾患診断・治療ガイドライン作成委員会編：特発性間質性肺炎診断と治療の手引き 改訂第2版．南江堂，2011．
6) Swigris JJ et al：Pulmonary rehabilitation in idiopathic pulmonary fibrosis：A call for continued investigation．Respir Med 102 (12)：1675-1680，2008．
7) Holland AE et al：Short term improvement in exercise capacity and symptoms following exercise training in interstitial lung disease．Thorax 63 (6)：549-554，2008．
8) Nishiyama O et al：Effects of pulmonary rehabilitation in patients with idiopathic pulmonary fibrosis．Respirology 13 (3)：394-399，2008．
9) 日本呼吸ケア・リハビリテーション学会ほか編：呼吸リハビリテーションマニュアル―運動療法― 第2版．p80-81，照林社，2013．
10) Dowman L et al：Pulmonary rehabilitation for interstitial lung disease（Review）．Cochrane Library 10：1-51，2014．

第5章 その他のリハビリテーション

4 重複障害へのリハビリテーション
症例報告 ③視覚障害を有する誤嚥性肺炎患者

■症例概要

- 症例：70歳代，男性
- 診断名：誤嚥性肺炎
- 既往歴：緑内障で両目失明，前立腺肥大症，肺炎，脳梗塞
- 現病歴：Y月X日より食欲不振あり，X＋2日から経口摂取できず，X＋4日発熱と喘鳴を主訴に当院にストレッチャーで入院．
- 内服薬：クラリスロマイシン，プラビックス，ネキシウム，酸化マグネシウム，カルボシステイン，アモバン
- 職業：無職
- 介護保険：要介護2，身体障害者手帳1級取得
- 同居家族：3人暮らし（長男夫婦と同居），キーパーソン：長男

【入院時所見】
- ADL：入院時FIM (Functional Independence Measure)：34点（運動13点，認知21点）
- 移動：全介助，整容：全介助，更衣：全介助，食事：未実施（絶食）
- 身体所見：身長：165cm，体重：36.3kg，BMI：13.3kg/m²，体温：37.7℃，脈拍：98回/分，血圧：96/60mmHg
- 血液所見：WBC（白血球）：6,600/μL，RBC（赤血球）：3,670/μL，Hb（血色素）：12.1g/dL，Ht（血小板）：35.8%，TP：6.9g/dL，Alb：2.9g/dL，AST：33IU/L，ALT：16IU/L，LDH：138IU/L，BUN：20.8mg/dL，CRE：0.61mg/dL，血糖149mg/dL，Na：133mEq/L，K：4.8mEq/L，Cl：94mEq/L，CRP（定量）：28.67mg/dL
- 血液ガス分析：pH：7.483，pO_2：84.3mmHg，pCO_2：32.1mmHg
- 胸部CT：右肺の背側に浸潤陰影を認めた．

【経過】
- 入院 1日目：入院（絶食）
- 入院 4日目：昼のみ食事開始（主食：軟飯一口おにぎり，軟菜一口大，水分とろみ付き）
- 入院 6日目：3食食事開始，車椅子への離床開始
- 入院14日目：病棟内の歩行訓練や段差昇降訓練を開始
- 入院26日目：自宅退院

❶ 重複する疾患・障害の特徴

▌1 視覚障害

視覚障害による身体障害者手帳所持者はおよそ31.2万人で，高齢者に多い傾向にある[1]．その原因は緑内障40.7％，網膜色素変性13.0％，糖尿病網膜症10.2％，黄斑変性9.1％，脈絡網膜萎縮8.4％と報告されている[2]．

視力は視力検査で測定することができる．しかし，ある程度以下の視力を測定することは困難であるため，0.01よりも低い視力の表し方として指数弁（検査者が被検査者の眼の前に出した指の数が数えられる），手動弁（検査者が被検査者の眼の前で動かす手の動きがわかる），光覚弁（光を感じられる）を評価し，光覚弁以下を全盲（光も感じない）とする．

眼科の患者は他科に比べても高齢者が多く，65歳以上の患者割合は全科平均が45％であるのに対して眼科は68％である．人口の高齢化による影響を強く受けるため，2007年に約164万人（人口の1.3％）であった視覚障害者数は，2020年までは年1％以上の増加率で，それ以降は増加率を漸減させながら，2030年には23％増の202万人（同2.0％）まで増加すると予測されている[3]．

視覚障害者は，視覚障害がない者に比較し身体活動量（physical activity）が少ないこと[4]，視覚機能の低下と転倒リスクの増加に関連性[5]があること，その他にも，高齢の視覚障害者の25〜45％がうつ[6,7]であるという報告や死亡リスクが上昇[8]するという報告がある．

視覚障害者は，日常生活や学習・就労などで困難や不利益が生じることもあり，そのためにも視覚障害者を支援する制度の整備は，視覚障害者の自立や社会参加を促進し，生活の質（QOL：quality of life）を向上させるために必要不可欠なものである．視覚障害者の支援として，①教育支援，②生活支援（図1，2），③福祉支援（図3，4），④就労支援，⑤社会参加支援などのさまざまな支援がある．

▌2 誤嚥性肺疾患

2022年の人口動態統計によると日本人の死因別死亡率で誤嚥性肺炎は6位（約4％）であり，高齢者の肺炎のうち，7割以上が誤嚥性肺炎といわれている．一般に，誤嚥性肺疾患は誤嚥性肺炎，メンデルソン（Mendelson）症候群，びまん性嚥下性細気管支炎に分けられる（図5）[9]．

誤嚥性肺炎は，誤嚥により食物や唾液が気道内に流入することによって起こる肺炎である．メンデルソン症候群は胃内容物の嘔吐に伴う誤嚥で発症するもので，その誤嚥物が主に強い酸性を示す胃液であ

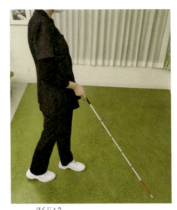

図1 白杖（視覚障害者安全つえ）

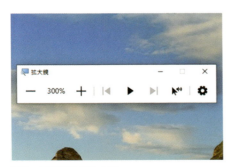

図2 PC画面の拡大鏡
Microsoft社のWindowsに搭載されているズーム機能．「拡大鏡」を使うことで画面を拡大表示できる．

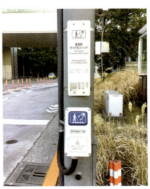

図3 音響用押ボタン

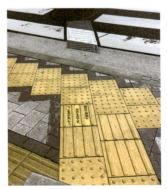

図4 視覚障害者誘導用ブロック

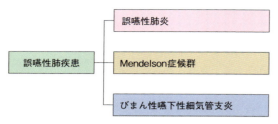

図5 誤嚥性肺疾患の分類

るため、重篤な症状を呈し、病理学的には化学性肺炎像を示す.

びまん性嚥下性細気管支炎は比較的少量の唾液などをくり返し誤嚥することによって生じる細気管支の慢性炎症である.

誤嚥が明らかな場合や嚥下機能低下が確認されている患者では胸部X線画像やCT画像にて肺炎像を確認するが、白血球増加、炎症反応の亢進なども重要な所見である. 嚥下機能の評価にはVE（嚥下内視鏡検査）やVF（嚥下造影検査）が有用である（食道がんへのリハビリテーション、p277）.

日常生活動作（ADL：activities of daily living）の自立度は、嚥下障害と密接に関係しており、日常生活の活動性低下は誤嚥性肺炎をさらに生じやすくするため、積極的に離床を促す[10〜12].

本症例のリハビリテーションと経過

■1 入院時

本症例は入院当初、頸部や肩周囲の筋緊張が高く、胸郭を含む全身の柔軟性が低下していた. 痰量は多く、SpO_2：94〜99％（ネーザルハイフロー 1L/分）で推移. 端座位では血圧90〜100mmHg台、脈拍70回/分台、5分程度で疲労感が認められた. 今回の入院前までの生活は、視覚障害のため主に自宅内で生活し、デイサービスを利用して屋外に出る機会を確保していたが、それ以外の運動習慣はなかった.

■2 入院4日以降の経過

誤嚥性肺炎患者に対しては早期離床訓練が重要である. 発症早期に離床を含めたリハビリテーションを行うことは、身体機能低下の予防[13]や、死亡率の低下[14]につながることがすでに報告されている.

早期から座位姿勢を促すことは意識障害の改善やせん妄の予防にもつながる. 座位保持は、喉頭の挙上や舌圧の向上につながり呼吸機能を高めるため、安全な経口摂取には欠かせない（p281 図21）.

以上のことから、本症例においても入院4日よりベッド上から訓練を開始し、入院6日目には車椅子への移乗を行い、座位で過ごす時間を増やしていった. 入院当初、摂食嚥下の評価では反復唾液のみテスト：0回（嚥下反射はあるが一横指挙上せず）、改訂水飲みテスト：4（嚥下あり、呼吸良好、むせない）、フードテスト：4（嚥下あり、呼吸良好、追加嚥下で口腔内残留がほぼなし）であった.

痰の貯留はあるものの自己喀出が可能であり、食欲もあったことから、入院4日目より主食：軟飯一口おにぎり、副食：軟菜一口大、水分とろみ付きにて食事を開始した. 訓練としては口腔器官の機能低下や痰の貯留が認められたことから口腔器官機能訓練（図6）や吹き戻し（図7）などを用いた訓練を開始した.

食事場面では一口量や摂取スピードの調整が困難であり、窒息や誤嚥のリスクがあったことから、食器を小スプーンに変更し、看護師に見守りを依頼した.「ゆっくり食べてください」と何度も声掛けすることで立腹されることがあったため、「今くらいのスピードがちょうどよいです」などと声掛けの仕方を工夫した. また食器の位置の把握ができず、迷うことがあったため、患者の手を取り食器の位置を伝達した.

■3 入院14日目以降の経過

入院14日目より病棟内の歩行訓練や段差昇降訓練を実施した. その後、歩行は監視レベルとなったため転倒や壁などの障害物にぶつかることを考慮して、セラピストが患者の半歩前に立ち、患者はセラピストの肘、肩を支えにして歩行訓練を行った（図8）.

入院20日目からはニューステップ（NuStep®）（p158参照）を用いた訓練を開始した. 訓練開始時は疲労感があり、脈拍も一時的に120回/分台まで上昇したりSpO_2が95％まで低下することがあったが徐々に疲労感は軽減し、脈拍の上昇やSpO_2低下は認められなくなった.

食事に関しては発熱や痰量の増加がないか観察を

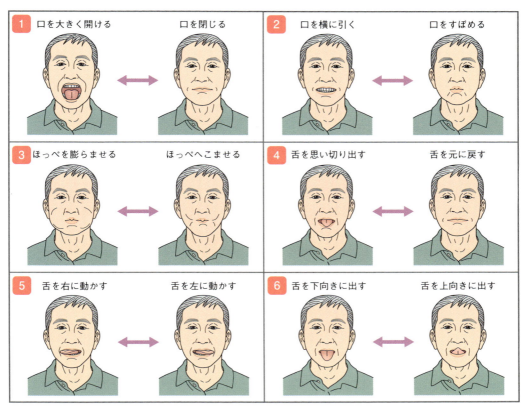

図6 口腔器官機能訓練

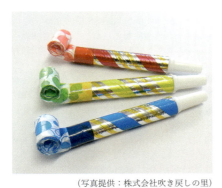

（写真提供：株式会社吹き戻しの里）

図7 吹き戻し
一本のものから，数本が束になったものまである．

しながら段階的にステップアップを行い，最終的には主食：一口おにぎり，副食：一口大，水分とろみ付きが摂取可能となった．入院26日目には，入院時に認められた右肺部の浸潤影も改善し，自宅退院となった．

4 栄養・食事指導

入院後，食事は主食：軟飯一口おにぎり，副食：

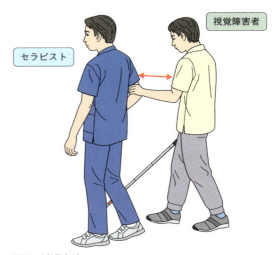

図8 誘導方法

軟菜一口大から開始した．その後，活動量の増加に伴い摂取エネルギーを1,200kcalより1,400kcalへ変更．退院前には本人だけでは食事内容の調整は難しいため，食事を作る家族に対して栄養指導やとろみ剤の使用方法について具体的に指導した．

【退院時所見】

- **入院時ADL**：退院時FIM：88点（運動53点，認知25点），移動：監視，整容：監視，更衣：監視，食事：セッティング自立
- **身体所見**：身長：165cm，体重：35.6kg，BMI：13.08kg/m^2，体温：36.9℃，脈拍：71回/分，血圧：97/60mmHg
- **血液所見**：WBC：4,600/μL，RBC：3,120/μL，Hb：10.3g/dL，Ht：30.8％，TP：6.4g/dL，Alb：3.0g/dL，AST：14IU/L，ALT：10IU/L，LDH：95IU/L，BUN：11.7mg/dL，CRE：0.66mg/dL，血糖94mg/dL，Na：132mEq/L，K：4.1mEq/L，Cl：100mEq/L，CRP：2.04mg/dL
- **胸部CT**：右肺野透過性改善傾向

③ 重複障害に配慮した注意点

　視覚障害者は疾患の発症や入院などの環境の変化により，身体活動が著しく低下する傾向がある．これに対して周囲からの関わり方を工夫し，本人の心身の活動性を高めていくことが重要である．

　本症例に対しては，本人の希望に応じて病棟内の歩行が自由に行えるようスタッフが同行した．また，訓練室にあるNuStep®は視力障害のある本人にも無理なく使えることから，積極的に利用し，運動量の確保に努めた．このような環境を入院早期より整えて廃用症候群を回避できたことで，患者の早期退院が可能となった．

　退院後は視覚障害の影響により活動量が低下することが予測されたため，運動が安全に続けられるように手すりなどを利用した自主訓練を指導した．加えて在宅支援に向けては，ケアマネジャーや訪問リハビリテーションの担当者と話し合い，外出する機会を設けるなど，心身の活動性が低下しないような対策を検討した．

　食事に関しては摂取スピードが速く，誤嚥のリスクがあるため家族に対して見守りが必要なことを理解していただいた．痰の貯留がみられることから，食事前には必ず喀痰をするように指導した．

引用・参考文献

1) 厚生労働省社会・援護局障害保健福祉部企画課：平成28年生活のしづらさに関する調査（全国在宅障害児・者等実態調査）結果．2018.

2) Matoba R et al：A nationwide survey of newly certified visually impaired individuals in Japan for the fiscal year 2019：impact of the revision of criteria for visual impairment certification．Jpn J Ophthalmol 67 (3)：346-352, 2023.

3) 平塚義宗ほか：特集 眼疾患の一次予防と二次予防－眼疾患はどこまで予防可能か？ 視覚障害の疫学－日本における視覚障害統計の現状と課題．臨床眼科 71 (1)：12-18, 2017.

4) Marmeleira J et al：Physical activity Patterns in adults who are blind as assessed by accelerometry．Adapted Physical Activity Quarterly 31 (3)：283-296, 2014.

5) Dhital A et al：Visual loss and falls：a review．Eye 24 (9)：1437-1446, 2010.

6) 山田幸男ほか：中途視覚障害者のリハビリテーション（第9報）視覚障害者にみられる睡眠障害とうつ病の頻度，特徴．眼紀 55：192-196, 2004.

7) Burmedi et al：Emotional and social consequences of age-related low vision．Visual Impairment Research 4 (1)：47-71, 2002.

8) McCarty CA et al：Vison impairment predicts 5year mortality．Br J Ophthalmol 85 (3)：322-326, 2001.

9) 大野秀明：特殊病態時の治療法：高齢者肺炎．ガイドラインをふまえた成人市中肺炎診療の実際（河野茂編）．p132-138, 医学書院，2007.

10) 神津玲ほか：誤嚥の予防と対応．呼吸理学療法標準手技（千住秀明ほか監）．p132-138, 医学書院，2008.

11) 前本英樹ほか：高齢者肺炎患者のADL低下に影響を与える要因の検討．理学療法学 34：16-20, 2007.

12) 聖隷三方原病院嚥下チーム：嚥下障害ポケットマニュアル．p25-122, 医歯薬出版，2005.

13) Yagi M et al：Effect of early rehabilitation on activities of daily living in patients with aspiration pneumonia．Geriatrics & Gerontology International 16 (11)：1181-1187, 2016.

14) Momosaki R et al：Effect of early rehabilitation by physical therapists on in-hospital mortality after aspiration pneumonia in the elderly．Arch Phys Med Rehabil 96 (2)：205-209, 2015.

15) 石川朗：言語聴覚士のための呼吸ケアとリハビリテーション．p8, 中山書店，2010.

16) 清水朋美：転倒 どう防ぐ？ 視覚障害への対策．総合リハビリテーション 51 (4)：389-395, 2023.

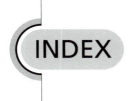

欧文

%FEV₁	110
%VC	110
＋10（プラス・テン）	182, 191
1回換気量	109
1型糖尿病	185
1秒量	110
2型糖尿病	185
4m歩行テスト	65
5m歩行テスト	64, 65
6分間歩行試験	76, 146, 228
12誘導心電図	22
Ⅰ型呼吸不全	114
Ⅰ度房室ブロック	26
Ⅱ型呼吸不全	114
Ⅱ度房室ブロック	26
Ⅲ度（完全）房室ブロック	26
AAA	49
A-aDO₂	113
ABI	67
ACBT	88
ACS	31
AF	24, 296
AFL	24
AHA分類	18
AIDS	4
air-trapping	135
ALI	131
AR	59
ARDS	130
——の重症度	113
——のベルリン定義	130
ARS	244, 246
AS	59
ASO	66
AT	227
ATP	177
——-CP系	177
AVP	63
BNP	37
BODEインデックス	119
Buerger体操	68
CABG	35
CDR	241, 244
CGA分類	203
CKD	203
——重症度分類	204
——診断基準	203, 204
——ステージによる食事療法基準	205
——へのリハビリテーション	229
COPD	3, 116
——の病期分類	119
COVID-19	133
CPOT	89, 90
CPX	77, 225, 227
CTR	38, 111
Cペプチド	189
DeBakey分類	54
DM	185
DVT	69
——の危険因子	69
end-stage kidney disease	203
ESKD	203
Evans基準	260
FEV₁	110
FITT	78, 119, 156
flat-back姿勢	283, 284
Fontaine分類	67
Forrester分類	38
Frank-Starlingの法則	13, 18
FVC	110
GAD抗体	189
GDM	185
GDS-15-J	243
Glu	188
GRIM基準	240
HADs	243, 246
HbA1c	189
HIVによる免疫機能障害	4
Homans徴候	70
HOT	164
HRCT	117
ICIQ-SF	290
ICU-AW	85
IIP	122
IIPs	302
IP	301
IPAQ	223
——日本語版	226
IVR	267
Katz Index	64
Killip分類	32
Lown分類	26
MASH	219
MASLD	4, 219
MDL	272
METs	78, 192
MitraClip®	63
mMRC息切れスケール	147
MoCA-J	241, 245
MR	60
MS	60
MVP	63
MVR	63
NAFL	219
NAFLD	4, 219
NASH	219
Nohria-Stevenson分類	38, 40, 73, 74
NPPV	164
NRS	89
NYHAの心機能分類	40
OGTT	189
ONS	261
P/F比	113
PAC	25
PAD	66, 201
PAF	296
PCI	34
peak $\dot{V}O_2$	227
PICS	85
PR	61
PS	60
PSVT	25
PTE	69
PVC	25
Ratschowテスト	68
RPE	79
——の測定	192
RT	68
SBQ	225
SGLT2阻害薬	221
SLR	163
SPPB	64, 65, 210
SSS	26
Stanford分類	54
sway-back姿勢	283, 284, 286
TAA	49
TAAA	49
TAP	63
TAVI	63
Timed up and go test	228
TIMI分類	34, 258
TR	60
TS	60
TUGテスト	228
$\dot{V}E/\dot{V}CO_2$	227
$\dot{V}E-\dot{V}CO_2$ slope	227
$\dot{V}O_2$	227
VAS	148
VC	109
VE検査	277
VF	26
VF検査	277
Virchowの3徴	69
VT	25, 109
X線コントラスト	111
β遮断薬	41
$\Delta \dot{V}O_2/\Delta WR$	228

あ行

アキレス腱反射	187
悪液質	260
アクティブガイド	182
アクティブサイクル呼吸法	88, 89
——の手順	89
握力測定	210, 228
圧触覚検査	201
圧迫療法	272
アデノシン三リン酸	177
アパシー	243, 244
——評価尺度	246
アミノ酸	176
アルコール性肝障害	4
安楽肢位	148, 149
息こらえ嚥下法の訓練	280
育児動作の指導	285, 286
異常呼吸	142
椅子立ち上がりテスト	64
インスリン	175, 185
——製剤	193, 196
——分泌	175
——療法の適応	196
インセンティブスパイロメトリー	88
ウィメンズヘルスケア	282
ウィルヒョウの3徴	69
ウォーキング	248
うつ	241, 243
運動処方	78
——の原則	156
運動負荷試験	146
液性（ホルモン）調節	18
エネルギー摂取量	190
エルゴメーター	47, 95
嚥下訓練	279
嚥下リハビリテーション	277
エンパワーメント	198
——アプローチ	200
横隔膜呼吸	149
オストメイト	4, 7
音声訓練	279
温熱療法	285

か行

開眼片足立ち	252, 253
——テスト	210
外呼吸	102
開心術後のリハビリテーション	83

309

咳嗽 ……………………………… 147
改訂水飲みテスト ……………… 277
解糖系 …………………………… 177
回復期リハビリテーション ……… 93
外分泌 …………………………… 173
化学療法 …………………… 262, 263
下肢筋肉量測定 ………………… 228
下肢伸展挙上運動 ………… 160, 163
ガス交換 ………………………… 107
画像下治療 ……………………… 266
活動量計 ………………………… 225
カテコールアミン ………………… 43
カヘキシア ……………………… 260
カルボーネン法 …………………… 80
がん ……………………………… 257
　——のステージ ……………… 260
間欠性跛行 ………………………… 66
間欠的空気圧迫法 ………………… 72
肝疾患 …………………………… 219
間質性肺炎 ………………… 122, 301
冠循環 ……………………………… 16
冠静脈 ……………………………… 17
間接訓練 ………………………… 279
肝臓機能障害 ……………………… 4
冠動脈 ……………………………… 16
　——CT ………………………… 34
　——灌流領域 …………………… 17
　——造影検査 ………………… 34
　——走行 ………………………… 17
　——の区域分類 ……………… 18
　——バイパス術 ………………… 34
期外収縮 ………………………… 25
気管・気管支 ……………… 103, 104
気管支喘息 ……………………… 134
　——の病態 …………………… 134
気道過敏性検査 ………………… 135
気道クリアランス法 …………… 153
逆バルサルバ呼吸 ……………… 163
吸引 ……………………………… 152
吸気筋 …………………………… 106
急性冠症候群 …………………… 30
急性呼吸窮迫症候群 …………… 130
急性呼吸不全 …………………… 115
急性心筋梗塞のリハビリテーション …… 80
急性心不全 ……………………… 36
　——へのリハビリテーション …… 45
急性肺障害 ……………………… 131
休息肢位の指導 ………………… 287
休息時の安楽肢位 ……………… 287
仰臥位低血圧症候群 …………… 283
胸郭 ……………………………… 105
　——拡張差 …………………… 147
狭心症 ……………………… 30, 31
強心薬 …………………………… 43
胸腹部大動脈瘤 ………………… 49
胸部大動脈瘤 …………………… 49
局所性調節 ……………………… 18
虚血性心疾患 …………………… 30
起立着座運動 ……………… 161, 163
キリップ分類 …………………… 32
筋力トレーニング ………… 158, 285
　——の種類 …………………… 159
筋力評価 ………………………… 64
口すぼめ呼吸 ……………… 149, 163
グルカゴン ……………………… 175
経カテーテル大動脈弁留置術 … 63
経口栄養補助食品 ……………… 261
経口血糖降下薬 ………………… 193
経口ブドウ糖負荷試験 ………… 189
経皮的冠動脈形成術 …………… 34
頸部のストレッチ ……………… 280
血圧 ……………………………… 12
血液ガス検査 …………………… 112

血液透析 ………………………… 206
血糖 ……………………………… 175
　——コントロール目標 ……… 199
　——値 ………………………… 188
嫌気性代謝閾値 ………………… 227
健康づくりのための身体活動・運動ガイド
2023 …………………………… 191
健康づくりのための身体活動指針
………………………………… 182, 191
健康日本21（第三次）………… 222
原発性悪性骨腫瘍 ……………… 265
交感神経作動薬 ………………… 43
口腔器官機能訓練 ………… 306, 307
口腔ケア ………………………… 280
後天性免疫不全症候群 ………… 4
喉頭挙上訓練 ……………… 280, 281
喉頭挙上不全 …………………… 279
後負荷 …………………………… 12
高分解能CT …………………… 117
高齢者うつ尺度-15日本語版 … 243
高齢者糖尿病の血糖コントロール目標
（HbA1c値）…………………… 199
誤嚥性肺炎 ……………………… 305
呼気筋 …………………………… 107
呼吸運動 ………………………… 106
呼吸介助 ………………………… 150
呼吸器系 ………………………… 102
　——の構造 …………………… 102
　——の生理 …………………… 102
呼吸器疾患のフィジカルアセスメント
………………………………… 142
呼吸機能検査 ……… 109, 118, 123
呼吸機能障害 …………………… 3
呼吸筋群 ………………………… 106
呼吸筋トレーニング …………… 163
　——ストレッチ体操 ………… 150
呼吸サイクル …………………… 142
呼吸数 …………………………… 142
呼吸体操 ………………………… 163
呼吸の型，数，リズムの異常 … 143
呼吸の調節 ……………………… 108
呼吸不全 ………………………… 114
呼吸法 …………………………… 149
呼吸補助筋 ……………………… 106
　——のマッサージ …………… 150
呼吸リズム ……………………… 142
呼吸リハビリテーション ……… 3
国際尿失禁スコア ……………… 290
国際標準化身体活動質問票 …… 223
骨腫瘍 …………………………… 265
骨盤帯固定ベルト ………… 288, 289
骨盤底筋群 ………………… 286, 288
　——の病態 …………………… 288
　——のリハビリテーション … 286
骨盤底筋トレーニングの指導 … 288
コンディショニング ……… 148, 163

さ 行

最高酸素摂取量 ………………… 227
座位行動質問票 ………………… 225
在宅酸素療法 …………………… 164
サルコペニア …………………… 238
　——の診断基準 …… 239, 292, 293
　——肥満 ……………………… 229
産前・産後のリハビリテーション … 282
三尖弁狭窄症 …………………… 60
三尖弁閉鎖不全症 ……………… 60
三尖弁輪縫縮術 ………………… 63
酸素解離曲線 …………………… 107
酸素摂取量 ……………………… 227
視覚障害 ………………………… 305
視覚的アナログスケール ……… 148
自覚的運動強度 ………………… 79

　——の測定 …………………… 192
時間歩行テスト ………………… 146
刺激伝導系 ……………… 15, 16, 21
自己効力 ………………………… 198
　——感 ………………………… 223
脂質 ……………………………… 177
シックデイ ……………………… 194
膝伸展筋力測定 ………………… 228
脂肪肝 …………………………… 219
社会的フレイル ………………… 244
　——評価の5項目 …………… 244
　——へのリハビリテーション … 253
しゃがみ動作 ……………… 286, 287
シャキア訓練 ……………… 280, 281
シャトルウォーキングテスト … 147
修正MRC息切れスケール …… 147
修正ボルグスケール ……… 79, 148
集中治療後症候群 ……………… 85
重複障害 ………………………… 291
　——者 ………………………… 291
手術療法 …………………… 262, 264
術後肺合併症 …………………… 139
循環器急性期リハビリテーション … 298
循環器の解剖学 ………………… 10
循環器の生理学 ………………… 10
循環調節 ………………………… 17
消化管 …………………………… 172
消化器 …………………………… 172
　——の構造 …………………… 172
消化酵素 ………………………… 173
上気道 …………………………… 102
上室性（心房性）期外収縮 …… 25
静注血栓溶解療法 ……………… 297
小腸機能障害 …………………… 4
静脈 ……………………………… 14
食道がんへのリハビリテーション … 277
食品分類表 ……………………… 190
シルベスター法 ………………… 141
心エコー検査 ………… 32, 38, 61
心音の種類 ……………………… 75
心音の聴診部位 ………………… 76
新型コロナウイルス感染症 …… 133
心胸郭比 …………………… 38, 111
　——の測定 …………………… 112
心筋梗塞 ………………………… 31
　——の心電図 ………………… 28
心筋の構造 ……………………… 16
心筋バイオマーカー …………… 32
心腔 ……………………………… 10
神経性調節 ……………………… 17
人工血管置換術 ………………… 51
心室細動 ………………………… 26
心室性期外収縮 ………………… 25
心室頻拍 ………………………… 25
心周期 …………………………… 13
心臓機能障害 …………………… 2
腎臓機能障害 …………………… 3
心臓の機能 ……………………… 11
心臓の血液循環 ………………… 10
心臓の構造 ……………………… 10
心臓の大血管 …………………… 10
心臓弁膜症 ……………………… 59
腎臓リハビリテーション ……… 207
身体障害者福祉法 ……………… 5
　——における等級 …………… 6
身体的フレイル ………………… 238
　——へのリハビリテーション … 247
心タンポナーデ ………………… 55
心電図 …………………………… 20
心肺運動負荷試験 ………… 77, 225
心拍出量 ………………………… 11
深部静脈血栓症 ………………… 69
心不全 …………………………… 36

――のステージ分類 ………………… 40
心房細動 ………………………… 24, 296
心房粗動 ……………………………… 24
心膜 …………………………………… 10
膵液 ………………………………… 173
膵臓 ………………………………… 173
――の構造 ……………………… 174
数値的評価スケール ……………… 89
スクイージング …………………… 141
スクワット ………………… 252, 253
スタンフォード分類 ……………… 54
ステントグラフト内挿術 ………… 51
ストレッチ ……… 247, 248, 249, 285
ストレッチング ……… 150, 163, 285
スパイロメトリー ………………… 109
スレショルド ……………………… 163
スワンガンツカテーテル ………… 85
――で得られる指標 …………… 87
生活習慣病 ………………… 180, 222
正常心電図 ………………………… 21
精神・心理的フレイル …………… 241
切迫骨折の定義 …………………… 269
セルフ・エスティーム …………… 223
セルフ・エフィカシー …… 198, 223
全身持久力トレーニング ………… 157
漸増運動負荷試験 ………………… 146
喘息治療ステップ ………………… 137
前負荷 ……………………………… 12
早期モビライゼーション ………… 152
早期離床 …………………………… 151
装具療法 …………………………… 68
僧房弁狭窄症 ……………………… 60
僧帽弁形成術 ……………………… 63
僧帽弁置換術 ……………………… 63
僧帽弁閉鎖不全症 ………………… 60
足関節上腕血圧比 ………………… 67
足趾・足関節自動運動 …………… 71

た 行

代謝 ………………………………… 175
代謝機能障害関連脂肪肝炎 ……… 219
代謝機能障害関連脂肪性肝疾患 … 4, 219
体循環 ……………………………… 12
大動脈解離 ………………………… 53
――の分類 ……………………… 54
大動脈基部再建術 ………………… 51
大動脈弁狭窄症 …………………… 59
大動脈弁置換術 …………………… 63
大動脈弁閉鎖不全症 ……………… 59
大動脈瘤 …………………………… 49
――の分類 ……………………… 49
対標準1秒量 ……………………… 110
対標準肺活量 ……………………… 110
抱っこひもの装着法 ……………… 287
弾性ストッキング ……………… 71, 72
タンパク質 ………………………… 175
直接訓練 …………………………… 280
低血糖 ……………………… 194, 198
抵抗運動 …………………………… 78
転移性骨腫瘍 ……………………… 266
――のリハビリテーション …… 267
糖質 ………………………………… 176
透析療法 …………………………… 206
洞調律 ……………………………… 20
糖尿病 ……………………………… 185
――3大合併症 ………………… 186
――足性病変 ………… 188, 201
――性神経障害 ……… 186, 201
――性腎症 ……………………… 187
――の合併症 …………………… 186
――網膜症 ……………………… 187
洞不全症候群 ……………………… 26
動脈 ………………………………… 14

――血液ガス分析 ……………… 117
動脈硬化 …………………………… 187
特発性間質性肺炎 ………… 122, 302
徒手的リンパドレナージ ………… 272
土肥・アンダーソンの基準 ……… 254
ドベーキー分類 …………………… 54
努力肺活量 ………………………… 110

な 行

内呼吸 ……………………………… 102
内臓脂肪症候群 …………………… 180
内部障害 …………………………… 2
――等級 ………………………… 5
内分泌 ……………………………… 173
日本語版CHS基準 ………… 238, 301
乳がん ……………………………… 269
――へのリハビリテーション … 269
尿失禁定量テスト ………………… 289
妊娠糖尿病 ………………………… 185
認知的フレイル …………………… 241
――へのリハビリテーション … 252
脳血管障害 ………………………… 296
脳性（B型）ナトリウム利尿ペプチド … 37
脳卒中急性期リハビリテーション … 298
ノーリア・スティーブンソン分類
……………………… 38, 40, 73, 74

は 行

ハート・ヘルプマーク …………… 8
肺 …………………………………… 104
肺炎 ………………………… 127, 139
肺活量 ……………………………… 109
肺機能検査 ………………………… 135
肺血栓塞栓症 ……………… 69, 140
肺循環 ……………………………… 12
排痰 ………………………………… 152
――手技 ………………………… 152
――法 …………………………… 153
肺動脈弁狭窄症 …………………… 60
肺動脈弁閉鎖不全症 ……………… 61
排尿日誌 …………………………… 289
肺胞 ………………………………… 105
肺胞気-動脈血酸素分圧較差 …… 113
肺葉 ………………………………… 105
ばち指 ……………………………… 123
パッドテスト ……………………… 289
ハフィング ………………………… 141
バランステスト …………………… 65
パルスオキシメーター ……… 117, 140
反復唾液嚥下テスト ……………… 277
非アルコール性脂肪肝 …………… 219
非アルコール性脂肪肝炎 ………… 219
非アルコール性脂肪性肝疾患 …… 219
非アルコール性脂肪性肝障害 …… 4
ピークフローメーター …………… 135
非侵襲的陽圧換気療法 …………… 164
ビデオ嚥下造影検査 ……………… 277
ビデオ嚥下内視鏡検査 …………… 277
びまん性嚥下性細気管支炎 ……… 306
病院不安・うつ尺度 ……… 243, 246
標準12誘導心電図 ………………… 32
フィジカルアセスメント ………… 73
フォレスター分類 ………………… 38
フォンテイン分類 ………………… 67
吹き戻し ………………… 306, 307
腹圧性尿失禁 ……………………… 286
腹臥位呼吸療法 …………………… 131
――の禁忌 ……………………… 132
複合的理学療法 …………………… 272
副雑音 ……………………………… 145
腹式呼吸 …………………………… 149
腹部大動脈 ………………………… 172
――瘤 …………………………… 49

腹膜透析 …………………………… 206
不整脈 ……………………………… 20
フットケア ………………………… 201
フラミンガムの診断基準 ………… 48
フランク・スターリングの法則 … 13, 18
フレイル …………………… 236, 301
――サイクル …………………… 236
――の診断 ……………………… 301
フレッチャーの息切れ分類 ……… 148
フローボリューム曲線 …… 110, 123
閉塞性動脈硬化症 ………………… 66
ヘルプマーク ……………………… 8
変化ステージ ……………… 198, 200
包括的リハビリテーション ……… 5
膀胱・直腸機能障害 ……………… 3
放射線治療 ………………… 262, 263
ホーマンズ徴候 …………………… 70
歩行速度 …………………………… 228
ポジショニング …………………… 151
発作性上室性頻拍 ………………… 25
発作性心房細動 …………………… 296
ボルグスケール …………………… 79
ホルター心電図 …………………… 32

ま 行

末期腎不全 ………………………… 203
末梢動脈疾患 ……………… 66, 201
マルチコンポーネント運動 ……… 252
慢性気管支喘息 …………………… 3
慢性呼吸不全 ……………………… 115
慢性腎臓病 ………………………… 203
――へのリハビリテーション … 229
慢性心不全 ………………………… 36
慢性閉塞性肺疾患 ………… 3, 116
見えない障害 ……………………… 7
無気肺 ……………………………… 139
メタボリックシンドローム ……… 180
――の診断基準 ……… 180, 181
メタボリックドミノ ……………… 180
メッツ ……………………………… 78
メンデルソン手技 ………………… 279
メンデルソン症候群 ……………… 305
毛細血管 …………………………… 14
モニター心電図 …………………… 22

や・ら 行

やる気スコア ……………… 244, 246
有酸素運動 ……… 78, 247, 248, 252
有酸素系 …………………………… 177
利尿薬 ……………………………… 43
リラクセーション ………… 148, 149
臨床的認知症尺度 ………… 241, 244
リンパ浮腫のバンテージとエクササイズ
……………………………… 274, 276
リンパ浮腫のマッサージ … 273, 275
リンパ浮腫へのリハビリテーション
……………………………… 271
レジスタンス運動
… 191, 247, 248, 250, 251, 252
レジスタンストレーニング ……… 68
レッグプレス …………………… 47, 95
ロコチェック ……………………… 239
ロコモ25 …………………………… 242
ロコモーショントレーニング … 252, 253
ロコモティブシンドローム ……… 239
ロコモ度テスト …………… 240, 242

内部障害ビジュアルリハビリテーション Web動画付き

2025 年 3 月 11 日　　初版　第 1 刷発行

編　集	稲川利光（いながわとしみつ）
発行人	川畑　勝
編集人	小林香織
発行所	株式会社 Gakken
	〒 141-8416 東京都品川区西五反田 2-11-8
印刷所	TOPPAN 株式会社
製本所	古宮製本株式会社

この本に関する各種お問い合わせ先
● 本の内容については，下記サイトのお問い合わせフォームよりお願いします．
https://www.corp-gakken.co.jp/contact/
● 在庫については　Tel 03-6431-1234（営業）
● 不良品（落丁，乱丁）については　Tel 0570-000577
　学研業務センター
　〒 354-0045　埼玉県入間郡三芳町上富 279-1
● 上記以外のお問い合わせは Tel 0570-056-710（学研グループ総合案内）

> 動画の配信期間は，最終刷の年月日から起算して 3 年間をめどとします．
> なお，動画に関するサポートは行っておりません．ご承ください．

©T. Inagawa 2025　Printed in Japan
● ショメイ：ナイブショウガイビジュアルリハビリテーションウェブドウガツキ
本書の無断転載，複製，複写（コピー），翻訳を禁じます．
本書に掲載する著作物の複製権・翻訳権・上映権・譲渡権・公衆送信権（送信可能化権を含む）
は株式会社 Gakken が管理します．
本書を代行業者等の第三者に依頼してスキャンやデジタル化することは，たとえ個人や家
庭内の利用であっても，著作権法上，認められておりません．

JCOPY 〈出版者著作権管理機構　委託出版物〉
本書の無断複写は著作権法上での例外を除き禁じられています．複写される場合は，そ
のつど事前に，出版者著作権管理機構（電話 03-5244-5088，FAX 03-5244-5089，e-mail：
info@jcopy.or.jp）の許諾を得てください．

> 　本書に記載されている内容は，出版時の最新情報に基づくとともに，臨床例をもとに正確
> かつ普遍化すべく，著者，編者，監修者，編集委員ならびに出版社それぞれが最善の努力を
> しております．しかし，本書の記載内容によりトラブルや損害，不測の事故等が生じた場合，
> 著者，編者，監修者，編集委員ならびに出版社は，その責を負いかねます．
> 　また，本書に記載されている医薬品や機器等の使用にあたっては，常に最新の各々の添付
> 文書（電子添文）や取り扱い説明書を参照のうえ，適応や使用方法等をご確認ください．
> 　　　　　　　　　　　　　　　　　　　　　　　　　　　　　　　　株式会社 Gakken

学研グループの書籍・雑誌についての新刊情報・詳細情報は，下記をご覧ください．
学研出版サイト https://hon.gakken.jp/